AF475091

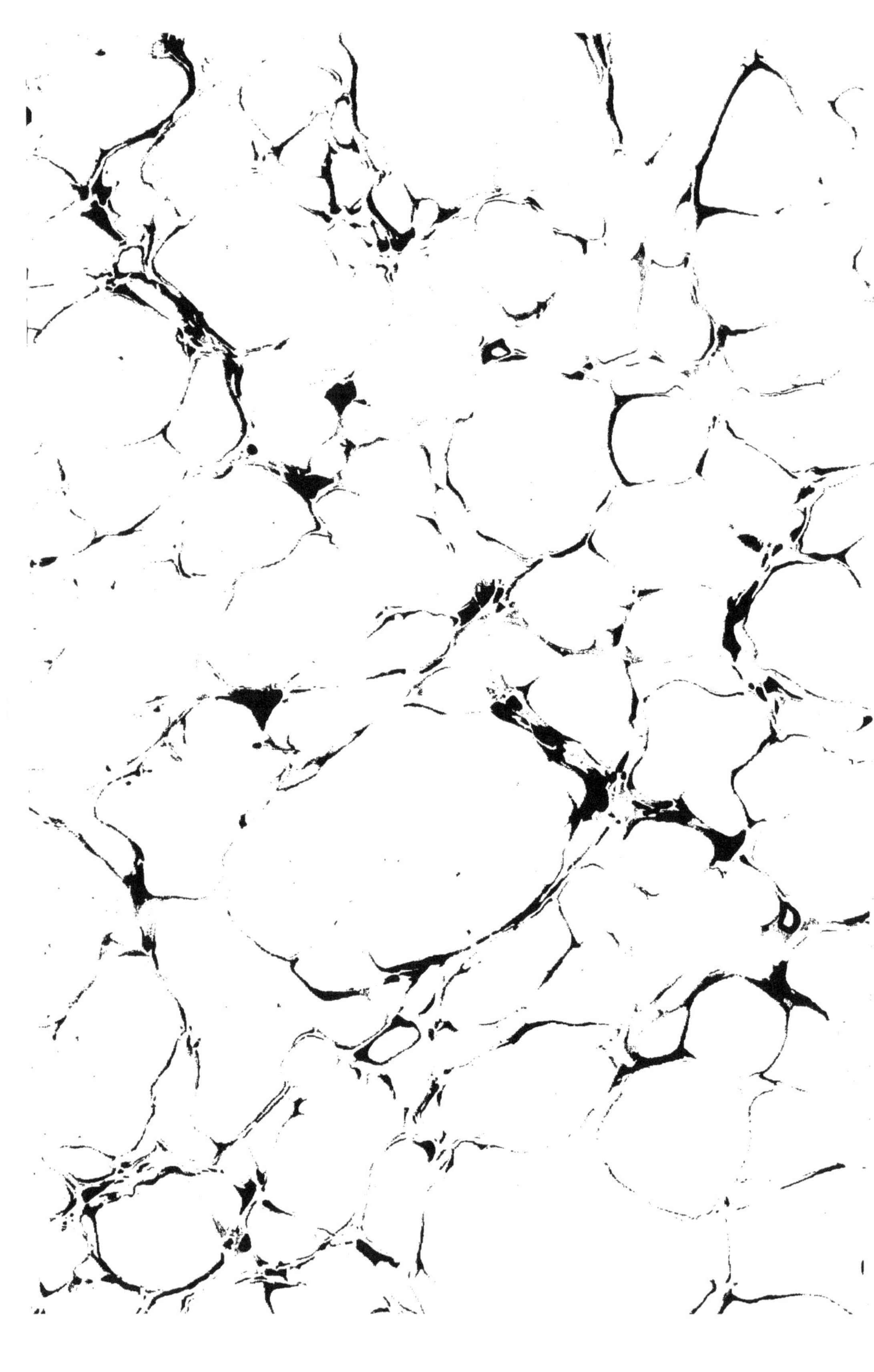

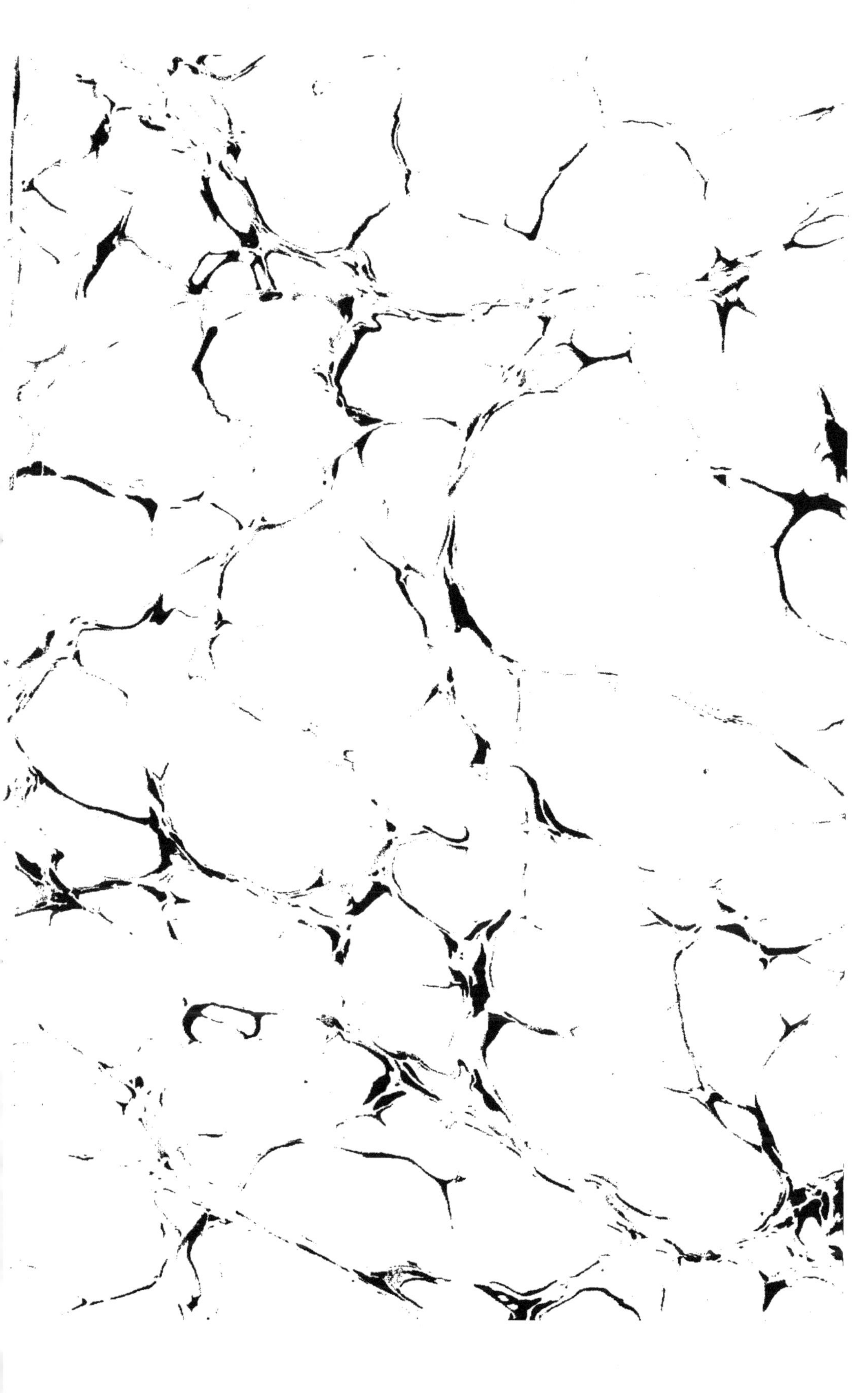

Conserver la Couverture

# LA NÉVROSE D'ANGOISSE

par le Dr. F. HECKEL 686

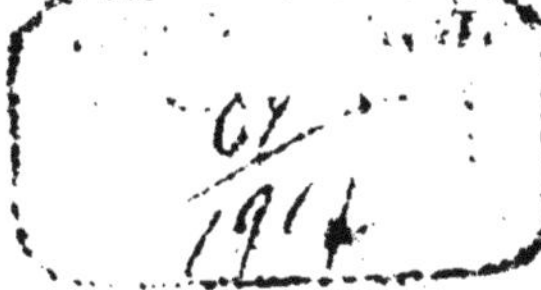

MASSON ET Cie
Editeurs PARIS

686

# LA NÉVROSE D'ANGOISSE

Td 85
1597

## DU MÊME AUTEUR

**Grandes et petites obésités**; *leur cure radicale*, par le Dr FRANCIS HECKEL. 1 vol. gr. in-8, avec 70 figures formant 12 planches hors texte. — (*Épuisé. 2e édition complètement remaniée, en préparation*. (Masson et Cie, Éditeurs.) *Couronné par l'Académie de Médecine.*

**Culture physique et Cures d'exercices** (*Myothérapie*), par le Dr FRANCIS HECKEL. Préface de M. le professeur F. WIDAL, 1913. 1 vol. gr. in-8 de XVI-624 pages, avec 24 planches hors texte (Masson et Cie, Éditeurs). 10 fr.

Dr FRANCIS HECKEL

DE L'ÉMOTION AUX TROUBLES NUTRITIFS

# LA NÉVROSE D'ANGOISSE

ET LES ÉTATS D'ÉMOTIVITÉ ANXIEUSE

CLINIQUE – PATHOGÉNIE – TRAITEMENT

MASSON ET Cie, ÉDITEURS
LIBRAIRES DE L'ACADÉMIE DE MÉDECINE
120, BOULEVARD SAINT-GERMAIN, PARIS, VIe
1917

*Tous droits de reproduction, de traduction et d'adaptation réservés pour tous pays.*

79240. — Imprimerie Lahure, rue de Fleurus, 9, à Paris.

# INTRODUCTION

Il pourrait paraitre au lecteur que l'étude détaillée d'une Névrose ne rentre pas dans le cadre des recherches d'un spécialiste des maladies de la nutrition. Ce serait méconnaitre la fréquence de l'association clinique et la dépendance pathogénique des états névropathiques et des états nutritifs morbides. On a décrit depuis longtemps une neurasthénie liée aux troubles de la nutrition. Elle est classée dans le Neuro-arthritisme, comme une manifestation fréquente, chez les goutteux, les diabétiques, les obèses, les asthmatiques, les migraineux, les calculeux, etc.

Ces malades présentent donc à l'observateur de nombreux symptômes ou syndromes nerveux dont le classement habituel dans la neurasthénie ou dans la psychasthénie et les psychonévroses n'est pas toujours justifié. Les états d'émotivité anxieuse que je vais décrire chez eux dans ce volume, peuvent être suivant leur importance et leur développement ou des symptômes à peine ébauchés, ou des syndromes plus compréhensifs ou prendre l'apparence d'une véritable névrose. Or, dans le cours de ma pratique des maladies de la nutrition, leur fréquence s'est imposée à mon observation avec une telle certitude qu'elle m'a conduit à écrire cette véritable monographie sur un sujet qui tient donc autant à la Neurologie qu'à la Trophologie.

Cet ouvrage aurait dû paraître vers la fin de l'année 1914 sans la suspension des travaux d'imprimerie et d'édition, imposée par la venue de la guerre européenne. Cet événement considérable a ajouté à cette étude un tragique intérêt d'actualité en multipliant dans les populations belligérantes les causes créatrices de l'Emotivité morbide. Tandis que les médecins militaires constataient chez les combattants des manifestations consécutives à tous les traumas physiques et psychiques habituels aux guerres, et à l'ébranlement produit par la formidable artillerie moderne, les médecins civils voyaient s'accroître l'anxiété trop légitime de ceux de qui les enfants meurent sur les champs de bataille, des mères, des épouses, des sœurs qui vivent dans l'appréhension obsédante d'affreuses nouvelles, et tremblent dans une atmosphère de catastrophe, de ruine et de misère. Cette année même, Renon faisait à la « Société de Thérapeutique » une intéressante communication sur l' « Angoisse de guerre » dans laquelle il décrivait quelques-unes des formes symptomatiques les plus caractéristiques, nées de ces conditions originelles particulières.

La paix desserrera l'étreinte de cette ambiance anormale ; mais c'est alors, suivant une loi d'évolution très connue en neurologie que se révèleront chez ceux de qui l'affectivité aura été ébranlée par les chocs émotionnels, toutes les formes de névroses, où celle que nous étudierons ici gardera l'une des premières places.

Cependant en dehors de l'intérêt qu'elle emprunte à ces circonstances exceptionnellement dramatiques, cette étude appellera plus complètement l'attention du monde médical sur les relations pathogéniques étroites et jusqu'ici peu déterminées qui existent entre les troubles nerveux émotionnels et les troubles de la nutrition. La réciprocité de leur influence est absolue car si *l'émotion peut mener aux troubles nutritifs, ceux-ci et quelle que soit leur origine première, engendrent à leur tour l'état émotionnel.* Elle permettra au médecin et au malade de séparer dans des réactions d'apparence purement psychique une part somatique d'espèce et d'origine, sur quoi la thérapeutique physique et la diététique possèdent une force de correction qu'on espèrerait vainement des moyens uniquement psychothérapiques. Enfin, ce travail enlèvera au domaine trop vaste des neurasthénies, un territoire qui ne leur appartient pas et participera ainsi à un démembrement prochain et souhaitable.

Bien que le terme de « Névrose d'Angoisse » ne soit pas nouveau en médecine où il a été introduit par Freud, de Vienne, en 1895, on peut affirmer que tout ce qui a été jusqu'ici publié, sinon observé, sur les états d'angoisse et d'anxiété est resté encore rudimentaire et mal séparé de la neurasthénie, de la cyclothymie, de l'ancienne hystérie, de la phobie, de l'obsession et parfois même des psychoses à leur début. Dans ces publications, il s'agissait jusqu'à présent, en dehors toutefois des recherches d'Hartenberg (1), de simples notes aux sociétés savantes, de quelques colonnes dans des articles restreints ou de quelques pages dans des journaux surtout psychiatriques. Il n'y a d'autre part aucune proportion entre la description écourtée de « l'Angstneurose » de Freud et la théorie monstrueusement hypertrophiée qu'il en a tirée et dont il a fait sous le nom de « Psy-

(1) Depuis la rédaction de cette introduction, Dupré, Devaux et Logre ont ajouté à ces travaux leurs observations dont on trouvera le résumé dans le volume « *Les Anxieux* » rédigé par Devaux et Logre avec une préface de Dupré, chez Masson, 1917.

choanalyse » la base de toute la psychologie du Subconscient... à Vienne ! On pourrait presque dire, à ce propos qu'une souris a accouché d'une montagne, car il faut se souvenir que c'est incidemment, à propos de l'origine « génésique » supposée de la Névrose d'Angoisse, que Freud a édifié toutes ses conceptions hypothétiques sur le mécanisme général de l'Idéogénèse.

Dans mes ouvrages antérieurs, j'avais signalé l'intérêt et la banalité des états d'émotivité anxieuse et je laissai entrevoir dès 1908 que j'accumulais sur cette question de nombreux matériaux d'étude (1). C'est grâce à ces observations que j'ai pu décrire et classer, pour le médecin général plus que pour le neurologue ou l'aliéniste, les ango-syndromes de toute hiérarchie et de toute origine. Il ne s'agit donc pas ici d'un sujet d'aliénation mentale mais bien de clinique interne, puisque j'ai relevé mes observations chez les patients qui venaient me consulter le plus souvent pour un trouble de la nutrition et qu'aucun d'eux n'était ou n'est devenu depuis un aliéné.

J'ai voulu seulement faire l'histoire clinique, étiologique et pathogénique de l'Angoisse et de l'Emotivité excessive ou déviée qui l'accompagne, symptômes de tous les jours dans la pratique médicale mais qui, peu connus, mal classés, entraînent à de fâcheuses erreurs de diagnostic et de traitement.

Toute cette pathologie un peu spéciale qui fait principal de la prétendue « Dégénérescence mentale », est restée confuse dans l'esprit de bien des praticiens qui la rencontrent chaque jour et s'interrogent vainement sur sa

(1) Voyez mon *Traité des Obésités*. Masson, 1911 (en cours de réédition pour 1917) page 185, et mon *Traité de Culture Physique et Cure d'Exercices*. Masson, 1913, pages 556 et suivantes.

nature. Elle n'est cependant qu'un chapitre mal éclairé de la Pathologie de l'Emotion.

Sans me préoccuper des théories existantes, sans recherche excessive d'une bibliographie d'ailleurs assez pauvre jusqu'ici, j'ai donc exposé non pas la compilation de mes lectures, mais le résultat de notes personnelles et d'observations cliniques longuement poursuivies.

Le médecin se convaincra aisément qu'il a rencontré souvent la Névrose d'Angoisse sans la reconnaître et que des parties déformées, réduites ou agrandies de sa description lui étaient déjà parvenues sous d'autres titres. Névropathie cérébro-cardiaque de Krishaber, neurasthénie bulbaire, déséquilibre ou affolement bulbaire, névropathie psycho-splanchnique de Grasset, névrose sympathique d'Hartenberg, névrose barométrique de Roger, névrose hypercénesthésique de Grasset, diathèse ou constitution émotive de Dupré, cyclothymie de Deny, vagotonie, sympathicotonie, sympathoses de Laignel-Lavastine, sont les noms sous lesquels on retrouve certains traits de la Névrose d'Angoisse dans des descriptions incomplètes ou mélangées d'autres névropathies étrangères. Beaucoup de ces syndromes ou du moins certaines de leurs parties se rattachent simplement à l'Emotivité morbide anxieuse et obsédante, dont la Névrose d'Angoisse est l'expression la plus complète et la plus ordinaire.

Avant d'entrer avec le chapitre suivant dans le corps même du sujet, je veux mettre le lecteur en garde contre l'impression d'une délimitation insuffisante entre les symptômes, les syndromes émotifs et anxieux et la Névrose d'Angoisse. Cette sorte de confusion apparente dans des états morbides voisins ou de même famille est de ma part volontaire comme l'est aussi le mélange de l'Emotivité et de l'Angoisse qui ne vont pas l'un sans l'autre dans la pratique. En Neurologie comme en Trophologie, les réalités cliniques sont généralement de forme bâtarde et cadrent peu avec la simplicité commode mais illusoire de nos classements nosographiques. Du reste la conception moderne des Névroses est entrée dans une période de remaniement. Les Névroses anciennes sont vraisemblablement des entités appelées à disparaître de la nosologie classique et à être remplacées par de plus modestes syndromes dont les origines seront mieux déterminées. L'hystérie a disparu récemment devant les syndromes et les phénomènes pathoïdes ; l'épilepsie est presque entièrement symptomatique et ce qui en reste d' « essentiel » va se réduisant sans cesse. La neurasthénie subira le même sort ; déjà Gilles de la Tourette préférait la décrire sous l'appellation « d'Etats neurasthéniques ». Beaucoup de neurologues n'admettent que des neurasthénies et même des asthénies sans spécificité originelle, la neurasthénie « essentielle » étant avant tout l'asthénie psychique émotive constitutionnelle ou acquise. Il faut donc comprendre que cette terminologie encore confuse n'est que d'attente. La vérité, c'est qu'en clinique toutes les formes existent entre une ébauche presque monosymptomatique et un tableau complet où chaque fonction troublée peut apporter un caractère objectif de classification mais sans rien d' « essentiel » au point de vue étiologique et pathogénique. L'acuité et l'étendue d'une symptomatologie n'ajoutent rien de particulier, de spécifique, à un groupement d'expressions cliniques de même famille.

Il est plus important pour le médecin de savoir ce qui dans ce tableau est fonctionnel ou lésionnaire, passager ou tenace, grave ou bénin mais surtout d'en découvrir pour chaque patient le mécanisme particulier. Et tout cela n'est révélé que par l'analyse physio-pathologique pénétrante et précise. Aussi est-ce faire œuvre de bon clinicien que de déterminer *dans chaque cas* la valeur réelle, l'origine et la physiopathogénèse d'un ango-symptôme, d'un ango-syndrome ou d'un ensemble de symptômes émotifs et anxieux assez étendus et persistants pour éveiller l'idée de grande névrose. Parce que les espèces morbides ne se présentent pas habituellement dans la clinique avec la netteté schématique de nos taxinomies artificielles, j'ai voulu, pour être véridique leur garder, dans ma description, ce caractère de polymorphisme et de contingence qui reste dans les sciences biologiques la marque de ce qui est vécu, c'est-à-dire rarement typique et jamais immuable.

Paris, juin 1914 et novembre 1916.

D[r] Fr. Heckel.

# LA NÉVROSE D'ANGOISSE

ET

# LES ÉTATS D'ÉMOTIVITÉ ANXIEUSE

---

## CHAPITRE PREMIER

## SÉMÉIOLOGIE

### *I. — EXPOSÉ SYNTHÉTIQUE*

Sous le nom de *Névrose d'angoisse* les neurologues et les psychiatres ont décrit des troubles psychiques et psycho-somatiques qui semblaient appartenir au domaine propre de la psychiatrie et n'avaient pas jusqu'à présent pénétré dans celui de la médecine générale.

*La névrose d'angoisse* ou des *Etats anxieux paroxystiques* ont été décrits d'abord à l'étranger par Freud (1) de Vienne dès 1895, et par Hecker (2). En France leur étude a été abordée par Séglas (3), par Pitres et Régis (4), Brissaud (5), Lalanne (6), Gilbert Ballet, mais surtout par Hartenberg (7) qui leur a consacré plusieurs mémoires et un travail d'ensemble en 1902.

(1) Freud, Ueber die Berechtigung von... etc. als Angstneurose Abzutrennen. *Neurologisches Centralblatt*, 15 janv. 1895.

(2) Hecker, Sur l'importance de la maladie d'angoisse, etc. *Allg. Zeitschr. f. Psych.*, vol. LII, 6, 1167.

(3) Séglas, *Leçons cliniques sur les maladies mentales et nerveuses*, 1895, p. 77.

(4) Pitres et Régis, *Obsessions et Impulsions*. Doin, 1902.

(5) Brissaud, *De l'anxiété paroxystique*, sem. méd. 1890. *Revue de Neurologie*, 1902. Congrès de Grenoble et Société de Neurologie, déc. 1902.

(6) Lalanne, Congrès de Grenoble, 1908, avec un bon historique.

(7) Hartenberg, Névrose d'angoisse, *Revue de Médecine*, 6, 7, 8, 1901. Nouvelles observations de Névrose d'Angoisse, *Arch. de Neurologie*, n° 89, 1903. *La Névrose d'Angoisse*, 1 vol. épuisé. 1902, Alcan.

La même année P. Londe (1) esquissait l'étude de l'angoisse symptôme, comme signe précurseur en pathologie interne. En 1913 (2) je résumais en quelques pages mes idées d'alors sur le sujet. Bonnier (3) y consacrait aussi une brochure. Récemment, en 1916, Renon (4) communiquait à la Société de thérapeutique quelques notes personnelles sur « l'Angoisse de guerre » qui n'est qu'une forme étiologique particulière de l'Emotivité anxieuse ordinaire. Enfin au moment de la dernière correction d'épreuves de ce volume, Devaux et Logre publiaient une bonne étude psychiatrique sur les Anxieux (5).

Ce sujet est donc resté jusqu'à présent presque réservé à des neurologistes ou à des aliénistes qui avaient surtout observé l'angoisse dans la mélancolie. Bien que de toute évidence on puisse retrouver dans les descriptions d'états névropathiques voisins, tels que la névrose psycho-splanchnique de Grasset, la cyclothymie de Deny, la constitution émotive et anxieuse de Dupré, la vieille névropathie cérébro-cardiaque de Krishaber et même les modernes vagotonies et sympathicotonies germaniques, des symptômes communs avec ceux des états d'angoisse, on remarquera que l'angoisse simple des nerveux n'a fait l'objet que d'un nombre restreint de travaux parmi lesquels on doit surtout retenir ceux d'Hartemberg, Devaux et Logre à Paris et de Freud à Vienne.

Les premiers se distinguent par leur valeur clinique et leur tenue littéraire, le dernier par le retentissant effondrement, malgré une publicité et une première vogue considérables (à l'étranger), des théories psychologiques obscures et à prétentions transcendantales qui sont nées des spéculations injustifiées de Freud sur l'origine de la Névrose d'angoisse.

J'ai déjà exposé dans l'Introduction de ce livre comment j'ai été amené par l'observation de la coïncidence presque constante des états d'angoisse et des troubles nutritifs, à faire leur his-

(1) P. Londe : L'angoisse, *Revue de Médecine*, 1902, p. 704 et 868.
(2) F. Heckel-in : *Culture Physique*. Masson, 1913, pages 556 et suiv.
(3) Pierre Bonnier. *Anxiété*. Alcan, 1913.
(4) Renon, *Bulletin de la Société de Thérapeutique*, fév. 1916.
(5) Devaux et Logre. *Les Anxieux*. Masson, 1917.

toire clinique et pathogénique complète. Mais tandis qu'Hartemberg avait posé la question sur le terrain neurologique et Devaux et Logre surtout sur celui de la Psychiatrie j'ai essayé de la montrer sous l'angle de la pathologie générale, de la médecine interne. J'ai cherché à compléter la symptomatologie, les formes cliniques, l'évolution, le pronostic, à ajouter des armes au traitement et surtout à édifier les mécanismes physiopathologiques. J'ai repris la démonstration des interrelations de ces états avec les maladies de la nutrition — qui sont plus particulièrement de mon ressort — relations que j'avais signalées le premier, je pense, en 1911 et 1913. On remarquera aussi que ma description porte aussi bien sur l'émotivité que sur l'anxiété et l'angoisse car s'il peut y avoir émotion sans angoisse, il n'y a pas angoisse sans réaction émotive. C'est pourquoi ne pouvant éviter de décrire les états anxieux sans exposer parallèlement les troubles de l'émotivité qui cliniquement coexistent toujours, j'ai étendu la dénomination de la Névrose d'Angoisse et que le véritable titre complètement développé de ce livre pourrait être : « Histoire clinique, pathogénique et thérapeutique des états d'Emotivité anxieuse, se présentant sous forme de symptômes, de syndromes ou de névrose suivant une échelle de complexité et d'étendue croissantes ». D'autre part la description de Freud semble se confondre à tort, avec l'Obsession et la Phobie qui n'existent dans la névrose d'Angoisse, comme dans toutes les autres, qu'à titre de signes secondaires. Mais s'il est un terrain où elles fleurissent et pour lequel elles ont le plus de prédilection, c'est bien celui de l'émotivité anxieuse.

Avant d'entrer dans le détail de la description et pour faciliter la tâche du lecteur, je vais esquisser un schéma d'ensemble autour duquel il sera plus facile de distribuer les détails secondaires :

Les *Etats d'émotivité anxieuse des névropathes* malgré leurs symptômes psychiques si impressionnants n'ont rien des affections purement mentales ni des maladies d'asile. On peut les rencontrer dans toutes les classes de la société, sous toutes les latitudes et à tous les âges. Dans leurs formes cliniques complètes qui méritent justement le nom de névrose, ils sont capables, certes, de gêner l'évolution sociale individuelle, mais ils ne mènent jamais cependant les patients à la folie, malgré la crainte injustifiée de la plupart d'entre eux. Il doit donc être définitivement établi dans l'esprit du lecteur que les Etats d'émotivité anxieuse obsédante sont comme beaucoup de manifestations nerveuses de simples syndromes puisqu'ils sont sans spécificité étiologique. On peut toutefois essayer de les déterminer et de les classer d'après leurs causes et leurs mécanismes si variés. Ils semblent parfois s'élever jusqu'au rang d'une entité, d'une névrose, quand ils occupent d'une façon bruyante et prolongée la scène clinique, quand dans leur étiologie, l'hérédité et la constitution émotive ont une grande part et qu'ils ne masquent aucune autre maladie ou affection dont ils seraient tributaires. Aussi l'appellation de maladie que, comme les auteurs cités plus haut, je leur accorde parfois au cours de ma description n'est-elle qu'une tolérance traditionnelle pour désigner ces syndromes lorsqu'ils se présentent dans tout leur développement clinique. C'est principalement à l'étude de cette forme — dite essentielle — qu'est consacré ce volume où l'on rencontrera cependant quelques indications utiles sur l'angoisse symptomatique des états organiques. Le lecteur trouvera dans l'excellente monographie de Devaux et Logre des compléments utiles sur l'anxiété dans les maladies mentales.

## Schéma clinique

La maladie est composée de trois sortes de réactions symptomatiques principales :

1° D'une part des **symptômes psychiques** ;

2° D'autre part des **symptômes physiques** *périphériques* et *viscéraux* :

3° Enfin toujours, tardifs ou précoces, des **syndromes nutritifs**, *majeurs* ou *mineurs*, d'où l'appellation de syndrome ou de névrose ango-trophiques que j'utiliserai parfois dans la suite. Les uns et les autres de ces symptômes se distribuent suivant deux formes d'évolution différentes. On constate :

*a*) D'abord une sorte *d'état chronique latent*, qui est le *fonds* même de la maladie, et dont la symptomatologie psychique est atténuée alors que parfois se manifestent déjà quelques troubles organiques et nutritifs.

*b*) Ensuite se montrent des phases passagères et critiques où la symptomatologie à peine ébauchée de l'état chronique se concentre et se renforce jusqu'à la constitution de *crises paroxystiques*.

Reprenons dans le détail l'analyse de ces premières données :

1° Les *troubles psychiques* sont presque entièrement limités au domaine de l'*Émotion*, avec les retentissements fonctionnels affectifs et pseudo-organopathiques d'usage. Fait important, le patient est sans délire habituel ou durable et conserve l'essentiel de ses fonctions intellectuelles. Il a conscience et souffre de ses anomalies émotives.

2° Les *symptômes physiques et fonctionnels* qui se produisent dans le domaine viscéral atteignent plus particulièrement les appareils et les fonctions respiratoire digestive et circulatoire, etc., et le *spasme des conduits* y joue un grand rôle.

3° Les *symptômes nutritifs* ou *neurotrophiques*, c'est-à-dire portant sur le métabolisme des matériaux alimentaires sont ceux qui sont compris sous l'appellation peu caractéristique mais traditionnelle de troubles neuro-arthritiques. Ce sont les *syndromes neurotrophiques* (ou **tropho-syndromes**) *majeurs* : la *goutte*, l'*obésité*, la *maigreur*, le *diabète*, l'*asthme*, le *rhumatisme*, les *lithiases*, et les *syndromes neurotrophiques* ou *tropho-syndromes mineurs* : *migraine*, *douleurs rhumatoïdes*, *névralgies*, *varices*, *hémorroïdes*, *urticaire*, *rhume des foins*, *eczéma*, *furonculose*, *herpès*, *catarrhe des muqueuses nasales*, *pharyngées*, *trachéales*, *bronchiques*, *génitales*, etc.

Par suite de leur répartition inégale dans les différents domaines anatomiques et fonctionnels, ces signes donneront naissance à des erreurs de diagnostic presque inévitables avec certaines affections banales du tube digestif, des appareils circulatoire, respiratoire, urinaire, génital. Ce sont là les *pseudo-organopathies émotives et anxieuses*. Si les signes se localisent surtout dans le domaine cérébral la confusion sera fréquente avec les états psychiques ou mentaux qui relèvent d'autres névroses ou des psychoses.

**Le fonds psychique** de la maladie sur lequel apparaît en broderie éclatante la symptomatologie physique, viscérale et nutritive, est fait d'abord d'une anomalie par excès de l'émotion normale (ou *émotivité*) et d'une déformation de l'émotion (ou *para émotivité*) qui est l'anxiété, très souvent associée à l'*obsession hypocondriaque* de la maladie elle-même.

Il est utile de distinguer au point de vue de la terminologie l'*anxiété* et l'*angoisse*. Pour la majorité des auteurs modernes l'angoisse désigne plus particulièrement depuis, Brissaud, les réactions physiques et somatiques (oppression respiratoire ou cardiaque, palpitations, étreintes thoraciques, affres viscérales, nausées, diarrhée, sueurs, tremblements, etc.) qui font suite à l'anxiété psychique. Ainsi l'anxiété, phénomène cortical, serait la réaction du cerveau hyperémotif et paraémotif tandis que l'angoisse désignerait plus spécialement le trouble somatique de l'émotion projeté dans le bulbe. Cette hypothèse suppose, du reste à tort, que l'épithète « somatique » n'est pas applicable au cerveau qui est bien cependant un viscère. Au point de vue physiologique il ne faut pas oublier que l'angoisse et l'anxiété sont étroitement liées l'une à l'autre. Normalement sinon toujours, l'anxiété psychique (domaine cérébral) détermine si elle est suffisamment accentuée des sensations d'angoisse physique (domaine bulbaire et somatique). L'inverse est également vrai et une sensation périphérique d'angoisse peut à son tour déclancher l'anxiété psychique.

L'anxiété est rarement un phénomène solidaire. Elle s'associe généralement au moment où elle se produit à une *agitation physique* qu'on trouve pendant la crise paroxystique anxieuse plus souvent que l'*immobilité et la concentration psychique*. Entre les paroxysmes, cette agitation est représentée par un équivalent psychique qui est l'*instabilité mentale*.

En résumé, *l'émotivité anxieuse obsédante* comme *fonds mental* habituel précédant la crise, l'affre somatique viscérale, l'anxiété et l'agitation physique pendant la crise paroxystique, des poussées d'altérations nutritives (engraissement, amaigrissement, glycosurie, oxalurie, cholémie, vertiges, céphalées, migraine, arthralgies, névralgies, etc.), tels sont les principaux éléments psychophysiques constitutifs de la maladie dans ses *phases d'acuité*.

Hors de ces phases le bilan symptomatique est représenté par des troubles viscéraux simulant des *organopathies*, des *troubles nutritifs* multiformes d'abord, et plus tard précis et déterminés, enfin, un état mental à peine ébauché de *dépression obsédante*, de tonalité mélancolique, de phobie diffuse, et parfois d'obsession idéative atténuée.

Mais à côté de ces véritables stigmates on voit apparaître souvent une floraison de *symptômes secondaires*, sorte de manifestations psychiques parasites qui se greffent sur les signes fondamentaux. Ce sont : le *doute*, la *phobie systématisée* ou *diffuse*, l'*obsession*, le *scrupule*, le *tic*, l'*impulsion* et la *fugue*, symptômes que l'on retrouve d'ailleurs, associés à d'autres névroses et à certaines psychoses. Ils trouvent leur origine, chez les anxieux, tantôt dans des représentations ou des interprétations logiques, tantôt dans une défense psychique et physique contre les sensations désagréables qui les assaillent et les états de conscience anormaux que ces sensations anxieuses obsédantes déterminent. Ces symptômes secondaires, rapportés en quelque sorte au tableau clinique principal, sont donc des manifestations psychiques d'interprétation ou d'opposition ou encore des moyens instinctifs ou volontaires de soulagement, dont le sens échappe souvent aux observateurs non prévenus. Ainsi s'obscurcit parfois la conception de l'Emotivité anxieuse dont nous pourrons maintenant analyser les nombreux détails séméiologiques sans nous égarer, grâce au fil directeur que cette étude schématique vient de nous donner.

**Définitions.** — Quelques termes d'usage courant au cours de ce livre, méritent d'être tout d'abord définis :

1° *L'émotion normale* est l'ensemble des répercussions réflexes, (psychiques et somatiques), *utiles*, de la perception de tout ébranlement extérieur ou intérieur de l'appareil de la sensibilité et de la cénesthésie.

2° *L'émotion morbide* est celle qui, par la disproportion des répercussions réflexes psycho-somatiques avec les ébranlements sensitifs et cénesthésiques, détermine des troubles fonctionnels sensitivo-moteurs et viscéraux et des modifications psychiques *défavorables*. Elle est liée à la suspension de l'action régulatrice et frénatrice du psychisme supérieur sur les réflexes inférieurs.

3° *L'émotivité* désigne le degré de sensibilité ou la capacité de s'émouvoir.

4° *L'affectivité* est la capacité de ressentir les sentiments altruistes de sympathie, d'attachement, d'abnégation, d'amitié, de tendresse, d'amour, c'est-à-dire les émotions sentimentales : amicales, familiales, passionnelles, basées sur *l'affection*. L'affectivité touche à la *sociabilité* qui règle les relations affectives de l'individu et de son milieu social, et à la *moralité* par les sentiments d'*éthique sociale* : solidarité, charité, patriotisme, etc. Bien que l'affectivité soit une dépendance de l'émotivité, elles peuvent être dissociées sur le même individu, et leurs anomalies, être de sens inverse.

5° *Les anomalies de l'émotivité* se produisent : 1° par excès ou *hyperémotivité*, 2° par diminution ou par défaut : *hypoémotivité*, sous-émotivité, *inémotivité* ; 3° par déviation, ou déformation, ou *paraémotivité*. L'anxiété est à la fois hyperémotive et paraémotive. Dans la psychose périodique elle coïncide avec l'hypoémotivité.

6° *Les anomalies de l'affectivité*, de la *sociabilité*, de la *moralité* par excès, par défaut, ou par déviation, accompagnent le plus souvent mais non toujours celles de l'émotivité.

## *II. — ÉTUDE ANALYTIQUE DES ÉLÉMENTS SYMPTOMATIQUES*

Dans la description qui va suivre, j'adopterai une méthode d'exposition différente de celle qui est en usage dans nos traités de pathologie, parce que la névrose anxieuse n'est pas entrée encore dans le domaine de la pathologie classique et que les éléments de la question ne sont pas suffisamment vulgarisés pour les médecins ou les profanes. Je décrirai donc d'abord, non pas les formes les plus fréquentes de la maladie, mais ses aspects les plus typiques.

Si la névrose d'angoisse se présentait toujours avec une symptomatologie aussi précise et caractéristique que celle qui sera décrite tout d'abord, elle n'aurait jamais pu passer inaperçue. Son sort eut été pareil à celui de l'hystérie dont les grandes crises, depuis les temps les plus reculés, ont forcé l'attention des observateurs. Ce sont donc les grandes crises paroxystiques anxieuses qui donnent à la maladie un certain caractère de spécificité cliniques.

La maladie anxieuse est souvent faite de nuances cliniques et de formes larvées qui ne peuvent être décelées dans leur habituelle fréquence ni aisément séparées des maladies qui lui ressemblent que par des médecins et des patients éduqués et avertis.

Telles sont les raisons pour lesquelles ni les débuts si confus et si peu caractéristiques, ni les tenants et aboutissants étiologiques, ni même l'évolution ne sont perceptibles tant qu'au-dessus des troubles masqués parce que subjectifs, ne s'élève pas le phénomène caractéristique et violent de la crise paroxystique.

En dehors des paroxysmes, des crises anxieuses, ce sont le plus souvent des troubles accidentels étrangement groupés sans ordre apparent qui se présentent à l'observation du médecin. La pratique journalière montre, en effet, que les groupements symptomatiques et l'orientation des types cliniques sont sans lien *apparent* avec l'état habituel du patient, sur lequel elles *semblent* surgir comme une floraison parasite. Dès l'apparition des premiers signes les patients aussi bien que les médecins sont victimes d'une confusion diagnostique. On croit parfois à une indigestion; un empoisonnement médicamenteux, une crise de coliques hépatiques ou néphrétiques, une forme incomplète d'hystérie, une intoxication alimentaire, qu'on met sur le compte de prétendues viandes avariées, de pâtisseries aux crèmes toxiques, d'un vague état grippal, parfois d'un accès paludéen. Bref, on va le voir, on est loin du diagnostic réel.

Il n'est pas rare que la névrose d'angoisse, dans ses formes paroxystiques, soit confondue avec l'asthme nerveux ou la fausse angine de poitrine. Déjà ici, le groupement symptomatique prend le caractère d'un syndrome connu qui, s'il ne mène à rien au point de vue thérapeutique hors de sa vraie pathogénie, du moins permet déjà de soupçonner qu'il s'agit d'une fausse organopathie névropathique où la part psychique est déjà considérée comme aussi grande que la part réflexe.

Une analyse un peu plus précise de certains détails cliniques va nous montrer aussitôt pourquoi la confusion se perpétue avec des malaises aussi imprécis que ceux qui sont généralement accusés. Ne semble-t-il pas, en effet, naturel, de penser à une indigestion lorsque les troubles sont apparus quelques heures après les repas, sous forme de nausées, de vomissements, de diarrhée, de vertiges et semblent soulagés après que des renvois, des flatulences ont terminé cet orage gastro-intestinal?

Ne peut-on d'autre part, songer avec quelque raison au passage de sable biliaire ou urinaire dans les conduits excréteurs du foie ou du rein lorsqu'il existe des douleurs constrictives à la base du thorax, des points sensibles et névralgiques dans l'abdomen, des spasmes douloureux placés sur le trajet possible de l'uretère ou du cholédoque, des accidents réflexes tels que l'oppression, la douleur propagée à distance à l'épaule ou à la cuisse, des débâcles urinaires, parfois un peu de cholémie? etc...

Pourquoi l'hypothèse d'une appendicite, d'un ulcère duodénal ou gastrique ne serait-elle pas acceptable pour expliquer la douleur abdominale, le vomissement, l'anxiété, les sueurs froides, et la sensibilité, le gonflement de la région sous-hépatique ou cœcale? Peut-on même accuser de précipitation le médecin qui sur le récit qu'en fait le malade conseille de demander un avis chirurgical qui mène souvent à une intervention intempestive?

Et combien tout cela reste-t-il dans l'esprit du médecin confus et indéterminé s'il ne l'apprend que par l'interrogatoire d'un malade peu lucide dans son exposé? Alors, oubliant les traits essentiels, se perdant dans des détails sans intérêt, celui-ci présente à son médecin une maladie si étrange, que quelques bonnes paroles et l'affirmation qu'il s'agit de troubles nerveux sans gravité, servent habituellement de conclusion à la consultation demandée à ce sujet.

Si ces phénomènes se montrent chez le patient d'une façon exceptionnelle, s'ils sont en quelque sorte, isolés, sporadiques, tout reste alors en état et la maladie ayant baissé le ton de ses réactions évolutives continue et se perpétue à petit bruit jusqu'à ce que quelques mois, quelques années plus tard, elle entre dans une nouvelle phase. Elle se présente alors sous un tel aspect que le médecin, en supposant que ce soit le même ne peut établir une liaison avec les manifestations premières. Aussi, tout lui échappe-t-il de cette maladie et du fonds psychique sur lequel elle évolue, sur ses suites, sa marche, les complications qui peuvent apparaître et surtout sur ses rapports avec l'état général ou d'autres maladies qui évoluent parallèlement. Le mieux qu'il puisse arriver, c'est que ces troubles morbides nouvellement apparus qui se rattachent surtout au domaine de la nutrition, soient considérés par le médecin comme évoluant sur un terrain hystérique chez la femme, psychasthénique et parfois neurasthénique chez l'homme. Du moins dans ce cas une thérapeutique visant le système nerveux présente-t-elle moins d'inconvénients que celle qui aurait la prétention de guérir par un traitement actif, médical et parfois chirurgical, les pseudo-organopathies qui s'associent dès le début aux premiers troubles si vagues et si indéterminés.

### III. — DESCRIPTION CLINIQUE D'ENSEMBLE DES MANIFESTATIONS PAROXYSTIQUES

Le patient s'est couché la veille, en bon état de santé et ne se plaignant que d'une impressionabilité anormale. Son sommeil est, du reste, habituellement régulier contrairement à celui des neurasthéniques ou des mélancoliques anxieux. Au milieu de la nuit il est réveillé brusquement par une angoisse violente, accompagnée d'une anxiété psychique intense. Le plus souvent, cette angoisse est une oppression respiratoire très marquée. Il semble au malade que l'air va manquer à sa poitrine et qu'une main étrangère pèse au bas du thorax près du creux sternal. En même temps son cœur frappe sous le mamelon gauche à grands coups précipités qui se perçoivent jusque dans le cou, les oreilles et le cerveau. Le sentiment d'une menance immédiate pour sa vie s'impose aussitôt à lui, tandis qu'un vertige à forme visuelle lui donne l'impression que les objets sont autour de lui indistincts et méconnaissables et lui enlève la notion concrète du temps, du lieu, diminuant ainsi le concept précis de sa conscience et de sa personnalité. Cette sensation particulière, souvent accompagnée d'un refroidissement périphérique, lui laisse croire que le sang se retire de ses membres et lui inculque la certitude que la syncope et la mort sont prochaines et inévitables.

Parfois, lorsque ces symptômes présentent une grande violence, le patient reste comme frappé de stupeur et immobile, au milieu du tumulte de ses sensations; il est plus habituel cependant, qu'il manifeste l'agitation la plus incohérente. Souvent, dès les premières secondes de sa crise, il a bondi hors de son lit, appelant à l'aide famille ou domestiques. Si les manifestations respiratoires sont intenses, on le trouve déjà cherchant l'air frais par la fenêtre brutalement ouverte, convaincu d'être atteint d'une crise d'asthme.

Chez quelques-uns, cette agitation a été si soudaine, si impulsive, qu'ils se sont précipités dans une course folle, soit dans d'autres pièces éloignées de leur appartement, soit même hors de leur maison, parfois dans la chambre d'un des membres de la famille, femme, enfant, auprès de qui ils viennent chercher secours. Lorsque l'agitation et l'oppression respiratoire sont moins marquées, le patient se promène anxieusement dans sa chambre, ou, s'il reste dans son lit, s'y déplace, s'assied, se penche à droite à gauche, pousse des gémissements et se lamente sur sa mort prochaine en des exclamations brèves et entrecoupées par sa respiration oppressive.

C'est avec la plus certaine conviction qu'il prononce des paroles caractéristiques et qu'on retrouve identiques chez chacun d'eux : « Je vais mourir, je meurs », vous affirment-ils, tandis que leur visage porte les marques à la fois de l'anxiété la plus poignante et de la certitude la plus incontestable. Il est d'usage alors, que l'un des membres de la famille se jette sur un appareil téléphonique, appele successivement tous les médecins de la ville, ou réquisitionne tous les véhicules disponibles, pour courir aux sonnettes des médecins les plus voisins, et supplie ceux-ci de venir sauver le cher parent qui se meurt. Le médecin arraché à son sommeil arrive le plus souvent après la crise, qu'il pense être un accès d'angine de poitrine vraie ou fausse, suivant ses connaissances et l'âge du patient.

L'accès anxieux se prolonge de quelques minutes à une heure et rarement jusqu'à plusieurs heures avec une tendance cependant à la dégradation des symptômes en intensité, mais aussi avec l'apparition de plusieurs autres qui, de prime abord, n'occupaient pas la scène. C'est ainsi que peu à peu, le calme survenant, la respiration se régularise, le cœur bat plus lentement, l'anxiété s'atténue ; alors peuvent apparaître de la diarrhée, précédée de tranchées, des sueurs, des nausées intenses avec des efforts de vomissements qui n'amènent le plus souvent que le rejet de quelques gaz stomacaux. Le malade accuse aussi une sensation de sécheresse buccale très particulière, il lui semble que la langue, la bouche soient, dit-il, faites de bois. Il n'y a, en effet, pas trace de salive sur les muqueuses desséchées et la langue est le plus souvent opaline ou fortement saburrale. Il n'est pas rare que la crise se termine par l'apparition d'un tremblement qui débute par des frissons avec claquement des dents, assez marqués souvent pour qu'aucune parole émise ne soit compréhensible. Ce tremblement éveille parfois dans l'esprit du médecin l'idée de fièvre, de grippe, d'accès paludéen.

Enfin, précédant le calme définitif, un impérieux besoin d'uriner se manifeste ; la miction élimine des urines extrêmement abondantes et très claires, généralement d'une odeur aromatique ; puis, le patient reprend courage, raconte le détail de ses impressions, remercie avec effusion les spectateurs de cette scène à début dramatique et s'endort enfin d'un sommeil profond et réparateur.

### IV. — TYPES PAROXYSTIQUES INCOMPLETS DE LA CRISE D'ANGOISSE

Le lecteur doit savoir que les manifestations qui viennent d'être décrites constituent, un tableau d'ensemble complet mais assez exceptionnel. A la vérité, bien des malades ne le montrent jamais en entier au cours d'une évolution qui a duré parfois de nombreuses années, soit dans la jeunesse, soit dans l'âge adulte ou la vieillesse.

Un grand nombre d'entre eux ne présentent pas de phénomènes critiques nettement dessinés et la maladie se réduit à un petit syndrome évoluant sans éclat au travers de leur vie professionnelle, la gênant dans une faible mesure et ne nécessitant qu'à titre exceptionnel du repos et l'intervention médicale.

D'autres fois, les paroxysmes changent de caractère en s'amplifiant dans une seule direction symptomatique et en réduisant leur expression à un signe prédominant qui occupe toute l'attention du patient.

Ainsi se présentent des formes incomplètes, en réalité les plus courantes, accompagnées ou non, précédées ou parfois suivies de quelques-uns des symptômes déjà décrits dans le grand paroxysme.

Lorsque l'accès anxieux se simplifie ainsi, il semble que la névrose gagne en répétition ce qu'elle perd en complexité d'expression et il n'est pas rare qu'elle se présente alors en séries de crises de durée plus ou moins longue, pouvant dans certaines circonstances, donner naissance à un véritable « état de mal » et dont la répétition diurne ou nocturne peut être de quelques jours, semaines ou mois.

Ce sont aussi ces formes d'expression simplifiées qui donnent naissance aux erreurs de diagnostic les plus patentes. L'explication en est simple, ainsi qu'on va le voir dans la description de ces types cliniques.

## 1° FORMES PAROXYSTIQUES PRÉDOMINANT SUR L'APPAREIL CIRCULATOIRE

**Forme paroxystique cardiaque.** — Il s'agit ici de manifestations très banales déjà décrites dans nos ouvrages classiques sous différentes rubriques telles que : fausse angine de poitrine, palpitations nerveuses, éréthisme cardio-vasculaire, intermittences cardiaques, etc. On retrouve encore certains de ces éléments cliniques disséminés dans les formes cardiaques ou cardialgiques des neurasthénies, des psychasthénies et même de l'hystérie.

Les patients présentent des crises anxieuses accompagnées de sensations désagréables ou vraiment pénibles qui sont alors de véritables affres dans la région cardiaque ou plutôt précordiale. Parfois cette sensibilité anormale s'exagère jusqu'à produire des douleurs aiguës à type névralgique, en coup de couteau, en trait de feu, en brûlure, piqûre, etc., ou ne donnant au contraire qu'une impression vague de cœur serré, de cœur trop gros, ou de compression thoracique dans la région mammaire, ou même simplement de pression superficielle ou d'appui.

Cette forme *cardialgique* et *paresthésique* étend fréquemment ces anomalies sensitives ou ces douleurs dans les régions voisines, autour du thorax sous forme de névralgies intercostales, siégeant soit à sa base, soit dans sa région supérieure. Dans ce cas, elles se propagent toujours au cou et à la face interne du bras, gauche le plus souvent, à titre exceptionnel, du bras droit, ou parfois même dans les deux.

Les sensations douloureuses qui servent ici de base à la symptomatologie sont donc d'une intensité très variable, mais toujours proportionnées à l'angoisse et à l'anxiété concomitantes. Parfois c'est même à la douleur que se réduit l'angoisse, et dans ce cas, elle est brève, pénétrante, transfixant le thorax comme un coup de poignard.

D'autres fois, la crise anxieuse d'une durée beaucoup plus longue, s'étend en une symptomatologie moins dramatique qui suit d'assez près la description bien connue de la *fausse angine de poitrine*. C'est la même sensation de griffe sternale et précardiaque, avec douleurs à la face interne du bras gauche et des deux derniers doigts de la main, et surtout, la même anxiété psychique et le même sentiment de suspension des opérations de la vie. Mais contrairement à ce qui se passe dans l'angine de poitrine véritable, la scène se prolonge, et l'agitation, le besoin de mouvement s'opposent à l'immobilité du cardiaque ou de l'aortique angineux. Alors que chez ces derniers malades l'angine vraie ne comporte pas d'altération du rythme cardiaque, chez l'anxieux, au contraire, on constate souvent des palpitations, de la tachycardie ou tout au moins de l'éréthisme cardiaque et, le plus souvent, quelques associations symptomatiques du même ordre mais plus atténuées que celles que j'ai décrites dans la grande forme paroxystique anxieuse typique. Ce sont un peu d'oppression respiratoire, un léger refroidissement des extrémités, de l'anxiété vasculaire vaso-motrice. Celle-ci s'exprime par de l'impatience dans les membres inférieurs qui s'agitent sous les couvertures, et dans les mains incessamment mobiles, repoussant ou attirant les draps, les couvertures en gestes impatients, précipités et sans but.

L'anxiété cérébrale a toujours une part assez marquée dans cette forme paroxystique atténuée, mais elle n'atteint jamais jusqu'au désordre mental, au désarroi, à la véritable panique qui caractérisent, au contraire, la forme complète. Certains malades, conservent, surtout s'ils sont des habitués de la crise, une certaine maîtrise d'eux-mêmes, qui leur permet d'attendre sans une trop grande désespérance, la fin de ces manifestations dont ils connaissent bien la bénignité.

Suivant la prédominance des symptômes secondaires, on peut

reconnaître dans ces crises anxieuses cardiaques des formes plus particulièrement *douloureuses*, d'autres *syncopales*, ou enfin *asthmatiques* ou *dyspnéiques*.

Les sensations de syncope ou de lipothymie prochaine, résument l'essentiel des souffrances du patient. « Il va se trouver mal », dit-il ; mais il répète longtemps cette assertion, quelquefois pendant plusieurs heures, sans toutefois que la lenteur de ce dénouement puisse lui arracher la conviction qu'il n'est pas toujours imminent.

Cependant, le visage qui est resté frais et coloré, les lèvres roses, le pouls vigoureux et bien frappé ne peuvent laisser au médecin aucune crainte. Dans certaines circonstances plus rares, qui sont celles des formes vaso-motrices, et si la crainte est marquée, le teint est blanc ou jaune, généralement mat par une vaso-constriction du reste habituelle chez le patient, mais qui n'est plus accentuée à cet instant qu'à tout autre que par le sentiment d'anxiété. C'est alors la pâleur de la peur.

Dans le type oppressif dyspnéique ou *asthmatoïde*, en même temps que des troubles se rattachant à l'appareil circulatoire, on constate une certaine dyspnée dont le malade se plaint dans ce cas modérément, car phénomène curieux et que nous retrouverons ailleurs, l'anxiété peut dissocier sa répartition, se réserver entièrement pour les sensations cardiaques et rester presque nulle pour les troubles respiratoires. Nous observerons une situation inverse dans les formes paroxystiques prédominant sur l'appareil respiratoire mais avec accompagnement de signes circulatoires discrets.

Si la symptomatologie se résume en palpitations, en intermittences, en systoles frappées en coups de boutoir et si l'auscultation révèle des battements violents, métalliques, un retentissement marqué du second bruit aortique, on est en présence de la *forme éréthique*. C'est un type clinique très répandu sous ses formes atténuées ; beaucoup de nerveux de classement indéterminé se plaignent de ces sensations de « lancés », de coups de marteau ou de décrochement du cœur qui les inquiètent, les incitent à consulter et chez certains d'entre eux, déterminent ce qu'on a appelé à tort une hypocondrie secondaire. Il n'est pas besoin de faire intervenir une autre notion que celle de l'anxiété et de l'émotivité fonds du terrain névropathique sur lequel évoluent ces troubles circulatoires.

Le lecteur averti retrouvera aussi quelque analogie entre les formes éréthiques et cardialgiques et les manifestations circulatoires qui ont été décrites chez les neuro-arthritiques, les goutteux, les diabétiques, les obèses, etc. Ce ne sont point là des espèces nouvelles, mais simplement des réactions psychiques qui n'appartiennent, comme je le démontrerai dans la suite qu'à la névrose d'émotivité anxieuse, fidèle associée de ces maladies, pour des raisons qui ne resteront point mystérieuses au lecteur. L'éréthisme cardiaque peut être assez marqué pour s'accompagner d'une hypertension artérielle passagère et constatable au Pachon, pour simuler aussi l'artério-sclérose, surtout à un certain âge. Chez la femme ou les jeunes gens on peut croire même par suite de la modification des bruits d'auscultation à un rétrécissement mitral dont on trouve le rythme, le dédoublement, la systole vigoureuse. C'est le *faux rétrécissement mitral spasmodique* si discuté. Parfois quand la tachycardie émotive s'ajoute aux signes d'éréthisme on pensera à la maladie de Basedow, etc. Toutes ces pseudo-cardiopathies augmentent pendant l'examen, et il n'est pas jusqu'à l'hypertrophie de croissance qui ne puisse être soupçonnée dans les formes cardiaques de la névrose d'émotivité anxieuse. Bien entendu quand ces erreurs de diagnostic sont prononcées devant le malade elles le transforment en un hypocondriaque chronique.

**Forme paroxystique vasculaire.** — Des névropathes anxieux présentent parfois des troubles critiques qui touchent, non plus comme dans la description précédente, l'appareil central de la circulation, mais bien davantage les territoires vasculaires périphériques. Il est exceptionnel cependant que les symptômes restent absolument isolés au domaine circulatoire. Presque toujours il y a un petit accompagnement symptomatique du côté psychique, une anxiété très marquée, et des concomitants organiques digestifs ou respiratoires tandis que du côté du cœur on ne trouve souvent que quelque sensation pénible ; le malade sent son cœur comme gonflé et manquant de place dans sa poitrine.

Dans ces formes vasculaires, les patients ont au moment du paroxysme anxieux la sensation subite du retrait du sang dans les membres ; il semble, disent-ils, que toute sa masse reflue du côté du cœur qui leur paraît se distendre légèrement tandis que le froid de la mort monte des doigts vers la racine des membres. Cette impression qui détermine une indicible anxiété s'accompagne habituellement de vertiges, de troubles de la vue et de l'audition d'éloignement des objets et des bruits, de sensations pseudo-syncopales, et de perte de la notion du concret.

Il n'est pas douteux, cependant, que les impressions du patient ne correspondent à quelque chose de réel, car au même moment, on peut remarquer une certaine vaso-constriction périphérique, une pâleur ou un bleuissement de quelques doigts ou de toute la main, rappelant vaguement un syndrome de Reynaud. La face est pâle, couverte de sueur froide, les lèvres semblent moins rouges et légèrement violâtres. Certains patients prétendent qu'au cours de ces crises ils ont pu avoir des syncopes.

Pour ma part, bien que j'aie eu l'occasion d'observer ou de connaître par l'interrogatoire, plusieurs centaines de ces cas, je n'ai jamais constaté autre chose qu'un vertige légèrement lipothymique, mais je n'ai jamais vu un seul cas de véritable syncope. Il est bien vraisemblable que les patients sont trompés par leurs impressions et que les témoins non médecins, de ces incidents, fortement émus eux-mêmes, ne restent pas des observateurs impartiaux.

Il existe donc dans ces cas un certain degré de vaso-constriction, mais dont la valeur est faussée par une sensation et un jugement altérés par l'émotivité et l'anxiété. Ce type clinique qui est banal se voit souvent dans les lieux de réunion, au théâtre et partout où le patient peut avoir la phobie et l'obsession d'être enfermé, de ne pouvoir sortir aisément. Aussi cherche-t-il à se placer près des portes de dégagement. Et dans chaque réunion de ce genre, les places bien disposées pour une sortie rapide, sont souvent occupées par des nerveux atteints d'une forme méconnue d'anxiété ou parfois de phobie et d'obsession claustrophique.

Les formes *cryesthésiques* ne sont que les sous-variétés dans lesquelles les patients sont pris pendant des heures et parfois des journées entières, d'un froid aux pieds et aux mains très pénible auquel ils accordent volontiers l'épithète de mortel. Il leur semble dans ces moments qu'ils ne pourront jamais réchauffer leurs membres refroidis ; et au cours de l'hiver 1914, une de mes clientes, devenue infirmière de la Croix Rouge et qui soignait avec moi des blessés dont les pieds avaient été réellement gelés dans les Flandres, troqua sa forme mentale habituellement scrupuleuse, de névrose d'angoisse contre une variété cryesthésique qui l'incitait à penser que le gel des pieds était peut-être une maladie contagieuse !

D'ailleurs d'une façon générale, tous les névropathes anxieux se plaignent d'une frilosité marquée signalée chez tous les neuro-arthritiques, et surtout chez les insuffisants du fonctionnement thyroïdien. Les anxieux atteints des formes vaso-motrices cryesthésiques, présentent non seulement une sensibilité extraordinaire et anormale au froid extérieur, mais en arrivent bientôt à ne pas sortir l'hiver pour éviter les crises d'anxiété vasculaire par vaso-constriction dont le point de départ est dans les parties exposées, le visage et les mains. Elles s'accompagnent habituellement d'oppression respiratoire, et sont fréquemment compliqués d'agoraphobie.

Ces formes cliniques se retrouveront plus loin, au cours de notre description, lorsque nous devrons étudier l'influence des circonstances cosmiques sur l'origine de la névrose ou des crises anxieuses (page 239).

*La cryesthésie* que l'on trouve dans tous ces cas se répartit non seulement aux articulations, au cuir chevelu, au visage, mais parfois sur la surface abritée par les vêtements ou dans la profondeur du corps. Elle s'accompagne parfois de crises d'horripilation et de tremblements musculaires, avec envie subite d'uriner et cela parfois dans le jour et dans la température tiède d'un appartement chauffé ; souvent même la nuit, dans un lit encombré de bouillottes et surchargé d'édredons et l'été comme l'hiver.

**Formes vertigineuses**. — Très voisines des précédentes et probablement liées à elles par le déséquilibre vaso-moteur de l'appareil cérébro-spinal, sont les crises *paroxystiques vertigineuses* qui prennent les aspects les plus classiques, du vertige stomacal, du vertige de Ménière, des vertiges labyrinthiques et cérébelleux avec lesquels on les confond le plus souvent et à tort ainsi que l'a fait remarquer André-Thomas dans son excellent traité (1).

(1) André-Thomas : *Psychothérapie*. Baillière 1912.

Il faut distinguer d'une façon générale, dans la névrose d'angoisse, deux types principaux de vertiges : l'un est celui que nous venons d'examiner ; l'autre est une sorte de vertige mental ou psychique dans lequel le patient éprouve l'impression de la *perte de la notion du concret*. Ce vertige peut accompagner toutes les formes ci-dessus décrites, complètes ou incomplètes, des paroxysmes anxieux. Il est la cause ou l'effet, le point reste à discuter, d'une diminution de la notion de la conscience propre de l'individu et du dédoublement de la personnalité. Il existe mais avec un grand développement, dans certaines psychoses et notamment dans la mélancolie.

Dans ce vertige psychique, il y a un retentissement sensoriel du côté auditif et du côté visuel. La perception visuelle est troublée, les objets semblent voilés, éloignés, rapetissés, mais il n'y a généralement aucune sensation de mobilité, de déplacement, de giration.

Du côté de l'audition, les troubles sont analogues : les bruits paraissent lointains et comme étouffés ; il semble que du coton garnisse le conduit auditif et l'ensemble de ces perceptions anormales, associées à celles qui viennent des troubles vaso-moteurs déterminent, d'une part, une sensation de syncope, parce que ces troubles existent aussi dans les syncopes ; et, d'autre part, une anxiété dont l'origine probablement bulbaire, s'accompagne aussi de quelques autres signes des syndromes bulbaires décrits sous le nom de « maladie de Bonnier ou syndrome du noyau de Deiters » : bruits de sifflements, de jets de vapeur ou de battements artériels. Il est habituel de trouver chez ces patients, mais hors de leurs paroxysmes, une hyperesthésie auditive et visuelle intense, une perception exagérément prolongée des sensations rétiniennes ou acoustiques qui, lorsqu'elles sont poussées à l'extrême, facilitent la venue des obsessions ou même des illusions sensorielles.

Ces deux types pathogéniques principaux de vertiges que l'on trouve fréquemment associés aux crises cardio-vasculaires d'angoisse, amènent parfois des complications secondaires, des phobies, des obsessions, qui sont des réactions de défense dans toutes les formes d'anxiété. C'est ainsi que les vertiges vaso-moteurs et psychiques peuvent entraîner après eux des troubles de la marche qui devient hésitante. Ainsi peuvent prendre naissance la pseudoataxie et la staso-basophobie, c'est-à-dire des anomalies de la marche, de la station debout et assise et enfin l'agoraphobie et la clinomanie consécutives.

## 2° FORMES PAROXYSTIQUES PRÉDOMINANT SUR L'APPAREIL RESPIRATOIRE

Les troubles respiratoires de la névrose anxieuse existent dans presque toutes ses manifestations et à un degré quelconque manquent rarement.

Mais lorsque les paroxysmes anxieux prennent le type respiratoire prépondérant, ils peuvent se présenter sous l'une des trois formes cliniques suivantes :

1° La forme asthmatique ou asthmatoïde ;

2° Les formes spasmodiques ;

3° Enfin, quelques sous-variétés sont localisées de préférence sur les parties supérieures de l'appareil, nez, larynx, trachée, etc...

**Forme dyspnéique, asthmatoïde.** — C'est dans l'enfance, quelquefois, plus rarement dans l'âge adulte, chez la femme plus souvent que chez l'homme, qu'on rencontre des dyspnées dont la cause originelle est obscure et qui sont généralement étiquetées : asthmes nerveux.

Ce sont les tenants et aboutissants cliniques, l'évolution, la participation d'une angoisse et d'une agitation disproportionnées, qui permettent de classer ces espèces dans la névrose d'angoisse. Sous la forme la mieux isolée et la plus complète, le patient est subitement atteint, après quelques prodromes vagues, tels que tristesse, mauvaise humeur, fatigue, troubles digestifs, d'une dyspnée subite, qui se distingue de l'asthme et de l'emphysème en ce qu'elle est inspiratoire sans catarrhe et aussi souvent diurne que nocturne. Cependant les premières crises éclatent en général la nuit. C'est une sensation pénible d'angoisse, à siège restro-sternal, mais quelquefois, s'étendant à l'appareil respiratoire entier, depuis le nez jusqu'aux bronches. Le patient a l'impression que l'air entre difficilement dans le poumon, mais sans qu'il puisse, souvent, préciser le siège exact de la gêne.

C'est plutôt, semble-t-il, d'après l'interrogatoire, une difficulté de faire pénétrer l'air jusqu'au fond de la poitrine. Dans certaines crises plus marquées, cette sorte *d'insatisfaction respiratoire* se transforme en un spasme qui peut siéger soit au pharynx et à l'œsophage, soit derrière le sternum au niveau de la trachée et des bronches comme dans les formes constrictives de la fausse angine de poitrine ou les types frustes de la crise d'hystérie banale. Il n'y a pas de spasme diaphragmatique à la radioscopie.

Chez d'autres, le début de la crise est annoncé par des sensations paresthésiques dans le pharynx, dans l'œsophage, avec besoin et gêne de déglutir. Parfois le patient accuse la formation d'un nœud dans l'œsophage, qui a quelque analogie avec la boule hystérique ; d'autres ont de l'angoisse laryngée (Brissaud).

Puis le trouble se propage à l'arbre respiratoire tout entier et la sensation dyspnéique se produit. En réalité, cette dyspnée est plus subjective qu'objective. Il n'y a généralement ni modification du rythme respiratoire, ni aucun phénomène stétacoustique ni d'abondantes sécrétions bronchiques comme dans l'asthme. Cependant, parfois, on peut constater une inspiration suspirieuse avec contraction des muscles thoraciques accessoires. Il y a subitement un besoin de faire de grands soupirs et de faire entrer l'air jusqu'au fond de la poitrine. On observe aussi des phases d'apnée spasmodique. J'ai pu une fois constater un faux Cheyne-Stokes chez un jeune névrophate anxieux. Du reste la respiration cyclique superficielle et profonde avec pauses, et toutes les arythmies et dysrythmies respiratoires peuvent s'observer chez les névropathes, et chez les neuro-arthritiques. Il ne faut pas accorder chez eux à ces anomalies, la gravité de celle des brightiques, des acétonémiques, des vieux scléreux.

Le plus ordinairement, après quelques tentatives de grandes inspirations qui semblent toujours incomplètes au patient, une d'elles est enfin bien réussie et le sentiment d'anxiété s'efface pour quelques instants, puis le cycle recommence.

Suivant que cette anxiété respiratoire est accompagnée ou non d'autres manifestations dans le domaine circulatoire, de douleurs névralgiques, péricardiaques, le diagnostic médical tend vers l'asthme ou l'angine de poitrine.

Une analyse précise d'un certain nombre de cas, et un interrogatoire serré montrent bien qu'en réalité ces phénomènes sont essentiellement d'ordre psychique. Les crises diurnes se montrent fréquemment le matin, aux heures de fatigue, ou d'asthénie chez les névropathes, dans les instants qui précèdent les repas, ou pendant la période de fatigue, de dépression et de somnolence que représente l'acte digestif chez les dyspeptiques nerveux.

Mais, toute cause capable de déterminer une émotion marquée peut la faire apparaître, et elle n'est, en somme, qu'une exagération de la dyspnée inspiratoire normale au cours des émotions régulières, telles que la colère ou la peur. Après avoir été au début paroystique et nocturne, elle disparaît en général dans le sommeil. Elle s'atténue ou même s'efface aussitôt que l'attention du patient est violemment détournée de l'obsession respiratoire et de la phobie qui très souvent s'installent dès les premières atteintes. Ainsi s'explique que cette dyspnée devienne secondairement diurne, quand les crises paroxystiques nocturnes ayant disparu, une phobie et une obsession hypocondriaque de la dyspnée se sont installées. Alors le malade voit sa dyspnée apparaître dès son réveil, et il se conduit désormais comme un simple phobique obsédé. Il a le concomitant physique de sa phobie anxieuse. Après avoir été un angoissé paroxystique passagèrement dyspnéique il est devenu un obsédé hypocondriaque dyspnéique chronique. Cette évolution se reproduit dans toutes les formes quelconques digestives, circulatoires, sensitives, sensorielles, etc., de la névrose d'émotivité anxieuse, et nous explique le mélange habituel de l'obsession de la phobie, de l'émotivité et de l'angoisse.

Nous verrons plus loin, au diagnostic, que dans certaines circonstances, ces pseudo-dyspnées ont été confondues avec des affections cardiaques, ou tout au moins de l'insuffisance cardiaque ; et quelquefois, en effet, l'erreur est justifiée par les apparences.

C'est ainsi qu'à un examen grossier, quelques malades semblent bien avoir sous cette forme d'angoisse respiratoire une véritable dyspnée d'effort. En effet, des patients ont remarqué qu'elle s'est manifestée à la suite d'une montée d'escalier, ou pendant certains exercices. Cependant, l'explication est tout autre. Le malade est dyspnéique en montant un escalier lorsqu'il doit faire une visite qui l'émeut. J'ai vu un athlète doué d'un cœur vigoureux et normal atteint de ces manifestations dans les seuls exercices où ily avait compétition et risques ou craintes de sa part de n'être pas vainqueur.

Par conséquent, on peut constater chez ce sujet une fausse dyspnée d'effort disparaissant lorsqu'il se livre en toute quiétude à un exercice violent et réapparaissant dans toutes conditions où existe au moment de l'effort une anxiété psychique émotive quelconque.

Plusieurs fois, il m'a été donné de constater que la distraction par certains exercices, pouvait interrompre une crise dyspnéïque qui, au premier abord, pouvait laisser penser à la dyspnée d'effort.

Plus d'un patient m'a avoué qu'il n'avait jamais pu faire constater à son médecin habituel une seule de ces crises parce qu'il était reconforté par sa présence. On voit ainsi des patients qui peuvent présenter le symptôme au médecin dans son cabinet à leur arrivée, mais qui n'en ont plus de trace lorsqu'ils ont repris confiance, après l'échange de quelques paroles. De même, le médecin qui affirme que le symptôme va disparaître et qu'il est sans gravité, peut, par action suggestive, réduire ou annuler la crise et, dans une certaine mesure, empêcher son retour, comme aussi, par un geste, un hochement de tête, un mot, une expression dubitative ou défavorable, il peut l'accroître.

Des anxieux ne présentent ces phénomènes respiratoires paroxystiques que dans des lieux et des conditions déterminées. C'est ainsi que l'un d'entre eux me faisait remarquer combien ces crises de pseudo-asthme, retentissaient sur ses rapports sociaux, puisqu'il avait la malchance de les voir apparaître justement aux jours où il avait quelque visite importante à faire, ou chaque fois qu'il était prié à un dîner d'affaire d'un haut intérêt pour lui. Il me fut facile de le convaincre que ce n'était point là, comme il le croyait, de l'asthme, mais simplement une réaction émotive déterminée par les circonstances qu'il venait de m'énumérer, c'est-à-dire, l'angoisse de savoir s'il réussirait auprès des personnes dont il était l'hôte et si ses affaires ne souffriraient point de ce qu'il considérait comme une infériorité physique. Ici le patient était devenu franchement un obsédé hypocondriaque.

Il semble que cette forme de névrose respiratoire où l'angoisse et l'anxiété se traduisent dans le cerveau par l'obsession et la crainte de manquer d'air et d'étouffer, puisse dans certains cas, se mélanger de symptômes spasmodiques qu'autrefois on aurait classés sans hésitations, dans l'hystérie pure. Mais, au contraire, cette symptomatologie spasmodique appartient davantage à la névrose d'angoisse qu'à l'hystérie, où elle a été classée souvent par erreur et par ce que ces deux névroses ont une base commune d'émotivité morbide.

**Formes spasmodiques.** — Dans certains cas, il s'adjoint à l'anxiété respiratoire qui reste alors vague, soit de la toux, du hoquet, des baillements ou de grands soupirs brusques et répétés.

Nous verrons plus tard, lorsque nous étudierons les formes larvées de la névrose d'angoisse, que chacun de ces minuscules symptômes se répétant isolément, peut être tout ce qui reste de la maladie. Mais assez fréquemment, ils se groupent pour donner des types cliniques où l'angoisse est très amoindrie et semble-t-il, proportionnellement à l'intensité des phénomènes spasmodiques.

Ainsi, j'ai pu observer quelques cas, à la vérité assez rares, qui se présentaient comme dans l'observation suivante :

Une dame âgée d'une trentaine d'années, avait eu déjà à plusieurs reprises, au cours de sa vie, des crises de névrose anxieuse d'une durée variable de six mois à deux ans, avec des manifestations assez variées et portant tantôt sur l'appareil digestif, tantôt sur l'appareil vasculaire, tantôt et plus souvent sur l'appareil respiratoire.

Au moment où elle venait me consulter, elle appelait asthme une pseudo-dyspnée caractérisée en réalité par une phobie anxieuse obsédante et une affre pulmonaire qui se traduisait par une insatisfaction respiratoire et objectivement par de grands soupirs intercalés toutes les deux ou trois minutes, dans la conversation. Cette inspiration était bruyante, rapide, brève et accompagnée d'un mouvement de renversement de la tête en arrière avec soulèvement des épaules.

Ces phénomènes se présentaient au cours de la journée par périodes de quelques minutes, à deux ou trois heures. Ils ne gênaient aucunement ni la marche, ni toute occupation assez intéressante pour détourner l'attention du sujet. Au cours des consultations, je les voyais décroître progressivement d'intensité

Le sommeil et le repos les interrompaient généralement. Sous l'influence d'un traitement général et d'une psychothérapie énergique, les phénomènes s'atténuèrent et disparurent.

A certaines périodes de sa vie, cette patiente avait présenté d'autres crises asthmatoïdes diurnes, mais où le tic respiratoire ci-dessus décrit était remplacé par une toux quinteuse, opiniâtre, coqueluchoïde et, à d'autres périodes, par des baillements multipliés et des pendiculations fréquentes.

De par ailleurs, la malade de cette observation montrait tous les autres signes psychiques et les troubles nutritifs que nous apprendrons à connaître dans la névrose anxieuse : douleurs rhumatoïdes, migraines, obésité, hémorrhoïdes, etc.

Ainsi que je l'ai dit plus haut, il semble qu'il y ait une certaine compensation entre les formes spasmodiques et les formes anxieuses de ces troubles respiratoires.

Tous les états intermédiaires existent entre la grande crise de dyspnée inspiratoire où l'anxiété est à son comble mais reste mono-symptomatique, et celle, au contraire, où la toux, du spasme œsophagien, des baillements, de l'enrouement, même quelquefois, une fausse sécrétion bronchique qui n'est, en réalité, que salivaire, attirent l'attention du patient.

**Formes laryngées.** — Je ne dirai qu'un mot des formes laryngées. Nous les retrouverons dans l'étude des angoisses larvées. Elles sont dues à une association d'asthénie des muscles des cordes vocales, avec un peu d'anxiété respiratoire et de la toux. Elles donnent ainsi naissance à des enrouements par asthénie vocale et avec pseudo-catarrhe. La voix est blanche, sans timbre, le patient éprouve une sensation d'obstacle qui n'est en somme qu'une paresthésie et qui l'incite à expulser des mucosités inexistantes. Ces symptômes sont accompagnés d'anxiété, de crainte d'obstruction laryngée par corps étranger. Ils s'associent fréquemment à des paresthésies du pharynx, à des spasmes œsophagiens, à des baillements multipliés et à des signes de dyspepsie atonique. Chez les chanteurs ces formes sont redoutables surtout si, et c'est la règle, elles sont prises pour de véritables maladies organiques du larynx, du pharynx et du nez et soignées comme telles, par des spécialistes qui n'y peuvent rien, si ce n'est par la suggestion de leur thérapeutique. Le *trac des chanteurs* peut se mêler à cette symptomatologie.

Enfin lorsque les crises d'anxiété paroxystiques respiratoires s'associent avec la toux, l'asthénie, l'amaigrissement si fréquent chez certains anxieux, au cours de leurs poussées émotives, l'aspect clinique rappelle celui de la tuberculose pulmonaire. Nous apprendrons, en effet, plus loin, à connaître les formes asthéniques de l'anxiété.

Les erreurs de diagnostic qui prennent naissance par la méconnaissance de ces formes sont certainement d'une grande fréquence.

*Pseudo-tuberculose émotive.* — Les anxieux sont souvent des dyspeptiques ; beaucoup d'entre eux sont maigres ou obèses par suite du retentissement sur leur nutrition des troubles de leur dynamisme nerveux psychique.

Au cours de certaines de leurs poussées d'émotivité, on voit fréquemment apparaître une asthénie marquée, de l'amaigrissement, de la pâleur, de l'anémie. Si à ce même moment, il s'associe à ces signes des crises dyspnéïques avec toux quinteuse et coqueluchoïde, on peut excuser certains médecins de penser à la tuberculose asthmatoïde, et d'autant plus que le diagnostic s'embarrasse parfois d'une nouvelle difficulté produite par les vices de la respiration émotive à l'auscultation (voy. page 422). D'un examen sthétoscopique à l'autre le médecin constate des variations et des anomalies, du murmure respiratoire et même, de la tonalité de percussion. D'autre part, beaucoup de tuberculeux authentiques et appartenant à des familles de tuberculeux, sont atteints en même temps de la constitution émotive de Dupré. Certains auteurs pensent même qu'il y a un rapport de cause à effet entre l'évolution bacillaire et cette émotivité.

Autant de raisons qui font le diagnostic épineux. Mais l'erreur peut être évitée par la répétition de l'examen somatique, l'utilisation de la radioscopie, l'histoire du pa[illegible] ses alternatives de guérison absolue et ses rechutes à [illegible]gues années de distance, etc...

Il est vraisemblable qu'un grand nombre des diagnostics de tuberculose rapidement portés chez des émotifs et chez qui la maladie n'a pas évolué, se rattachent à ces formes de névrose anxieuse touchant l'appareil respiratoire et accompagnées d'asthénie, de troubles digestifs, d'amaigrissement et de sueurs. M. Rist a récemment insisté sur la fréquence de cette erreur de diagnostic chez les névropathes émotifs (1).

### 3° FORMES PAROXYSTIQUES PRÉDOMINANT SUR L'APPAREIL DIGESTIF

Les malades atteints de névrose d'angoisse peuvent présenter du côté de l'appareil digestif de nombreux symptômes paroxystiques empruntés aux affections et aux maladies digestives les plus diverses.

Pour cette raison, le classement en est délicat et les erreurs de diagnostic très fréquentes se perpétueront tant que les notions exposées ici ne seront pas entrées dans le domaine de la clinique courante.

Les formes les moins faciles à reconnaître de la névrose à type digestif, ne sont cependant pas, comme nous le verrons plus loin, celles qui ont le caractère paroxystique. En effet l'étrangeté de la manifestation, son apparition sans cause satisfaisante peuvent permettre au médecin de soupçonner le diagnostic.

**Crise paroxystique, simulant l'indigestion.** — Sans avertissement préalable, sans que rien ait pu faire prévoir dans les jours précédents une diminution de la puissance digestive et bien au contraire, parfois précédée d'une crise d'appétit, se produit pour la première fois, la nuit plus souvent que le jour, une crise simulant l'insuffisance digestive aiguë. Entre minuit à deux heures du matin, le patient se réveille en proie à un malaise indéfinissable et à une angoisse localisée dans la région épigastrique ou parfois même à une douleur gastralgique véritable. Son estomac lui semble lourd, encombré, ballonné et sensible. Un peu inquiet il s'assied pour faciliter l'émission de quelques gaz stomacaux, qui ne le soulagent que pour quelques instants.

(1) Rist, Diagnostic rationnel de la tub. pulm. *Presse médicale*, juillet 1916.

Il n'est pas rare de voir en même temps apparaître une certaine agitation analogue à celle décrite dans la forme pseudo-angineuse ; une ébauche d'oppression existe parfois, que le malade met sur le compte des gaz dont il voudrait se débarraser.

La nausée accompagne souvent cette symptomatologie, mais il est rare qu'elle aille jusqu'au vomissement. Des patients se plaignent d'une sialorrhée abondante qui les oblige à déglutir sans cesse leur salive et de l'air (aérophagie).

Le vertige se manifeste alors, parfois avec l'allure stomacale, c'est-à-dire avec mobilité des objets environnants, procédant par poussées mélangées de nausées, ensemble symptomatique que le malade compare au mal de mer. Ce vertige persiste souvent après la crise, chez d'autres on ne le trouve que dans la position horizontale ou dans les mouvements du corps.

Enfin des troubles vaso-moteurs et une sudation froide marquée peuvent s'ajouter à ces symptômes. L'apparition de tous ces troubles va en général avec des sensations vasculaires anxieuses et une vague crainte de syncope. Bientôt le patient éprouve une sensation de froid accompagnée d'un tremblement qui débute par les muscles de la mâchoire et des membres supérieurs et qui se généralise à tout le corps. Il est parfois d'une violence extrême et va jusqu'au claquement de dents.

L'anxiété qui existe toujours à un degré quelconque est plus ou moins intense. Il est exceptionnel qu'elle soit extrême, auquel cas elle peut susciter l'idée d'empoisonnement et se termine alors souvent par un vomissement. Les matières rejetées ne présentent aucun caractère particulier. D'autres fois, la crise cesse après une émission abondante de gaz, souvent inodores, surtout si l'heure où elle a eu lieu est avancée dans la nuit.

**Forme gastralgique**. — Lorsque la douleur prédomine, qu'elle se présente par accès avec des nausées, une sensation déchirante, brûlante, angoissante siégeant à l'appendice xyphoïde, irradiée dans l'abdomen et le dos, exaspérée par la pression, calmée par les aliments, alors il s'agit de la forme gastralgique dont la cause réelle est le spasme de l'œsophage ou de l'estomac associé à l'hypersécrétion. Il n'est point exceptionnel de constater l'extension de la crise au domaine intestinal ; le patient souffre de diarrhée, de spasmes intestinaux, de borborygmes, de douleurs spasmodiques du côté du rectum, éveillant l'idée d'hémorroïdes ou dans la fosse iliaque droite, déterminant alors la conviction d'une appendicite.

Cet orage digestif spasmodique et sécrétoire n'est point sans laisser quelque perplexité dans l'esprit du médecin au moins au point de vue de ses causes et de sa pathogénie.

Quand la névrose d'angoisse débute par ce premier syndrome digestif, il est exceptionnel qu'elle soit reconnue. C'est l'évolution ultérieure et l'histoire psychique du malade qui, soigneusement fouillée, donne la clé du mystère. Le médecin doit savoir que la majorité des indigestions inexplicables ou faisant suite à un ébranlement émotionnel ne sont que des crises d'angoisse digestive.

Les suites de cet accès sont généralement très atténuées et dans l'esprit du malade, la conviction qu'il s'agit bien d'un incident digestif sans intérêt serait bien certaine si, quelques jours ou semaines plus tard, les phénomènes ne se renouvelaient, soit dans cette forme même, soit dans une autre très différente, dyspnéique, cardiaque, vaso-motrice, intestinale, ou sous l'aspect d'une gastralgie tenace et récidivante.

Dans l'étude synthétique que je ferai dans un chapitre ultérieur, nous aurons l'occasion d'établir les relations qui existent entre ces formes digestives et l'ensemble de la maladie. Sachons seulement que ces crises peuvent durer plusieurs heures ou s'écourter en quelques minutes, se renouveler très fréquemment, presque quotidiennement en un état de mal, ou au contraire, s'étendre en longueur en diminuant d'intensité, et en se transformant en une dyspepsie nerveuse quelconque, mais souvent gastralgique.

Il est bien vraisemblable que dans ces dernières années, un certain nombre d'entre elles ont été décrites dans un autre classement de la pathologie digestive sous le nom de dyspepsie aérophagique.

Le lecteur remarquera, en effet, qu'il y a plus d'un rapport entre les crises d'aérophagie qui prennent le type pseudo-cardiaque, sur lequel ont insisté Leven, Castaigne, Besançon, etc, et les formes de névrose d'angoisse digestive avec mélange de types cardiaques.

**Forme intestinale.** — Parfois, c'est du côté de l'intestin que se groupent les principaux symptômes paroxystiques. Le réveil anxieux se produit au milieu de la nuit plus fréquemment accompagné d'oppression que dans la forme précédente, mais moins souvent mélangé de nausées. Les symptômes douloureux se localisent au niveau du colon transverse et sont accompagnés d'une sensation désagréable qui semble gastrique mais qui est plus vraisemblablement due au plexus solaire. C'est souvent une sensation d'ardeur œsophagienne et gastrique analogue à celle des hyperchlorhydriques, et mélangée de spasmes au niveau du pylore. Certains patients accusent aussi des douleurs aigues transfixantes qui leur donnent la sensation d'un coup d'épée traversant d'avant en arrière le corps, soit en haut et à gauche dans la région sous-phrénique quand le spasme est près du cardia, soit en bas et à droite, dans la région sous-hépatique quand il se rapproche du pylore. Dans l'un et l'autre cas, la douleur se propage dans la région dorsale, et il n'est pas rare alors que l'idée d'ulcère gastrique s'impose à l'esprit du médecin.

Ces divers sympômes douloureux ou spasmodiques peuvent être d'une moindre intensité. Le malade les décrit alors de façon imagée, et se plaint de délabrement stomacal, de « talement » ; souvent une fausse faim anxieuse se manifeste à laquelle le patient ne doit pas satisfaire sous peine de prolonger considérablement sa crise.

On voit par cette description qu'il y a quelques rapports entre cette forme clinique et les réactions gastralgiques de l'entéro-colite muco-membraneuse spasmodique où l'on admet que les troubles sensitifs de l'estomac et la gastralgie sont des réflexes émanés du plexus solaire. A la vérité, dans l'entéro-colite comme dans la névrose d'angoisse, ces symptômes sont communs parce qu'il s'agit de deux syndromes solaires presque identiques d'aspect, mais différents dans leur pathogénie.

Mais dans la névrose d'angoisse l'anxiété est beaucoup plus marquée et l'histoire clinique dans l'un et l'autre cas, est essentiellement différente bien que la majorité des entéro-colites ne soient que des entéro-névroses ou des réflexopathies.

La *constipation* et la *diarrhée* complètent le tableau clinique avec à peu près égalité de fréquence, la constipation étant cependant plus habituelle.

La flatulence est de toute banalité à la fin de la crise paroxystique et elle met généralement fin à la crise et à l'ensemble du syndrome anxieux.

Les formes gastriques et intestinales peuvent être accompagnées l'une et l'autre de quelques réactions dans le *domaine hépatique*. Peut-être est-ce à la participation du foie qu'il faut attribuer l'exagération de l'appétit et la faim impérative qui s'associent parfois aux syndromes précédents. On sait que la colique hépatique, la congestion idiopathique du foie produisent souvent l'hyperchlorydrie et l'hyperorexie.

Le lendemain de ces crises nocturnes, la coloration jaune des téguments et des urines, sans atteinte cependant des sclérotiques, indique une véritable poussée cholémique.

Les émotifs anxieux sont de par ailleurs fréquemment atteints du syndrome décrit sous le nom de *cholémie familiale*, par Gilbert et ses élèves. Ces auteurs ont bien insisté dans leur description, sur les réactions psychiques, l'émotivité extrême, l'instabilité mentale de leurs cholémiques. Nous surprenons ici une fois de plus, la pénétration réciproque d'états cliniques syndromatiques qui ne peuvent se distinguer vraiment que par une étude précise de leur étiologie, de leur pathogénie et de leurs mécanismes propres.

Les formes digestives de la névrose d'angoisse peuvent dans certaines circonstances rares, présenter la totalité des symptômes décrits séparément dans les trois espèces, gastrique, intestinale et hépatique. Et ce sont ces formes les plus complètes et les plus étendues, qui trompent le mieux les cliniciens parce qu'elles donnent bien l'impression que le patient est atteint d'une maladie de l'ensemble du tube digestif, c'est-à-dire qu'il doit être considéré comme un dyspeptique vrai.

Les **formes incomplètes et spasmodiques** atteignent le segment supérieur du tube digestif et notamment le rhinopharynx, le pharynx et l'œsophage. Ce sont surtout des *parasthésies pharyngées* qui occupent l'attention des patients et les angoissent en leur donnant la sensation continuelle d'un corps étranger que sans cesse ils essaient de déglutir. Ces déglutitions répétées ne vont point sans une absorption considérable de salive et des troubles sécrétoires des glandules du rhino-pharynx et de l'oro-pharynx.

Les troubles sécrétoires peuvent eux-mêmes exister seuls sans qu'il y ait paresthésie marquée. Enfin, d'autres fois, c'est une simple angoisse ou *affre pharyngée* accompagnée de spasmes de la partie inférieure du pharynx ou de l'œsophage à différents niveaux.

Il est possible que le *spasme de l'œsophage* soit lié à des lésions de sa partie inférieure, à des rhagades, à des fissures de la muqueuse ainsi que l'a montré Guisez, par l'œsophagoscopie. Mais cependant, dans la pratique urbaine, le spasme œsophagien qui est d'une très grande fréquence, a une tout autre signification. Il se rencontre chez les nerveux émotifs, présentant des troubles dyspeptiques divers, mais changeant fréquemment d'aspect. Or, ainsi que nous le verrons, le spasme est intimement lié à l'émotivité et doit être considéré comme un équivalent psychique de l'angoisse. Il alterne fréquemment avec des intermittences cardiaques, de la gastralgie, des vertiges, toutes manifestations qui jouent dans le dynamisme nerveux de l'émotif anxieux le rôle d'équivalents métastatiques de l'angoisse.

D'une façon générale, *l'état spasmogène de l'appareil digestif*, peut le toucher à tous ses étages, et partout où l'anatomie a révélé la présence des fibres musculaires lisses dans ses parois ou ses canaux : pharynx, œsophage, estomac et ses orifices cardia et pylore, duodénum, canaux biliaires et pancréatiques, petit et gros intestin, etc. Mais le spasme touche plus fréquemment les régions orificielles ou péri-orificielles et c'est ainsi qu'il se localise plus volontiers à la partie inférieure du pharynx, dans le tiers inférieur de l'œsophage, au cardia, dans les régions pré-pylorique, pylorique et duodénale, près de la valvule de Bauhin et dans les parties les plus musclées du gros intestin, dans la région rectale et anale entre autres. Ces spasmes ont été décrits souvent depuis quelques vingt ans dans les différentes affections nerveuses de l'intestin et de l'estomac. La radioscopie a permis de les constater. On sait qu'il existe une forme spasmodique de l'entéro-colite. Langenhagen, Glénard, Gaston Lyon, Jean-Charles Roux, Mathieu, Monteuis, Lœper, Esmonet ont insisté sur le spasme des segments et des angles du colon, la corde colique, etc., et souvent ils ont observé l'émotivité extrême de leurs patients, et décrit de véritables crises d'anxiété surtout à type d'angine de poitrine.

La délimitation des domaines de ces syndromes voisins nous apparaît donc encore ici comme délicate.

Mais je chercherai à établir plus loin, qu'il y a toujours un rapport entre l'anxiété et le spasme et je montrerai que là où il peut y avoir contraction ou agitation musculaire, il y a toujours diminution ou cessation de l'angoisse, de la phobie, de l'obsession. A l'état normal, toute représentation psychique tend à l'acte, c'est-à-dire à sa transformation en contraction musculaire ou en acte secrétoire. A l'état morbide, toute représentation émotionnelle, toute anomalie émotive, toute altération des états de conscience par l'émotivité, conserve cette tendance et peut se transformer également en un acte musculaire anormal : tremblements, contractures, spasmes. C'est ainsi que s'établissent les rapports qui existent entre les anomalies psychiques et les anomalies motrices et que l'on peut s'expliquer la prolongation d'un spasme ou d'une contracture, qui, par définition, semble éminemment passager, par la fixité de l'idée émotionnelle obsédante qui lui donne naissance.

Deux variétés paroxystiques sont intéressantes à consigner dans la fin de ce chapitre, ce sont la pseudo-appendicite émotive et la diarrhée persistante.

**Pseudo-appendicite**. — Ici le type clinique est constitué des éléments spasmodiques et douloureux localisés à la région cœcale. Le patient est subitement atteint d'une douleur vive ou sourde mais angoissante, de ballonnement du ventre, de vomissements, de sensibilité solaire, de constipation. S'il y a du tremblement, de la tachycardie, des vomissements, concomitants ordinaires de l'angoisse, le diagnostic de typhlo-appendicite s'impose qu'un traitement rigoureux par la diète hydrique, les applications de glace achève d'ancrer dans l'esprit du malade et de son entourage. Le nombre d'opérés de ces pseudo-appendicites est plus considérable qu'on pourrait le croire au premier abord, j'aurai l'occasion d'y revenir au diagnostic (page 431).

**Forme diarrhéique**. — Alors que les émotifs, les anxieux, les phobiques, les obsédés, sont généralement des constipés d'habitude on trouve parfois un type de nerveux anxieux qui entrent dans la névrose par des crises paroxystiques nocturnes, plus ou moins complètes, mais où la diarrhée l'emporte en répétition et en intensité sur les autres symptômes. Cette forme se répétant en crises impérieuses, très douloureuses et angoissantes, d'abord espacées puis qui vont se rapprochant aussitôt que le malade est devenu hypocondriaque, se transforme à l'état chronique en diarrhée émotive, phobique et obsédante, impérieuse mais moins douloureuse, qui se voit d'abord chaque fois que le malade en redoute la venue, puis bientôt après chaque digestion. Il faut savoir dépister cette forme qui peut faire croire à la tuberculose intestinale, à une affection du foie, du pancréas. Elle constitue lorsqu'elle est isolée un type rudimentaire de la névrose d'angoisse ainsi qu'on le verra plus loin.

### 4° FORMES PAROXYSTIQUES PRÉDOMINANT SUR LES FONCTIONS NERVEUSES

Tandis que dans chacune des formes cliniques précédemment décrites, l'attention de l'observateur est mise en éveil par le symptôme angoisse réparti sur les appareils circulatoire, respiratoire ou digestif, alors que les phénomènes psychiques semblent placés au second plan, il est des cas, au contraire, où l'angoisse s'efface devant l'anxiété qui passe en importance en première ligne. A la vérité, il n'est aucune circonstance dans la névrose d'angoisse où l'anxiété et l'angoisse puissent absolument se séparer. C'est, qu'en effet, si l'anxiété psychique peut parfois exister seule, sans grand retentissement angoissant dans le domaine somatique, l'inverse est plus rare. Une sensation de constriction, de gêne quelconque dans les viscères, détermine, en général, même chez des êtres normaux et bien équilibrés, un certain degré d'anxiété psychique. Cette notion même a pu servir de base à l'opinion de certains philosophes, James entre autres, qui pensent que le trouble viscéral est primitif, et que l'anxiété n'est que consécutive.

Or, les formes de la névrose d'angoisse qu'on pourrait dénommer : formes psychiques, mentales ou cérébrales, sont justement celles où l'anxiété est presque toute la maladie, alors que le retentissement somatique, cardiaque, pulmonaire, digestif, est réduit au minimum dans l'expression clinique. Tout au moins, pourrait-on dire qu'alors, le viscère intéressé est justement le cerveau. Ce n'est pas ici le lieu d'une discussion pathogénique que l'on retrouvera ailleurs. Nous n'examinerons donc que les faits cliniques ; mais pour éclairer déjà la religion du lecteur, nous supposerons déjà que l'anxiété appartient en propre au cerveau, plus spécialement aux régions corticales et aux couches optiques qui sont affectées à la conscience et à l'émotion, tandis que c'est le bulbe qui fait l'angoisse en centralisant dans un premier relai les impressions qu'il reçoit des viscères innervés par le nerf vague et le grand sympathique. Ceux-ci sont essentiellement les nerfs de l'angoisse, fait physiologique bien connu depuis Brissaud, et que les recherches de Bonnier ont encore éclairé récemment. Mais tous les nerfs centripètes dont les noyaux bulbaires sont proches de ceux du vague, sont capables aussi d'exciter par voisinage les noyaux du pneumo-gastrique. C'est ainsi que le bulbe peut indifféremment, distribuer dans les viscères des excitations angoissantes venues du cerveau et des couches optiques et celles-ci d'origine psychique ou mentale, c'est l'angoisse descendante, soit recevoir des viscères innervés par le vago-sympathique des excitations auxquelles il donne le caractère d'une affre dont l'impression peut retentir jusqu'aux couches optiques et à l'écorce cérébrale, c'est l'angoisse ascendante se terminant par l'anxiété.

## FORMES PAROXYSTIQUES PSYCHIQUES

Le début est rarement subit et beaucoup plus souvent il est précédé d'une aura épigastrique semblant partir de la profondeur des entrailles, sorte de sensation étrange, indéfinissable, mais non toujours désagréable ni anxieuse, qui monte très rapidement jusqu'au cerveau où elle semble venir s'épanouir en donnant naissance à une anxiété dont le patient ne sait pas toujours reconnaître la nature morbide. Il est, en effet, très caractéristique que la majorité des patients, contrairement à ceux qui sont touchés par les formes précédentes, ne se rendent pas compte du caractère pathologique de leurs impressions, ou plutôt de leurs sentiments.

L'éclosion dans le cerveau de la décharge émotionnelle, peut être atténuée ou bruyante, brutale et dans ce cas le paroxysme d'anxiété est très apparent.

Quand la crise est d'emblée aiguë, elle se traduit par la notion d'un danger imminent, d'une catastrophe qui reste le plus souvent menaçante, mais d'un caractère indéterminé. C'est ce manque de spécificité dans la menace qui peut expliquer la crainte générale qu'ont beaucoup de patients, de l'arrivée subite chez eux de la folie.

Chez d'autres, ce caractère indéterminé du danger qui est suspendu, leur semble-t-il, au-dessus de leur tête, est cependant mélangé de la notion qu'ils sont visés personnellement. Tandis que chez les premiers, n'existe qu'une anxiété vague, ne pouvant s'accrocher à rien de précis, chez ceux-ci, au contraire, elle prend un caractère d'insécurité hypocondriaque, plus personnellement menaçant. On peut se rendre compte plus aisément encore de ces nuances, en étudiant les formes cliniques atténuées :

L'*ennui* est d'abord la forme la plus simple et la moins intense de l'anxiété non mélangée d'angoisse somatique. Le baillement répété et la pendiculation sont vraisemblablement des équivalents d'angoisse somatique rudimentaire, et ils sont des accompagnateurs fréquents de l'ennui le plus banal. Ils sont, d'autre part, au point de vue de leur mécanisme physiologique, sous la direction anatomique du système vago-sympathique et du bulbe.

L'*inquiétude*, associée à l'ennui, est un degré de plus qui évolue vers l'*attente anxieuse* ou anxiété diffuse que je préfère appeler l'*imminence anxieuse*.

Enfin apparaît l'*anxiété systématisée* autour de quelques idées qui lorsqu'elles sont mal interprétées, peuvent être mélangées d'un certain degré de délire émotionnel, qu'on rencontre à la vérité assez souvent chez les émotifs entachés d'hystérie.

Nous pouvons donc classer, pour mettre un peu d'ordre dans toutes ces nombreuses expressions cliniques, deux grands types principaux de paroxysme psychique suivant que le patient ne systématise pas ou systématise son attente anxieuse, dans le sens d'une menace qui l'intéresse personnellement.

Dans le premier cas, l'attente anxieuse si elle se prolonge et si elle est suffisamment intense, nécessite évidemment une explication. Ce passage brutal de la quiétude normale à l'insécurité anxieuse doit avoir une raison extérieure. Le patient, plutôt que de songer à une défaillance de son système nerveux, préfère croire à une sorte de pressentiment et cherche autour de lui, dans la nature tout d'abord, l'explication de ce qu'il ressent.

Si la crise a éclaté durant la nuit, ce qui est le plus ordinaire, le malade appelle, s'inquiète, s'agite, se lève, court à la fenêtre, regarde le ciel et si par hasard celui-ci est orageux, la première pensée qui lui vient est qu'il va se produire un événement cosmique redoutable. Il rentre précipitamment, affirmant qu' « il va arriver quelque chose », un cataclysme, la fin du monde, m'affirmait une de mes clientes, qui s'était jetée sur son téléphone pour me communiquer ses impressions. Pour une autre, très adonnée à des pratiques religieuses sévères, c'était la menace d'un nouveau déluge; l'arrivée de l'Antechrist, disait une patiente sujette à des scrupules religieux. « Il me semblait, m'affirmait un littérateur distingué, que la nature méditait quelque chaos, un tremblement de terre, une éruption volcanique » ; un raz de marée, une inondation, une tempête, m'a-t-il été plusieurs fois affirmé par des personnes dont le lieu d'habitation était près de la mer ou d'un fleuve.

Chez d'autres, au contraire, la menace est plus directe et le caractère hypocondriaque de l'anxiété se dessine aussitôt dans leurs craintes : effondrement prochain ou incendie de la maison ; chute du plafond chez un de mes camarades d'études qui fit de la névrose d'angoisse, à la suite de surmenage sportif. Si cette tendance hypocondriaque s'accentue encore la crainte d'un danger immédiat devient celle de maladie ou même d'accidents dangereux et de mort prochaine, ou même immédiate. Aussitôt que l'impression consciente se précise, et se cristallise autour d'une idée déterminée, la symptomatologie psychologique de l'anxiété s'atténue et l'on voit apparaître l'angoisse somatique, avec les caractères adéquats à la forme de menace choisie. C'est ainsi que cette notion de la mort ou de la maladie prochaine, détermine aussitôt le déclanchement de symptômes circulatoires : vertiges, lipothymie, syncopes, oppression, étouffements, vomissements, diarrhée, signes d'empoisonnement, etc... et qu'à partir de ce moment, le cliché de la réaction angoissante vient se superposer à la première phase d'anxiété dès que celle-ci apparaît. L'existence incontestable de ce mécanisme, qu'on rencontre dans les formes paroxystiques d'abord purement psychiques, mais qui se transforment plus tard en formes d'angoisse somatique, a permis à certains auteurs d'affirmer, contrairement à l'opinion de James, que l'anxiété et par conséquent le trouble psychique, précédait toujours le trouble somatique. Nous verrons à la pathogénie que ces deux mécanismes peuvent exister séparément, et bientôt agir à la fois en cercle vicieux.

On voit donc que la condition requise pour que la névrose d'angoisse conserve la forme exceptionnelle purement psychique, c'est que l'anxiété ne puisse pas prendre un corps suffisant ni se cristalliser autour d'une phobie déterminée et précise. C'est alors qu'elle reste limitée au domaine mental et qu'elle se manifeste seulement par :

1° *La crise d'ennui paroxystique.* — Le patient est subitement avec ou sans une brève aura, pris par un ennui indicible, et rien n'est plus étrange pour les personnes d'esprit équilibré qui font partie de la famille ou de l'entourage de ces patients, que les plaintes de celui qui ne trouve autre chose pour expliquer son état subit que cette phrase souvent répétée : « Je m'ennuie, oh ! que je m'ennuie » !

La crise s'accompagne souvent d'une agitation marquée ; le patient arpente sa chambre, s'assied, se remet en marche, se rassied ; si c'est la nuit se lève, se couche, se relève, passe un vêtement de nuit, tisonne un instant le feu, s'assied à une table, trempe une plume dans l'encre, essaie d'écrire mais ne peut avoir d'autre idée que celle qui l'obsède. L'ennui accapare toute son attention. Cette forme peu fréquente dans nos pays, le serait davantage en Angleterre, où elle caractériserait le « spleen » aigu bien étudié par Le Savoureux dans sa thèse (Paris, 1913). Je m'expliquerai plus loin sur ses causes réelles, qui sont parfois d'ordre toxique (éthylisme, cocaïnomanie, morphinomanie, opiumanie, auto-intoxication).

Il est exceptionnel que l'ennui se présente seul, sans autre accompagnement mental et sans quelque réaction naturelle pour se soustraire au sentiment de manque d'intérêt, pour remédier à l'impossibilité de la distraction qu'éprouve le malade. Il est normal que quelques-uns d'entre eux esquissent de véritables fugues pour quitter les lieux et échapper aux circonstances où ils éprouvent cette forme si spéciale de la névrose d'angoisse. Très rapidement du reste, elle se complique, si les crises se répètent, d'une désespérance qui va jusqu'au « tædium vitæ » qui amène naturellement l'idée du suicide exceptionnel, du reste, dans la pure névrose. Parfois, et plus souvent, la crise aiguë d'ennui est suivie d'une crise typique d'angoisse à laquelle elle sert de prélude et d'aura. Souvent elle est intermittente et son retour peut être fréquent ou espacé ; elle peut se présenter si fréquemment pendant des périodes de plusieurs semaines, que les crises sont subintrantes en véritable « état de mal » d'ennui. Beaucoup de ces malheureux qui ont été décrits par les neurologues et même les littérateurs, et qui traînent par le monde un ennui chronique, ne sont ni des neurasthéniques, ni des psycho-névrosés vagues, mais des anxieux dont le passé éclaire nettement le diagnostic.

L'ennui peut être à titre exceptionnel remplacé par *des crises spontanées d'irritabilité*. Sans raison valable le patient est pris d'un état de colère latente intérieure, d'une mauvaise humeur spontanée, pestant contre les autres et lui-même, cherchant noise à tous, prêt à s'emporter, à injurier à la moindre contradiction. A un degré moindre, c'est la mauvaise humeur, le caractère hargneux, quinteux, pendant quelques heures, et signe important sans cause réelle. Le malade est lui-même étonné de cet état qui peut s'accompagner d'angoisse ou plus souvent la précéder. Beaucoup de prétendus dyspeptiques, grincheux ne sont que des anxieux dyspeptiques.

2° *La crise de tristesse* présente de nombreux caractères de similitude avec la crise d'ennui, à la différence près que l'anxiété est accompagnée d'une affreuse sensation de détresse morale et aussi de l'imminence d'un danger indéterminé. Cette anxiété flottante peut s'accrocher, si les circonstances et les événements le permettent, à tout fait quelconque de la vie du malade, qui l'interprète avec sa tonalité émotive du moment, c'est-à-dire qui le transforme toujours en une catastrophe. Il catastrophie et dramatise la vie la plus plate, la plus banale sécurité. Il n'est pas toujours sans difficulté de faire constater par le raisonnement au patient, que son jugement de la situation qu'il juge désespérée, est complètement faux. La vision qu'il a de la vie à travers sa lunette pessimiste ne lui permet pas d'accepter entièrement l'opinion des autres qu'il considère comme étrangement erronée. Ils ont des yeux et ne voient pas, leur répondrait-il volontiers.

Ainsi on se rend compte que dans ses formes atténuées, la névrose d'angoisse, à condition qu'elle se limite au domaine psychique peut altérer quelque peu le jugement, beaucoup plus, en tout cas, que les formes où l'angoisse physique prédomine. Aussi le terme de forme mentale pourrait être réservé à celles que je décris ici.

Il n'est pas exceptionnel que les crises aiguës de tristesse se terminent par des larmes et des sanglots qui peuvent servir de terminaison à la crise psychique. La détente émotionnelle qui suit, la sécrétion des larmes, est recherchée et désirée par les malades qu'on entend quelquefois dire au cours de leurs crises : « Ah ! quel soulagement si je pouvais pleurer ! »

3° *Crise d'excitation intellectuelle.* — Il est très ordinaire, que les malades accusent à certaines périodes, soit sous forme de crises nocturnes ou de crises matinales, des poussées d'excitation psychiques avec tendance à la verbigération, ou tout au moins à la verbosité. Ces phénomènes sont habituels à tous les névropathes des professions libérales et intellectuelles, au cours de travaux surmenants. Dans la dernière partie de la nuit le réveil se produit, accompagné souvent de quelques sensations anormales à siège épigastrique, souvent de gastralgie. Le patient qui ne peut se rendormir, tourne et se retourne dans son lit, puis une crise psychique, analogue au « mentisme » des aliénistes, se déclanche et se traduit par un afflux subit d'idées qui lui donnent l'impression d'un tourbillon de pensées. Celles-ci sont, du reste, parfaitement raisonnables, leur liaison est correcte et souvent, si elles sont à ce moment fixées par écrit, on peut constater que les associations d'idées sont riches et même brillantes. Des littérateurs qui ont remarqué ces phénomènes, ne manquent pas de les utiliser. La crise peut durer de quelques minutes à deux ou trois heures, s'accompagner ou non d'une ébauche d'angoisse physique, d'un peu d'anxiété, d'oppressions, de palpitations, d'éructations ou de nausées. Souvent, une crise de faim anxieuse, subite, pousse le patient à manger quelques bouchées de l'aliment qu'il peut avoir sous la main. Enfin le sommeil le reprend. Il s'endort, et se réveille plus tard dans la matinée, fatigué, la tête lourde, de fort méchante humeur, à moins que la lecture de son improvisation nocturne ne le satisfasse. Mais d'autres sont moins heureux et présentent une symptomatologie d'excitation cérébrale désagréable, sans véritable production intellectuelle utilisable, et la rapidité des idées qui se succèdent leur donne l'anxiété d'un détraquement mental, de la folie ; ils sentent, disent-ils, leur cerveau qui leur échappe, ils sont dépossédés, leur semble-t-il, de leur contrôle mental. Suivant les espèces ci-dessus décrites, les anxieux répondent aux sentiments et aux sensations éprouvés, par des réactions qui ont pour but de les soustraire aux troubles qu'ils éprouvent, c'est ainsi qu'on peut classer les espèces suivantes :

A. — Les *spleenitiques*, les *ennuyés*, atteints d'ennui aigu ou chronique, deviennent féquemment des asthéniques secondaires, des déprimés, dont la mentalité découragée est une sorte « *d'à quoi bonisme* » ; ils subissent la vie de misère mentale créée par leur psychisme mélancolique et généralement ils se soumettent sans débat. Quelques-uns parmi eux deviennent de véritables métaphysiciens qui tendent à expliquer la vie si noire par l'intervention fâcheuse d'une divinité sévère. D'autres, à l'inverse du docteur Pangloss, ont une sombre philosophie. Le monde entier et les hommes sont mauvais. Bonté, indulgence ne sont que duperies ; ceux qui ont des tendances religieuses d'éducation, sentent comme une punition, une malédiction divine qui pèse sur l'humanité tout entière.

Des attristés anxieux se présentent, eux aussi, avec une attitude mentale analogue, mais ils sont plus déprimés encore que les spleenitiques et il n'est point exceptionnel qu'ils versent plus tard dans la neurasthénie anxieuse avec manifestations gastriques intenses, ou même dans la véritable mélancolie.

*B*. — *Les excités*, irritables, acariâtres sont tristes mais réagissants; ils se débattent, se raidissent contre l'injustice, et sont alternativement déprimés et enthousiastes.

Les uns et les autres dans ces deux types, quand leur situation sociale le leur permet, cherchent à sortir de leur propre menta lité, par des fugues qui, le plus souvent sont masquées sous les apparences de voyages répétés. Beaucoup de prétendus *neurasthéniques voyageurs* ne sont pas autre chose que des anxieux, à crises d'ennui, de tristesse ou d'irritabilité et d'excitation. La figure traditionnelle du Juif errant, se présente aussitôt à l'esprit du lecteur et d'autre part, les annales de la criminologie nous apprennent que bien des vagabonds, des mendiants, des « trimardeurs », ne sont que des malades de cette variété. Mais leur pseudo-fugue se distingue bien de celles que l'on trouve dans beaucoup d'autres états psychopathiques ou psychosiques, dans l'hystérie, l'épilepsie, etc... Chez les anxieux, les caractères de la fugue sont qu'elle est préparée, qu'elle semble raisonnée, le malade s'ennuie, est triste là où il habite, là où il se trouve pendant la crise, il cherche d'autres cieux et va ailleurs, dans l'espoir d'y trouver une vie plus agréable et la cessation d'impressions qu'en réalité il porte en lui-même, car suivant le mot du poète, « l'ennui monte en croupe et galope avec lui ».

Les réactions de certains autres, prennent davantage le caractère d'une défense résolue et systématique : ce sont des anxieux tristes ou spleenitiques, qui ne veulent pas se laisser saisir par leurs tendances, parce qu'ils se rendent compte de leur qualité morbide. Les uns s'occupent intensément et le travail est leur remède; ils cherchent à s'étourdir, à s'intéresser, à brasser des affaires, à donner un but à leur existence, qu'ils trouvent toujours vaine et inutile. On en trouve un certain nombre qui deviennent audacieux, égoïstes systématiqués, négateurs des bons sentiments et cyniques volontaires, presque paranoïaques. A côté de ces réagissants, d'autres excités abandonnent la lutte, et dès lors traînent une vie désenchantée, amère et sans but, attendant comme une délivrance une mort qu'ils redoutent à la fois et qu'ils souhaitent jusqu'à penser au suicide.

En résumé, ces formes psychiques et mentales sont certainement de toutes les modalités de la névrose d'angoisse celles qui la rapprochent plus des psychoses, par suite des interprétations fausses et du délire émotif atténué qu'elles peuvent secondairement déterminer.

**Forme paroxystique mentale systématisée.** — Tandis que dans les cas précédents, nous venons d'examiner surtout les formes à tendances psychiques, avec un faible retentissement d'angoisse somatique, la réaction d'anxiété ne trouve comme épanouissement clinique qu'un désarroi mental parfois suivi de fugue, larmes, sanglots, etc..., au contraire, dans d'autres cas, la crise paroxystique se montre sous les apparences d'un syndrome mental où l'angoisse finit toujours par apparaître à un faible degré. A la vérité, il s'agit probablement dans ces cas de formes mixtes, tenant aussi bien à la névrose d'angoisse qu'à l'hystérie. Le partage exact entre ces deux maladies n'est du reste pas aisé, car il ne peut qu'être artificiel. Bien que la suggestibilité avec mythomanie soit l'axe mental de l'hystérie, l'anxiété se greffe aussi facilement sur elle que la suggestibilité sur certaines anxiétés. Aussi, les différenciations de cette sorte ne sauraient-elles être que théoriques.

Enfin, souvent, ces formes d'anxiété éclosent sur un terrain névropathique préalable qui correspond à la formule actuellement acceptée pour ce qui reste aujourd'hui de l'hystérie et de l'ancienne dégénérescence. Celle-ci tend de plus en plus à se démembrer en faveur de la constitution émotive, des psychonévroses et des psychasthénies diverses.

C'est donc davantage le terrain que les causes étiologiques, telles que les traumatismes, la violence d'une émotion brutale qui sont les raisons du type clinique que je vais esquisser rapidement ici :

Le syndrome se présente sous la forme d'un accès d'émotivité, d'anxiété, d'abord flottante, puis qui se précise parfois avant la fin de la crise. Celle-ci peut avoir une durée brève de quelques heures, d'une journée, plus souvent de trois ou quatre jours. Elle peut être fréquente pendant une certaine période, intermittente, rémittente, quotidienne, cyclique, avec ou sans intervalles de retour à l'état normal. Une série de crises peut se produire aussi, laissant entre elles un intervalle de repos de quelques jours ou semaines. Dans certaines circonstances, à la vérité assez fréquentes, ces formes affectent un type évolutif régulier, qui touche d'assez près à la cyclothymie décrite par Kalbaum et Hecker à l'étranger et Deny en France. On sait que la cyclothymie est une névrose constituée par des phases d'excitation et de dépression nerveuse et psychique se succédant à bref délai et parfois dans la journée même. Elle est comme névrose ce que la psychose maniaque dépressive est comme psychose.

Il y a d'abord au début de ces crises, quelques phénomènes avertisseurs que les patients qui s'observent savent reconnaître à la longue. C'est souvent par des troubles digestifs que le prélude s'établit : anorexie, dégoût vague de toute nourriture et s'accrochant plus facilement aux aliments solides. Un peu d'anxiété, diffuse sans objet, existe déjà. Chez certains, on peut déceler par l'interrogatoire l'existence de petits troubles très superficiels, qu'ils ne savent pas d'eux-mêmes faire rentrer dans les signes de la crise. C'est une sorte de condensation de la sensibilité à la surface cutanée de la région pectorale, parfois du bras, des avant-bras. Il y a en même temps, dans la même région, une sensation de fatigue musculaire, même des tiraillements douloureux au cou, à l'épaule, entre les épaules et dans la région pectorale, qui simulent vaguement le rhumatisme. Chez certains patients plus émotifs, l'angoisse se précise en une légère sensation de constriction, de serrement précordial s'étendant aux bras, parfois dans tout le corps et particulièrement aux jambes. Cette sensation est généralement décrite par les patients comme identique à celle qu'on appelle trivialement « impatiences dans les jambes ». Ces phénomènes s'étendent sur quelques heures ou une première journée ; le lendemain, ils s'accentuent et la symptomatologie mentale commence à se préciser sous forme d'une tristesse profonde, avec doute de soi-même qui tourne assez facilement à un léger sentiment d'indignité. Le patient inquiet est en proie à un ennui profond, il sent monter en lui une sensation d'émotion sans objet, généralisée, et un besoin de s'attendrir ou de pleurer, comme le disait un de mes patients, « sur toute la terre ». Une facilité à la phobie injustifiée se manifeste aussi, et cette sorte de pantoémotivité et de pantophobie, d'affectivité généralisée à toute l'humanité, cette tendance à l'apitoiement général, s'étend aussi sur le malade lui-même, dont le découragement profond voisine avec une pusillanimité extrême.

Peu à peu, se produit l'accentuation et le déplacement de la sub-angoisse physique précédente, qui du cœur passe au sternum, à la trachée semble-t-il, pour devenir une angoisse respiratoire légère, ou plutôt une insatisfaction respiratoire. D'autres fois, des spasmes se forment à l'œsophage, l'estomac, avec paresthésie du pharynx, besoin de déglutir, contraction œsophagienne parfois légèrement douloureuse mais atteignant rarement la sensation pseudo-ulcéreuse transfixante que nous avons vue précédemment dans la description des formes d'angoisse somatique caractérisée. L'estomac, l'intestin peuvent participer par une légère contracture gastralgique, par du spasme douloureux sur le trajet du colon et jusqu'au rectum.

Chez d'autres enfin, c'est du côté de l'appareil circulatoire qu'une ébauche d'angoisse somatique se dessine ; impulsion cardiaque plus violente, palpitations, quelques systoles arythmiques, spasmes des vaso-moteurs, légers vertiges, frissonnements, frilosité. Un peu de constipation apparaît, due vraisemblablement au spasme digestif, à l'arrêt des sécrétions, à la diminution alimentaire. Le sommeil est léger, troublé d'instants d'insomnies, d'agitation, de crampes dans les mollets ; chez certains la frilosité est marquée et s'accompagne de tremblements légers des membres, des doigts, à rythme moyen et ayant nettement le caractère émotif. Parfois ces tremblements s'intensifient jusqu'au claquement de dents, mais je le répète, toutes ces manifestations d'angoisse somatique, restent volontiers à l'état rudimentaire, sont décelées par l'interrogatoire, mais ne sont pas accusées par le patient, dont l'attention n'est pas attirée sur eux, tandis qu'au contraire, elle est concentrée sur ses impressions psychiques.

Enfin, la crise arrive à l'apogée qui précède la détente. A ce moment, la tristesse, l'ennui, l'anxiété diffuse, l'affectivité, l'attendrissement sont à leur comble. Le patient va, vient, s'agite, mais reste méditatif et silencieux et réfléchit sur la tristesse, la vanité des choses du monde. Son faciès exprime ses sentiments et on lit dans ses traits tirés, fatigués, pâles ou légèrement jaunâtres, sa détresse morale plus encore que son anxiété. On peut déceler par l'interrogatoire à ce moment, un certain dédoublement de la personnalité, qui est un accompagnement fréquent et rationnel du doute de soi et de l'indignité. « Je suis à ce moment, me disait un littérateur célèbre, imprégné de la conviction de ma débilité physique et intellectuelle ; il me semble devenir la plus petite et la plus négligeable unité de l'univers. Cette profonde humilité, qui me semble justifiée à ce moment, ne va pas sans désobliger un autre moi-même qui a quelque velléïté de se rebiffer contre une opinion aussi désavantageuse, et je finis par perdre la notion concrète de moi-même au point que je ne sais plus distinguer laquelle de mes deux personnalités est vraiment propriétaire de mon « moi spécifique » et laquelle est l'intrus, le parasite. »

Chez d'autres, et surtout les femmes, apparaît fréquemment à ce moment précis de la crise paroxystique mentale, une sensation vague de besoin de pleurer ; c'est généralement la fin de la crise. Les serrements de la poitrine ou du cœur, le besoin de soupirer, ou d'aspirer profondément l'air s'atténue, l'anxiété s'éteint progressivement, puis, subitement, un nuage physique obnubilant se déchire ; tout a cessé : la respiration est libre, l'obnubilation intellectuelle précédente, le véritable délire émotif, sont dissipés comme par enchantement. La gaieté, la force, le courage, mais surtout la vision exacte et le jugement équilibré des choses sont établis solidement comme s'ils n'avaient jamais disparu. Le pas, auparavant hésitant et mou, devient ferme, le dos voûté se redresse, la fatigue s'évanouit, mieux encore, elle n'a jamais existé. Le goût à la vie, à l'action reparaissent, le patient est en possession entière de soi-même, de son « je » volontaire dans quoi il reconnaît comme un vieil ami qui ne s'est jamais absenté ; l'autre, celui qui était là tout à l'heure, le pauvre douloureux, oppressé et tremblant comme un enfant malade, apparaît subitement comme un étranger qui étouffait le moi conscient habituel, sain, lucide. L'appétit revient, ainsi que le sommeil et qu'un agréable sentiment de sécurité interne, doublé d'une incontestable maîtrise de soi. Le même distingué littérateur dont je parlais plus haut, m'expliquait : « Alors, je ne suis plus le triste enfant qui cherche anxieusement la jupe de sa mère ; j'ai retrouvé subitement mon âge ; ma craintivité antérieure m'apparaît comme profondément honteuse et ridicule et je n'ai pas assez de traits d'ironie pour l'accabler ».

Il n'est pas sans intérêt de faire remarquer combien cette forme psychique de la névrose d'angoisse possède les caractères d'un type de transition vers les psychoses et l'hystérie.

Il apparaît nettement, en effet, que par suite de la limitation presque absolue des symptômes au domaine psychique, le patient n'a pas conscience de son état morbide pendant la crise, et qu'il est pénétré de la conviction que tout ce qu'il éprouve dans sa conscience est justifié. La couleur pessimiste de son émotion ne lui apparaît pas, et il se croit bien en possession de son libre arbitre jusqu'à la fin de la crise ou le retour à la mentalité normale, agissant par contraste l'oblige à voir qu'il était sous le coup d'interprétations morbides voisines d'un *sub-délire émotif*. Le mot n'est pas excessif, surtout quand le patient prend au sérieux ses impressions et ses jugements jusqu'à régler sur eux sa conduite. A ce moment, les décisions prises peuvent être fâcheuses pour lui-même ou pour ceux qui dépendent de lui. La valeur de la dénomination de crise mentale me paraît justifiée encore par ce fait, qu'il y a dans ces cas une certaine diminution de la volonté, une altération de la conscience qui atténueraient incontestablement la responsabilité en cas de délit.

Ce qu'il y a de plus étrange encore, c'est que certains patients, à la vérité peu instruits et peu observateurs, se laissent duper à chaque nouvelle manifestation de ce genre. C'est dire l'intensité de leur conviction, et c'est en même temps une preuve que nos états de conscience, notre personnalité, notre responsabilité, sont entièrement gouvernés par notre émotivité.

## FORMES NERVEUSES PAROXYSTIQUES MOTRICES

Parfois, le système nerveux est au cours de la névrose d'angoisse, peu intéressé dans son territoire central, cérébro-spinal, et la symptomatologie tend à se répartir à la périphérie et dans le domaine du système sympathique.

Ainsi prennent naissance, par la localisation des troubles aux terminaisons motrices, sensitives, sensorielles ou sécrétoires des nerfs à leurs points de jonction avec les muscles des organes des sens ou des glandes, de formes cliniques dans lesquelles la participation psychique ou viscérale est plus restreinte et que l'on peut dénommer : formes motrice, sensitive et sensorielle, sécrétoire, etc...

Il y a lieu de distinguer des cas dans lesquels les fonctions motrices du système nerveux sont excitées et ceux dans lesquels elles sont inhibées.

a) *Type d'excitation motrice.* — Quand elle est localisée l'excitation produit le *spasme*, symptôme primordial que nous retrouverons dans tous les organes. Un autre est le tremblement qui se présente sous deux formes typiques suivant qu'il est chronique, habituel, ou qu'il survient en crises paroxystiques.

Le *tremblement habituel* des émotifs passe généralement inaperçu, car il est menu, vibratoire et ressemble à celui de la maladie de Basedow. Dans les poussées émotives, il devient plus apparent ; la fatigue physique l'exagère aussi ; son rythme est régulier, de vitesse moyenne, de quatre à huit vibrations à la seconde et il est surtout localisé à la main, aux doigts, à l'avant-bras, au bras. Souvent il touche en masse tout le membre supérieur et se répartit parfois inégalement, étant plus marqué d'un seul côté. A la suite d'un surmenage physique, par effort, exercice, escrime, boxe, il peut n'exister que du côté qui a été exercé.

Chez certaines personnes qui ne présentent pas *a priori* de signes extrêmement visibles d'émotivité, il en est cependant le seul stigmate. Je puis citer à ce propos l'observation d'un diplomate appartenant à une famille fortement névropathique et dont le tremblement habituel était visible dans la vie quotidienne à chacun des mouvements de ses doigts, à sa plume, à sa cigarette, toujours animée d'une rapide vibration. On trouvait dans son passé des crises de terreur nocturne infantile ; je l'ai soigné deux fois pour des poussées de névrose d'angoisse et des troubles de nutrition survenus à plusieurs années de distance. Le tremblement a disparu pour faire place à des crises paroxystiques circulatoires et vertigineuses avec agoraphobie. Il a repris depuis et reste de nouveau le seul stigmate indicateur de l'émotivité habituelle du patient.

Le *tremblement paroxystique* peut se présenter comme forme mono-symptomatique de la névrose d'angoisse et surtout comme mode de début. Il est identique à celui de la peur. Il peut être limité aux muscles masseter ou généralisé aux membres. Il est rare qu'il ne montre pas sa nature par un accompagnement d'anxiété ou d'angoisse somatique frustes ou complets : un réveil anxieux la nuit, un état de mal être digestif, de la tanathophobie parfois, et un tremblement de plus en plus violent jusqu'au claquement de dents, s'atténuant ensuite pour revenir par petites poussées, l'ensemble de la crise durant une ou plusieurs heures.

Enfin l'*excitation* motrice peut être *généralisée*, et se témoigner par un besoin de remuer, de changer de place, de déplacer des objets, de toucher à tout, et d'une façon presque irrésistible. Cette agitation motrice est parfois un équivalent de petit paroxysme. Le *frisson* est un autre type d'excitation des muscles qui est très fréquent chez les nerveux et apparaît facilement soit après une émotion, soit après la fatigue et l'insomnie. Mais ces formes légères peuvent sous l'influance d'une forte émotion, s'accentuer jusqu'à simuler la crise clonique-tonique d'hystérie. Cette *crise motrice émotive* n'est pas autre que la *crise de nerfs* ordinaire des femmes souvent confondue avec la petite hystérie : contorsions, trépignements des membres, extension tonique du tronc et de la tête, s'y retrouvent.

b) *Type d'inhibition motrice.* — D'autres fois le trouble émotif de l'appareil nerveux moteur est d'ordre inhibitoire. Il existe alors non une paralysie, mais une véritable aboulie motrice ; le patient parfois à la suite d'une émotion récente, ou par fatigue et surmenage, éprouve de la difficulté ou même une impossibilité à mouvoir surtout ses membres inférieurs, ou à faire l'effort nécessaire, même pour se tenir debout. Ces symptômes accompagnés d'angoisse des membres peuvent être passagers et alors critiques, d'autres fois, ils peuvent être durables. Bien des cas d'astasie-abasie, bientôt compliquée de la phobie de la marche et de la station debout, qu'on rencontre dans la névrose d'angoisse traumatique, rentrent dans cette espèce et lui appartiennent plus qu'à l'hystérie qu'on accuse fréquemment.

Tout proche d'elle est la *forme dépressive asthénique* ; ici ce n'est plus simplement de l'impuissance motrice, mais une sensation subite de fatigue durant quelques jours ou quelques semaines. Cette forme assez fréquente et donnant lieu à des erreurs banales avec toutes les asthénies, la neurasthénie entre autres, mérite d'être décrite avec plus de précision. Généralement, au cours d'une période d'angoisse, caractérisée par quelques crises paroxystiques d'une forme quelconque, apparaît une fatigue intense, accompagnée d'anxiété, parfois d'angoisse ou de sub-angoisse ; cette fatigue va parfois jusqu'à la sensation de l'éreintement. J'ai rencontré des cas où le patient ne pouvait même pas tenir le bras levé au-dessus de la tête pour peigner ses cheveux. Les membres inférieurs sont plus souvent atteints, les genoux sont sans force, la marche n'est cependant point douloureuse, mais elle est traînante et fléchissante. On peut se rappeler à ce propos l'expression bien connue d'Homère pour qui la crainte lie ou fait trembler les genoux de ses héros lorsqu'ils sont surpris par les coups irrésistibles d'un adversaire supérieur en force et en courage. C'est l'asthénie paralysante et l'aboulie de la peur. Ces crises de fatigue, pour un clinicien, ne peuvent pas être confondues avec la neurasthénie, mais ressemblent plutôt à celles des addisonniens. Comme dans les maladies des capsules surrénales, elle est excessive, un seul mouvement suffit à épuiser la capacité motrice, mais, phénomène curieux, elle peut exister cependant avec une conservation absolue de la force au dynamomètre, contrairement aux neurasthéniques et aux mélancoliques.

Ce n'est pas, comme dans la neurasthénie, une fatigue légère, diffuse, qui diminue tandis que la journée avance ; elle peut apparaître ou disparaître dans la même journée, ou s'accumuler d'heure en heure ; mais elle est toujours accompagnée plus ou moins d'une anxiété souvent tanathophobique, qui fait craindre au patient de « mourir de fatigue ». Comme beaucoup de phénomènes de la névrose d'angoisse, elle s'exalte avant les repas, quand l'organisme est à bout d'énergie alimentaire. Elle peut cesser si l'attention du patient est détournée d'elle. Aussitôt que celui-ci l'a ressentie et qu'il en arrive à la craindre, elle s'accuse et s'accentue. Il suffit parfois de quelques bonnes paroles, du repos dans le decubitus dorsal et surtout de la prise d'aliments pour qu'elle cesse. Elle se reproduit parfois en séries qui dépassent rarement une quinzaine de jours. Elle remplace d'autres types d'angoisse somatique en vertu de l'équivalence métastatique qui existe entre les phénomènes sensitifs, psychiques et spasmodiques.

Ces crises de fatigue doivent se distinguer aussi de la fatigabilité qu'on trouve dans la neurasthénie. Dans la névrose anxieuse, cette fatigabilité peut être complètement absente, sauf le cas où le patient serait en même temps atteint de neurasthénie ou de troubles nerveux fonctionnels d'une autre origine. Toutefois, ainsi que nous le verrons à la pathogénie, des fatigues prolongées peuvent aider à la production des crises d'angoisse asthéniques.

Comme réaction secondaire de ces formes lorsqu'elles se répètent, on peut trouver non seulement un dégoût de l'action qui s'explique aisément, mais de plus, une véritable *clinomanie.* Ainsi le besoin de se reposer ou de se coucher se transforme aisément en habitude qui peut retentir par l'action morbide de la sédentarité sur la nutrition entière de l'individu. Ces asthéniques émotifs pseudo-neurasthéniques, sont de rencontre assez banale. Ils n'ont aucun signe habituel de la neurasthénie : ni la céphalée, ni les douleurs dorsales, ni la véritable incapacité motrice douloureuse dans les membres, ni aucun des autres troubles habituels aux neurasthéniques, ni surtout leur impuissance au travail, cérébral ou physique. Mais, comme eux, et pour d'autres raisons, ils deviennent clinomanes et passent une grande partie de leur journée ou de l'après-midi au lit pendant les périodes où existent leurs crises de fatigue anxieuse qui ne sont en définitive que les analogues de la fatigue consécutive aux grandes émotions ou à la peur.

## FORMES NERVEUSES PAROXYSTIQUES SENSITIVES ET SENSORIELLES

L'appareil nerveux général de la sensibilité peut être plus particulièrement impressionné que les autres par l'émotivité morbide. De même que la tristesse, l'ennui et l'anxiété, sont les formes de la douleur morale, dans l'appareil sensitif, il y a également une représentation de la dépression et du ton affectif anxieux qui n'est pas autre que la douleur le long des trajets nerveux et partout où s'étalent les terminaisons sensitives et sensorielles. Aussi trouve-t-on chez les émotifs et chez les anxieux, tout un groupe de manifestations douloureuses qui peuvent être névralgiques, musculaires (et par spasme), pseudo-rhumatismales ou plus simplement affecter le type d'une hyperesthésie cutanée généralisée ou condensée en des territoires anatomiques précis :

*a*) **Forme douloureuse pseudo-névralgique**. — Chez des patients qui ont présenté quelques-uns des troubles qui constituent le fond de la névrose d'angoisse, on peut voir apparaître sous l'influence du choc émotif, de la fatigue, du surmenage, des préoccupations tristes, des causes cosmiques (froid, vent, humidité, neige, orages, grandes marées, etc.) de véritables douleurs névralgiques prenant quelquefois le caractère fulgurant. Ce sont des sensations de traits de feu, de piqûres, de coups de couteau, etc., suivant une portion d'un trajet anatomique déterminé : nerf intercostal, phrénique, sciatique, fémoro-cutané, obturateur, trijumeau. Ces douleurs en apparence spontanées sont souvent considérées à tort, suivant leur siège, comme des signes de fausse angine de poitrine, d'affections du foie, du poumon, de la plèvre, de l'abdomen, etc. *Elles sont parfois dues à des spasmes des conduits*. D'une façon générale, du reste, les émotifs ressentent vivement la douleur, même lorsqu'elle est produite par une cause précise extérieure, et cette sensibilité avivée sur toute la surface des téguments, joue un rôle dans l'apparition de la frilosité et dans l'exagération du sens barométrique. Elle explique la fatigabilité par la participation à la courbature musculaire normale qui suit toute contraction, d'une hyperesthésie musculaire, articulaire, tendineuse particulière. Les nerveux émotifs et ceux qui sont atteints de névrose d'angoisse, sont arrêtés au cours des efforts musculaires, plus par la sensation douloureuse de cette fatigue que par la fatigue elle-même. D'autre part, on sait que la fatigue est un facteur d'exagération de la sensibilité. Nous étudierons plus en détail l'excès de sensibilité barométrique qui joue un rôle très important dans la venue de certaines crises d'angoisse (page 239).

*La frilosité* est un caractère symptomatique général qu'on

retrouve chez tous les nerveux asthéniques. On sait que c'est un signe caractéristique de la neurasthénie arthritique banale. Léopold Levi l'a décrite dans le nervosisme thyroïdien. Mais il faut signaler aussi que chez les malades atteints de névrose d'angoisse, le froid peut déterminer la crise paroxystique et consécutivement, les phobies, se systématisant autour de l'idée de sortie à l'extérieur pendant l'hiver. Les patients deviennent facilement *aérophobes*, craignent outrancièrement les courants d'air et les soupçonnent même là où ils n'existent pas. Les observations les plus curieuses peuvent être faites à ce sujet. Bien des névropathes anxieux émotifs, par suite de la sensibilité extrême de leur appareil nerveux, ont facilement et spontanément, sous l'influence des émotions, des crises pseudo-rhumatismales que nous étudierons plus loin. Comme de par ailleurs, ils sont frileux, ils redoutent froid, humidité, pluie, vent, neige et hiver, et s'enferment chez eux durant la mauvaise saison.

Une de mes clientes diabétique et obèse était angoissée par la possibilité du refroidissement par courant d'air, à ce point qu'elle ne pouvait dîner en ville sans exiger la fermeture de toutes les portes. Cette crainte donnait naissance chez elle à une agoraphobie surajoutée, secondaire. Bientôt elle ne put supporter, non seulement la vue d'une porte ouverte, mais seulement celle d'une armoire ou d'un battant quelconque, sans avoir immédiatement une crise d'anxiété vertigineuse pseudo-syncopale. La simple vision à travers les vitres de sa voiture, des volets ouverts, des portes entre-baillées dans les rues, la mettait dans un état nerveux indescriptible, et déterminait après la crise, des douleurs rhumatoïdes secondaires, qui avaient bien des fois trompé des médecins qui ne connaissaient pas l'état psychique de la malade.

On sait que l'émotion à elle seule suffit, même chez les êtres normaux, à produire, lorsqu'elle est intense, de véritables courbatures musculaires et des sensations douloureuses dans les articulations. C'est ce que l'on exprime en disant qu'on a « bras et jambes cassés ». Il n'est donc pas surprenant que chez des êtres hypersensibilisés par des causes que nous étudierons, on puisse retrouver ces réactions qui paraissent au premier abord si étranges. J'ai la conviction que si l'on supprimait l'émotivité morbide, on supprimerait en même temps la majorité de ces prétendus états rhumatisants ou rhumatoïdes dont souffrent tant de personnes de nos clientèles bourgeoises ou aristocratiques qui, chaque année, s'en vont religieusement prendre à cet effet, des eaux appropriées à l'élimination d'un prétendu acide urique, encombrant leurs muscles, leurs articulations ou leurs nerfs !

Les **formes pseudo-rhumatismales** des états émotifs se présentent donc avec tout le cortège douloureux habituel aux véritables états rhumatoïdes des goutteux. Parfois, il existe des poussées paroxystiques simulant le lumbago, la goutte du pied sans véritable tuméfaction, et qu'on pourrait appeler la pseudo-goutte. Il y a quelques rapports entre ces phénomènes et l'état douloureux généralisé à la peau, aux muscles, aux articulations qui existe chez les neurasthéniques en même temps que l'asthénie neuromusculaire, le matin au réveil et dans les premières heures de la matinée. J'ai rencontré parfois un véritable lumbago émotif qui se présentait dans les conditions étiologiques ne laissant aucun doute à l'observateur.

C'est ainsi qu'un de mes clients, financier connu et chargé de lourdes affaires, voit revenir à certaines époques précises, qui sont celles de ses assemblées d'actionnaires, tout un syndrome d'émotivité anxieuse, accompagnés de tremblements des membres, de dérobement des genoux, de douleurs névralgiques des membres inférieurs, de courbature généralisée, et de lumbago. Ces phénomènes s'annoncent quelques heures avant la séance, sont au maximum pendant la discussion, et disparaissent sans traces le lendemain. Mais ils se reproduisent dans toutes circonstances émotionnantes, c'est ainsi qu'elles l'ont empêché d'assister aux funérailles de sa femme et au mariage de sa fille, tant ils furent à ce moment intenses.

La délimitation de ces anomalies de la sensibilité émotive, devient difficile quand on sait que les véritables rhumatisants et les goutteux sont souvent, pour ne pas dire toujours, des névropathes, des émotifs, chez qui le surmenage peut déterminer des crises authentiques de rhumatisme ou de goutte, de gravelle, d'entérite calculeuse, etc... Or, l'émotion et l'émotivité, peuvent être considérées comme des preuves ou des causes de surmenage, et ceci nous montre une fois de plus, combien les divisions précises de la pathologie sont défaillantes dans l'observation clinique.

Au cours des grandes crises paroxystiques d'angoisse, et surtout dans celles qui prennent la forme de crainte de la mort (*tanathophobie*), il est fréquent de constater le lendemain des crises, une de ces formes douloureuses ou névralgiques, tel que je viens d'en ébaucher le dessin. Elles donnent si elles prennent une certaine ampleur, la *pseudo-grippe* émotive. Mais chez quelques sujets, plus particulièrement sensibles, c'est au cours de la crise anxieuse même, que les douleurs névralgiques ou pseudo-rhumatismales apparaissent. Enfin, chez d'autres, la crise est presque entièrement constituée par ces sortes d'hyperesthésie. J'ai pu observer même chez un sujet, un semblable phénomène pendant une durée de près de quinze jours. Chaque après-midi, les jambes du patient devenaient douloureuses dans le champ musculaire et au niveau des articulations ; parfois, des traits névralgiques douloureux parcouraient le trajet du sciatique. En même temps il existait une véritable anxiété généralisée et douloureuse. La raison secrète de ces phénomènes était l'attente anxieuse du résultat d'une enquête judiciaire. Celle-ci heureusement terminée, les phénomènes disparurent.

La *topoalgie*, véritable cénesthopathie qui a été signalée par certains auteurs, Bloch (1891) et Huchard (*algies psychiques*, 1893), entre autres, c'est-à-dire la douleur fixe, d'origine psychique, véritable idée fixe extériorisée somatiquement dans un organe, existe parfois chez les anxieux atteints d'obsession, mais ce n'est point là un symptôme banal, et on doit remarquer que les patients qui présentent des topoalgies sont prédisposés aux syndromes anxieux d'un pronostic plus grave et à la lypémanie entre autres.

On ne peut pas faire entrer dans la *topoalgie viscérale*, les sensations constrictives anxieuses qu'éprouvent nos patients dans la région précordiale, épigastrique, etc... Ce sont là les concomitants somatiques habituels de l'angoisse. Mais cependant, les anxieux à titre de grands psychopathes, sont susceptibles d'être atteints d'autres états psychosiques plus graves, qui tiennent au terrain émotif, mais qui tendent vers la mélancolie et qui servent de passage entre les névroses et les psychoses. Le danger des topoalgies et des topophobies, qui ne sont, je le répète, dans les névroses, que des projections d'idées fixes, c'est qu'elles puissent devenir des hallucinations somatiques analogues à celles qu'on trouve dans les véritables psychoses. Mais tandis que dans ces dernières, ces douleurs localisées et obsédantes, déterminent des conceptions délirantes d'interprétation, qui deviennent l'axe de systématisation secondaire, dans les névroses il est très rare que les topoalgies et les topophobies fassent davantage que de déterminer la crainte anxieuse d'une lésion organique, et par conséquent, l'hypocondrie, si habituelle aux névropathes. Ces topoalgies fréquentes et méconnues donnent lieu à de grossières erreurs de diagnostic. Bien des gens se soignent pour de prétendues affections, du foie, du rein, du poumon, du cœur, de l'estomac qui ne sont atteints que de topoalgie topophobique, extériorisation somatique d'un état émotif, moral, sentimental (passion malheureuse, mariage mal assorti, pertes d'argent, etc.).

Enfin, on rencontre chez les émotifs anxieux des troubles plus marqués de la sensibilité périphérique, des véritables crises de *douleurs fulgurantes* qui peuvent donner lieu à confusion avec celles des maladies nerveuses organiques et particulièrement du tabes. Comme dans la myélite syphilitique des cordons postérieurs, la crise s'annonce par une aura périphérique, des sensations d'impatience dans les jambes, un besoin de mouvement. Des fourmillements d'abord indolores se produisent, suivis de picotements qui se transforment rapidement en de véritables piqûres d'aiguilles, puis en coups de couteau. Enfin, les douleurs fulgurantes elles-mêmes apparaissent dont l'intensité va s'accentuant. Elles se distribuent selon le trajet des nerfs du membre, de haut en bas. La crise dure quelques heures, et souvent débute dans la nuit. On pense toujours, que les patients sont probablement atteints de forme fruste de tabes ; mais des investigations systématiques, la recherche des réactions sanguines caractéristiques, les traitements spécifiques toujours sans succès, tandis que l'électricité, les douches d'air chaud, la physicothérapie agissent, montrent bien qu'il s'agit en réalité, d'un pseudo-tabes qui a quelques rapports avec celui qu'on trouve aussi dans la neurasthénie arthritique banale.

Nous avons eu l'occasion de voir plus haut, à propos des

formes paroxystiques circulatoires, quelques types vaso-moteurs auxquels on peut rattacher certaines des manifestations que nous venons de décrire. Si l'exagération de la sensibilité périphérique joue un rôle important dans l'ensemble de ces troubles sensitifs, une part d'entre eux est d'origine circulatoire. Pour n'en citer qu'un exemple, la frilosité dont il s'agissait plus haut, relève autant du mécanisme de l'hyperesthésie cutanée que d'une modification dans le domaine des vaso-moteurs. Une des formes vaso-motrices, la cryesthésie limitée aux extrémités relève aussi bien des troubles circulatoires que des troubles sensitifs. Parfois, les patients émotifs se plaignent dans les périodes où réapparaissent leurs angoisses, d'une sensation continue de froid aux pieds. Cette frilosité localisée, qui pousse les patients à user de chaufferettes, de bouillottes et à se tenir constamment au coin du feu, est évidemment d'une origine mixte. Sa liaison avec la névrose d'angoisse est toujours manifeste par le caractère général qu'il faut exiger de ces symptômes pour les classer sous cette rubrique ; c'est la coexistence d'un état anxieux plus manifeste au cours de la crise, et d'autre part, l'existence de tous les autres stigmates épanouis ou larvés, qui permettent de la reconnaître et que j'exposerai dans un chapitre ultérieur.

*Prurits paroxystiques.* — Ainsi que nous le verrons plus loin les émotifs sont sujets à des crises de démangeaisons qui peuvent accompagner ou remplacer l'angoisse. Ces prurits relèvent de la paresthésie ou de l'hyperesthésie cutanée qui vient d'être signalée et s'accompagnent souvent de dermographisme.

*b*) **Formes sensorielles.** — Les organes des sens participent à la symptomatologie émotive dans la névrose d'angoisse, mais presque toujours avec l'association d'autres groupes symptomatiques de la même maladie et constituent rarement des formes paroxystiques isolées. C'est dans les types circulatoires vaso-moteurs, dans les formes vertigineuses et quelquefois dans les formes digestives, qu'on rencontre les manifestations qui touchent l'œil, l'oreille, l'appareil du goût et de l'odorat, le toucher. Presque toujours, il y a mélange de troubles vaso-moteurs et sensitifs. C'est ainsi que les anomalies de la vue, de l'audition, de l'odorat s'associent avec des vertiges qui s'expliquent par les origines mêmes des nerfs sensoriels et leurs relations intra-bulbaire et cérébelleuse. D'autre part, le lien qui existe entre les vertiges et les troubles vaso-moteurs est bien connu. Aussi, le classement de ces diverses réactions est-il très artificiel.

*Les troubles de la vision* sont nombreux et variés : il existe un vertige oculaire, avec giration des objets, dont j'ai déjà parlé. Les mouches volante normales dans le champ de vision, deviennent chez les anxieux, plus perceptibles ; chez d'autres, l'émotivité de l'œil se produit par la persistance des impressions visuelles qui sont la cause d'une souffrance particulièrement désagréable au patient. Le fait de passer devant une grille ou de voir des objets se déplacer rapidement devant lui, arbres le long d'une route, poteaux de chemins de fer, au cours de voyage rapide en automobile ou en wagon, détermine un vertige avec angoisse très marquée et sensation pseudo-syncopale. Il n'est pas exceptionnel en même temps, de constater des troubles auditifs : sifflements, détonation, crépitations, qui ne sont que l'exaltation de bruits tympaniques inconscients d'habitude, comme nous le verrons plus loin, ou de la propagation de l'excitation oculaire au bulbe et particulièrement au noyau de Deiters.

La *micropsie* et la *macropsie* ont été constatées parfois : le patient aperçoit les objets rapetissés ou plus grands que nature, jusqu'à ce que concentrant son attention et corrigeant ses impressions par le toucher, il puisse prendre conscience de son erreur.

Du côté de l'*appareil de l'audition*, ce sont des bruits intermittents ou continus : les premiers sont des crépitations, des bruits de tambour, des détonations, des battements répétés qui sont dus à la mobilisation réflexe des osselets et des muscles qui les agitent, ou à des bruits vasculaires amplifiés par une hyperesthésie sensorielle passagère. Lorsqu'ils sont continus, ce sont des sifflements, des bruits de jets de vapeur, de friture, qui disparaissent lorsque l'attention est fortement attirée ailleurs, et qui déterminent souvent de l'anxiété et de l'agitation, car fréquemment ils sont accompagnés d'une sensation d'angoisse syncopale.

Des nerveux émotifs entrent fréquemment dans la névrose d'angoisse par un début sensoriel : un de mes malades, par l'apparition d'un réseau oculaire, sorte de grillage interposé entre lui et les objets ; d'autres perçoivent les détails anatomiques de leur fond d'œil, ou des corps étrangers du corps vitré. Ces phénomènes de *visceroscopie* existent dans d'autres affections nerveuses et des psychoses. Ils peuvent s'étendre à l'organisme tout entier, et ont été décrits sous le nom d'*autoscopie*. Mais si l'on s'explique aisément la vision par le sujet des parties de l'œil qui sont placées en avant de la rétine et qui normalement disparaissent du champ de la conscience, il est plus difficile de concevoir les cas où les patients ont décrit leurs viscères, d'après la vision précise qu'ils en avaient, et des lésions de leurs organes ou de leurs grosses artères, en précisant le siège, la forme, etc. Ces observations de véritables hallucinations cœnesthésiques, déjà anciennes mériteraient d'être corroborées par des vérifications radioscopiques.

L'hyperesthésie sensorielle peut affecter tous les modes symptomatiques connus et sous sa forme la plus banale, se traduit par une impossibilité de soutenir les excitations violentes de l'œil, de l'oreille, de l'odorat, d'où la photophobie, la crainte de lumière, la recherche des lieux obscurs, qui va jusqu'à faire fuir aux malades les lieux de réunion bien éclairés. L'hypersensibilité auditive se traduit par des sursauts au moindre bruit, le désir du silence, de la solitude, et elle existe aussi dans tous les états asthéniques qui déterminent un certain degré d'émotivité.

Du côté de l'appareil olfactif et gustatif, les patients se plaignent d'une sensibilité extrême aux odeurs qui peut déterminer des crises d'angoisse à formes vertigineuse ou syncopale d'autant plus marquées qu'il y a en même temps excitation des autres appareils sensoriels ou sensitifs. C'est ainsi que des nerveux anxieux ne peuvent rester dans des salles de réunion où la température est très chaude ou très froide, s'il y a à la fois une lumière vive et des odeurs violentes, ainsi que cela existe dans les salles de théâtre, de fêtes, de bal, etc.

Ces diverses impressions cutanées et sensorielles réagissent sur leurs appareils nucléaires centraux en réflexes qui touchent les noyaux voisins et notamment ceux du pneumo-gastrique, pour produire des troubles circulatoires, ou sur le cervelet. Ainsi prennent naissance dans ces circonstances des états lipothymiques qui expliquent la topophobie secondaire, la claustrophobie, l'agoraphobie de certains névropathes émotifs et anxieux.

Ces troubles sensoriels chez des malades prédisposés, peuvent prende le type de véritables syndromes secondaires, comme des accès de rhinite spasmodique très voisins du rhume des foins, et du côté de l'oreille des syndromes pseudo-labyrinthiques du type Ménière. C'est dans cette variété qu'il faut classer ces rhinites vaso-motrices singulières qui prennent naissance à la vue ou à l'odeur des fleurs, même si ces fleurs sont, par supercherie, artificielles. Les névropathes émotifs anxieux sont aussi très souvent atteints d'une hypersensibilité du labyrinthe qui se présente sous l'aspect d'un pseudo-vertige de Ménière, soit au cours d'une crise paroxystique anxieuse, soit au cours d'un état anxieux subaigu, soit enfin comme entrée et mode de début et plus rarement, comme forme rudimentaire d'une crise d'angoisse.

Le paroxysme anxieux labyrinthique se présente ainsi : Sentiment d'inquiétude, d'insécurité, bruissements d'oreilles, sécheresse de la bouche, déglutition répétée, spasme œsophagien, détonations dans les oreilles, vertiges violents et giratoires, astasie, abasie, chute sur les genoux avec ou sans perte de connaissance, et parfois, il y a vraiment des convulsions cloniques de la face et des membres. On retrouve, en somme, dans ces cas, le tableau de la crise labyrinthique déterminée par une injection violemment poussée dans le conduit auditif externe, telle que celle que l'on fait en otologie pour l'expulsion des bouchons de cérumen, et dont les réactions effrayent les novices. Cette syncope auriculaire épileptoïde est simplement d'origine réflexe et chez les prédisposés peut être déterminée par tout ce qui dans l'oreille moyenne et interne est susceptible de produire une excitation violente d'abord du labyrinthe, puis du noyau bulbaire de Deiters.

On sait aujourd'hui qu'il ne faut plus dire « maladie de Ménière », mais syndrome labyrinthique de Ménière, et qu'il en existe deux types principaux, l'un lésionnaire (artérite, hémorragie, tumeur, intoxication, urémie, etc.), l'autre fonctionnel, le *labyrinthisme*, qui nécessite d'abord une excitabilité anormale de l'appareil sensoriel auditif, du bulbe, du sympathique et qui se trouve réalisé au maximum chez tous les émotifs, les anxieux, quelle que soit l'origine de leur état.

*c)* **Hypoesthésie, anesthésie**. — La diminution de la sensibilité ou l'anesthésie sont des phénomènes aussi rares chez les névropathes anxieux, purs, que fréquents chez les hystériques ou les mélancoliques. On peut rencontrer à titre exceptionnel l'hypoesthésie cutanée dans les paroxysmes d'anxiété psychique. Elle semble relever surtout de la diminution de la puissance d'attention. Mais c'est en somme un signe douteux qui, peut-être, relève d'une autre psychonévrose associée, telle que l'hystérie.

## FORMES NERVEUSES PAROXYSTIQUES SÉCRÉTOIRES ET VASO-MOTRICES

C'est une notion banale que les émotions violentes sont susceptibles de produire l'arrêt ou l'excès des sécrétions de tout appareil glandulaire. Aussi c'est sans étonnement qu'on peut constater, au cours de l'émotivité anxieuse, des modifications de la sécrétion sudorale, et des anomalies sécrétoires de l'estomac, du foie, de l'intestin, de l'utérus, même du rein. D'autre part, l'union de ces formes sécrétoires et des types d'anxiété vaso-motrice, ne peut surprendre le lecteur qui connaît l'importance des variations vasculaires, comme cause de l'inhibition ou de l'excitation sécrétoire glandulaire. Cependant, si la vascularisation d'une glande commande dans une certaine mesure sa sécrétion, on sait qu'elle n'y est pas tout, puisqu'il existe des nerfs glandulaires qui suffisent à provoquer la sécrétion, alors qu'expérimentalement, toute circulation de la glande a été supprimée.

Les anomalies sécrétoires peuvent être caractérisées par de l'excitation (hypercrinie) ou bien de l'inhibition sécrétoire (hypocrinie) qui peut aller jusqu'à la suspension complète.

Cette symptomatologie glandulaire est extrêmement riche et variée au cours de la névrose d'angoisse. Dans certains cas, elle est très manifeste et peut constituer une crise paroxystique, de sueurs ou de larmes pour ce qui est de la sécrétion sudorale et lacrymale, de polyurie pour la sécrétion rénale et de diarrhée dont l'origine est aussi souvent hépatique qu'intestinale.

*Crises sudorales*. — Soit comme symptômes accompagnateurs d'une crise d'angoisse ou d'anxiété, soit comme manifestations mono-symptomatiques, des patients atteints d'émotivité anxieuse présentent de véritables crises de sueur, qui peuvent revêtir dans leurs manifestations cliniques les aspects les plus variés : Tantôt le corps se couvre entièrement de sueur, par poussées pouvant durer de quelques minutes à plusieurs heures ; elle peut perler en gouttes et couler le long des valonnements et des creux anatomiques ; d'autres fois, elle peut simplement être une perspiration abondante ; la peau du patient reste seulement moite. Lorsque ces crises se répètent et notamment la nuit, elles peuvent tromper médecins et patients et laisser croire à des maladies fébriles telles que la tuberculose, le paludisme, etc. Certains patients ont des crises si violentes et si répétées que leur literie est entièrement traversée. Si au cours de ces poussées, apparaissent de la toux et de l'amaigrissement, on voit se constituer le tableau de la pseudo-tuberculose émotive.

La *polyurie* existe d'une façon paroxystique chez les émotifs, soit à la fin de leur crise anxieuse, soit à titre monosymptomatique, toutes les fois qu'ils ont été soumis à un choc émotif. Sauf le cas de spasme de l'uretère et de pseudo-hydronéphrose consécutive les urines émises sont abondantes, transparentes, contenant peu de déchets minéraux. Chez certains patients, ces crises s'accompagnent bientôt d'une crainte d'avoir besoin d'uriner en visite, au théâtre, à l'église, etc. Cette *phobie de la miction* se rencontre fréquemment chez des femmes, qui redoutent de sortir et d'aller dans le monde au risque de demander si le besoin se fait sentir, un lieu de retraite où généralement elles n'émettent que quelques gouttes d'urine après une crise d'obsession anxieuse, très pénible.

*La diarrhée* produite par l'hypercrinie hépatique ou intestinale est une des formes les plus désagréables de l'émotivité à type digestif. Tous les cas que j'ai eu l'occasion de connaître appartenaient, sauf un, au sexe féminin. La diarrhée est la forme d'élimination digestive habituelle chez ces patientes, mais sous l'influence de la moindre contrariété, de la moindre émotion, elle peut survenir impérativement en dehors des heures habituelles d'exonération. Comme pour la polyurie et avec plus de certitude encore, s'installent rapidement les idées fixes de besoin, qui font redouter à ces malheureuses femmes la moindre sortie. Dans certaines circonstances, ces crises diarrhéiques se multiplient au point de nécessiter l'habitat continuel à la maison. Au point de vue physique, cette diarrhée est bien supportée et ne produit pas de réactions secondaires de cachexie ni d'épuisement, ainsi qu'on pourrait le supposer.

Il y a plus d'un point de ressemblance entre cette diarrhée des anxieux et celle de la maladie de Basedow. Il est probable que dans l'un et l'autre cas, la participation de la thyroïde et d'autres glandes à sécrétion interne (le foie, le pancréas) y joue un certain rôle qui peut être simplement celui d'excitateur du sympathique.

Il n'est pas rare que ces crises diarrhéïques s'associent à d'autres troubles digestifs, tels que les vomissements et des douleurs violentes, et ce sont ces formes simulant l'indigestion, qui sont prises généralement dans le public pour des empoisonnements médicamenteux ou alimentaires (gâteaux, charcuterie, etc.). Enfin elles ne sont pas sans rapport avec la diarrhée prandiale de Linossier, véritable réflexe duodénal morbide.

Les *crises hypercriniques gastriques* peuvent prendre différents aspects cliniques, suivant les glandes où porte l'exagération de la sécrétion. Ainsi l'hyperchlorydrie et l'hyperpepsie, peuvent être séparées ou groupées avec d'autres symptômes spasmodiques ou douloureux, tel que la chorée gastrique, etc. Les troubles de cette espèce donnent naissance à de pseudo-gastropathies fréquemment accompagnées de gastralgies. Il est, comme dans toutes les autres manifestations sécrétoires énumérées ici, facile de dépister leur étiologie lorsque l'existence d'autres crises paroxystiques anxieuses caractéristiques (crises cardiaques, pseudo-angineuses, crises psychiques d'anxiété, crises d'oppression, etc..) en démasque l'espèce pathogénique. Mais si ces caractéristiques originelles manquent, des erreurs de diagnostic presque inévitables se produisent avec toutes les affections organiques ou douloureuses de l'estomac (ulcères et cancers) ou avec des dyspepsies de diverses origines.

L'*appareil hépatique* manifeste parfois chez les émotifs et les anxieux, des réactions sécrétoires hypercriniques qui se traduisent par une surabondance de la sécrétion biliaire avec cholémie, et rétention biliaire cystique passagère s'il y a spasme du cholédoque, par des poussées d'hypercholie intestinale avec coloration des matières, selles pâteuses ou diarrhéïques et par la diarrhée réflexe dès l'absorption des premiers aliments des repas.

Du reste, toutes les formes quelconques d'hypersécrétion peuvent se rencontrer dans cet organe glandulaire comme dans tout autre, et il est possible même que l'exaltation de la fonction mucogénique (fausses membranes intestinales) puisse se produire chez les émotifs atteints d'une névrose anxieuse de la même manière que des glycosuries peuvent prendre naissance à la suite d'une émotion violente et subite. Mais il n'est pas obligatoire que ces anomalies sécrétoires soient toujours du type hypercrinique. A la vérité, bien que plus rares, les inhibitions glandulaires se rencontrent soit sous forme de types monosymptomatiques, soit associées à d'autres manifestations déjà énumérées dans cette étude analytique :

**L'inhibition sécrétoire** explique certains symptômes analysés précédemment, tels que la sécheresse de la bouche, le besoin de déglutition, la langue de bois ou d'amadou; du côté de l'estomac, une suspension de la sécrétion peptique, chlorhydrique, déterminant une anorexie absolue, du côté de l'intestin et du foie, la constipation, la diminution de sécrétion biliaire, caractérisée par des selles claires ou décolorées, enfin, et c'est là un symptôme d'une grande banalité dans toutes les névroses dépressives, une oligurie manifeste. La sécheresse de la peau, l'arrêt de sécrétion sudorale, ne sont pas moins fréquents chez les nerveux émotifs de qui la peau chaude et mordicante donne l'impression d'une fièvre nerveuse.

Il n'est pas jusqu'au cuir chevelu qui ne subisse le contrecoup de ces modifications sécrétoires et l'on sait la fréquence des séborrhées sèches ou fluentes s'étendant jusqu'aux téguments de la face, aidant à l'apparition d'acné, ou de couperose, chez tous névropathes, qu'on les classe ou non dans la catégorie commode, sinon précisément définie, des arthritiques.

Il n'est pas sans intérêt de montrer les analogies qui existent entre ces manifestations sécrétoires de la névrose d'angoisse et celles de la maladie de Basedow. Dans celle-ci, on retrouve une grande part des symptômes ci-dessus indiqués, une anxiété et une émotivité extrêmes, et l'on peut se demander si dans toute névrose d'angoisse, il n'y a pas une certaine part de troubles des sécrétions non plus externes, comme celles que nous avons étudiées jusqu'ici, mais bien internes ou endocrines.

La *participation des glandes à sécrétion interne* dans la pathogénie des syndrômes anxieux sera discutée ailleurs. Notons cependant que chez certains névropathes anxieux il existe des troubles tels que l'asthénie, l'hypotension artérielle qui pourraient s'expliquer par une modification fonctionnelle de la surrénale ; d'autres plus généraux, tels qu'une propension à l'embonpoint, par une altération analogue de la thyroïde. La diminution cérébrale que l'on rencontre parfois avec des troubles psychiques que nous étudierons plus loin, associés ou non à des modifications circulatoires, ne peuvent-ils être produits par une atteinte non lésionnaire des fonctions de l'hypophyse. La maigreur de certains autres, lorsqu'elle est accompagnée d'un syndrome gastrique hyperacide peut-elle être d'origine pancréatique, par suite d'un excès de sécrétine ? L'hypo ou l'hyperazoturie, suivant les cas, n'indique-t-elle pas qu'une des plus importantes fonctions internes du foie, la fonction uréogénique est troublée ? La sensibilité idiosyncrasique aux médicaments, à certains aliments n'est-elle pas une preuve de l'insuffisance antitoxique du foie ?

D'autre part, il nous apparaîtra que toute la symptomatologie des syndromes anxieux, relève, au point de vue de la physiologie pathologique, de l'intervention fréquente du grand sympathique bien plus que de celle du système nerveux cérébro-spinal. Et si quelques symptômes paraissent relever plus particulièrement de l'action des nerfs pneumo-gastriques, l'affre notamment, nous ne pouvons oublier qu'au point de vue anatomique et physiologique, ils sont presque des nerfs sympathiques, ou en tout cas, mêlés intimement aux fibres du grand sympathique.

Or cette ingérence du vago-sympathique dans les altérations sécrétoires externes et internes reçoit une confirmation éclatante à l'examen des autres troubles qu'il nous reste à décrire dans le domaine des fonctions vaso-motrices. Celles-ci sont altérées, par excès ou par défaut, ainsi que nous avons pu le voir dans la description des grandes crises paroxystiques, elles sont, comme je le disais plus haut, liées aussi bien aux troubles portant sur les appareils glandulaires externes ou internes, qu'à ceux du domaine circulatoire. La physiologie nous rappelle, en effet, que les fonctions vaso-motrices du grand sympathique ne peuvent avoir d'autres expressions fonctionnelles qu'au niveau des territoires glandulaires et vasculaires, et c'est pour cette raison que la symptomatologie qui en découle a déjà été disséminée dans les paragraphes précédents.

**Formes vaso-motrices.** — Mais certains troubles vaso-moteurs peuvent se concréter pour former des types isolés de névrose d'angoisse. Je ne décrirai ici que les formes congestives et vertigineuses ou lipothymiques qui sont presque toujours associées à une phobie de la rougeur, bien étudiée par les neurologistes et les psychiâtres sous le nom d'*éreutophobie*.

1° *Vaso-constriction.* — Chez tous les émotifs, anxieux ou non, les modifications de la vaso-motricité périphérique sont visibles dans le teint même du patient, généralement pâle ou tendant même à une coloration jaunâtre ou mate. C'est dire déjà que les bruns pâles et mats sont plus particulièrement disposés à l'émotivité, et davantage les races méridionales.

Au cours des poussées de la névrose anxieuse chez les émotifs, la vaso-constriction périphérique des téguments s'accentue et chez les jeunes est fréquemment confondue, surtout chez les femmes, avec l'anémie. Mais ces visages pâles conservent généralement des muqueuses rouges. Cette vaso-constriction cutanée existe sur toute la surface du corps, sauf cependant parfois, sur les membres inférieurs, qui peuvent avoir, surtout chez les femmes, une coloration lilas, quand, coïncidence banale, le syndrome hyposphyxique de Martinet, s'ajoute au syndrome nerveux.

Il est très remarquable que contrairement aux prévisions physiologiques, cette vaso-constriction indiscutable n'amène pas d'hypertension artérielle ; bien au contraire, l'hypotension semble être la règle.

2° *La vaso-dilatation* est plus rare et n'existe guère qu'à deux périodes de la vie, à la puberté et à l'âge critique, particulièrement chez la femme. Les syndromes anxieux de ces périodes évolutives sont toujours étroitement liés à des troubles vaso-moteurs qui se manifestent surtout par les bouffées de chaleurs, et l'érythème pudoral.

Les bouffées de chaleur dont se plaignent les femmes à l'âge critique, nous donnent une idée précise des troubles vaso-moteurs qu'on rencontre chez certains nerveux anxieux et qui sont, chez eux comme chez elles, accompagnés de tout un état obsédant, secondaire qui est dû à la gêne éprouvée en public par cette rougeur subite et anormale éclatant aux yeux de tous. Il est exceptionnel que dans de semblables circonstances, la phobie de la rougeur ou éreutophobie, ne vienne pas se greffer comme un symptôme parasite sur le trouble purement vasculaire. Plus tard alors, la seule pensée de rougir suffit à déterminer la rougeur, et il n'est pas rare de voir l'anxiété se greffer à son tour sur cette première manifestation et entraîner comme contre-coup des crises sudorales et des crises vertigineuses. Celles-ci constituent un tableau complet d'une excitation totale du sympathique vaso-moteur et sécrétoire.

*L'éreutophobie* n'est qu'un cas particulier de la névrose d'angoisse compliqué comme toute manifestation paroxystique anxieuse de phobie et d'obsession. Ce n'est pas une maladie particulière, car toutes les observations d'obsession de la rougeur publiées, sont chargées des stigmates de la névrose d'angoisse. L'éreutophobie a été donnée comme preuve de la théorie vasomotrice de l'émotion (Lange) qui ne serait que la perception consciente des variations vaso-motrices. Le trouble physique vasculaire précéderait et engendrerait l'émotion. Cette théorie exclusive tombe devant la connaissance de la réversibilité des mécanismes physio-pathologiques (Voy. Pathogénie).

La vaso-dilatation paroxystique ne se limite pas toujours à la face. Elle s'étend alors sur le corps tout entier et débute généralement par la région pectorale.

*L'érythème pudoral* des jeunes filles adolescentes, bien connu des médecins qui le constatent si souvent au cours de leur examen sur les jeunes filles ou les femmes timides, est en petit une crise émotive vasculaire, qui peut déceler les tendances anxieuses du sujet par l'apparition de phénomènes concommittants : palpitations, oppression, tachycardie, borborygmes, miction, émission de gaz stomacaux. Il est bon du reste, que les médecins sachent que certaines femmes se refusent à l'examen, même non génital, parce qu'il détermine chez elles de véritables crises anxieuses. Ce fait est plus fréquent qu'on ne le croit ; il explique la rébellion de certaines patientes et nécessite beaucoup de délicatesse et de tact de la part du médecin.

Les formes vaso-motrices de l'anxiété souvent mélangées de *crises vertigineuses*, sont celles qui ont le plus d'action sur l'inhibition sociale des patients, car elles déterminent des troubles manifestes et qui mettent le patient dans l'impossibilité de cacher un état morbide qu'il considère comme une dépréciation. Les explications que les sujets fournissent sur ce point sont malheureusement valables. Quelle situation difficile, en effet, que celle d'une jeune femme exposée à rougir, à se troubler, à balbutier aussitôt qu'on lui adresse la parole, ou même lorsqu'on prononce devant elle certains mots qui ont la propriété de la faire rougir ! Une d'entre elles m'expliquait comment s'était lentement constituée dans son esprit la crainte de rougir de tout ce qui, de près ou de loin, touchait au domaine de l'amour. C'est ainsi que même l'annonce de fiançailles, de mariages, ou le récit des mille potins de salons lui couvraient le visage de rouge et lui faisaient craindre d'établir autour d'elle une réputation de débauche, d'inconduite ! Mais nous entrons ici davantage dans l'étude de la pure phobie que dans celui de la névrose anxieuse, bien qu'il soit aussi difficile de séparer l'une de l'autre que l'effet de sa cause.

Les crises vertigineuses vaso-motrices se produisent au moment de la poussée de rougeur ; elles donnent au patient la sensation de tituber et surtout chez les hommes font craindre une attaque ou, suivant l'expression vulgaire, une congestion cérébrale.

*L'urticaire émotif* n'est qu'une autre variété de ces troubles vaso-moteurs tout comme le *dermographisme*. Il est bon d'en connaître la pathogénie émotive pour ne pas le confondre avec l'urticaire toxique ni le traiter comme tel. Il n'est que le degré plus accentué de la vaso-constriction et de la vaso-dilatation successives, allant jusqu'à l'œdème interstitiel et parfois jusqu'au purpura émotif et accompagné de prurit généralement assez marqué. Il est possible, du reste, qu'il soit nécessaire d'un élément surajouté au trouble vaso-moteur précédent pour faire l'urticaire. Peut-être une prédisposition hépatique est-elle indispensable ? Mais dans les espèces que je vise ici, c'est le phénomène vaso-moteur qui débute et l'œdème et le prurit qui sont consécutifs, contrairement à la théorie trop générale, à mon avis, de Jaquet, qui affirmait, on le sait, que l'urticaire était produit par un grattage sur un prurit préalable. En tout cas, la connaissance de ces espèces apprendra au médecin la nécessité d'interroger tout porteur d'urticaire sur l'ensemble de la symptomatologie de la névrose anxieuse et de chercher, non pas tant l'intoxication alimentaire qu'une cause émotive, un surmenage, etc. J'ai déjà signalé les prurits paroxystiques vespéraux qui sont des phénomènes accompagnateurs des crises paroxystiques, et peuvent les annoncer ou les suivre.

Les formes vaso-motrices pseudo-lipothymiques de la maladie émotive ont déjà été analysées avec les troubles circulatoires. Elles sont fréquemment mélangées de troubles vaso-moteurs, de vaso-constriction ou de vaso-dilatation, et de poussées de sueurs chaudes ou froides J'en schématise rapidement les deux types principaux :

1° *Type vaso-dilatateur pseudo-congestif.* — Il s'agit le plus souvent d'un homme d'âge mur, d'une femme à l'âge critique : un malaise préalable, ébauche d'attente anxieuse, ouvre la scène, puis, brusquement, un bruissement d'oreilles se fait entendre, comme si, disait un de mes clients, deux jets de vapeur avaient été brusquement lancés du cou aux oreilles ; en même temps, le sang monte à la face qui se couvre de sueur. Des tintements violents d'oreilles sont perçus, ainsi qu'un bruit plus bas, analogue à celui qu'on obtient en appuyant un gros coquillage sur l'oreille. La stabilité se perd, le patient ne sent plus bien le sol et cherche instinctivement à s'appuyer au mur, il s'assied et pousse quelques profonds soupirs. La bouche est sèche et l'angoisse de la mort est habituelle. J'ai pu vérifier en assistant à un incident de cet ordre dans mon cabinet, que la pression artérielle ne se modifie pas sensiblement au cours de ces phénomènes. La crise se termine généralement par une inondation sudorale chaude le plus souvent, qui se fait entre les seins chez la femme, ou au niveau des reins, et chez l'homme plus fréquemment dans le cuir chevelu. Presque tous les patients affirment que durant le phénomène congestif, ils perdent une partie de la conscience et ont la sensation de l'éclatement cérébral.

On voit qu'il y a plus d'une analogie entre ces crises et celles qui sont classiques à l'âge critique chez la femme ou chez les opérées d'ovariotomie double. Le rôle que semble jouer dans cette dernière circonstance la sécrétion interne de l'ovaire, me semble moins certain qu'on l'a affirmé, avec l'appui de quelques observations où l'extrait d'ovaire aurait fait disparaître le syndrome. J'appelle sur ce point l'attention des physiologistes, car j'ai pu observer quelques cas chez des femmes qui avaient dû subir l'ablation totale de leurs organes génitaux internes et qui étaient hantées avant l'opération par la crainte d'une ménopose anticipée, dont elles connaissaient bien et redoutaient les symptômes. J'ai pu constater qu'il ne s'agissait chez celles qui présentèrent pendant quelques temps des troubles émotifs avec bouffées de chaleur, que d'une angoisse subjective disparaissant par l'usage de cachets pseudo-ovariens qui ne contenaient que de la farine.

2° *Type vaso-constricteur pseudo-syncopal.* — C'est là une des formes paroxystiques les plus banales et les plus typiques de la névrose d'angoisse et l'une des variétés circulatoires spasmodiques à laquelle nous avons consacré le début de ce chapitre.

Il faut la soupçonner chaque fois que des profanes peu instruits, des femmes, souvent, prétendent être atteintes de maladies cardiaques ou d'anémie avec syncopes. Ces crises sont plus souvent nocturnes que diurnes. Après une aura souvent œsophagienne, avec sensation de corps étranger, le patient et plus fréquemment la patiente, éprouvent des symptômes analogues à ceux qui existent dans la syncope : sensation de retrait du sang dans les membres et dans le visage, vision vertigineuse des objets, brouillard devant les yeux, tintements d'oreilles, nausées, sensatiment de la mort prochaine, et sueurs froides sur le visage et les mains ; en même temps, une anxiété violente avec une agitation qui distingue nettement ces phénomènes de ceux de la syncope. « Je meurs, je vais mourir », telles sont les plaintes du malade. Chez beaucoup d'entre eux, il n'existe que des phénomènes subjectifs, il n'y a pas de sueur et le visage reste coloré. La crise dure de quelques minutes à quelques heures ; je ne crois pas, malgré les affirmations des patients, qu'elle se soit jamais terminée par la véritable syncope. A l'extrême limite, peut-être, pourrait-on parler de lipothymie, mais, caractère distinctif essentiel, la position couchée n'en améliore pas toujours les symptômes, et du reste, il est fréquent qu'elle prenne les patients même au lit. L'éther, l'ammoniaque et surtout la prise de quelques aliments, coupent rapidement la crise, ainsi que le secours moral de toute personne qui a la confiance de la malade. Il n'est pas exceptionnel qu'une crise polyurique ou sudorale quelquefois d'une intensité incroyable, termine la crise. Je l'ai vue parfois complètement arrêtée par une distraction violente. Le médecin appelé la nuit auprès d'un malade atteint de cette manière pense trop souvent à des troubles organiques et notamment à la vraie angine de poitrine.

**Déséquilibre thermique.** — Les émotifs anxieux présentent au cours de leur période d'acuité de *l'instabilité thermique* et un véritable déséquilibre de la température qui peut se prolonger des semaines et des mois. Cette pseudo-fièvre nerveuse a éte contestée bien qu'incontestable. J'ai pu en montrer plusieurs cas à des confrères. J'ai vu avec M. Renon un cas de névropathie anxieuse où la température à 38° tous les soirs ne pouvait s'expliquer par aucun état organique, malgré nos examens méticuleux.

Cette véritable fièvre bulbaire est une cause d'erreurs de diagnostic avec la tuberculose, l'appendicite chronique, les affections génitales de la femme, etc. Elle s'accompagne de tachycardie, d'accablement, de malaise, de frisson et d'anxiété. Il est bon de rappeler qu'inversement une fièvre quelconque peut devenir angogène dès qu'elle atteint ou dépasse 39°.

## Résumé des connaissances utiles sur les formes paroxystiques

Tous les symptômes nerveux groupés en accidents typiques que nous venons d'étudier, ne représentent qu'une partie des manifestations cliniques qu'on peut rencontrer dans les syndromes anxieux. Il était nécessaire de les mettre en évidence parce qu'ils sont les portions les plus visibles d'un cycle morbide évolutif, mais qui dépend essentiellement d'un processus subjectif facilement inaperçu. Il faut savoir, du reste, que si chez quelques patients, chacune des formes décrites peut se manifester avec des caractères d'explosion brutale qui sont bien définis par le terme de paroxysme, chez d'autres, au contraire, ils sont moins bien délimités et ne présentent point le caractère critique qui permet de les distinguer facilement.

C'est qu'en réalité toutes ces crises ne sont que des périodes d'exaltation d'une symptomatologie qui existe, plus ou moins atténuée dans tout le cours de la vie du patient, ou du moins pendant de longues périodes de son existence. Telle est du moins la caractéristique du plus banal et du moins grave des syndromes anxieux, c'est-à-dire de celui que je désigne sous le nom de névrose d'angoisse.

Il existe donc chez les patients atteints de l'un des troubles énumérés dans les chapitres précédents, en dehors des moments où ils sont à l'extrême dans leur expression, de longues périodes où un interrogatoire serré pourrait déceler à l'état constant un état de petite anxiété, atténuée au point qu'elle n'est presque pas perçue et qu'elle n'est qu'un résidu en quelque sorte, de cette symptomatologie paroxystique. Elle se répartit de la même manière que celle du paroxysme et on en trouve des rudiments dans l'état psychique du patient comme dans ses fonctions organiques. Il existe donc un fond mental habituel et des réactions viscérales d'expression réduite, qui peuvent se déceler soit par une moindre intensité des symptomes somatiques des grandes crises, soit par une réduction de leur nombre. Le lecteur trouvera à l'Etiologie et à la Pathogénie l'explication réelle de ces faits : c'est que le *tempérament émotif et anxieux* tel que le comprend Dupré est l'assise physiologique de ces évolutions morbides qui n'en sont que l'exaltation.

Je vais rapidement décrire le fonds mental habituel — interparoxystique — aux malades qui présentent des crises paroxystiques, et les principales formes rudimentaires de l'angoisse somatique, qui constituent des types cliniques d'apparences singulières, généralement méconnues et qui sont la cause des plus fréquentes erreurs de diagnostic. On trouvera le complément de ces deux paragraphes dans le chapitre où je résumerai l'ensemble des signes et stigmates de l'émotivité anxieuse (page 145).

---

## CHAPITRE II

### *ÉTAT INTERPAROXYSTIQUE*

---

#### 1° ÉTAT MENTAL DANS LA NÉVROSE D'ANGOISSE

**Généralités**. — En dehors des phénomènes critiques intermittents, on trouve chez les névropathes émotifs et anxieux un état mental plus ou moins évident dont les anomalies portent sur toutes les fonctions psychiques ou du moins sur la majorité d'entre elles. Chez beaucoup de patients, cet état est constitutionnel ou du moins congénital, car ainsi que nous le verrons à l'étiologie, des enfants le présentent dès les premières années et aussitôt que leur activité intellectuelle est appréciable, pour l'observateur.

J'oserai presque affirmer qu'il n'existe point de nerveux anxieux chez qui l'interrogatoire ou l'observation ne puisse déceler l'origine congénitale de leur état nerveux ainsi que l'explique le terme de « constitution émotive » choisi par Dupré. Toutes les fois qu'on peut remonter assez loin dans le passé du patient suffisamment instruit ou intelligent pour s'observer, on décèle les tendances émotives et anxieuses dès l'âge de six à sept ans ; et dans les cas où la névrose d'angoisse semble apparaître comme une floraison accidentelle dans la vie du malade, c'est qu'il n'a pas conservé le souvenir de son passé morbide ou qu'il est mauvais observateur. D'autre part, l'examen psychique d'enfants amenés au médecin pour d'autres raisons, permet de surprendre, des symptômes ou des syndromes d'émotivité morbide, que la méconnaissance générale de la maladie que nous étudions ici laisse aisément confondre avec des manifestations organiques banales.

**Tendance émotive**. — Ce qui fait le fonds mental, c'est la tendance émotive, qu'elle soit ressentie par le patient ou non ; c'est sa prédisposition à réagir à toutes les impressions extérieures par des effets qui ne restent pas limités au domaine de la sensibilité et de l'affectivité, qui retentissent dans le domaine somatique plus qu'il n'est utile à la conservation organique ou qui se prolongent démésurément. Chez eux, l'émotion l'emporte sur la volonté et la raison. C'est là, du reste, comme nous le verrons à l'étiologie, la caractéristique des anomalies de l'émotivité : L'émotion comme l'anxiété, du reste, est un phénomène normal qui a pour but de remédier à un danger extérieur en avertissant à temps l'être menacé et en l'incitant à la défense ou à la fuite ; c'est donc un mode de réaction favorable à la conservation de l'individu et de l'espèce. L'hyperémotivité ou émotivité morbide est justement le contraire ; elle est d'abord disproportionnée en intensité et en durée avec sa cause et elle va à l'encontre des intérêts sociaux de l'individu et de sa conservation personnelle. Elle est, en effet, une cause de diminution individuelle et sociale, d'amoindrissement professionnel et d'affaiblissement organique, car elle ne va pas, comme nous le verrons bientôt, sans troubler profondément le mécanisme intime de la nutrition.

Cette tendance émotive ne se présente pas chez tous les patients avec la même valeur en intensité et en durée. On trouve chez des individus également prédisposés par la constitution émotive, une très grande inégalité dans l'épaisseur du fonds mental qui est à la base de cet état, et dans l'importance et la durée des formes paroxystiques typiques ou rudimentaires. Entre l'état absolument normal où l'émotion est adéquate à son objet et celui du patient gravement atteint, qui présente continuellement, sans raison ou pour des futilités, un état d'anxiété et de violentes ou durables crises paroxystiques, rendant la vie sociale impossible, il y a toutes les nuances intermédiaires.

C'est ainsi que chez quelques-uns l'état d'émotivité morbide est presque inappréciable entre les poussées paroxystiques. Ces poussées elles-mêmes peuvent être rares au cours de la vie. En feuilletant mes observations, je trouve quelques fiches caractéristiques dont le résumé éclairera mieux que toute description la religion du lecteur. Voici le cas d'un anxieux de fraîche date : A l'âge de 35 ans apparaît la première crise de sa vie, du type vaso-moteur pseudo-syncopal. La cause apparente fut un choc émotif produit par la vision d'un accident sanglant d'automobile. Peu après se montre la première crise nocturne simulant une indigestion et terminée par un violent tremblement. A ce moment, le tube digestif parut intéressé : langue saburrale, mauvaise haleine, constipation, troubles digestifs. La période d'hyperémotivité dura huit mois avec une douzaine de crises d'abord syncopales, et plus tard respiratoires. Puis tout disparut et le retour à la normale sembla parfait.

En réalité, j'ai pu apprendre par la mère du patient qu'il avait présenté dans son enfance, des crises de terreur nocturne, vers l'âge de sept à huit ans. Quelques années plus tard, à la puberté, se montra un état anormal avec palpitations et troubles digestifs que les médecins appelèrent : anémie, neurasthénie, hystérie et pour lesquels on lui donna de la digitale (!) Cet état fut accompagné de scrupules religieux, d'insomnie, d'une ébauche de misanthropie, etc. Si on examine les faits de plus près, on constate l'émotivité ancienne et habituelle du patient puisqu'il affirme avoir été exubérant et violent dans sa jeunesse, sujet à des colères courtes mais terribles. D'autre part, il était loin d'être insensible et son bon cœur était légendaire dans sa famille. Il a présenté à diverses époques, à la suite de contrariétés ou de chagrins sentimentaux, quelques troubles digestifs ; une mauvaise nouvelle lui coupe complètement l'appétit, une bonne l'exalte. Il a bien failli sacrifier sa situation et tout son avenir dans une aventure passionnelle. Il est vraisemblable que ce terrain émotif donnera encore au cours de la vie de cet homme de par ailleurs doué d'une excellente santé, quelques autres floraisons morbides qui ne manqueront pas de le surprendre, car, ainsi qu'il arrive fréquemment, il a oublié et conteste déjà qu'il ait été malade.

Voici un autre cas appartenant cette fois au sexe féminin ; la première crise de névrose anxieuse se produit à l'âge de 30 ans, à la suite d'un divorce. A un examen superficiel et d'après les dires de la malade, rien ne permettrait de croire qu'il y eut chez elle une prédisposition à l'émotivité morbide. Elle prétend avoir toujours été bien équilibrée. La réalité est tout autre : J'apprends d'abord par un confrère âgé qui la soignait dans son enfance, qu'elle était atteinte à la puberté de somnambulisme atténué et d'incontinence nocturne d'urine. Bientôt on remarqua un goût très vif pour la lecture des romans d'aventures et de drames passionnels. Un autre signe fut une fugue faite à l'âge de douze ans, à la suite d'une représentation donnée par une écuyère de cirque et qui l'avait enthousiasmée au point qu'elle avait voulu, elle aussi, goûter de cette vie libre et vagabonde. Son père enfin me signale que malgré son intelligence et son apparence de jugement, elle s'est mariée contre le gré de sa famille avec un romancier sans talent à qui elle écrivait en secret. Après une lutte familiale soutenue de sa part avec beaucoup d'énergie et de persévérance, elle l'épousa pour divorcer quelques mois plus tard. L'incompatibilité d'humeur avec le mari de qui elle avait fait d'abord le héros du roman de sa vie fut la seule raison qu'elle donna de cette rupture. On voit ici, que malgré les apparences et les assertions de la patiente, l'impressionnabilité et l'émotivité exagérées étaient incontestables. Il est inutile de multiplier les exemples. Dans tous les cas bien étudiés de la névrose d'angoisse, cette émotivité se retrouve toujours à un degré quelconque, lorsqu'on pénètre profondément dans la vie intime de ces nerveux. Et dans bien des circonstances, les apparences sont trompeuses, ainsi que nous le verrons plus loin, en étudiant non plus d'une façon descriptive l'entité : angoisse, mais en montrant les anxieux et les émotifs, tels qu'on les rencontre dans la vie.

L'étude des caractéristiques intellectuelles et psychiques de ces névropathes, va compléter notre connaissance du fond interparoxystique de la névrose d'angoisse. Ce n'est là qu'une esquisse préalable qui sera reprise au chapitre IV.

D'une façon générale l'émotivité morbide des anxieux obsédés et phobiques, est si apparente qu'on peut s'étonner qu'elle ait pu être discutée comme élément pathogénique essentiel par Westphal, Meynert, Morselli, Tamburini, Hack-Tuke, Kraft-Ebing, Mickle à l'étranger, et Magnan en France. Et aujourd'hui encore malgré l'autorité de l'opinion de Morel, Féré, Seglas, Ballet, Dallemagne, Pitres, Régis et même de Ribot, la conception idéative, intellectualiste, de la phobie et de l'idée fixe reste très répandue.

A son degré le plus faible, entre les paroxymes, et même longtemps avant qu'ils aient apparu, cette émotivité des névropathes prédisposés à la névrose d'angoisse se décèle par un ensemble de signes que j'étudierai avec soin avec les stigmates de leur état. Elle est assez marquée pour être un élément constitutif de leur caractère. Ils sont même dans leurs périodes de calme apparent dans un état constant de vibration, de réceptivité émotives. Ils sont préparés à recevoir l'émotion, même faible, comme un choc, à la conserver, l'amplifier, la cultiver par l'obsession, à la susciter même par la phobie. Leur pusillanimité, leur craintivité se traduisent par leur tendance à s'émotionner pour des futilités et à les ruminer sans cesse. Ils ont conscience de leur état anormal et en souffrent sans pouvoir y remédier. Au début, et souvent dans la jeunesse, cette émotivité est diffuse, généralisée, parfois inconsciente ; aussi font-ils de la préoccupation plus que de l'obsession et de la phobie avec tout et surtout avec rien. Plus tard après plusieurs crises anxieuses, ils ne sont plus pantophobiques mais monophobiques. Ils font des obsessions et des phobies spécialisées à quelques émotions particulières et secondairement intellectualisées. Cependant cette évolution n'est pas absolue, comme nous le verrons, et ils peuvent d'emblée être d'un type ou d'un autre, s'y cantonner, ou en alterner les formes. Enfin, chez certains, l'émotivité reste vague, indéterminée et superficielle, mais fait curieux toujours plus marquée la nuit que le jour ; elle se dissipe alors au réveil contrairement à celle des neurasthéniques qui apparaît à ce moment. Ces émotifs légers, non systématisés, chez qui l'émotivité reste superficielle et comme imaginative, comme les phobies et les obsessions qui sont plutôt de la préoccupation, sont souvent des hystériques qui « simulent » pourrait-on dire l'anxiété obsédante. D'autres enfin après une courte période d'émotivité diffuse et d'attente anxieuse, saisissent le premier événement étiologique petit ou grand et par lui entrent par la grande porte dans l'anxiété, l'obsession, la phobie continue à la fois diffuse et systématique. Tout événement banal devient une catastrophe, tout phénomène organique, morbide ou physiologique un cataclysme ; ceux-là sont presque des délirants émotifs.

La guerre européenne, nous a montré parmi les pessimistes systématiques un grand nombre de ces anxieux latents avant elle et qu'elle a révélés.

L'anxiété des émotifs anxieux a quelques caractères propres qui la distinguent de celle qu'on rencontre dans d'autres névroses et psychoses et surtout dans la neurasthénie. Entre les paroxysmes elle est assez légère pour n'être qu'un malaise, un sentiment vague d'insécurité, de vide, pour certains de mort prochaine. Mais elle veille dans l'ombre, prête à en sortir à la moindre occasion émotionnelle, au plus petit trouble organique. Comme la divinité on peut dire d'elle qu'elle est « invisible et toujours présente ». *Sans raison valable* elle s'exalte souvent et détermine alors une angoisse scomatique précise. Malgré ces apparences elle ne disparaît pas absolument dans le sommeil qu'elle emplit parfois de rêves anxieux ou cauchemars. Les rapports pathogéniques de l'onirisme et de l'anxiété sont à peine soupçonnés et doivent cependant être importants. Ce qui distingue l'anxiété de la névrose d'angoisse de celle de la neurasthénie c'est que contrairement à celle qu'on trouve dans celle-ci, elle peut apparaître spontanément, sans raison valable ; aussi est-elle impulsive et irrésistible alors que celle du neurasthénique est légitimée et logique ; elle résulte de la sensation de sa faiblesse nerveuse, de son amoindrissement, de son incapacité psychique et physique ; enfin elle est discontinue. Cependant ce n'est là qu'un schéma et toutes les formes peuvent exister chez le même névropathe, car toutes les névropathies et les psychonévroses se mélangent souvent sur le même individu qui peut être à la fois : anxieux, asthénique, hystérique, etc.

**Intelligence.** — Dans l'ensemble, l'intelligence des émotifs anxieux paraît normale et même souvent supérieure à la moyenne, ce qui n'est point une preuve suffisante de l'équilibre nerveux, bien au contraire. Il est assez remarquable qu'on trouve un grand nombre d'intellectuels parmi les émotifs. Mais intellectuel ne signifie pas intelligent. L'intelligence des émotifs est d'un ordre particulier et si parfois elle est brillante, c'est par une hypertrophie en quelque sorte morbide de certaines qualités liées à la maladie même. Toutefois, de véritables intelligences à la fois solides, puissantes et pénétrantes, peuvent s'allier avec un degré accentué d'émotivité. Il ne me paraît pas discutable qu'il y ait quelque rapport entre certaines facultés artistiques et l'émotivité morbide. Pour être artiste en peinture, en musique ou même en littérature, il faut avoir une sensibilité aiguisée; par définition même, être artiste, c'est ressentir vivement et aussi différemment, du commun des hommes. Or, l'exagération de la réflectivité, l'irritabilité, l'émotivité, permettent que toute impression sensorielle quelconque produise des réactions diffuses et très étendues dans le domaine cérébral, comme dans le domaine somatique chez les émotifs.

Nous verrons que l'exagération des réflexes est un stigmate physique de l'émotivité. Quand on consulte le réflexe rotulien d'un émotif, on le trouve généralement exagéré. Or, frapper le tendon rotulien, c'est en somme frapper sur la moelle et interroger la réflectivité du système nerveux tout entier, car ce que l'on constate au niveau des neuromes et de l'arc réflexe périphériques, existe à tous les niveaux, à tous les étages pourrait-on dire, de l'axe cérébro-spinal. On connaît bien aujourd'hui les principes de l'idéo-genèse dans le cerveau humain : les impressions sensorielles extérieures déterminent dans le cerveau des états de conscience auxquels participent, mais plus sourdement, les impressions de la sensibilité interne, dites cénesthésiques. Ces impressions enregistrées au fur et à mesure par la mémoire, ont d'autant plus de tendance à se diffuser dans les centres voisins de celui qui est primitivement affecté par l'appareil sensitif ou sensoriel, que la réflectivité est plus accentuée. C'est ainsi, par diffusion, que se fait l'association des idées et celle-ci est d'autant plus riche et d'autant plus étrange, partant, d'autant plus originale, talentueuse ou géniale, que l'écho réflexe se fait plus loin et dans des territoires qui ne reçoivent pas d'habitude l'ébranlement.

Ainsi pourraient s'expliquer les associations d'idées imprévues, le caractère original, personnel, et par suite, artistique des productions d'un certain nombre d'émotifs ; mais encore faut-il qu'il y ait en même temps une certaine conservation des autres qualités intellectuelles moyennes, c'est-à-dire d'une harmonie entre les diverses fonctions de ces cerveaux émotifs. On voit, en effet, tous les jours des artistes peu intelligents, quoiqu'artistes et notamment dans cette forme la plus inférieure de l'art qu'est l'exécution de la musique.

En résumé, les tendances artistiques, les sources affectives de l'intelligence sont nourries par une sensibilité émotionnelle affinée qui en est une condition favorable mais ni suffisante ni absolument indispensable. On peut en effet constater que la venue accidentelle par suite d'une maladie, la maladie de Basedow, par exemple, d'une émotivité extrême, n'améliore pas le taux général de l'intelligence, qui est faite, en réalité, du développement harmonieux de toutes ses qualités constitutives : volonté, mémoire, association des idées, affectivité, attention, jugement, etc...

**Volonté**. — La volonté chez les émotifs et les anxieux peut exister dans son entier, contrairement à ce qui se passe dans la neurasthénie. La névrose d'angoisse lorsqu'elle est pure, ne détermine l'aboulie qu'après de longues périodes de lutte et lorsqu'un état asthénique secondaire s'est greffé sur elle. Bien des patients du reste, font preuve d'une volonté et d'une énergie considérables dans leur défense contre la crise paroxystique. Si la maladie se prolonge, le découragement, la crainte de ne point guérir, déterminent un état neurasthénoïde secondaire, qui peut amener l'aboulie. Inversement, par un mécanisme que j'expliquerai, des syndrômes anxieux et non pas la névrose d'angoisse, peuvent se greffer sur les états neurasthéniques. Tous les auteurs qui ont étudié la névrose d'angoisse ont remarqué ces faits et moi-même je l'ai vue survenir chez des individualités remarquables par leur volonté et leur énergie.

**Affectivité**. — L'affectivité qui est si intimement liée à l'émotivité, est très manifestement modifiée dans la névrose d'angoisse et dans les syndromes anxieux. Moins souvent que dans la mélancolie on peut constater l'hypoémotivité ou l'inémotivité, sinon complète, du moins réduite à quelques espèces d'émotion. L'inaffection est aussi assez rare dans sa forme absolue. Beaucoup de tendres, de sentimentaux, sensibles à tous les événements de leur vie intime ou familiale, ne sont que des émotifs qui s'ignorent et qui sont cependant des candidats à la névrose d'angoisse. D'autre part il faut toujours soupçonner l'arrivée prochaine de celle-ci chez des personnes habituellement peu sensibles, plus égoïstes qu'altruistes et qui, subitement, s'attendrissent sur le sort des personnes de leur entourage, ou font preuve d'un esprit inhabituel de sacrifice, de dévouement, de générosité. Chez certains anxieux, en réalité hypocondriaques, l'affectivité n'a jamais le caractère altruiste. C'est pour lui-même que le patient éprouve une sincère affection, et sur ce point, il ne le cède à personne ! L'affection exagérée pour les autres ou pour soi-même, le désintéressement excessif et non justifié, l'esprit de sacrifice, pouvant aller jusqu'à oblitérer le sens de la conservation personnelle, par suite, toutes les variétés de l'apostolat, toutes les formes respectables ou sublimes de l'abnégation, ne peuvent être, pour le physiologiste, le médecin, le psychiâtre ou le psychologue, que des anomalies psychiques. Quelle que soit l'incontestable beauté morale de ces sentiments élevés, ce n'est que par une exagération, fréquente chez ceux qui ont reçu une haute culture morale et religieuse, qu'ils arrivent à étouffer le sentiment naturel de la conservation de l'individu et de l'espèce, car toutes les forces organiques tendent à la persévérance de l'être. Les conditions mêmes dans lesquelles ces sentiments généreux prennent naissance, sont à l'examen, le contre-coup de situations anormales. Le sacrifice fait par le soldat en temps de guerre, qui met son honneur à offrir sa santé, sa vie, ses biens au service de la Patrie ; celui de la jeune fille qui donne à ses vœux religieux sa jeunesse et son bonheur temporel ; celui du médecin qui s'expose volontairement à la contagion, et tous les dévouements qui sacrifient l'individu lui-même, prennent toujours naissance dans des conditions mentales particulières, anormales, exceptionnelles, qui sont nécessaires pour déterminer cet état d'esprit antiphysiologique et partant monstreux en dehors de l'Ethique. La valeur déterminante de ces causes peut être d'autant plus faible que l'individu est plus prédisposé par ses tendances émotives. D'autre part, la contamination émotive, si puissante, et qui n'est qu'une forme de la suggestion, se retrouve aussi toutes les fois que des collectivités sont animées au même moment, d'un grand esprit de sacrifice ; alors l'individu s'offre volontairement en holocauste pour la sauvegarde, non de lui-même, mais d'un groupement social, ainsi que cela se voit en temps de guerre.

Chez les adultes, l'affectivité extrême qui précède la névrose d'angoisse ou qui évolue parallèlement à elle, peut être très visible ou masquée. Elle est très visible chez les êtres simples, chez les enfants, chez les femmes. Elle est souvent masquée chez les adultes volontaires, exceptionnellement hyperémotifs, qui sentent l'anomalie de leur sensibilité affective et qui s'en défendent comme d'une faiblesse, par un masque d'insensibilité, de froideur, parfois même de cynisme ou de férocité affectée. Mais pour le bon observateur, ce bouclier est toujours mal attaché. Cette carapace d'égoïsme est une faible défense ; derrière ce masque impavide s'aperçoit facilement la fissure et il suffit parfois d'un mot juste touchant au point sensible pour que la cuirasse s'écroule.

**Mémoire**. — La mémoire est rarement touchée dans l'anxiété simple, et c'est ici encore un signe distinctif avec la neurasthénie, à la condition que ces deux états ne soient pas associés. Beaucoup d'émotifs ont au contraire, une mémoire remarquable, du type sensoriel auditif ou visuel ; mais chez certains d'entre eux, elle est souvent exaltée par suite de l'impressionnabilité généralisée à tout le système sensoriel. Les émotifs ont surtout la mémoire des faits qui touchent à leur mode particulier d'affectivité ; c'est ainsi qu'une émotive amoureuse, tendre, affectueuse, sentimentale et jalouse, n'oubliera jamais aucune des circonstances où elle aura décelé l'infidélité de celui à qui elle a voué son affection, alors que tous les faits qui ne se rattachent pas à sa spécialisation émotive n'impressionnent que faiblement sa mémoire. Les femmes sentimentales si souvent émotives et anxieuses se rappellent les plus menus détails, les plus infimes circonstances de leur première affection amoureuse dont elle peuvent raconter les étapes jour par jour, presque heure par heure. De même, l'émotif vaniteux est par définition même susceptible et souvent vindicatif, à longue distance, pour tout ce qui peut toucher sa vanité.

Le contre-coup de cette disposition affective exagérée et de cette hypermnésie spécialisée est de faire des émotifs la proie de leur sentimentalisme, par le moyen de l'obsession mnémonique.

C'est par ces anomalies de l'affectivité que s'expliquent bien des conflits sentimentaux au premier abord singuliers, des influences psychiques, des mainmises sur les mentalités, sur les fortunes, les situations, et même bien des délits. C'est dire que l'hyperémotivité et l'affectivité morbides sont susceptibles dans une certaine mesure de diminuer l'intégrité du jugement. Il y a toujours chez les émotifs, un petit délire émotif qui est calqué sur celui que j'ai décrit dans les crises paroxystiques de la forme psychique (page 55).

**Jugement**. — Bien que toutes les décisions de notre vie coutumière ne soient pas seulement pesées aux balances précises de notre jugement et bien que la froide raison ne puisse jamais se dépouiller d'une part d'émotion, il est indispensable que la part émotive de nos représentations déterminantes ne dépasse pas celle du contrôle de notre censure intérieure. Le contrôle, la censure ne sont autre chose que la somme de nos expériences antérieures enfermée dans notre mémoire. On peut se représenter grossièrement le mécanisme de l'émotion excessive dans nos états de conscience, comme on se représente celui du réflexe purement médullaire, c'est-à-dire la riposte immédiate à l'excitation extérieure ou intérieure, sans le frein naturel ou l'inhibition apportée à la moelle par le faisceau pyramidal volontaire. Celui-ci est représenté dans le cerveau par les centres moteurs mis en branle eux-mêmes à la suite des ordres qui viennent des centres des mémoires sensorielles. C'est à l'aide de ce mécanisme d'excitation et d'inhibition que s'équilibrent nos jugements, que se prennent nos décisions, gouvernées, en dernière analyse, par notre émotivité et notre mémoire.

Lorsque l'émotivité est extrême, le jugement peut être fortement obnubilé. C'est ainsi que bien des esprits faux peuvent l'être par excès d'émotivité, d'autres l'étant par association vicieuse des idées, d'autres enfin, par insuffisance du frein des expériences antérieures, c'est-à-dire par une sorte d'amnésie des états de conscience antérieurs.

**Imagination**. — Malgré les apparences, : bien que souvent brillante et excessive, l'imagination peut-être pâle en dehors de l'émotion spécifique, de la phobie généralement débordante chez les émotifs bien doués et artistes ; elle peut se limiter à des représentations excessives mais de tonalité dépressive pour tout ce qui touche à la crainte, à l'obsession propres au patient.

Alors, il n'est rien que leur invention ne puisse créer au cours de leurs rêveries, comme prévision de catastrophes. Cette rumination imaginative anxieuse, ce pessimisme obsédant doivent être combattus par l'occupation et l'action. L'imagination étant étroitement liée à la capacité émotive est efficacement réduite par le pragmatisme.

**Association des idées.** — Elle reste rarement intacte dans la névrose anxieuse. La réflectivité psychique exagérée et la tendance à la diffusion dans des centres qui n'ont entre eux que des interrelations exceptionnelles, peuvent, à l'extrême limite, atteindre jusqu'à l'originalité, et par conséquent, au talent et au génie. Mais plus loin encore et à l'extrême, elles touchent aux anomalies psychiques par où certains syndromes anxieux, sinon la simple névrose d'angoisse, peuvent mener au délire et aux vésanies.

J'ai signalé, dans la description analytique, que les crises d'anxiété pouvaient déterminer des périodes d'afflux d'idées où le patient éprouve au petit pied, le mentisme des maniaques, c'est-à-dire un déroulement extrêmement rapide d'idées ou du moins, d'images verbales qui lui donne la sensation d'un véritable tourbillon de pensées. Mais bien que rapides, celles-ci conservent entre elles leur déductivité rationnelle, et bien que parfois on puisse trouver entre ces pensées un lien grossier par l'assonnance, elles ne vont pas jusqu'à prendre naissance par le mécanisme écholalique rudimentaire qu'on trouve dans la manie ; la rapidité ne va pas non plus jusqu'à l'avortement ou à l'élision comme dans l'association d'idées automatique et polygonale des maniaques. Cependant, on peut observer chez des émotifs de talent, et les littérateurs abstraits, que la confusion de leur texte vient parfois de la suppression des idées intermédiaires. Normalement nos idées sont liées l'une à l'autre par une chaîne ininterrompue, mais à mailles inégales. Les unes plus fortes sont les idées primordiales, les autres plus faibles sont les chaînons de transition ; ce sont celles-ci qui disparaissent chez les auteurs auxquels je fais allusion ici, et ce caractère de leur pensée est un indice sinon de sa puissance, du moins de sa vivacité, de sa rapidité, et de sa tendance à l'élision, mais à une élision heureusement choisie contrairement à celle des maniaques. C'est parfois chez les auteurs un signe de vieillissement, de fatigue, ou d'excitabilité cérébrale. Il ne faut pas confondre l'élision désordonnée et confuse avec la concision lapidaire qui conserve à l'association des idées ses linéaments principaux ou du moins qui choisit ceux qui doivent être gardés pour laisser le lecteur suggérer sans fatigue les liens idéo-génétiques intermédiaires.

Lorsque l'émotivité morbide est poussée à un haut degré, l'association des idées tout en conservant les caractères que je viens d'indiquer, se dérègle quelque peu, surtout s'il s'y ajoute une certaine amnésie qui prend alors naissance dans la superficialité de l'impression mnémonique. Quand les idées se multiplient à ce point, elles laissent sur le cerveau peu d'impressions et de souvenirs ; elles s'évanouissent même parfois aussitôt qu'elles ont pris naissance, et perdent ainsi le lien de la mémoire consciente ; il existe en effet en nous une mémoire subconsciente qui n'éveille qu'avec de grands efforts les notions antérieures qu'elle a faiblement gravées, dans toutes les circonstances où notre attention n'est pas fortement excitée. La faiblesse de l'attention, son instabilité ou l'aprosexie facilitent ainsi l'amnésie et le doute.

Ainsi peut s'expliquer peut-être l'instabilité et même l'agitation des hyperémotifs et des anxieux, et l'état d'incertitude, de doute, qui sert toujours de compagnon à l'angoisse ou à l'anxiété, mais cette aprosexie et cette amnésie ne sont pas généralisées à toutes les représentations mentales, et ces faits sont plus spéciaux aux neurasthéniques.

**Activité.** — L'activité des émotifs se ressent des troubles de leur ideo-genèse et de leurs états de conscience. Si l'anxiété est extrême elle détermine l'immobilité par stupeur, ainsi que cela se voit dans la mélancolie. Mais là s'ajoute une cause seconde qui est le ralentissement du cours des idées qui n'existe à aucun degré, bien au contraire, dans la névrose d'angoisse et l'hyperémotivité simples. Le doute, l'hésitation, l'aprosexie mènent à l'inactivité et à la paresse qui est si fréquente chez les enfants émotifs, et qui chez les aduldes se mélange souvent d'aboulie et d'asthénie ; car la paressse n'est pas seulement un défaut, mais le plus souvent une maladie ou un syndrôme psychique ou organique.

Si l'émotivité n'est pas accompagnée de l'asthénie et de l'aboulie qui peuvent relever de syndromes secondaires surajoutés, le patient est suractif parce que les états de conscience se succèdent chez lui avec la même rapidité que ses idées. Comme, d'autre part, toute idée tend vers l'acte, surtout si l'inhibition par le jugement, la mémoire des états de conscience antérieurs, ne font pas leur office de frein ou de censure, on voit se succéder des actes parfois contradictoires et manquant du jugement le plus élémentaire.

Ainsi, un certain embarras dans le choix des actions si le doute, le scrupule ou l'aboulie prédominent ; une impulsivité manifeste, si la réflectivité est extrême et l'absence de self-contrôle si l'acte choisi est déterminé par le désir de se soustraire à une phobie ou à une obsession, tels sont les caractères qui spécifient l'activité diminuée ou parfois trépidante et désordonnée des émotifs et des anxieux. Après cette étude d'ensemble j'en donnerai, du reste, l'énumération complète au chapitre IV sur les stigmates.

## *RÉACTIONS PSYCHIQUES SECONDAIRES*

### Obsession. Phobie. Doute. Scrupule. Impulsion. Tic. Fugue.

Il était nécessaire de donner tout d'abord au lecteur quelques connaissances de l'état mental des nerveux anxieux pour pouvoir exposer ensuite les réactions psychiques secondaires qu'il détermine et qui sont le *doute*, le *scrupule*, l'*obsession*, la *phobie*, l'*impulsion*, le *tic* et la *fugue*.

En faisant de ces manifestations les conséquences de l'émotivité anxieuse, je me sépare donc de l'opinion de certains auteurs, « intellectualistes » pour qui la part du trouble intellectuel dans l'origine de ces symptômes psychiques est plus grande que celle de l'émotion. Je me contenterai d'apporter les preuves cliniques de ma manière de voir sans entrer dans une discussion philsophique. De même je ne ferai pas la genèse psychologique de ces troubles. J'indiquerai simplement leur filiation clinique ; c'est du reste systématiquement que j'élimine de ce travail basé sur des certitudes cliniques et physiologiques tout ce qui, comme la psychologie (non expérimentale), est pure spéculation.

Mais ainsi que je l'ai dit au début de ce livre, l'obsession, la phobie, le doute, l'impulsion, la fugue, etc., sont pour un certain nombre d'auteurs des entités pathologiques qui se suffisent à ellemêmes. Pour moi elles sont des symptômes de toute banalité, qui ne spécifient aucunement la dégénérescence mentale, terme aujourd'hui inacceptable et sans signification et qui peuvent prendre naissance par des mécanismes, *chaque fois différents*, dans un grand nombre d'états morbides et dans toutes les névroses, ce qui revient à dire sur le fonds commun de l'émotivité morbide.

Aussi j'exposerai tout d'abord dans quelques pages de généralités théoriques ce que sont ces symptômes d'après le dogme traditionnel et les conceptions récentes et je montrerai ensuite les caractères cliniques particuliers qu'ils revêtent dans la névrose d'angoisse.

1° **Notions théoriques**. — **Le doute** est un état psychique d'interrogation anxieuse qui peut prendre plus ou moins d'ampleur. A son degré léger il touche à l'hésitation et à l'aboulie. C'est à ce titre qu'on le voit apparaître dans la neurasthénie, la psychasthénie. Dans cette dernière névrose sa venue est encore favorisée par le sentiment d'incomplétude, par la perte de la notion du concret, qui, à l'extrême, devient ce dédoublement de la personnalité que nous retrouvons au moins à l'état d'ébauche chez nos anxieux et qui prend tout son développement chez les aliénés mélancoliques.

La majorité des émotifs, les neurasthéniques, les psychasthéniques, mais surtout les anxieux sont des hésitants et des douteurs. Chez certains d'entre eux le doute qui est d'habitude léger peut se systématiser jusqu'à former ce que Legrand du Saulle, Falret et Esquirol avaient nommé à tort la « folie du doute et le délire du toucher » où il n'y a en réalité ni folie ni délire mais seulement une interrogation incessante, une rumination mentale anxieuse, dont l'absurdité est consciente au malade obsédé. On voit que c'est à la fois une obsession et une angoisse. Les interrogations obsédantes portent en général : 1° sur les origines de l'homme, du monde, de la divinité, ou bien 2° sur l'accomplissement des devoirs moraux, religieux, familiaux, sociaux ou 3° sur les mécanismes fonctionnels, anatomiques, et sur l'état de santé. Ce sont le doute : 1° métaphysique, 2° éthique ou scrupuleux, 3° hypocondriaque, qui représentent les principaux types, sans cependant les épuiser tous. Le terrain de la névrose d'angoisse est particulièrement propre à la naissance de cette rumination psychique anxieuse et obsédante.

Le **scrupule** peut se présenter comme élément isolé ou faire partie des formes dubitatives précédentes. Il est d'une grande fréquence dans les antécédents des malades atteints de névrose d'angoisse, surtout à l'âge de la puberté qui est celui des premières pratiques religieuses. Aussi se montre-t-il fréquent sous la forme du scrupule religieux. Les patients s'imaginent avoir mal accompli leurs devoirs, incomplètement satisfait à la confession, etc. Cet état d'esprit s'accompagne d'anxiété et se mélange souvent de phobie et d'impulsion idéative ou verbale, telle que celle de proférer ou de penser des injures envers la divinité ou des grossièretés contrastantes, etc. Mais il peut rester plus simplement un scrupule professionnel, ou éthique.

Le scrupule comme le doute peuvent s'attacher seulement à de minuscules circonstances comme celles de vérifier plusieurs fois un acte banal, la fermeture d'un coffre, d'une porte, l'adresse d'une lettre, ou au contraire diriger ou influencer les principales actions de la vie, en entacher toutes les décisions : choix de carrière, entrée dans les ordres, mariage, divorce, retraite, testament, etc.

**L'obsession**. — Le doute et le scrupule s'associent habituellement chez les anxieux avec *l'obsession* qui est l'invasion de la conscience par des sentiments ou des pensées parasites, tendant à s'imposer à elle contre son gré, accompagnés d'une anxiété marquée et d'une tendance au dédoublement de la personnalité. L'obsession pure ou idéative est une idée fixe anxieuse qui prend le nom de *phobie* lorsqu'elle est constituée surtout par une crainte injustifiée et irréductible. Bien que certains auteurs et Freud entre autres se soient attachés à différencier la phobie de l'obsession, elles ne vont guère l'une sans l'autre et en tout cas s'associent très rapidement.

**La phobie** et l'obsession jouent un rôle certainement très important dans la névrose d'angoisse au point que pour Freud il y a identité entre ces trois états. En France la majorité des auteurs, et surtout des psychiâtres ne connaissent que l'Obsession et la Phobie essentielles, épisodes fréquents dans la dégénérescence mentale (?) Bien qu'il y ait habituellement coïncidence de la phobie et de l'obsession avec la névrose d'angoisse, bien que cette dernière soit habituellement le terrain sur lequel elles se développent et que la recherche des stigmates de la névrose d'angoisse soit le plus souvent positive chez les phobiques et les obsédés je ne peux concevoir l'obsession et la phobie que comme des syndromes psychiques secondaires à divers troubles fonctionnels ou lésionnaires. On les retrouve chez les neurasthéniques, les hystériques, les psychonévrosés, les épileptiques, les basedowiens, dans la paralysie générale, les psychoses, diverses encéphalites, artérites cérébrales, etc. Mais il ne faut pas oublier que leur mécanisme psychologique morbide n'est pas univoque, qu'un même symptôme psychique peut se produire par différents processus idéogénétiques, et que ceux-ci sont souvent réversibles. C'est ainsi que la névrose d'angoisse débutant sans cause émotive apparente, et se manifestant d'abord par des crises somatiques se complique d'une crainte bien naturelle de voir l'accident somatique inexplicable se reproduire. C'est la phobie hypocondriaque secondaire. Aussitôt que l'accident somatique : fausse angine de poitrine, palpitations, gastralgie, dyspnée, etc., s'est reproduit quelquefois, la phobie se fixe, et c'est de toute logique. Elle devient alors l'obsession. Ici l'angoisse, et la crise anxieuse ont précédé la phobie et l'obsession. Cette génèse était extrêmement fréquente dans les cas de névrose d'angoisse que j'ai pu observer. Mais je reconnais volontiers qu'elle n'est pas la seule. Parfois, mais toujours après une phase d'émotivité anxieuse, d'anxiété diffuse, d'imminence anxieuse, un incident, une émotion, une maladie détermine la naissance d'une phobie et d'une obsession. Ces dernières ont alors l'apparence d'avoir constitué le début qui est bientôt suivi d'autres crises anxieuses. Eh bien, même dans ces cas, l'interrogatoire, la recherche dans le passé, dans l'enfance, et l'examen somatique complet montrent la plupart du temps l'existence d'autres formes larvées ou rudimentaires de paroxysmes, d'un état viscéral ou nutritif dont je donnerai plus loin le détail et des stigmates physiques et psychiques des émotifs anxieux, c'est-à-dire de ceux qui sont en somme atteints des signes chroniques de la névrose d'angoisse, dans sa forme interparoxystique.

*Principaux types de Phobies.* — On sait que les craintes morbides que sont les phobies peuvent porter : 1° sur tous les objets, exemple : phobies anxieuses des couteaux, épingles, allumettes, poussière, excréments, poisons, soie, velours, huile, fruits, sang, urine, sperme, etc., dont la vue, le toucher ou seulement la pensée déterminent des crises anxieuses paroxystiques en tout semblables à celles d'apparence spontanée que j'ai décrites dans le premier chapitre.

2° La seconde variété des phobies est celle des lieux : peurs des espaces, des places, rues (agoraphobies), des espaces étroits, des chemins de fer, théâtres, des sommets, des précipices, des églises, des voitures, des chemins de fer, des éléments : air, vent, eau, rivière, mer, feu, éclair, tempête, orages, pente, vide, obscurité, nuit, tous lieux ou éléments dont la vue, la pensée, déterminent une de ces mêmes crises.

3° Enfin la troisième variété des phobies anxieuses est celle qui prend naissance à la pensée ou à la vue des parties du corps (cheveux, poils, organes génitaux) ou des fonctions physiologiques, phobies et obsessions de la rougeur, de la sueur, de la défécation, de la miction, de la station debout, de la parole, de l'écriture, de la signature et enfin de toutes les maladies, vénériennes, tuberculose, folie, des maladies du cœur, du cancer, de la mort ou tanathophobie. Il faut faire une place à part aux phobies des êtres vivants qui sont presque naturelles du moins pour certains animaux, araignées, serpents, rats ou qui le sont moins : insectes, chats, chiens, homme, femme, foules.

Les plus fréquentes des phobies sont celles de la mort ou tanathophobie, de la folie ou maniphobie, de la tuberculose ou phtisiophobie, celle des poussières, de la saleté ou rupophobie qui sont à l'origine de l'ancien délire du toucher (avec obsession et impulsion secondaire de la propreté et du nettoyage), du sang ou hématophobie, des grands espaces ou agoraphobie, des espaces fermés ou claustrophobie, du feu ou pyrophobie, des éclairs ou astrapéphobie, des animaux ou zoophobies, des hommes, anthropophobies, de la femme gynéphobie, et des foules ou ochlophobie.

On sait que ces phobies anxieuses sont de toute banalité, et que des personnalités des plus remarquables : Erasme, Bacon, Bayle, J.-J. Rousseau, Pascal, Louis XI, Henri III, Schomberg, Wellington, Napoléon I^er^, Meyerbeer et autres célébrités ont eu à en souffrir.

Les phobies peuvent être, d'après les classiques, accidentelles ou systématisées et dans ce cas constitutionnelles. Celles-ci correspondraient assez bien à celles qui prennent naissance sur le terrain d'émotivité anxieuse qui fait le fonds de la névrose d'angoisse.

*L'obsession pure* ou *idéative* ne serait pour certains auteurs, que la forme aggravée, intellectualisée de la phobie, et pour Freud qu'une idée substituée à la phobie anxieuse. C'est une idée fixe douloureuse, anxieuse, et légèrement délirante ou du moins entachée d'interprétations secondaires. Elle est parasite, automatique, discordante, irrésistible et tend parfois à l'impulsion et même à une représentation presque hallucinatoire (*hallucination du sentiment* de Feré). Cette matérialisation de l'obsession en une sensation presque extériorisée et souvent visuelle est rare dans la névrose pure. La folie du doute avec délire du toucher, la maladie du scrupule, dans leurs formes complètes sont un exemple d'obsessions idéatives. C'est qu'en effet le doute anxieux fait partie de toutes les obsessions.

Les obsessions *impulsives* ne sont pas autre chose que l'idée obsédante et phobique d'accomplir un acte quelconque, blâmable, ou même criminel. Telles sont la crainte obsédante de tuer, de voler, d'incendier, de violer, de se suicider, qui dans la maladie dont nous nous occupons ici restent toujours à l'état de craintes, et ne sont pas mises à exécution. Cependant ces obsessions impulsives se transforment parfois en véritables impulsions accompagnées de lutte angoissante pour leur résister, et parfois suivies d'exécution si le malade ne réussit pas à les refouler. C'est ce qui se produit pour les plus banales de ces impulsions à la boisson ou dipsomanie, aux achats ou oniomanie, à la satisfaction génitale : masturbation, sadisme, masochisme, exhibitionnisme ; au vol à l'étalage (kleptomanie). Les envies des femmes enceintes sont des impulsions obsédantes au petit pied. A un degré de plus nous trouverions les obsessions criminelles des dégénérés et des aliénés qui ne font pas partie des symptômes de la simple névrose d'angoisse.

A côté des obsessions impulsives il faut faire la place des *obsessions inhibitrices* (1) ou *abouliques* (2) qui sont caractérisées

(1) Les obsessions inhibitrices : Sautarel. Th. de Bordeaux 1898.
(2) Les obsessions abouliques. Rivière. Th. de Bordeaux, 1891.

par l'impossibilité d'exécuter un acte : miction, érection, etc., sur lequel le sujet a fixé son impuissance et sa crainte. L'impuissance génésique anxieuse est un signe habituel et un stigmate de la névrose d'angoisse.

Les malades atteints d'obsession ont naturellement cherché à s'en défendre par des moyens volontaires appropriés, ou doivent subir des actes de défense automatiques et instinctifs. Les premiers ont pour but ou de prévenir les accès d'obsession anxieuse et sont aussi nombreux que les variétés d'obsession : secours d'un accompagnateur, d'un chien, d'une canne, port d'une croix, d'un scapulaire, etc., ou de dominer les accès : lecture, occupation, conversation, jeux, cris, chants, etc., ou de dissimuler les effets émotifs. Les défenses réflexes sont le tic, la fugue, qui sont des dérivations de l'excitation, et enfin l'exécution de l'obsession impulsive qui produit aussitôt le calme et la détente nerveuse.

Ces notions élémentaires sur les phénomènes parasites essentiels qui se greffent sur les symptômes cardinaux de la névrose d'angoisse, sont classiques. Mais si elles répondent au scrupule, au doute, à la phobie et à l'obsession considérées comme entités morbides il faut toutefois ajouter à leur dessin quelques traits particuliers à la forme qu'elles revêtent dans la névrose d'angoisse. Tout d'abord comme je l'ai fait observer, ces manifestations ne sont pas toute la maladie, et ensuite leur succession se présente dans un ordre qui dans le temps, comme dans les crises est le suivant : Il y a d'abord émotivité simple, généralisée et sans objet prépondérant ; ensuite émotivité anxieuse, avec parfois subdélire émotif, véritable justification, suivant le mot de Krœpelin, des sensations éprouvées par le patient. Puis avec une cause quelconque, très légère, même impossible à déterminer, parfois onirique, apparaît la crise anxieuse paroxystique, suivie de phobie et enfin d'obsession. En voici un exemple typique. Un homme de trente ans bien portant mais dyspeptique, constipé, et engraissant depuis quelques mois est devenu plus impressionnable, plus sensible, plus irritable. Un soir il éprouve une oppression respiratoire légère, qui dure quelques minutes, mais qui se répète avec violence, un matin, en chemin de fer. Elle revêt la forme d'un paroxysme dyspnéique. Affolé, se croyant atteint d'asthme, il redoute son prochain voyage, où en effet une crise le reprend plus violente encore. Il n'ose plus voyager et devient phobique et obsédé. Il redoute l'installation d'un asthme chronique (phobie hypocondriaque) et craint de ne plus pouvoir voyager (phobie de lieu, sidérodromophobie). En même temps se crée l'obsession dyspneique, qui le prend chaque matin au réveil et se dissipe dans ses occupations. De temps à autre apparaissent des réveils angoissants dyspnéiques, bientôt avec sueurs et tremblements. On voit nettement ici la dépendance de l'obsession et de la phobie de l'émotivité morbide, cas habituel dans la névrose d'angoisse. A l'examen le patient présente tous les stigmates de cette névrose, il a eu des terreurs nocturnes, des gastralgies paroxystiques infantiles, du scrupule religieux à la puberté avec palpitations angoissantes mais accompagnant une masturbation répétée (Freud dirait : scrupule par obsession idéative dérivée de la faute morale), etc.

Voici une autre filiation en apparence différente : Un émotif voit son frère mourir de tuberculose dyspnéique ; l'obsession de la maladie s'établit chez lui après qu'il a eu pendant quelques semaines la crainte de l'avoir contractée. Un rhume qui survient, accompagné de gêne respiratoire, cristallise et spécifie la phobie et l'obsession. Il tousse désormais et est oppressé par crises anxieuses. L'examen le montre intact au point de vue pulmonaire, mais atteint de dyspepsie, d'hémorroïdes et de goutte. Ici les paroxysmes suivent la phobie et l'obsession, mais le terrain est, à l'examen, le même que dans le premier cas, le passé identique, le présent chargé de troubles organiques et nutritifs. C'est bien celui de la névrose d'angoisse avec ses stigmates, et sur lequel la réversibilité de l'ébranlement pathogénétique est toujours possible.

2° **Particularités cliniques dans la névrose d'angoisse.** — Il est aisé de comprendre comment la répétition des accidents paroxystiques et les légères modifications intellectuelles qui font l'objet du chapitre précédent, déterminent chez le patient le sentiment de la diminution de sa personnalité physique et intellectuelle. La crainte légitime du retour de semblables troubles le hante rapidement et ainsi s'établit l'obsession de maladie, c'est-à-dire en somme un état hypocondriaque secondaire qui peut lui-même à son tour entraîner des formes neurasthénoïdes ou psychasténiques plus ou moins complètes, suivant les individus. Ce fait nous explique la prétendue origine neurasthénique de l'anxiété et de l'émotivité. Comme l'avait signalé Freud, bien des médecins classent à tort les patients atteints de simple névrose d'angoisse parmi les neurasthéniques, à la faveur de l'apparition de ces symptômes neurasthénoïdes secondaires, et nous verrons au diagnostic que cette erreur de principe mène à des fautes thérapeutiques et peut prolonger la durée de la maladie.

*La phobie* ou crainte systématisée est dans la névrose d'angoisse un degré de plus que la crainte indéterminée et généralisée qui n'entraîne après elle qu'une diminution générale de la confiance en soi, si elle est légère et à un degré plus avancé, la pusillanimité, un sentiment d'indignité et bientôt l'obsession.

*Le scrupule* des anxieux est un mélange de trois éléments atténués : le doute de soi, la phobie et l'obsession, avec une ébauche de systématisation et de sub-délire interprétatif quand il prend un caractère déterminé, comme le scrupule religieux, et qu'il s'accompagne d'indignité, ce qui est fréquent.

Une idée de faiblesse, de petitesse, s'ajoute souvent à ces états mentaux et il est naturel que le patient, dans un but de défense et de sécurité, s'entoure de pratiques de garantie. C'est ainsi que beaucoup d'anxieux, douteurs, scrupuleux et phobiques ont édifié des systèmes de défense, de pratiques et des gestes quelconques mais de signification tutélaire : signes de croix, acte de toucher du bois, consultations du sort par différents moyens. Quelques-uns tirent un pronostic encourageant du jet d'une pièce de monnaie et de la façon dont elle se retourne, d'autres se croient garantis si le nombre des objets, arbres, maisons, chapeaux, reverbères, etc., qu'ils ont choisis comme fétiches est pair ou impair au cours d'un trajet vers une visite importante. Malgré leur étrangeté, ces moyens de garantie sont voisins de ceux des hommes primitifs porteurs de gris-gris.

De même certains *scrupules religieux* se développent souvent chez les émotifs anxieux à la faveur d'un sentiment d'humilité, d'amoindrissement, d'inconfiance, d'insécurité qui les pousse à chercher un appui auprès d'une puissance tutélaire. Il n'est pas douteux du reste, que le besoin d'un refuge contre l'âpreté de la vie et du destin explique la soif de religion et la foi si développées chez les faibles, les émotifs, les impressionnables, les anxieux. Sous les influences pathologiques déprimantes des individus normalement indifférents aux idées de religion, retournent aux pratiques de leur enfance pendant la période de leur diminution mentale. Et c'est pourquoi la reliogisité se présente non pas tant comme l'expression d'une croyance éclairée et refléchie que comme celle d'un besoin de sécurité et la preuve de la débilité morale et souvent psychique. Il est non moins certain aussi, qu'un grand nombre de vocations religieuses ne sont que le résultat d'anomalies mentales ou psychiques qui sont masquées le plus souvent aux yeux des observateurs profanes par l'élévation et la noblesse apparentes de la renonciation temporelle.

L'association de la phobie, de l'angoisse et de l'idée fixe détermine *l'obsession*. L'obsession prédominant avec l'anxiété entraîne un état psychique à type mélancolique ou hypocondriaque. Si l'angoisse somatique prédomine sur l'anxiété le résultat en est une phobie hypocondriaque, ou crainte du retour d'un syndrome déterminé. Ainsi s'expliquent le retour et la persistance de ces pseudo-organopathies émotives, fausses angines de poitrine, faux asthme, intermittences ou palpitations, fausses affections gastriques ou intestinales, dyspepsies douloureuses, crampes, gastralgies, diarrhées, poussées cholémiques, etc... Ce sont de véritables obsessions fonctionnelles. L'individu qui a subi une première atteinte de ce genre craint le retour de la seconde, l'attend dans un état d'imminence anxieuse qui, lorsqu'il est suffisamment intensifié par les circonstances adjuvantes extérieures, provoque la décharge psycho-motrice dans le domaine où elle s'est déjà produite. Cette répétition s'explique d'abord par l'obsession, la suggestion, puis par la mémoire cellulaire et la tendance de l'influx déterminé par la tension psychique à s'écouler dans les mêmes voies motrices qu'il a déjà parcourues. Il existe en effet, dans les cellules nerveuses, comme dans toutes les autres, une sorte de mémoire cellulaire qui s'exalte avec la répétition de l'acte.

Il est donc exceptionnel que chez les hyper-émotifs anxieux, tous ces petits syndromes de cristallisation ou ces ébauches de systématisation que sont le doute, le scrupule, l'obsession et la phobie, ne se mélangent pas aussitôt que l'un d'eux s'est constitué. Il est fréquent de les rencontrer associés ou de les voir se succéder dès que l'un d'entre eux est apparu mais sans qu'il y ait un type de filiation toujours absolument déterminé.

L'*impulsion*, le *tic* et la *fugue* constituent des défenses plus exceptionnelles, qui ne se produisent que dès le moment où l'anxiété et l'agitation sont à leur comble. De ces trois modes, aucun n'est absolument volontaire, malgré quelques apparences, c'est-à-dire que dans une certaine mesure, elles échappent au contrôle et à la volonté de l'individu. Ce sont des réflexes psychomoteurs instinctifs en quelque sorte. Soumis au malaise physique de l'angoisse ou étreint par l'étau d'une anxiété irréductible, le patient cherche à s'évader de son malaise physique et de sa détresse morale, en transformant l'excitation idéogénétique en acte. L'impulsion peut être de différentes espèces et avoir le caractère de réflectivité soustraite à l'action de la volonté, soit dans le domaine mental, soit dans le domaine physique (besoin de crier durant les paroxysmes). Même dans les formes les plus légères de l'émotivité, on peut constater un certain degré d'impulsivité. La majorité des impressionnables tendent à répliquer aux excitations extérieures sensitives et sensorielles ou aux excitations internes d'ordre cénesthésique ou d'ordre mémonique, soit par des systématisations mentales qui par leur absence de mesure et de jugement révèlent leur caractère réflexe, soit par des actes irréfléchis, immédiats, qui manquent souvent d'opportunité.

La *fugue*, impulsion motrice à demi-consciente quoique parfois d'apparence volontaire, n'est qu'une forme accentuée de l'agitation que l'on trouve dans les crises paroxystiques et que j'y ai déjà signalée. Mais c'est une agitation canalisée et en quelque sorte disciplinée, puisqu'elle tend vers un acte précis et déterminé. Au cours de ces fugues anxieuses certains malades, souvent des buveurs, des éthéromanes, des opiomanes fuient leur domicile et arpentent les rues pendant des heures, jusqu'à cessation ou diminution de leur anxiété. Les uns marchent d'une façon rapide, saccadée, impulsive, et sont infatigables, d'autres, dans une vraie panique prennent le pas de course. On rencontre cette manifestation dans certaines formes paroxystiques à type mental où l'anxiété se transforme en un désarroi étonnant. Mais ces crises se distinguent de celles des hystériques et des épileptiques et de celles des psychoses vraies par le fait qu'elles sont demi-conscientes, et que l'individu les utilise comme moyen volontaire de soulagement, du moins, lorsqu'il a déjà eu quelques crises. Il est vraisemblable, en effet, qu'au début, le désarroi, la panique ne soient pas autre chose que la suite naturelle de l'anxiété poussée jusqu'à la terreur. Le malade est dans la situation d'un homme qui prendrait la fuite au cours d'un cataclysme : incendie, tremblement de terre, attaque nocturne, etc. Dans la névrose d'angoisse ces désordres prennent souvent naissance sans causes apparentes, mais en réalité, sous des déclanchements de causes internes, ou sous l'influence d'une auto-suggestion onirique.

Le *tic*, qui revêt le plus souvent dans ces conditions la forme mentale, bien étudiée par Brissaud à propos du torticolis mental, est très fréquent chez les émotifs anxieux. Les tiqueurs de cette espèce sont toujours des nerveux impressionnables, souvent des impulsifs à responsabilité atténuée chez qui les états de conscience ou de subconscience et l'idéogenèse tendent à s'extérioriser en actes automatiques qui satisfont, pourrait-on dire, par un écoulement moteur, l'excès de tension émotive, déterminée par toute excitation externe ou interne.

C'est dans cette forme de torticolis mental, qu'on peut surprendre le plus facilement le caractère d'impulsivité et de réflectivité morbides du tic émotif. Sous l'influence de la préoccupation, d'une idée obsédante, d'une crainte vague ou systématisée ou parfois au réveil et sans cause apparente, les hyperémotifs et les anxieux reproduisent un geste toujours le même, et qui est souvent un mouvement de rotation ou de flexion de la tête entière ou plus simplement, d'une partie telle que la bouche, les yeux, les narines. Ces tics peuvent, mais rarement s'étendre aux membres, où ils prennent la forme d'un haussement d'épaule, d'une secousse parfois choréïforme. J'ai eu l'occasion dans ces dernières années, de rencontrer plusieurs fois une chorée assez singulière, qui n'était qu'un tic mental hyperémotif. Certains accidents viscéraux de caractère spasmodique, comme la toux, des reniflements et des sifflements presque involontaires, l'aérophagie avec éructation spasmodique, revenant par petits accès presque convulsifs, saccadés, chez des individus atteints de par ailleurs d'états émotionnels anormaux, constituent de véritables obsessions viscérales et en somme des tics. Le tic n'est, en effet, que la traduction motrice de l'obsession, à laquelle il donne une forme apparente et qu'il extériorise.

Tous ces phénomènes si singuliers et si inquiétants d'apparence ne sont cependant que la transformation, l'aggravation en quelque sorte, de réactions réflexes presque physiologiques. Il est, en effet, parfaitement normal, que l'émotion ne reste pas absolument limitée à la conscience individuelle, et il est même nécessaire que l'homme manifeste aux autres hommes ses sentiments par des réactions motrices, des gestes, des paroles, des actes qui ne sont que l'expression de son émotion intérieure et dont l'ensemble constitue la Mimique. Mais la normalité consiste à ce que ces réactions soient mesurées, pesées, contrôlées, dosées par la censure du jugement, de la pondération normale et contenues par l'inhibition.

L'éducation, la volonté, l'habitude, suppriment l'excès de ces manifestations si spontanées, si visibles et si naïvement traduites dans l'expression du visage et les gestes des enfants, des êtres primitifs, et même des animaux. Chez les êtres simples et naturels, en effet, il n'y a point de fausse honte. La fuite et la peur sont les sentiments naturels chez les enfants, les peuples primitifs et les animaux les plus vigoureux. C'est la civilisation, l'amour-propre, l'exemple, l'éducation, qui ont créé le courage, antinaturel lorsqu'il va à l'encontre de la conservation de l'individu et de l'espèce. Les paniques qui peuvent saisir les soldats les plus héroïques lorsque les conditions extérieures de fatigue, de famine, de maladie, de découragement, de choc nerveux, se trouvent réunies à la fois, nous montrent le retour à l'instinct de conservation, l'angoisse, le désarroi, et la fugue et nous font saisir aussi la minceur du vernis d'un héroïsme obtenu par l'artifice de l'éducation, de la discipline, de l'abnégation et du sacrifice à la patrie. Il faut, dans ces cas, faire jouer un rôle déterminant d'une haute importance à l'exemple, l'imitation, la contagion, la suggestion réciproques, si apparents dans les paniques militaires, qui représentent en réalité, une crise paroxystique de névrose anxieuse collective suivie de fugue.

## 2° ETAT FONCTIONNEL ET VISCÉRAL INTERPAROXYSTIQUE

Entre les paroxysmes, les patients atteints de névrose d'angoisse présentent à l'observateur un grand nombre de signes fonctionnels et des troubles circulatoires, respiratoires, digestifs, nutritifs variés. Les manifestations peuvent en être atténuées, méconnaissables en quelque sorte ou au contraire si marquées qu'elles prennent tous les caractères des véritables organopathies. La description complète de cet état organique ferait donc double emploi d'une part avec l'étude qui va suivre sur les formes rudimentaires de la maladie, et d'autre part avec l'exposé synthétique qui sera fait plus loin des signes et stigmates psychiques, physiques et fonctionnels chez les émotifs anxieux, sorte récapitulation rapide mais complète de toute la symptomatologie.

## CHAPITRE III

### *LES FORMES RUDIMENTAIRES DE LA NÉVROSE D'ANGOISSE*

---

Lorsque la névrose d'angoisse se présente dans toute son ampleur, avec ses paroxysmes caractéristiques, et l'ensemble des stigmates psychiques, physiques et fonctionnels qui lui seront décrits, elle est d'une reconnaissance aisée. Mais il n'en est plus de même dans certaines circonstances de la clinique journalière, où le trouble émotif-anxieux ne montre, pourrait-on dire, que le bout de l'oreille, et semble n'avoir qu'une expression monosymptomatique. Freud avait déjà observé la grande variété des formes symptomatiques de la névrose d'angoisse et la richesse de leur mode d'association, cause réelle des erreurs de diagnostic si fréquentes dans la clinique journalière. A plus forte raison, la confusion se produit-elle lorsque ces formes s'estompent, s'atténuent et ne laissent plus prédominer qu'un symptôme peu caractéristique dans son isolement, surtout si les stigmates physiques et fonctionnels sont restreints et si le fonds mental est réduit à une ébauche difficile à reconnaître comme toute symptomatologie subjective atténuée. Hecker avait aussi fait les mêmes remarques et tandis que Freud décrivait les *attaques rudimentaires* de l'angoisse et les *équivalents de l'attaque d'angoisse*, il désignait les mêmes faits sous le nom d'*états larvés d'angoisse*. Il est important de donner aux praticiens une idée de cette expression clinique, car elle est d'une fréquence incommensurable dans la vie quotidienne et l'on peut dire que les états d'anxiété mineurs et d'angoisse larvée ou rudimentaire, de même que les équivalents anxieux, constituent la première étape morbide entre l'émotion physiologique et les grands symptômes anxieux dont quelques-uns touchent aux psychoses ou leur servent de prodrome.

L'expression clinique de ces états larvés ou rudimentaires peut prendre le même aspect que les attaques paroxystiques longuement décrites dans notre premier chapitre et dont elles sont une réduction ; ou bien se manifester par des ébauches de troubles fonctionnels, nutritifs ou physiques. C'est dire qu'il s'agit alors de minuscules angines de poitrine, de vague oppression asthmatoïde durant quelques minutes, se présentant après les repas, et considérées en général, comme des signes de dyspepsie, alors qu'en réalité, il n'y a en cause qu'une émotivité morbide, avec pseudo-organopathie gastrique. Mais certaines formes, lorsqu'elles sont isolées, perdent tout caractère spécifique, car l'anxiété qui accompagne toutes les formes complètes, qui permet de les reconnaître et leur est comme une sorte d'accompagnement pathognomonique, se réduit à un peu de tristesse, d'ennui ou de dégoût.

J'insisterai donc ici sur ceux de ces équivalents qui sont sans caractère distinctif pour quiconque n'a pas bien présente à l'esprit toute l'échelle des formes cliniques atténuées ou éclatantes sous lesquelles la névrose d'angoisse peut se manifester dans la pratique. Les plus méconnaissables de ces formes se présentent ainsi sous les aspects des troubles suivants :

## 1° TROUBLES SÉCRÉTOIRES

1° **Sueurs profuses**. — Sans raison apparente, pendant des périodes qui peuvent durer quelques semaines ou quelques mois, le matin de préférence et la nuit, les patients se plaignent d'une sudation abondante plus marquée au creux de l'estomac, aux lombes, au cou. A certains moments même il y a un véritable ruissellement de sueur. A la vérité, il est exceptionnel que le malade n'accuse pas à l'interrogatoire une anxiété plus ou moins diffuse, une crainte ou phobie plus ou moins accusée. Mais d'autre part, il est incontestable que chez d'autres cette inquiétude n'est signalée que par l'interrogatoire du médecin, ou qu'elle semble justifiée par les événements de la vie actuelle du patient. En renversant la proposition, le médecin devra soupçonner la constitution émotive ou la traversée de périodes anxieuses, chez les patients qui présentent pendant l'examen ou à l'auscultation du thorax, des gouttelettes de sueur, coulant le long de la face interne du bras jusqu'au coude, ou à la face latérale du thorax sous l'aisselle. Le même soupçon d'émotivité morbide, de constitution morbide, de prédisposition à l'anxiété doit venir à l'esprit du médecin qui constate la sudation à la face palmaire des mains. Je puis citer à titre de curiosité, l'observation d'une dame qui avait consulté de nombreux et distingués confrères au sujet d'une diarrhée incoercible accompagnée d'un état nerveux et neurasthénoïde vague. Au cours de la consultation j'ai remarqué que les gants gris perle de cette femme soignée et élégante, étaient tachés de larges plaques noires de sueur ; à l'auscultation du thorax, la sueur coulait suffisamment pour mouiller la chemise et la serviette d'auscultation. Au même moment, la diarrhée se manifestait et ma cliente fut obligée de chercher le refuge que je lui désignai. A son retour, je pus parfaire mon diagnostic par la constatation d'un tremblement menu et vibratoire et la recherche de tous les stigmates de la névrose d'angoisse que j'ai énumérés plus haut. L'anxiété était représentée ici par un ennui chronique, un désintérêt absolu de toutes choses, et des crises extraordinaires de pendiculations et de baillements. Bien des confrères et la malade elle-même, pensaient que ces derniers symptômes étaient des manifestations d'une dyspepsie gastrique consécutive elle-même à l'entéro-colite dont on la croyait atteinte. En déplaçant le diagnostic, en repoussant celui de diarrhée chronique par auto-intoxication arthritique avec réaction dyspeptique et neurasthénique secondaire qui avait été généralement formulé, je préférai celui-ci : Poussée sub-aiguë d'émotivité morbide se rapprochant des formes sécrétoires de la névrose d'angoisse, sub-anxiété à type d'ennui, ébauche d'angoisse respiratoire sous forme de baillements qui est une altération du rythme respiratoire mélangé de spasmes, et une sorte d'équivalent ; diarrhée émotive, sudation émotive, équivalent à toute autre forme de paroxysme. La malade racontait qu'elle avait eu à Plombières où elle avait été envoyée, quelques crises de fausse angine de poitrine, si ordinaires, comme réaction de l'entéro-colite muco-membraneuse. Je préférai donc sur ce point la conception diagnostique et pathogénique suivante : entrée dans l'émotivité morbide par des crises paroxystiques anxieuses, à type circulatoire, accompagnées de formes sécrétoires intestinales et sudorales ; puis, sous l'influence de l'amélioration déterminée par la suggestion de différents traitements, réduction de l'expression clinique du syndrome et limitation à des réactions sécrétoires

On voit par cet exemple, comment j'interprète beaucoup de faits cliniques, qui sont généralement classés en médecine traditionnelle, d'une façon toute différente. L'intérêt de ce classement apparaît dans ce fait qu'en appliquant à la patiente de cette observation, le traitement que j'indiquerai dans ce volume, l'amélioration et la guérison définitive ont été obtenues en six semaines. Cet argument n'est pas négligeable pour démontrer la valeur de ma conception pathogénique, puisqu'ici la maladie d'abord sub-aiguë pendant onze mois, tendait à prendre une allure chronique, et avait déterminé comme symptômes secondaires des phobies, des obsessions, de la claustrophobie, qui avaient réduit considérablement l'activité sociale de la malheureuse patiente.

J'ai déjà signalé l'intérêt que prend la connaissance de ces faits, quand, à la sueur profuse, surtout nocturne, s'associent des troubles respiratoires, de la toux, de la diarrhée, de la dyspepsie. Si l'état général fléchit à ce moment, si le poids diminue, comme le faciès est mauvais, pâle souvent ou jaune, le diagnostic de tuberculose pulmonaire se présente tout naturellement à l'esprit du médecin. Comment pourrait-il en être autrement ?

On verra de plus, pour ajouter à la confusion, qu'il existe des signes d'auscultation chez les émotifs, qui simulent à s'y méprendre ceux qui ont été donnés par Grancher comme petits signes du début dans la tuberculose pulmonaire. Ce diagnostic complexe sera examiné avec soin dans une autre partie de ce volume (voyez diagnostic p. 422).

Les crises sudorales peuvent se réduire à une perspiration continue moins abondante. Les patients ont alors les mains moites et certains d'entre eux font un geste automatique qui consiste à essuyer la paume des mains avec un mouchoir. Ce geste ne doit pas échapper au médecin qui vérifiera s'il n'est pas un symptôme faisant partie d'un groupe syndromatique anxieux.

Cette abondance et cette répétition de la sudation déterminent une odeur particulière des téguments chez ces patients. Elle peut être faible et d'autres fois très marquée. C'est généralement une *odeur de souris* assez caractéristique. Elle existe chez bien des névropathes, on la retrouve chez les basedowiens, parfois chez les diabétiques, les migraineux, les dyspeptiques, les entéro-coliteux et comme elle conserve une certaine fixité, on peut penser que ces anomalies sudorales ne sont pas seulement quantitatives, mais vraisemblablement aussi qualitatives. Cette odeur, caractéristique de l'émotivité anxieuse, se retrouve chez certaines races, chez certains peuples, plus particulièrement émotifs. On peut la déceler chez les femmes, plus nerveuses en général, de certaines régions du Midi de la France : Pyrénées plus souvent que Provence ; chez les Espagnoles, Portugaises, Sud-Américaines et plus fréquemment encore dans les races sémitiques où l'émotivité morbide est d'une banalité incontestable. Dans ces races les altérations sécrétoires ne se limitent pas aux glandes sudoripares mais s'étendent aux glandes sébacées pour donner naissance à des anomalies qualitatives de leur sécrétion qui se traduisent par une séborrhée fluente au visage, et ses suites habituelles, l'acné séborrhéique, les ectasies capillaires congestives, la couperose chronique, qui ne sont que l'expression de troubles nerveux vaso-moteurs et ne sont pas liés à la dyspepsie concomitante, elle-même stigmate d'émotivité. Ces diverses réactions sont plus manifestes chez les personnes grasses ou obèses et les modifications qualitatives ou quantitatives des sécrétions sébacées déterminent la formation d'acides gras : butyrique, caprilique, hircinique qui par leur prédominance masquent l'odeur sudorale de souris, sous les odeurs de chèvre, de bouc (odeurs capriques ou hirciniques) qui ont été signalées de tout temps par les observateurs, dans les races sémiques, orientales ou méridionales. Les altérations sécrétoires qui leur donnent naissance, sont donc souvent l'expression de troubles de l'émotivité et d'une constitution émotive avec prédisposition aux syndromes anxieux, si incontestables chez les personnes d'origine sémitique.

Toutes ces manifestations odorantes des sécrétions externes cutanées, ont été relevées de tout temps dans les maladies mentales qui comportent des syndromes anxieux et entre autres dans la mélancolie. Les plus anciens observateurs avaient d'autre part déjà noté les anomalies sudorales et les sueurs odorantes dites « infectes » dans les grands paroxysmes hystériques ou la « possession diabolique ».

2° **Sialorrhée.** — Chez certains névropathes, les altérations de la sécrétion salivaire, sa réduction ou son excès peuvent apparaître comme symptômes isolés de la névrose. Il en est ainsi de la sialorrhée dont la pathogénie a été rattachée le plus souvent aux dyspepsies gastriques, intestinales, et parfois pancréatiques. Les quelques cas (une quinzaine) que j'ai pu observer, me font croire qu'il est plus judicieux de les faire rentrer dans le cadre de la pathologie émotionnelle. La coexistence avec des manifestations digestives autres, si caractérisées qu'elles paraissent, permettrait déjà d'avoir quelques doutes, car ainsi que nous le verrons plus loin, une grande part des dyspepsies nerveuses doit rentrer dans le cadre de l'hyperémotivité. Mais c'est, bien entendu, uniquement par la constatation des stigmates d'émotivité et d'angoisse, qu'on a le droit de rattacher la majorité des sialorrhées à des syndromes émotifs, dans lesquels les réactions digestives sont elles-mêmes des effets de l'émotivité et non pas les causes originelles de la sialorrhée. Celle-ci peut revêtir plusieurs formes que je n'étudierai point en détail n'ayant pas ici l'intention de faire l'histoire pathologique des glandes salivaires. Il s'agit le plus souvent de l'afflux continu ou paroxystique d'une salive limpide qui arrive dans la bouche par jets.

Cet excès de salive entraîne la déglutition répétée, [illegible] peut devenir une cause accessoire d'aérophagie, surtout si elle est associée aux paresthésies et spasmes pharyngiens ou œsophagiens. Il me paraît moins certain [illegible]e la sialorrhée puisse être une cause de troubles digestifs, comme on l'a soutenu. On a prétendu qu'elle pouvait déterminer les troubles chimiques de la sécrétion gastrique et intestinale. La dilution du suc gastrique, par la salive alcaline est le principal mécanisme invoqué. Cliniquement, le patient, une femme souvent, est pris de sécrétion salivaire abondante soit la nuit, soit le matin d'abord par crises d'une durée atteignant de quelques minutes à une heure et plus. La quantité de salive sécrétée est d'abondance très variable ; elle peut être de trois, quatre cents grammes et bien davantage. L'examen du patient montre en général tous les symptômes énumérés aux stigmates : une émotivité exaltée depuis un temps variable et souvent d'autres troubles digestifs concomittants.

3° **Aptyalisme.** — Le symptôme inverse l'*aptyalisme* existe plus souvent peut-être que la sialorrhée, et son origine nerveuse est des plus apparentes. En effet, l'inhibition des sécrétions salivaires se rencontre généralement dans des formes plus accentuées de l'anxiété. La bouche est sèche, il n'y a aucune sécrétion ni salivaire ni glandulaire. Le malade se plaint d'avoir la bouche en bois, en amadou et la déglutition, la mastication, même la parole sont gênées. Il est banal que cette inhibition sécrétoire existe sur toute la longueur du tube digestif et soit accompagnée de dyspepsie, gastrique, intestinale, hépatique, hyposécrétoire et hyposthénique. Cet arrêt fonctionnel ne va pas sans de graves troubles organiques, une diminution notable de l'assimilation, un affaiblissement général, une constipation opiniâtre, et c'est dans ces cas que la suppression salivaire est poussée au point de devenir la xérostomie décrite par Hutchinson et Hadden en 1889. J'avais proposé le terme de xylostomie (bouche en bois). D'autre part, je rappelle que d'une façon naturelle, l'émotion dessèche la bouche et la gorge, plus fréquemment qu'elle ne produit l'hypersécrétion salivaire. Il me semble donc que celle-ci est l'indice d'un état émotionnel moins profond et moins grave. Dans l'émotivité de moyenne intensité, l'hypersécrétion salivaire existe presque toujours. D'autre part, la réflectivité salivaire exagérée se retrouve dans les formes d'émotion joyeuse ; c'est alors que l'eau vient à la bouche. Dans certaines psychoses, on peut trouver l'une et l'autre forme, accentuées. C'est ainsi que la xylostomie existe comme symptôme presque constant dans la mélancolie et dans tous les syndromes hypocondriaques, chez certains neurasthéniques, psychasthéniques et psycho-névrosés. La sialorrhée, au contraire, est fréquente dans la manie aiguë, dans tous les états maniaques, dans les états d'excitation simples ou circulaires et simplement dans la joie en général ou dans la joie organique gastronomique. Je n'ai pas besoin de rappeler que les symptômes sialorrhée et aptyalisme sont de toute banalité dans une foule d'états morbides, dans tous les états névropathiques quelconques, dans les maladies lésionnaires du cerveau, du bulbe, des nerfs périphériques. Klippel et Lefas avaient décrit une sialorrhée essentielle due à une excitabilité nerveuse extrême. Il me semble que les faits qu'ils ont signalés rentrent exactement dans le cadre de la névrose d'émotivité et d'angoisse telle que je la comprends et la décris ici. Les autres troubles salivaires par excès ou par défaut, auxquels je fais allusion, ont été signalés d'autre part depuis longtemps dans le goître exophtalmique, dans la migraine, dans l'hystérie, dans les hémiplégies, dans la paralysie labio-glosso-laryngée, dans la sciatique, dans la névralgie faciale, dans la grossesse, dans les tumeurs de l'utérus, et enfin dans les intoxications : pilocarpine, mercure, iodure, alcool ; ou les infections : rage, suette, variole, paludisme, etc.... Cette rapide énumération a pour but d'éviter au médecin de faire entrer à tort un symptôme aussi banal qu'un trouble salivaire, dans le cadre de la névrose d'angoisse. C'est la connaissance des tenants et aboutissants cliniques par l'interrogatoire et l'évolution morbide du sujet, qui permettront d'éviter l'erreur.

## 2° TROUBLES DIGESTIFS

La névrose d'émotivité et d'angoisse existe bien souvent, cachée sous de petits symptomes peu significatifs du domaine digestif. Il faut y rattacher des malaises gastriques qui ne présentent pas de caractères de systématisation suffisants pour qu'on puisse prononcer le mot de dyspepsie. Bien des « crampes d'estomac », suivant un terme banal, qui sont à peine des gastralgies, sans lien apparent avec l'état général ou sans autre cause qu'une variation cosmique ou une faible émotion, sont de cet ordre.

C'est une douleur gastrique évoluant en quelques minutes ou quelques heures et qui disparaît fréquemment par l'absorption d'un aliment. Elle semble bien due à un spasme du pylore, parfois du cardia, d'autres fois, du corps même de l'estomac. Le spasme est révélé par la concomitance fréquente de borborygmes intestinaux. Cette sorte de gastralgie mineure, d'une très grande banalité, peut s'accompagner d'une fausse hyperchlorydrie, d'une ardeur œsophagienne, d'une simple sensation de faim impérieuse. Parfois, elle prend l'aspect d'une faim angoissante ou d'une faim défaillante ou du pica qui n'est, en somme, qu'une paresthésie de l'estomac. Tous ces troubles qui font partie de tout chapitre complet sur les dyspepsies nerveuses ne sont que des syndromes d'émotivité et d'anxiété mineurs et non pas, comme on le croit, des signes de dyspepsie. Quand il y a une dyspepsie concomitante nettement spécifiée, elle est celle qui accompagne la névrose d'angoisse. Je répète ici ce que j'ai déjà dit plus haut et ce que j'aurai occasion de répéter souvent, que la douleur est une forme allotropique de l'anxiété et de l'angoisse. Il en est de même du spasme et de la dyscrinie, c'est-à-dire de la modification sécrétoire en général, sans autre spécification d'excès ou de défaut.

**Les anorexies psychiques** très étudiées en pathologie gastrique depuis une quinzaine d'années et particulièrement par M. Mathieu et ses élèves, et qui dans leurs travaux sont groupées autour des dyspepsies névropathiques vagues des hystériques, des neurasthéniques, des psychonévrosés me semblent devoir être détachées de la symptomatologie digestive du nervosisme vague et groupées d'une façon plus heureuse et plus générale autour de la névrose d'angoisse ou de syndromes anxieux variés moins hiérarchisés encore. Il apparaît comme évident, que bien des inanitiés ne le sont que par la crainte de leur insuffisance digestive. N'est-ce pas là une véritable phobie ? La raison invoquée par les patients pour expliquer leur inanitiation volontaire est le désir de faire cesser leurs malaises digestifs par la réduction du travail fonctionnel de l'estomac, de l'intestin, du foie, etc... C'est une explication dont je ne conteste pas la valeur mais qui me semble incomplète parce qu'elle ne tient compte ni de l'élément phobique, ni de l'interprétation érronée, ni de l'obsession parallèle. Dans bien des observations de ces nerveux qui présentent déjà de l'hyperémotivité depuis de longues années, l'anorexie simple précède quelquefois de longtemps les troubles digestifs. Cette anorexie est l'expression de l'état mental inhibitoire du patient atteint d'inquiétude au moins, et déjà parfois d'anxiété diffuse. Il me semble que cette anorexie est l'expression, pourrait-on dire, de l'ennui stomacal. Le dégoût mental, l'indifférence, le désintéressement de la vie se traduisent ainsi sur le tube digestif. Même d'une façon normale, toute émotion réelle peut déterminer une anorexie passagère qui n'a rien de morbide Bien entendu, je ne conteste pas que d'autres causes existent encore pour expliquer l'anorexie et les troubles douloureux spasmodiques ou sécrétoires de ces émotifs et notamment l'insuffisance alimentaire qui augmente la dépression générale, fait bien connu et bien déterminé par les recherches de l'Ecole de Mathieu. Il me paraissait cependant nécessaire de mettre en garde les médecins contre les erreurs d'interprétation, de diagnostic et de traitement, qui peuvent venir de la conception dyspeptogène de ces troubles, en réalité liés à l'émotivité morbide et qui demandent un traitement où l'estomac ne doit avoir qu'une place secondaire.

**Boulimie émotive et anxieuse**. — Les rudiments d'angoisse se présentant sous la forme de *crises boulimiques* méritent d'arrêter quelques instants notre attention.

Ces crises subites d'appétit, violentes, impérieuses, sont le plus souvent mal interprétées et presque jamais ne sont rattachées à l'émotivité morbide dont elles sont cependant un bon signe révélateur. Une certaine confusion règne du reste dans la désignation terminologique même. La boulimie étudiée déjà d'une façon très complète par Bouveret sous le nom d'hyperorexie, exprime un besoin répété de manger au cours de la journée. Le boulimique a des crises de faim accompagnées souvent d'une ébauche de vertiges, de bruits d'oreilles, de fausses sensations de défaillance. La polyphagie, au contraire, est un accroissement de l'appétit aux repas, suivi d'une ingestion immodérée d'aliments. Il est rare que le malade atteint de syndromes anxieux ou de névrose d'angoisse, ne présente quelques modifications de l'appétit. Le plus souvent, il y a des alternatives d'anorexie, de boulimie et de polyphagie, soit une véritable instabilité de l'appétit. On peut soupçonner l'hyperémotivité chez les personnes qui ne peuvent pas attendre l'heure des repas et qui mangent très rapidement, chez celles aussi qui traversent des périodes d'anorexie sans raison, suivies au bout de quelque temps, de retour marqué d'appétit. Enfin, je dirai un mot plus loin des rapports des troubles de l'appétit avec les maladies de la nutrition par suralimentation et sous-alimentation.

*Les déséquilibrés de l'appétit* versent immanquablement dans les troubles de la nutrition par excès : obésité, diabète, goutte, etc. quand ils mangent trop ou trop souvent ; dans ceux de l'hypotrophie : maigreur, asthénie, cachexie, etc. s'ils sont surtout anorexiques. D'autre part, l'obésité, le diabète, la goutte et tous les troubles nutritifs évoluent toujours parallèlement à des états nerveux dits à tort neurasthéniques, ou à des névroses indéterminées (d'où le nom de neuro-arthritisme), mais qu'il faut rattacher le plus souvent, avec plus de précision, à des syndromes émotifs et anxieux ou à la névrose d'angoisse. Sur l'examen de près de 3.000 fiches d'obésité, j'ai relevé l'existence de la névrose d'angoisse complète ou de syndromes anxieux nettement caractérisés, dans une proportion de 80 o/o des cas. Je puis schématiser ma pensée en disant, que tout patient atteint d'une des grandes maladies de la nutrition : diabète, obésité, goutte, Basedow, maigreur, migraine, asthme, lithiase, rhumatismes ou de l'un des syndromes nutritifs secondaires, de ceux que j'ai dénommés tropho-syndromes, a été, est ou sera atteint d'émotivité morbide. On verra plus loin, à la pathogénie, comment je lie le syndrome nutritif au syndrome anxieux, et comment si le plus souvent le trouble de l'émotivité est le premier en date, parfois à titre plus exceptionnel il peut être secondaire. Mais toujours, sur le tard, le cercle vicieux entre les deux syndromes se constitue par un lien indissoluble et sans qu'il soit alors possible de retrouver dans cette pénétration réciproque quel a été le trouble originel. Il faut faire jouer un certain rôle, sans l'exagérer toutefois, aux troubles digestifs et notamment à ceux de l'appétit, pour expliquer l'origine des grands tropho-syndromes. Le rôle de la suralimentation a été suffisamment défini par Bouchard, Pascault, Maurel, Labbé et moi-même, dans l'origine du diabète, de l'obésité, etc. pour qu'il ne soit pas utile d'y revenir. D'autre part, dans beaucoup de ces syndromes on retrouve la polyphagie, que ce soit celle des diabétiques, des goutteux ou des obèses. Mais on n'a pas signalé suffisamment à mon avis, que cette suralimentation, ou plutôt cette surnutrition, — car il faut faire entrer en ligne de compte, l'action nocive de certaines boissons agissant par leur abondance ou leur teneur en alcool — est commandée par une espèce d'impulsivité morbide, une sorte d'équivalent de la dipsomanie. L'explication classique de la polyphagie diabétique par le besoin de réparation de la perte en sucre, ne me paraît pas heureuse, puisque la polyphagie se retrouve chez les obèses, les oxaluriques, les goutteux, les lithiasiques, souvent aussi intense. Cette impulsivité devient bien apparente pour les médecins qui doivent prescrire quotidiennement des régimes restreints et en suivre les effets. On a mieux observé, en revanche, le caractère mental de l'anorexie, mais on a eu le grand tort, à mon avis, de la lier d'une façon trop intime avec la dyspepsie, et certaine Ecole tend à en faire un symptôme secondaire du trouble stomacal. Ainsi l'émotivité et la névropathie seraient, pour beaucoup, secondaires à dyspepsie. Je tiens déjà à laisser entrevoir au lecteur que si la suralimentation ou la sous-alimentation jouent un très grand rôle dans la naissance des maladies de la nutrition par excès ou par défaut, elles n'y détiennent qu'une petite part. En réalité, les maladies de la nutrition ne sont que des syndromes qui prennent naissance par des mécanismes complexes mais où le système nerveux a le premier rôle. J'expliquerai à la pathogénie le mécanisme détaillé de son action morbide.

**Vomissements et nausées**. — Des *vomissements* ou seulement des *nausées*, sans raison apparente, procédant par périodes plus ou moins durables peuvent se montrer comme forme larvée, seuls ou accompagnés d'autres symptômes digestifs et au moins de quelques petits troubles nerveux. Ils ont cependant quelques caractères particuliers qui permettent de les dépister. Ils sont faciles, se produisant plus souvent à jeun et le matin. Ils sont parfois accompagnés mais non toujours, de rejet de matières hyperacides ; ils se calment et disparaissent dans le repos, la sédation nerveuse, les événements heureux de la vie quotidienne, pour s'exagérer au contraire par la fatigue, les préoccupations. Il est très exceptionnel qu'ils deviennent incoercibles ou qu'ils compromettent la vie. Ils sont donc très distincts des vomissements hystériques ou de ceux des maladies organiques de l'estomac. D'une façon générale, le médecin est frappé par le peu de retentissement qu'ils ont sur l'état général et l'état digestif. Ils peuvent, à titre exceptionnel, être accompagnés de méricysme, car contrairement à l'opinion soutenue par certains auteurs, les méricoles ne sont pas toujours des hystériques ; un grand nombre d'entre eux sont de simples névropathes hyperémotifs, obsédés, phobiques, anxieux ; beaucoup sont en même temps aérophages. La disparition subite des vomissements sous l'influence d'une distraction est caractéristique. J'ai observé une jeune actrice qui conserva un vomissement presque constant pendant une période de six ans et chez qui tous les traitements échouèrent. Elle en fut guérie par une passion heureuse qui se termina par un mariage. Ce vomissement n'avait pas de caractères hystériques, il était accompagné d'autres signes et de stigmates d'émotivité anxieuse.

Chez certains émotifs on peut voir apparaître des nausées ou un *état nauséeux chronique* qui n'est qu'une réduction du syndrome précédent.

Il est possible qu'un certain nombre de dyspepsies, d'un type bien caractérisé, comme les vomissements périodiques de Leyden, accompagnés ou non d'hyperchlorydrie, comme la maladie de Reichmann, aient quelques rapports avec la névrose émotionnelle ou les syndromes hyperémotifs. Il n'y a pas impossibilité que des troubles sécrétoires d'abord fonctionnels, produits par une réflectivité exagérée dans le domaine vago-sympathique, puissent à la longue déterminer des altérations que l'on pense consécutives à l'hyperacidité ou à l'hyperpepsie. On peut même envisager l'hypothèse de troubles trophiques de la muqueuse (ulcérations), d'origine émotive consécutifs à du spasme vasculaire, soit même à des troubles fonctionnels des nerfs purement trophiques du domaine végétatif et qui pourraient être la cause des ulcérations gastriques qui existent si fréquemment avec la maladie de Reichmann et d'une façon plus générale avec toute hyperchlorhydrie durable.

**Formes rudimentaires intestinales.** — Du côté de l'intestin, il existe aussi des manifestations isolées qu'il faut considérer comme des formes rudimentaires anxieuses. C'est ainsi que le trouble psychique du domaine émotif peut se traduire par des poussées de flatulence qui sont plus souvent intestinales que gastriques. On sait aujourd'hui que la majeure partie de ces gaz intestinaux sont le résultat non pas, comme on l'a cru longtemps, de fermentations produites par des altérations chimiques du chyme, ou par une flore microbienne anormale, mais par le passage dans l'intestin des gaz absorbés par une aérophagie qui prend souvent sa source dans des paresthésies pharyngées, des sialorrhées accompagnées de tic de déglutition.

L'excitation de la motricité dans les formes atténuées de la névrose d'angoisse s'exprime aussi par des crises de *borborygmes*. Bien des patientes, présentent ce symptôme dans toutes les circonstances émotionnantes de leur vie, mais chez certaines, la fatigue, le froid, la moindre préoccupation peuvent le causer. Ces bruits intestinaux se produisent parfois aussi dans la colère, dans les larmes, et chez certaines femmes pendant le coït.

Enfin des formes larvées à type douloureux, se manifestent sous les aspects les plus inattendus chez des malades qui de par ailleurs, présentent l'ensemble des petits signes ou des stigmates émotionnels. Ces douleurs semblent être localisées le plus souvent dans le petit intestin ou le colon. Lorsqu'elles siègent au niveau du cœcum, elles donnent naissance à une forme de pseudo-appendicite qui est une cause fréquente d'erreurs et d'opérations inutiles.

Mais c'est surtout sous la forme de l'entéro-colite muco-membraneuse que se manifestent ces troubles spasmodiques douloureux de l'intestin. C'est là une réaction d'émotivité banale (*entéro-névrose* de G. Lyon), trop souvent méconnue, et souvent interprétée à tort comme une véritable entérite.

**Constipation et diarrhée**. — Dans le domaine du tube digestif, il faut savoir dépister des équivalents d'émotivité et d'angoisse sous certaines formes de diarrhée ou de constipation. Ces deux symptômes qui sont de par ailleurs, on le sait, d'une grande banalité, peuvent se présenter isolément ou par alternatives, chez des patients qui entrent ou sortent de l'émotivité morbide. La constipation est un symptôme ordinaire à toutes ces névroses indéterminées qu'on appelle neurasthénie, psychasthénie, psychonévrose, etc. Elle est ordinaire chez les hystériques; elle se montre également dans les névroses traumatiques. Il est donc utile de savoir que son début brusque peut annoncer l'entrée dans la névrose d'angoisse et qu'elle peut faire partie de toute émotivité morbide ou de tout syndrome anxieux. D'autre part, le médecin pourra vérifier que beaucoup de constipés spasmodiques et de faux entéro-coliteux présentent tous les stigmates de la maladie que nous étudions ici.

La *diarrhée* est moins fréquente à titre de symptôme isolé. Cependant chaque médecin peut avoir observé chez des patients qui ne présentaient pas d'autres signes, des poussées diarrhéïques peu explicables qui sont liées à une émotivité anormale puisque souvent sans objet. Cette diarrhée associée aux troubles digestifs que l'on trouve dans la névrose d'angoisse donne lieu à des erreurs d'interprétation. Souvent on l'estime comme une forme d'entéro-colite, ou comme un symptôme de dyspepsie acide. L'interrogatoire en montrant chez le patient tout un passé chargé des signes d'hyperémotivité, avec ou sans crises paroxystiques caractéristiques, et la présence des stigmates permettent de rattacher ces formes larvées de l'anxiété et de l'angoisse à leur véritable cause. La constipation et la diarrhée de cette nature sont exaltées par l'émotion et la fatigue et tous les excitants du système nerveux vago-sympathique. C'est ainsi que l'usage du tabac les exagère. Je puis citer comme exemple le cas d'une cliente de l'aristocratie russe, qui avait visité pour se guérir d'une diarrhée incoercible inexpliquée tous les grands médecins des Deux-Mondes. Je pus dépister l'origine de ce phénomène presque permanent qui empoisonnait son existence. Il s'agissait de troubles sécrétoires intestinaux d'origine hyperémotive chez une névropathe anxieuse obsédée, grande fumeuse de tabac russe. Ici, le toxique nicotique jouait le rôle d'un agent d'exaltation de la sensibilité sécrétoire réflexe de l'intestin. Le traitement de l'état psychique associé à la suppression du tabac, produisit un résultat définitif en deux semaines. Cette diarrhée avait à ce moment une évolution de vingt-deux années.

La diarrhée et la constipation anxieuses se trouvent également bien de l'usage de la belladone qui fait merveille à titre d'antispasmodique et de sédatif vago-sympathique. Il est possible que les constipations et les diarrhées qui bénéficient de l'emploi de la belladone ou de l'atropine, relèvent de l'émotivité morbide. Comme document complémentaire, je signale que les hyperémotifs et les anxieux sont d'une extrême sensibilité aux purgatifs qui leur réussissent généralement assez mal, et produisent chez eux une dépression disproportionnée et un contre-coup sur tout l'appareil digestif, qui peut durer des jours ou même des semaines. Des douleurs, de la constipation spasmodique, des muco-membranes apparaissent, chez certains, l'état d'asthénie ou d'anxiété s'exagère et c'est là un caractère assez particulier pour être signalé ici.

Enfin le *syndrome entéro-colite membraneuse* relève le plus souvent dans la clinique journalière d'une cause psychique émotive ou d'un réflexe. C'est un signe banal d'émotivité et d'anxiété plus qu'une maladie intestinale.

### 3° TROUBLES URINAIRES

**Forme polyurique.** — Il faut considérer encore comme des équivalents de l'attaque anxieuse ou des formes rudimentaires de la névrose d'angoisse, la *polyurie* apparaissant sous forme critique chez les névropathes et les nerveux et qui peut se produire soit comme symptôme isolé, soit comme phénomène terminal d'une crise paroxystique presque méconnaissable par suite de sa réduction symptomatique. J'ai pu observer un patient chez qui le phénomène se déroulait en quelques minutes dans l'ordre suivant. Il s'éveillait parfois au milieu de la nuit dans un état d'agacement et d'inquiétude légère ; il éprouvait ensuite, au bout de quelques secondes, une pesanteur et une vague sensation de crampe épigastrique, suivie de déglutition répétée et de deux ou trois éructations ; puis un besoin intense d'uriner se produisait. Il éliminait des urines abondantes et très claires. Parfois, ces symptômes étaient précédés d'une sensation assez marquée de refroidissement d'un membre et suivis après l'émission d'urine, de froid et de tremblement. De par ailleurs, ce patient présentait d'autres stigmates, une réflectivité exagérée, un réflexe rotulien de grande intensité, des poussées de salivation, des vertiges, quelques phobies et de l'hyperesthésie auditive et visuelle. Il avait eu dans son enfance des crises de frayeur nocturne et à la puberté, une prétendue crise de croissance avec palpitations et obsession religieuse. Il avait présenté à la vingtième année, plusieurs atteintes d'impuissance génésique émotive, qui l'avaient considérablement affecté. Depuis ma première observation, sous l'influence de pertes d'argent considérables au cours de la guerre de 1914, il a présenté de grandes crises paroxystiques anxieuses, avec un état d'obsession continu.

Mais parfois la polyurie se présente absolument isolée par crises répétées au cours de la journée et parfois pendant des mois ou des années comme signe d'émotivité constante. Il n'est pas exceptionnel qu'elle soit associée à un autre symptôme qui est la polydipsie, mais il ne faudrait pas croire qu'il y a entre ces deux signes une relation nécessaire de cause à effet. Un névropathe qui élimine deux ou trois litres d'urine par jour, n'éprouve pas toujours le besoin d'emprunter à des boissons supplémentaires ce qu'il urine en excès. La polyurie et la polydipsie, si elles sont fréquemment associées dans certains diabètes nerveux ou constitutionnels, se rencontrent séparément dans plusieurs variétés de diabètes hydruriques. D'autre part, on sait que les centres de la polyurie et de la glycosurie sont séparés dans le bulbe. Leur autonomie semble exister aussi dans des centres topographiquement plus élevés que ceux du bulbe. Un autre argument nous est fourni par l'observation de certains faits cliniques. Des patients entrent dans la maladie de Basedow par une phase polyurique avec ou sans polydipsie, avec ou sans phosphaturie, avec ou sans oxalurie, avec ou sans chlorurie. Cette polyurie associée ou non à la polydipsie, se rencontre encore à la suite de la névrose traumatique qu'on appelle à tort hystérie ou neurasthénie traumatique, et qui n'est le plus souvent, qu'une des formes ci-dessus décrites de la névrose d'angoisse. Je puis citer une observation où ces phénomènes se sont montrés d'une façon claire : une jeune fille appartenant à une famille d'hyperémotifs, nerveuse elle-même jusqu'alors sans autre exagération que quelques hallucinations visuelles au moment de la puberté, fait une chute de bicyclette et touche l'angle du trottoir, assez rudement, du côté droit du crâne. On la relève en proie à une certaine émotion et à un tremblement surtout manifeste aux membres supérieurs, rapide, menu et qui ne l'a plus quittée depuis. A partir de ce jour, elle maigrit, devient pâle et même jaunâtre, ses joues se creusent, elle perd ses forces et son émotivité exagérée se traduit par des crises de larmes répétées. Elle boit sans cesse et urine beaucoup, en moyenne près de trois litres par jour. Ses urines contiennent des phosphates en abondance.

Elle marche difficilement parce qu'elle flageole sur ses jambes. Ces phénomènes durèrent plusieurs mois sans que jamais la glycosurie apparût. On fit à ce moment le diagnostic du diabète hydrurique traumatique et le traitement de cet état fut négligé. On vit alors apparaître une saillie du globe oculaire et plus tard une augmentation de volume du corps thyroïde et un peu d'accélération cardiaque. Une maladie de Basedow incomplète s'installa et resta stationnaire pendant une période de trois ans, pour diminuer ensuite sous l'influence d'un traitement électrique. L'amélioration de la patiente coïncida avec l'apparition d'une adiposité très marquée, véritable petite obésité. Il est bon d'ajouter pour mettre en évidence toutes les causes, que la patiente avait été atteinte d'une forme légère de tuberculose pleurale non évolutive, à l'âge de seize ans.

**Forme oligurique.** — Autre type opposé, ou alternant avec la polyurie, est la forme oligurique, plus rare. C'est une manifestation névropathique fréquente chez les neurasthéniques, les mélancoliques. On y observe aussi une odeur pénétrante des urines : odeur aromatique ou parfois fétide d'ammoniaque, de graisse, de fermentation, qui n'est pas sans analogie avec celle de la sueur. Ces urines fermentent facilement au repos et se recouvrent d'un voile huileux qui est une colonie de microbes variés. L'albuminurie légère (0,05 à 0,10 cent. par litre), associée à l'indicanurie et à l'urobilinurie est banale chez les névropathes émotifs et sans signification grave pour l'avenir. Ces troubles fonctionnels relèvent plus souvent du foie et de l'intestin que du rein.

**Les formes rudimentaires vésicales** se montrent sous la forme de bégaiement vésical, c'est-à-dire de difficulté ou d'impossibilité d'uriner dans le voisinage d'une autre personne ou phobie inhibitoire de la miction, et en crises d'irritabilité vésicale. La *vessie irritable* signalée chez les goutteux, les diabétiques, les oxaluriques, les phosphaturiques a été souvent considérée comme une réflexopathie par irritation d'urines riches en déchets. A cette cause incontestable s'ajoute l'influence d'un état d'émotivité ordinaire chez ces patients. A titre de réaction émotionnelle on voit chez les anxieux d'habitude, des crises d'irritabilité avec difficulté de garder la vessie demi-pleine, ténesme, etc., et qui durent une ou deux semaines pour disparaître ou reparaître parfois avec d'autres symptômes de la série anxieuse.

### 4° TROUBLES RESPIRATOIRES

**Paresthésies.** — Il existe sous forme de *paresthésies* des muqueuses du nez, du larynx, du pharynx, de véritables équivalents de l'attaque ou rudiments de la névrose anxieuse. Les plus banales et les plus méconnues sont des paresthésies pharyngées et laryngées qu'on rencontre particulièrement dans les cliniques laryngologiques. Comme elles sont accompagnées souvent de troubles sécrétoires, elles passent pour de véritables pharyngites. L'examen local montre en effet une rougeur vasculaire, parfois un semis de granulations gutturales, d'autres fois un aspect vernissé.

Les spécialistes méconnaissant l'origine de ces troubles et leurs rapports évidents avec l'émotivité anxieuse, badigeonnent inutilement pendant des semaines et des mois les muqueuses rhino-pharyngées et laryngées avec des solutions iodiques. Au point de vue clinique, la symptomatologie subjective se résume en des sensations pharyngées désagréables, pénibles ou angoissantes, généralement accompagnées d'obsessions et de tendances à l'auto observation hypocondriaque. Parfois il s'y surajoute des spasmes avec besoin de déglutition, toux, graillonnements, hemmage. La répétition de ces mouvements volontaires ou réflexes hypertrophie parfois la muqueuse ou du moins y entretient une surnutrition fonctionnelle.

En réalité, l'origine toute entière de ce processus s'explique uniquement par une anomalie de la réflectivité accompagnée de troubles subjectifs. Cette symptomatologie est calquée sur celle qui est étiquetée en médecine et en spécialité sous le nom de rhinite postérieure chronique, catarrhe naso-pharyngien, d'oro-pharyngite et d'état catarrhal chronique du rhino-pharynx, et du laryngo-pharynx. On décrit dans ces affections deux stades principaux : un premier où il y aurait surtout de la congestion de la muqueuse et de ses glandules, avec hypertrophie et surnutrition de tous les tissus de la région. Le catarrhe est à ce moment abondant et peut expliquer la légitimité de la toux, du hemmage, etc. Celui-ci en exaltant le travail des muscles de la région explique à son tour l'hypertrophie et la diminution des cavités naso-pharyngiennes.

Dans un deuxième stade se produirait l'atrophie de la muqueuse, des glandes, son amincissement, sa sécheresse et son aspect vernissé.

Mais ces malades présentent souvent des troubles nerveux et subjectifs qui ont fait songer à une étiologie auto-toxique de ces états catarrhaux. Chez d'autres s'observent le caractère angoissant de la symptomatologie paresthésique, la naissance de phobies, de la strangulation, de l'étouffement, la constance de l'état pendant de longues périodes, sa disparition subite avec une amélioration de l'état psychique et gastro-intestinal. Aussi une explication différente de celle qui est classique s'impose-t-elle. En réalité, les cas ne sont pas aussi tranchés que semble l'établir l'exposé fait ici ; il est vraisemblable que, comme toujours, les pathogénies mixtes sont les plus habituelles.

Parmi ces pseudo-pharyngiens, il en est chez qui la paresthésie tient la première place, ainsi que la phobie, l'obsession, la préoccupation hypocondriaque, alors que les symptômes inflammatoires locaux et le catarrhe sont minimes. Dans ce cas, il s'agit bien de malades primitivement prédisposés à l'anxiété hyperémotive, qui présentent en même temps d'autres signes des états anxieux et entre autres, des troubles digestifs. Leurs paresthésies pharyngées sont primitives, d'origine psychique, et représentent de véritables hallucinations sensorielles.

Chez d'autres, il faut faire au contraire la première place aux troubles locaux, au catarrhe, à la transformation hypertrophique ou atrophique de la muqueuse, au grossissement ou à la diminution de volume des muscles, et il faut tenir compte dans leur origine, de troubles de voisinage, inflammation nasale, déviation du septum, amygdalite chronique, efforts vocaux chez les chanteurs, etc... Mais même dans ces cas, le terme de pharyngite reste encore discutable ; il s'agit plus souvent de troubles circulatoires vaso-moteurs que de véritables inflammations consécutives à des affections microbiennes qui, si elles existent parfois (sinusite, rhinite suppurative, infection des lacunes pariétales et des lacunes amygdaliennes), sont le plus souvent purement théoriques et hypothétiques. Les thérapeutiques les plus variées et les moins adéquates à la pathogénie nerveuse (antiseptiques, irritants, sédatifs, anesthésiques), agissent plus par une action suggestive, que par une curation vraiment pathogénique. Il est plus certain, par une thérapeutique portant sur le système nerveux plus que sur les muqueuses, d'obtenir une amélioration générale qui se manifeste aussi bien sur les symptômes dont le malade se plaint du côté du pharynx, du larynx et de l'arrière-nez, que sur les ébauches d'états anxieux, de dépression mentale, de préoccupations obsédantes, qui évoluent parallèlement.

Il est urgent de déceler l'origine réelle de ces pseudo-affections du nez, de la gorge et du larynx chez les patients qui vivent du chant, de la parole : acteurs, chanteurs, professeurs, etc. De prétendues laryngites qui ne sont que des manifestations de l'asthénie des cordes vocales, avec des troubles catarrhaux minuscules, quelques mucosités, un peu de rougeur de la région aryténoïdienne, mais surtout avec un état psychique et mental qui relève bien de l'émotivité morbide sont d'une grande fréquence chez les chanteurs et sont traités généralement chez les laryngologistes comme des manifestations inflammatoires relevant de causes microbiennes ou mécaniques, ou dues encore à de mauvaises méthodes de chant.

L'erreur de diagnostic et de pronostic devient encore plus sûre et plus grave si l'état psychique est assez touché pour produire une névrose anxieuse à type respiratoire. Si aux troubles paresthésiques, sécrétoires, moteurs, s'ajoutent de la toux, de la fatigue vocale, de la difficulté respiratoire, le manque de souffle, la fatigue des muscles du thorax, et l'émotion anxieuse particulière, bien connue sous le nom de *trac des chanteurs*, on voit le diagnostic s'égarer du côté d'affections organiques du poumon. Si l'état général fléchit en même temps, si apparaissent l'amaigrissement, des sueurs, tous signes fréquents dans l'émotivité morbide, alors il n'est pas surprenant de voir des médecins penser à la tuberculose. Le danger s'accroît, par la désespérance du patient suggestionné et convaincu désormais d'une incapacité que des affirmations autorisées et une psychothérapie euphorique font disparaître au contraire. Ces troubles, ces accidents et ces erreurs sont particulièrement fréquents dans le monde des artistes où l'émotivité fait en quelque sorte partie de la profession.

En dehors des types rudimentaires, on trouve dans les formes complètes et paroxystiques toutes les paresthésies quelconques des muqueuses rhino-pharyngiennes et laryngées soit sous forme d'aura dans les débuts de la maladie et des crises, soit comme signe terminal dans les périodes où elles cessent.

**Formes rudimentaires pulmonaires**. — A titre de formes larvées de l'émotivité morbide et souvent comme symptômes annonciateurs ou au contraire à titre de résidus symptomatiques terminant une longue période d'anxiété, on rencontre deux rudiments ou équivalents d'attaque d'angoisse, qui sont la toux et l'enrouement. Ce sont là des symptômes d'une si grande banalité dans la pratique médicale quotidienne, qu'il est nécessaire d'insister quelque peu sur leurs caractères distinctifs.

*La toux émotive ou anxieuse* apparaît subitement précédée ou accompagnée de quelques autres stigmates de l'hyperémotivité morbide. Elle est diurne, s'atténue considérablement ou même disparaît dans le sommeil et toutes les fois que l'attention du sujet est violemment détournée. Elle s'accentue au contraire, au cours de toute émotion violente et dans ce cas, peut faire de brèves réapparitions alors qu'elle disparaît entièrement si le sujet de l'émotion s'atténue. Elle est quinteuse, répétée au point parfois d'être incessante ; elle est peut-être alors plus fatigante encore pour ceux qui doivent l'entendre que pour ceux qui en sont atteints et chez qui elle devient à certains moments automatique. Bien des cas qui sont désignés dans le public sous le nom de toux d'irritation, ne sont que déterminées par l'hyperémotivité. Elle a donc au point de vue médical les caractères d'une toux réflexe quelconque. Cependant, s'il est des cas où elle attire l'attention du médecin et du patient par sa ténacité, sa répétition, au point qu'elle détermine plusieurs centaines de secousses en quelques minutes, et plusieurs milliers par jour, d'autres fois au contraire, elle est plus discrète, et peut être méconnue ou confondue avec celle de certains états bronchiques ou pulmonaires, de la tuberculose au début, entre autres.

Si elle est excessive, elle simule la coqueluche ou les adénopathies trachéo-bronchiques. C'est à elle qu'il faut rapporter bien des prétendues coqueluches d'adultes, même quand celles-ci prennent naissance au cours d'épidémies d'authentiques coqueluches infantiles. Il s'agit de contagion nerveuse, chez des personnes, les mères très souvent, qui soignent ces enfants. La maladie et les craintes qu'elle apporte, jouent le rôle de choc émotif. D'autres fois, au contraire, ces prétendues coqueluches limitées à la toux quinteuse apparaissent d'une façon sporadique. La similitude de ces syndromes émotifs est parfois si grande que l'on peut trouver jusqu'au spasme caractéristique connu sous le nom de chant du coq. Il n'est même pas exceptionnel de voir apparaître des crachats salivaires, et tous les signes mécaniques tels que les ecchymoses de la sclérotique, les ulcérations sub-linguales, etc. Enfin, la toux émotive peut, sans être coqueluchoïde, s'accompagner d'un rejet de crachats salivaires aérés.

*La toux atténuée*, au contraire, rappelle par sa discrétion celle de la tuberculose au début, mais contrairement à celle-ci, elle n'existe jamais dans le sommeil, elle ne débute guère que le matin, après le lever. Il semble que dans la nuit et le sommeil le malade oublie son symptôme, mais qu'à partir du moment où les opérations cérébrales sont bien établies, elles ramènent l'obsession habituelle.

*L'enrouement émotif* se présente comme la toux à titre passager au moment des émotions ou comme premier signe d'entrée dans la névrose d'angoisse. Il peut être absolu et simuler l'aphonie des laryngites aryténoïdiennes aiguës, mais il est plus souvent un simple enrouement produit par l'insuffisance de tension des cordes vocales, avec une sensation paresthésique donnant au patient l'impression de mucosités qu'il essaie, mais en vain, de chasser. Il n'est pas besoin d'insister pour faire comprendre combien dans certaines professions, ce petit symptôme peut prendre d'importance et devenir ainsi secondairement, la cause d'une anxiété et d'une phobie professionnelle. Cet enrouement est d'une grande banalité chez les orateurs émotionnables, et il n'est personne qui n'ait remarqué le hemmage prémonitoire de beaucoup d'entre eux.

Enfin, je rappelle que normalement l'émotion rend la voix hésitante : « Vox faucibus haesit », est une expression poétique traditionnelle, et rester sans voix est une circonstance banale dans les situations de grande émotion.

### 5° TROUBLES CIRCULATOIRES

Je n'insisterai pas longuement sur les formes **rudimentaires circulatoires** de l'anxiété, ou de l'hyperémotivité qui s'expriment par la tachycardie, les palpitations, l'état lipothymique, les syncopes, les syndromes angineux mineurs ou majeurs, les intermittences et l'arythmie. Ces symptômes sont connus comme suspects d'une origine psychique ou émotive, ou comme signes réflexes.

*La forme pseudo-angineuse* sur laquelle je me suis expliqué est une des manifestations les plus banales des névroses, de la neurasthénie, de la psychasthénie et surtout de la névrose d'angoisse dont elle est un des stigmates. En présence d'une fausse angine de poitrine nerveuse le médecin doit avant tout penser à la maladie que j'étudie ici.

*L'état lipothymique* chronique est une forme également fréquente et associée souvent à la forme vaso-motrice spasmodique. Les syncopes à répétition chez certaines femmes sont l'indice d'un état d'émotivité passager ou durable.

*Les arythmies et les intermittences*, pour être moins connus comme signes d'état émotionnel, sont cependant très fréquents et sans aucune signification pronostique grave chez les nerveux inquiets, les phobiques, les obsédés.

Tous ces signes circulatoires de même que les fourmillements, les troubles vaso-moteurs, les modifications passagères de la circulation périphérique, *l'hypotension habituelle* (souvent 13 ou 12 et 7 ou 8 au Pachon), de même que l'hypertension émotionnelle passagère sont ordinaires chez les anxieux et même les simples émotifs. Il existe de plus une *instabilité de la tension*, et enfin une hypertension chronique. Cette *hypertension artérielle* durable des émotifs anxieux est souvent confondue à tort avec l'artério-sclérose vraie, rénale ou athéromateuse. Elle s'en distingue par son début possible chez des hommes jeunes, l'absence d'étiologie syphilitique, toxique, infectieuse. Elle se montre comme un spasme périphérique vasculaire soit réflexe, par surmenage, par émotivité, obsession, phobie, etc., soit par causes morales déprimantes. Elle est de pronostic bénin et ne devient lésionnaire que tardivement (entre 70 et 80 ans) contrairement à l'hypertension de l'artério-sclérose. Elle est curable par le repos, l'hydrothérapie chaude, l'usage des bromures, de la valériane, de la belladone et tant que le cœur reste indemne, petit à la radioscopie, sans souffle aortique, ni galop. Elle peut s'associer à celle de la vraie artério-sclérose, mais en reste toujours un élément modifiable par la thérapeutique. Il est inutile de signaler qu'une erreur de diagnostic et de pronostic sur l'espèce de cette hypertension est de nature à plonger le patient anxieux dans l'obsession cardiophobique.

## 6° TROUBLES NERVEUX

**Formes rudimentaires vertigineuses.** — Les équivalents vertigineux de la névrose d'angoisse se présentent sous la forme d'un vertige dont les caractères spéciaux permettent assez bien de le reconnaître, même lorsqu'il se montre presque seul chez le patient. Il peut apparaître subitement chez un nerveux impressionnable. Il est rare qu'il ait l'allure du vertige commun, c'est-à-dire qu'il soit accompagné de la sensation du déplacement des objets autour du malade. Cependant, parfois, il n'existe que dans le décubitus dorsal, et comme le vertige nautique, avec sensation de déplacement du lit.

C'est plus souvent un état psychique particulier que les malades décrivent tous avec difficulté. Les uns lui donnent les caractères d'un brouillard au milieu duquel ils sont toujours plongés et où ils se débattent dans l'ennui et le spleen le plus accablant. Quelques-uns trouvent à ce nuage un caractère tellement objectif qu'ils se frottent les yeux pour le faire disparaître. Il est souvent accompagné d'une sensation de vide dans la tête, parfois avec tiraillement de la nuque, et sensation parallèle d'angoisse. Chez d'autres apparaissent en même temps des mouches volantes, un treillis interposé entre les objets et l'œil ; presque tous accusent en même temps une perception insolite du sol sur lequel ils marchent, qui leur semble mou et peu résistant.

C'est là sa forme la plus habituelle ; si elle s'accentue elle ne tarde pas à s'accompagner de phénomènes psychiques dont j'ai déjà parlé ailleurs. Le patient se sent éloigné de toutes choses, rapetissé au milieu d'une immense sphère mondiale. Alors surgit naturellement un sentiment d'amoindrissement de la personnalité et bientôt la conviction de l'indignité, la recherche des causes justificatrices de cet état, le remords, etc... Il est difficile de juger si ces faits psychiques sont des complications du vertige ou si c'est leur aggravation qui accentue le vertige. Une tendance au dédoublement de la personnalité se rencontre fréquemment avec lui.

Chez certains l'émotivité morbide prenant le type vertigineux revêt la forme habituelle au vertige gastrique. Il est bien vraisemblable que les formes les plus graves de celui-ci dont la description est classique depuis Trousseau, doivent être bien souvent rattachées non pas aux maladies de l'estomac, mais à des troubles psychiques hyperémotifs ou anxieux, accompagnés de leur habituelle symptomatologie gastrique.

J'ai parfois eu l'occasion, de vérifier une forme équivalentaire de l'attaque anxieuse considérée par Hecker et Freud comme liée souvent au vertige et qui serait une syncope vertigineuse. J'ai déjà eu l'occasion de dire que les véritables pertes de connaissance sont exceptionnelles dans les états d'hyperémotivité, d'anxiété, d'obsession, de phobie ; mais on y rencontre souvent des pseudo-lipothymies qui s'associent fréquemment au vertige et à des troubles vaso-moteurs des membres.

La représentation de l'idée de syncope se fait alors dans l'esprit du patient par une association d'images facile à expliquer puisque dans la syncope il y a obnibulation visuelle, vertige et sensation de retrait du sang dans les membres. Mais dans la pseudo-lipothymie vertigineuse des anxieux, l'anxiété est considérable contrairement à celle de la syncope réelle qui est moindre et rapide. De plus, ces pseudo-lipothymies vertigineuses peuvent durer plusieurs heures. Lorsqu'elles prennent un grand développement elles tendent à se transformer en grandes formes paroxystiques circulatoires simulant l'angine de poitrine.

**Insomnie.** — Bien que *l'insomnie* soit peu fréquente dans la névrose d'angoisse pure et que même contrairement à ce qui se passe habituellement dans les syndromes émotifs simples ou neurasthéniques, des malades après de longs paroxysmes anxieux oublient toute leur symptomatologie pendant leur sommeil profond et excellent, cependant, on trouve des formes larvées de l'émotivité anxieuse faites d'insomnies à caractères particuliers.

Comme tous ces rudiments ou ces équivalents d'attaques paroxystiques, l'insomnie peut servir de prélude à une névrose d'angoisse qui prendra un développement complet, ou bien être le dernier symptôme avant la guérison. Mais d'après mes observations, c'est là un cas exceptionnel, et ce symptôme peut rester limité à lui-même, se présenter pendant une période de quelques jours, quelques semaines, pour disparaître ensuite. Dans ce cas, il a été une sorte d'équivalent paroxystique, sans plus. L'insomnie est liée aux formes obsédantes dans le cas où l'obsession a une raison valable d'être, dans une émotion ou une crainte justifiées. Dans ces cas elle se présente sous deux formes principales : ou bien le patient éprouve une grande difficulté à s'endormir, il est agité, parfois anxieux, et, signe assez caractéristique, se plaint d'impatiences dans les jambes. Puis le sommeil vient vers minuit, une heure, et il ne reste de cette difficulté qu'un peu de fatigue au réveil. Il est rare que pendant le même moment il n'y ait pas, de par ailleurs, quelques autres petits symptômes de la série anxieuse.

L'autre forme consiste en un réveil tardif qui se produit généralement après le premier sommeil ; ce réveil peut être accompagné ou non de quelques rudiments d'angoisse ou d'excitabilité et d'instabilité cérébrales. Quelquefois se montrent une vague oppression ou quelques douleurs gastriques, de la fausse faim, etc.., Ce sont là en somme, des crises d'angoisse paroxystique écourtées et presque entièrement avortées. Le sommeil apparaît de nouveau vers cinq ou six heures du matin, il est alors profond, pour ainsi dire comateux et non réparateur, et la fatigue est plus marquée au réveil que dans la forme précédente.

Telles sont les formes courantes qui peuvent être remplacées par une insomnie absolument complète durant desnuits qui paraissent sans fin. Toutes ces formes sont rapidement mélangées d'obsession et de phobie de l'insomnie. Il y a plus d'un point de ressemblance entre ces types d'insomnie et ceux qui sont décrits dans la neurasthénie vulgaire. Or la neurasthénie évolue avec l'hyperémotivité et son anxiété propre, et d'autre part, des confusions nombreuses existent souvent dans la pratique entre tous ces états nerveux qui ont entre eux des analogies grossières et tous un fonds commun d'émotivité.

**Modifications de volume du corps.** — Un symptôme très banal dans la clinique privée, presque inconnu au contraire dans la clinique hospitalière et qui ne laisse pas d'embarrasser considérablement le médecin, est constitué par des crises paroxystiques de gonflement ou du moins de sensations de gonflement, d'augmentation de volume corporel. A cause de sa singularité il mérite d'être étudié et aussi parce qu'il nous donne quelques renseignements sur la nature même de la maladie que nous étudions ici.

Ce sont surtout les femmes qui se plaignent de ce phénomène. Elles en souffrent mensuellement, avant leurs règles, et surtout à la période de l'âge critique. Il est exceptionnel qu'on le rencontre à la puberté, mais peut-être parce que les fillettes ne savent pas s'expliquer à son sujet.

Le symptôme est constitué par une impression de gonflement général de tout le corps, portant au niveau de la poitrine et de l'abdomen. Les femmes ont la sensation d'avoir subitement engraissé en quelques heures, elles sont obligées effectivement de desserrer leur corset. Il est possible qu'il y ait quelque analogie entre cette sensation et celle moins importante qu'accusent les malades dyspeptiques, — même des hommes, — au niveau de l'abdomen. Mais chez ceux-ci le gonflement est toujours limité, à la région gastrique.

Ce gonflement et cette augmentation de volume sont réels, on peut les constater au centimètre depuis la région axillaire jusqu'à la région pubienne. Il y a en même temps une apparence de gonflement viscéral, un peu d'oppression. Celle-ci tient surtout à une plénitude de la poitrine, du poumon qui semble plus rempli d'air. A ces périodes, les patients ne supportent pas le poids de leurs vêtements qu'ils tiennent très lâches, ni de leurs couvertures. Il y a aussi en même temps augmentation du poids corporel qui peut être de un à deux kilos quelquefois davantage. La constipation avec urines rares et foncées est habituelle. A l'examen de l'abdomen, on trouve le ventre distendu, sonore à la percussion ; les différents plexus sont sensibles à la palpation.

Les patientes sont irritables, agacées, colères et pleurent facilement. Chez quelques-unes la venue de la crise de gonflement est précédée de troubles gastriques et chez d'autres de faim violente à laquelle il ne faut pas laisser les malades s'abandonner. Ces phénomènes durent quelques jours, et si c'est dans une période menstruelle, cessent avec les règles. Chez l'homme aussi, ils sont éminemment passagers. Lorsque la crise cesse, on constate une débâcle urinaire, la cessation de la constipation, la disparition ou l'atténuation de l'irritabilité nerveuse, la perte de poids d'un à deux kilos.

On rencontre encore cet ensemble symptomatique chez les diabétiques, les goutteux, les asthmatiques, les hémorrhoïdaires, les migraineux, qui sont d'ailleurs toujours atteints de troubles nerveux quelconques, d'asthénie ou d'anxiété. Les basedowiens et les malades décrits sous le nom d'hyposphyxiques par Martinet, présentent fréquemment ces mêmes symptômes qui ont été signalés par d'autres auteurs, et rattachés récemment à des troubles d'excitation ou de parésie du grand sympathique, à la sympathicotonie et à la vagotonie. On les trouve encore chez ces femmes qui présentent au palper de l'abdomen un centre d'impulsion systolique au niveau du trépied céliaque. Cet éréthisme vasculaire analogue à l'éréthisme thyroïdien des basedowiens, est décrit sous le nom de battement aortique des névropathes. Grasset l'a rattaché à la névrose psycho-splanchnique où le sympathique serait intéressé.

**Formes douloureuses. Névralgies.** — Les formes larvées de l'émotivité anxieuse se présentent parfois sous l'aspect des *névralgies* ou des pseudo *douleurs rhumatismales* que j'ai décrites ailleurs (page 63). Il faut rattacher encore à ce groupe la migraine des émotifs et les pseudo rhumatismes dorsaux ou lombaires qui passent pour de véritables lumbagos. Ces formes lorsqu'elles sont privées de toute la symptomatologie émotive ou anxieuse, donnent lieu naturellement à de grosses erreurs de diagnostic et de traitement.

Les *névralgies* siègent aux jambes ; elles sont généralement moins précises dans leur trajet anatomique que les pures névrites, sciatiques ou autres avec lesquelles elles sont confondues. Elles sont souvent accompagnées de paresthésies, de fulgurations, de coups de couteau et il existe une véritable *méralgie paresthésique* anxieuse, c'est-à-dire une névralgie qui semble suivre le domaine du fémoro-cutané, et qui est accompagnée d'anesthésie douloureuse de la face externe de la cuisse. Elle a été décrite en Allemagne par Bernhardt, qui en avait constaté la fréquence chez des officiers, qui se plaignaient de sentir mal et douloureusement le contact du sabre. Parfois elle s'associe avec des douleurs rhumatoïdes lombaires ainsi que cela se produit aussi chez les neurasthéniques atteints de sacrodynie.

**Migraine.** — La migraine émotive et anxieuse se présente avec des caractères mixtes entre les douleurs névralgiques des neurasthéniques ordinaires et la véritable migraine des goutteux, avec vomissements et troubles oculaires. Il existe là une série de types bâtards au point de vue de l'aspect clinique. Le mélange de ces états nerveux névralgiques, rhumatoïdes, goutteux s'explique par les rapports qui existent entre les troubles de la nutrition et les névroses. On conçoit aisément que le même malade puisse à la fois être un goutteux, un névropathe, un diabétique rhumatisant et émotif, etc... Mais au point de vue thérapeutique, il est important que le médecin sache déterminer dans le trouble ce qui appartient au psychisme, à la névrite, aux troubles nutritifs, à l'intoxication, à la goutte ou au véritable rhumatisme. D'autre part, toutes les fois qu'il y a idée fixe ou obsession à propos d'un point douloureux, il y a bientôt spasme musculaire ou contracture. Les crampes musculaires sont douloureuses, et enfin, la préoccupation psychique qui peut s'ajouter à un très authentique état rhumatoïde peut déterminer, si le malade est immobilisé et arrêté dans ses occupations par la douleur ou l'impotence musculaire, des phénomènes émotifs et anxieux secondaires ou même hystériques, qui viennent remplacer ou compliquer les premiers troubles.

Mais, ce qui doit rester dans l'esprit du médecin, fait qui a déjà été lumineusement mis en lumière par Bouveret dans ses excellentes études cliniques sur les neurasthéniques (1), c'est que

(1) L. Bouveret. *La neurasthénie*. Baillière 1891.

toutes les névroses dépressives peuvent déterminer des pseudo-névralgies, des faux rhumatismes des fausses sciatiques et de fausses migraines dont le traitement doit être surtout nerveux et non pas dyscrasique. Lorsqu'on suit pendant de longues périodes, l'évolution clinique de certains nerveux émotifs, on voit des accidents d'hyperémotivité très variés se succéder et se mélanger à certains moments de phénomènes douloureux névralgiques ou rhumatoïdes. Ces douleurs peuvent tenir lieu des troubles psychiques ou anxieux et les remplacer brusquement ou au contraire leur faire subitement place. Ces métastases s'expliquent comme nous le verrons à la pathogénie. Quoi qu'il en soit, dans l'état d'émotivité anxieuse, certaines névralgies des membres inférieurs simulent des névrites, des sciatiques, des migraines présentant grossièrement toute l'apparence de la migraine arthritique, des myalgies simulant des rhumatismes musculaires et des lumbagos. Une émotion violente sans aucun effort physique, peut produire une courbature totale extrêmement douloureuse. L'émotion laisse moulu, et casse bras et jambes, dit-on trivialement. D'autre part, j'ai eu l'occasion de montrer moi-même dans mes travaux antérieurs, que les exercices physiques ennuyeux, tels que ceux de la méthode suédoise, et d'une façon générale, tous les exercices analytiques, sont plus fatigants, déprimants que des jeux violents où la dépense musculaire et nerveuse est cependant plus grande. Ainsi en est-il dans certains sports, la danse, ou même le coït. A ce propos il faut observer que chez certains nerveux le prétendu éreintement qui suit l'acte génésique n'est qu'une fatigue musculaire des muscles nombreux utilisés dans cet acte normal. La phobie que cette fatigue détermine chez certains émotifs et l'impuissance qui le suit automatiquement peuvent, en effet, disparaître très rapidement sous l'influence de la pratique de certains exercices physiques qui entraînent les muscles et les rendent insensibles dans la suite à la sensation de fatigue.

**Fatigue**. — Enfin, on sait que chez les anxieux, il existe des crises de fatigue à caractère angoissant, qui peuvent se produire spontanément à la suite d'excès musculaires, tandis qu'inversement une crise d'anxiété psychique peut être suivie d'éreintement musculaire sans que les muscles aient été employés à l'effort. Ainsi l'asthénie peut suivre l'anxiété, comme l'anxiété l'asthénie. A l'état normal, même chez des gens vigoureux, entraînés et bien équilibrés, on a remarqué que le premier symptôme de la fatigue était l'ennui et l'inquiétude, préludes de l'anxiété. Ces phénomènes s'observent dans les grandes épreuves sportives, telles que les courses cyclistes de six jours. Si la fatigue est poussée à l'extrême, après l'ennui, l'inquiétude accompagnés souvent de baillements et de pandiculations, apparaissent la mauvaise humeur, l'irritabilité, le découragement, le manque de confiance qui sont de proches voisins de l'anxiété. Bien des sportifs professionnels passent par ces états successifs de la fatigue, et dans les grands efforts finissent par avoir ce qui, en terme d'entraîneurs, est qualifié de défaillance, ensemble de phénomènes qui ne sont pas autre chose, à mon avis, qu'une simple crise d'anxiété à forme cardiaque. J'ai eu l'occasion dans ces dernières années d'en observer quelques cas dans de grandes épreuves sportives. L'appréciation de l'état circulatoire et cardiaque à l'aide de l'oscillomètre, m'a bien montré qu'il ne s'agissait aucunement, comme on l'a cru longtemps, ni de cœur forcé, ni d'asystolie aiguë, mais d'une forme paroxystique d'anxiété, déterminée par le surmenage musculaire et nerveux.

Dans certains cas, on a pu observer à ce moment chez les professionnels et pendant l'épreuve même, un véritable dédoublement de la personnalité, qui n'est pas éloigné de celui que j'ai eu l'occasion de décrire au cours des paroxysmes anxieux dans plusieurs points de cet ouvrage. Je puis citer pour montrer les relations qui existent entre les troubles musculaires et l'émotivité morbide, l'observation d'un boxeur célèbre, jeune, vigoureux et très bien entraîné, qui présenta au cours d'un combat où il fut battu par un adversaire réputé, une crise d'angoisse à forme cardiaque pendant le combat lui-même, suivie d'une crise de courbature qui dura quarante-huit heures. Or, il s'agissait d'un jeune homme très vigoureux, entraîné depuis plusieurs années aux exercices et aux sports les plus violents, et qui se trouvait, le jour de son combat dans un état de préparation musculaire qui ne permettait pas de penser à une possibilité de courbature. C'était simplement l'émotion qui avait déterminé ce phénomène, en même temps qu'une crise d'angoisse à l'idée de sa défaite possible, angoisse qui passa auprès du public et de médecins ignorants pour une défaillance cardiaque par surmenage. J'ai eu l'occasion depuis de donner quelques conseils à ce champion, et j'ai pu remarquer que sous son apparente froideur, se cachait une grande facilité à l'émotion. C'est du reste un fait que j'ai eu l'occasion de constater souvent chez des professionnels de sports et chez des hommes de la plus grande résistance musculaire. On connaît d'autre part, l'émotivité extrême des animaux de race et des chevaux, chiens, etc. spécialement sélectionnés et élevés pour les épreuves sportives.

**Myalgies.** — Dans certaines maladies organiques du système nerveux, il existe des crises de douleurs musculaires, de courbatures et de fausses arthropathies douloureuses, qui montrent bien les relations entre l'appareil nerveux, l'appareil musculaire et l'appareil articulaire. Ces crises de courbatures existent dans le tabès, dans la paralysie générale, dans la sclérose en plaques, et s'accompagnent fréquemment de crises douloureuses névralgiques fulgurantes et d'arthropathies atténuées. Je ne veux pas parler ici des grandes arthropathies tabétiques considérées aujourd'hui non comme des arthropathies trophiques mais bien comme arthrites syphilitiques.

Il existe encore dans bien des névroses et dans certaines maladies organiques du système nerveux, des phénomènes articulaires plus précis, tels que des hydarthroses ou de pseudo crises de goutte. Chez les névropathes de la clientèle bourgeoise et aristocratique on trouve un grand nombre de complexus cliniques qui sont intermédiaires entre la goutte, le rhumatisme et la névralgie, mais qui ne sont exactement aucune de ces trois choses, ainsi que le montre bien l'insuccès du traitement portant spécialement son effet sur l'un seul de ces trois éléments. Enfin, il est évident qu'au point de vue pathogénique la crise typique de goutte est essentiellement une crise d'ordre nerveux. On y trouve à la fois des phénomènes sensitifs, vaso-moteurs, sécrétoires et trophiques (rougeur, congestion des tissus autour de l'articulation, sécrétion de liquide dans l'article, œdème interstitiel, douleurs violentes, etc.). Tous les éléments anatomiques locaux sont intéressés à la fois et l'on peut se demander s'il n'existe pas un point particulier du système nerveux qui altéré par une section ou une irritation expérimentale produirait un semblable syndrome. Une lésion ou une altération d'un plexus nerveux, une irritation radiculaire à la jonction de la méninge, touchant en même temps tous les filets sympathiques moteurs et sensitifs dans un point où ils sont groupés pourrait à la rigueur expliquer un syndrome à la fois si complet et topographiquement si bien localisé.

Je pense avoir suffisamment éclairé par cette digression et ces exemples, les rapports qui peuvent exister, bien que peu apparents au premier abord, entre les troubles nerveux sans substratum et l'appareil musculaire et articulaire. Enfin, les arthropathies hystériques (émotivité pathoïde) nous offrent un tableau complet de l'étendue de ces relations.

**Terreur nocturne des enfants**. — Avant de terminer cette étude rapide des formes rudimentaires sous lesquelles peut se présenter la pathologie anxieuse, il me semble utile de rappeler que chez les enfants il existe un complexus clinique qui relève vraisemblablement de la névrose d'angoisse, et qui passe cependant pour être lié davantage à des troubles digestifs auxquels bien des auteurs l'ont rattaché. Ce sont les terreurs nocturnes des enfants.

J'en rappelle ici les symptômes : réveil brusque d'un enfant au milieu de la nuit qui appelle sa mère et se plaint sans pouvoir formuler l'impression pénible qu'il paraît ressentir. L'expression de son visage est celle qu'on trouve dans l'hallucination, le regard est fixe et anxieux comme devant un spectacle terrifiant. Parfois l'enfant pleure, se débat ou crie, laisse échapper quelques mots exprimant sa terreur; presque toujours il est inconscient et ne reconnaît personne de son entourage qui le presse, le questionne et s'inquiète. Cette scène est très brève, puis l'enfant se rendort, secoué encore de sanglots, ou pressant avec angoisse contre lui les mains de sa mère.

Ces accès qui impressionnent beaucoup les familles, peuvent être rares ou se répéter; ils peuvent s'accompagner d'incontinence passagère ou durable d'urine. S'ils sont exceptionnels et d'un retour rare, ils sont généralement parallèles à quelques troubles ou digestifs ou généraux, souvent à l'éruption dentaire; il est très fréquent que les enfants présentent aussi en même temps des crises spasmogènes du côté du larynx, qui sont bien connues des laryngologistes sous le nom de crises de faux croup ou de laryngite striduleuse. Beaucoup de pédiâtres ont remarqué les rapports qui existent entre ces crises et les troubles digestifs. Il me paraît plus vraisemblable que ces derniers relèvent eux-mêmes d'un état nerveux préalable.

Les enfants qui ont présenté dans leur jeunesse des crises de terreur nocturne sont et seront toujours des névropathes et beaucoup d'entre eux, plus tard, sont atteints d'émotivité morbide ou de névrose d'angoisse dans toutes les périodes de la vie où leur système nerveux sera soumis à l'émotion, à la fatigue ou à l'intoxication prolongée. J'ai la conviction que l'incontinence nocturne d'urine et le faux croup sont souvent chez les enfants des formes rudimentaires et larvées de la névrose d'angoisse. Je tends à faire de la terreur nocturne, de l'incontinence passagère d'urine et du faux croup, des rudiments ou des équivalents paroxystiques de cette névrose qui doivent être considérés comme des signes avertisseurs à longue distance et la marque d'une prédisposition aux psychonévroses émotives, aux maladies de la nutrition (obésité, maigreur, goutte, diabète, Basedow, etc...) et d'une façon plus générale encore, à toute la pathologie du système nerveux vago-sympathique.

L'origine elle-même de la crise est encore un argument en faveur de cette hypothèse, car il est facile de distinguer dans le syndrome lorsqu'il se produit au complet, un élément mental et un élément somatique. Il y a chez l'enfant, dans la crise paroxystique, plus de délire, d'inconscience, et moins d'angoisse somatique que chez l'adulte. Aussi est-il possible que les émotions récentes influencent la venue de la crise et l'interrogatoire des parents montre que celle-ci est presque toujours concomitante d'un spectacle ou d'une lecture impressionnante, d'une gronderie, d'une correction, d'une peur, ou même simplement d'histoires terrifiantes racontées par une nourrice imprudente.

J'ai eu l'occasion de remarquer chez certains enfants des crises paroxystiques ressemblant à peu de chose près à celles que j'ai décrites chez l'adulte et qui conservaient les caractères délirants habituels aux enfants, à côté des réactions somatiques plus propres à l'adulte. C'est ainsi que dans la même crise j'ai pu relever, d'une part des hallucinations visuelles terrifiantes : chiens aboyants et menaçants, loups à la suite de l'histoire du Chaperon Rouge, crapauds monstrueux, tigres, dragons, mauvaises fées bossues et grimaçantes après lecture de contes pour enfants, dramatiquement illustrés. Mais en même temps, il y avait toux quinteuse, coqueluchoïde bientôt accompagnée de spasmes et en somme de faux croup ordinaire; puis apparaissait un tremblement marqué, des plaintes inarticulées et bientôt l'émission d'urine. Chez quelques enfants enfin, le tremblement peut se conclure par quelques mouvements convulsifs des membres qui sont une ébauche d'éclampsie infantile. Ces formes complètes me permettent donc d'affirmer qu'il ne s'agit là que de pathologie émotionnelle et d'y rattacher l'enuresis, le faux croup, certaines convulsions épileptoïdes.

Je tiens à faire remarquer en passant l'analogie qui existe entre ces formes complètes des terreurs nocturnes infantiles et certaines formes de toux coqueluchoïde de l'adulte avec chant du coq, qui ne sont en somme, que des faux croups émotifs de l'adulte.

Enfin, il faut se souvenir que l'incontinence d'urine chez l'enfant est un phénomène ordinaire dans toute émotion légère ou marquée. L'émission d'urine sous l'influence de l'émotion est une banalité chez les êtres faibles et nerveux, mais elle peut exister avec les émotions gaies aussi bien qu'avec les émotions tristes. On sait que les petites filles perdent facilement leurs urines lorsqu'elles ont peur et que les grandes mouillent leur linge lorsqu'elles rient. Nous retrouvons là une influence bien visible de l'émotion sur la motricité et la sécrétion, et l'on pourrait presque aussi bien dire rire aux urines que rire aux larmes. Enfin, on n'ignore pas que chez les femmes émotives le coït détermine parfois l'incontinence d'urine, et que d'autre part, chez les phobiques, les obsédés et les anxieux, il existe de nombreux troubles de la miction dont j'ai dit un mot antérieurement.

---

## CHAPITRE IV

### *SIGNES ET STIGMATES PHYSIQUES ET PSYCHIQUES CHEZ LES ÉMOTIFS ANXIEUX*

Dépeindre au physique et au moral les patients qui font le sujet de cette étude est une besogne délicate, car leur état lorsqu'il n'est pas excessif et n'atteint pas encore au déséquilibre est, comme l'a bien établi Dupré par sa description de la *Constitution émotive* (1), plus un tempérament qu'une maladie ; leurs réactions normales et morbides sont souvent voisines et insaisissables ou contradictoires par l'instabilité qui est leur caractère essentiel.

L'*Instabilité psychique, physique et fonctionnelle* domine en effet dans la vie des anxieux comme dans celle de tous les émotifs simples. Or dans cette description on ne peut séparer les symptômes qui sont communs à l'émotivité et à l'anxiété, puisque dans la clinique comme dans la pathogénie ils sont inséparables. Cette étude nous conduit donc de l'émotivité-tempérament à l'émotivité anxieuse morbide, et nous donne un exemple du passage insensible du fonctionnement au trouble fonctionnel.

**Caractères généraux.** — De tout temps on a remarqué parmi les hommes, ceux chez qui la prédominance de la sensibilité s'exprime tout d'abord par des signes extérieurs d'impressionnabilité, une attitude, une expression, un facies, une mimique qui traduisent fidèlement, comme un miroir, ou qui réfrènent le tumulte des sentiments ou des impressions intérieures. Cette peinture a tenté les artistes, les littérateurs, les philosophes, les médecins. Aussi, les caractères en sont-ils déjà bien tracés dans la description du tempérament sensitif nerveux ou affectif des Anciens et dans le portrait des Appoloniens des physionomistes.

(1) E. Dupré, Rapport des Sociétés de Neurologie et Psychiatrie, 1909, et la *Constitution émotive, Paris médical,* 1911. Voyez aussi la thèse de son élève Maurice Fourcade sur le même sujet. Paris, Dupont, 1911.

Ils ne présentent pas indistinctement, tous les signes qui seront énumérés, et, suivant leur état de réceptivité passagère, suivant qu'ils sont actifs ou apathiques, expansifs ou concentrés, volontaires ou veules et déprimés, intelligents et instruits ou frustes et médiocres, suivant leur âge, leur milieu, leur culture, leur constitution physique, ils peuvent voir leurs symptômes s'atténuer pour n'être qu'un tempérament ou s'exalter jusqu'à l'état morbide.

Leur impressionnabilité physique et psychique présente tout d'abord ce caractère général d'être contradictoire et, pourrait-on dire, contrastante ; car leur excitabilité est en même temps frénatrice, et s'étend sur les fonctions inhibitrices du système nerveux. L'inconstance de leurs réactions et le passage lent ou rapide de l'excitation à la dépression, de la joie à la tristesse, autrement dit l'alternance de leurs réactions est un autre de leurs caractères exprimé au plus haut degré par les cyclothymiques, qui sont comme on l'a déjà dit de petits circulaires. Aussi le caprice qui semble seul régler, ou pour mieux dire, dérégler leur vie physique ou spsychique est en apparence le seul maître de leurs réactions, et dans leurs manifestations morbides, dans leur pathologie organique et nutritive l'inconstance, l'alternance, l'instabilité fonctionnelles, ne sont pas sans causer de nombreuses erreurs.

### 1° SIGNES ET STIGMATES PHYSIQUES

**L'aspect objectif** général des émotifs et des anxieux décèle à l'observateur leur impressionnabilité par leur attitude, leur habitus, leurs gestes et la mimique de leur visage. Ils sont expressifs autant par les particularités de leur facies, par la mobilité de leurs traits que par l'excessivité de leurs réactions qui traduisent presque sans les restreindre leurs impressions intérieures. On y lit aisément celles de la colère, de la joie, de la dépression et de l'excitation, de la sécurité ou de l'anxiété. Hartenberg (1) a étudié avec soin ces diverses expressions et leur mécanisme.

Leur constitution physique n'est pas toujours, comme on pour-

(1) Hartenberg. *Physionomie et caractère*. Alcan 1912.

rait le croire, faible ou débile. Bien que les chétifs et les malvenus soient souvent atteints d'émotivité anxieuse, les forts n'y échappent cependant pas. Les hommes en manifestent les signes aussi souvent que les femmes dont l'émotivité est banale. La condition de maigreur et d'émaciété comme d'engraissement et d'obésité est également favorable au développement de l'émotivité anxieuse.

**Les traits** sont rarement reposés et frais, mais le plus souvent accentués, en méplats et saillies, fouillés gravés dans le sens des muscles surtout chez les maigres ; les traits tirés, le *facies grippé et concentré* contribuent à leur donner une « mauvaise mine » contrastant souvent avec la juvénilité persistante du visage et du corps, même dans l'âge avancé.

**Leur teint** présente quelques anomalies circulatoires. Le plus souvent pâle et mat par le resserrement des vaisseaux de la face, il rougit à la moindre émotion. Si les femmes montrent généralement un teint blanc où le lacis des veines se dessine, les hommes souvent et surtout dans les races latines ont le teint orangé ou jaunâtre qui caractérise la cholémie.

**Les cheveux** sont généralement abondants, bruns, châtains ou noirs plutôt que blonds, frisés et de belle qualité. Ces caractères sont de toute évidence dans les races latines de l'Europe et de l'Amérique du Sud, dont la constitution émotive et les tendances anxieuses sont bien connues. Cette richesse des productions pilaires n'existe guère que dans la jeunesse et laisse place souvent à la calvitie précoce ou aux diverses séborrhées décalvantes.

**L'expression du regard** participe à celle de la physionomie et à l'état général des patients : Vif et mobile dans les périodes de santé ou d'excitation ; éteint, morne ou anxieux, le front barré du pli de la préoccupation, les sourcils rapprochés, le sillon naso-génien accentué dans les phases dépressives.

Les émotifs présentent très souvent les caractères légers ou marqués de l'**enophtalmie** ou de l'**exophtalmie**, symptômes de l'excitation ou de l'inhibition du sympathique.

L'**œil saillant** contribue à donner à la physionomie une expression douce et timorée comme il l'est chez les lièvres et les gazelles et il appartient le plus souvent à des émotifs passifs, débiles, peureux et facilement effarés ; on en trouve tous les degrés jusqu'à celui qui touche aux formes légères de la maladie de Basedow.

Au contraire, l'**œil enfoncé** dans l'orbite, légèrement cave, est généralement scrutateur, observateur, c'est celui des émotifs actifs, intelligents et volontaires. Généralement immobile et fixe dans l'attention, le sourcil froncé, le front plissé transversalement, la paupière inférieure relevée, il se détend et devient mobile et fuyant, plus enfoncé encore dans l'orbite dans les moments de fatigue et l'inquiétude.

Autres signes de mimique sont la **voix**, les **gestes** et l'**écriture**. La *gesticulation* si désordonnée chez les méridionaux, ponctue et souligne l'expression du visage et les *modulations de la voix*. Il suffit de signaler sans y insister l'immense variété de leurs expressions suivant les états émotionnels.

**L'écriture** a des caractères excessifs, elle est généralement personnelle et originale. Si la vue est normale, les caractères sont souvent de haute dimension, fermes et décidés, surtout au début des pages, écrits [illegible] lettres. Elle traduit l'état actuel du sujet, d'irritation ou de dépression, par l'énergie des terminaisons de mots, les violents barrages de lettres, les jonctions de mots et tous les signes qui indiquent la vitesse et la précipitation. Plus tard, lorsque la fatigue ou le tremblement apparaissent, elle perd ces caractères pour devenir irrégulière, cahoteuse et illisible. Chez les myopes, elle est généralement petite, contournée, les interlignes sont serrés, les mots se précipitent inachevés par suite d'impatience. Ces caractères sont ceux que produit la *crampe des écrivains* dont une espèce n'est qu'une contracture émotionnelle chez les nerveux impatients. Les graphologues prétendent trouver dans ces écritures dont je leur ai montré plusieurs échantillons, des signes de distinction d'esprit, d'intelligence artistique, qui, parfois, semblent en effet judicieusement déterminés.

L'écriture des émotifs a plus d'un rapport avec celle des neurasthéniques parce que bien des neurasthéniques deviennent émotifs et que bien des anxieux présentent, comme je l'ai démontré, des états d'asthénie secondaires.

**La morphologie générale** du corps est influencée par *l'attitude* émotive tonique, brusque et énergique chez les émotifs actifs dans les phases d'excitation ; traînante, voûtée, courbée, veule dans les phases de dépression et d'anxiété *(attitude asthénique)*. Malgré une complexion anatomique parfois vigoureuse chez les forts, les émotifs sont généralement remarquables par la *gracilité des membres et du cou*, même dans le cas où ils s'attachent sur un tronc normalement développé.

## 2° STIGMATES ET SIGNES PSYCHIQUES

L'énumération rapide de ces signes a pour but de donner un très bref aperçu des types psychiques variés que l'on peut rencontrer chez les émotifs et les anxieux. Mais il va sans dire qu'aucun d'entre eux ne présente tous ces caractères réunis et qu'ils varient suivant la prédominance sensitive et affective constitutionnelle, chez les actifs et les apathiques passifs.

**Caractère**. — Le caractère des émotifs et des anxieux est essentiellement variable et mobile. Bien qu'on puisse distinguer celui des émotifs passifs, généralement plus doux et celui des actifs combattifs, plus violent et querelleur, en réalité c'est l'instabilité qui prime dans l'humeur comme dans les sentiments des uns et des autres. Chez les actifs combattifs, le caractère est généralement mauvais et souvent détestable. Ils sont irritables, emportés, volontiers colères, souvent susceptibles et quelques-uns même vindicatifs et rancuniers. Ils passent rapidement et souvent sans raison valable de la joie inusitée à la tristesse injustifiée.

Le fond du caractère chez beaucoup d'entre eux est l'*ennui* aussitôt qu'ils sont inoccupés. Leur *impatience* est légendaire et se double généralement d'anxiété. C'est à cause de cette angoisse qu'ils ne peuvent attendre ni faire antichambre, qu'ils ne peuvent rester à table, et qu'ils mangent si rapidement. Ils supportent du reste difficilement toute contrainte, toute obligation, tout servage. Beaucoup d'entre eux sont d'une indépendance excessive et ne peuvent accepter aucune règle stricte ni se plier à aucune discipline.

Un *pessimisme*, un *scepticisme*, un *égoïsme*, réels ou parfois de commande, sont les fondements de leur philosophie qui cède parfois à des poussées d'enthousiasme inhabituel et du reste peu persistant. Parmi eux les faibles sont : timides, pusillanimes, hésitants, inconfiants en eux et en l'avenir, souvent méticuleux et scrupuleux. De ces sentiments dérivent la méfiance, la recherche de l'appui, de l'argent, l'économie, et une avarice irraisonnée et parfois sordide, et aussi l'esprit d'habitude, de tradition et le misonéisme. La timidité des forts se cache derrière une audace, une témérité, parfois une impudence, une hauteur ou un cynisme excessifs et qui, par contraste, les anime de l'esprit d'entreprise. Tous sont également impressionnables à diverses causes, mais, chacun restant plus spécialement sensible à des impressions particulières. Ils sont aussi, forts ou faibles, actifs ou passifs, obsédables, impulsifs et suggestibles.

**La sociabilité** des émotifs et des anxieux se ressent naturellement de leur caractère. Si quelques-uns, toujours sombres, préoccupés, bourrus, froids et désagréables sont franchement insociables, beaucoup apportent dans leurs rapports extérieurs une amabilité et un charme qui contrastent avec l'irritabilité, l'humeur hargneuse, les emportements, la tyrannie de leur vie intime et familiale. Fait bien caractéristique, les émotifs s'attirent les uns les autres et cherchent dans leurs relations ce qui manque à leur nature, leur caractère ou leur savoir. Ainsi les émotifs anxieux et timorés cherchent un appui auprès des émotifs actifs et autoritaires, comme les troupeaux souhaitent la direction et l'appui du berger.

Leur **jugement** est généralement bon, bien que de prime abord excessif. L'enthousiasme et l'indifférence injustifiés, la partialité, l'entêtement et l'obstination sont des formules inhibitoires du jugement et de la volonté qui sont aussi contradictoires et aussi banales chez eux, que les coups de tête et les décisions brusques opposés à leur habituelle hésitation. La volonté parfois si développée chez les émotifs s'affaiblit dans les moments d'anxiété, s'accompagne de doute, d'aboulie et d'aprosexie ou du moins d'indécision à agir.

**L'imagination** est la plus souvent brillante et excessive. Elle joue un rôle important dans leurs interprétations pessimistes ou optimistes. Son exagération s'atténue dans les phases d'anxiété où elle est souvent limitée par l'apparition de l'obsession et de la phobie.

**L'activité** est souvent fébrile et changeante dans son orientation. Généralement alternante, elle passe par des hauts et des bas qui suivent l'état général. La *productivité* est en raison inverse de l'instabilité, les anxieux trouvent dans l'action et la réalisation un soulagement qui fait souvent d'eux des travailleurs infatigables. Chez les instables, les passifs, les scrupuleux, les craintifs et les défiants l'activité est diminuée par le doute et par la mauvaise opinion que les patients ont de leur propre valeur.

**La mémoire** est généralement intacte et développée surtout pour ce qui touche à l'affectivité propre aux patients. Faible ou quelconque pour ce qui ne les attache pas, leur capacité mnémonique devient considérable dans les domaines où ils ont quelque intérêt. Certains, dans la dépression, ont de l'amnésie d'évocation plus que de fixation. Dans leurs périodes d'hyperémotivité et d'anxiété ils ne conservent que la mémoire de leur souffrance et concentrent toute leur attention sur leur idée fixe en dehors de laquelle, rien ne laisse de trace.

**Leur capacité d'attention** est inégale et proportionnée à l'intérêt qu'ils accordent aux faits. Elle tend à se cristalliser et à se fixer sur certaines représentations qui touchent plus particulièrement à leur affectivité. D'où leurs idées fixes et leur obsédalité. Mais ce défaut devient une qualité lorsque leur idée fixe est volontaire comme dans les recherches spéculatives et dans les méditations scientifiques où ils peuvent atteindre à une très grande puissance de concentration et en dehors desquelles leurs *distractions* sont parfois légendaires. La diminution générale de leur attention sur toutes les parties qui n'ont pas de lien avec leur affectivité explique en partie leur hésitation, leur doute, leur indécision.

Leur **affectivité** et leur **moralité** peuvent revêtir toutes les formules, mais se révèlent surtout par leur excessivité. Ils ont des sympathies et des antipathies, des amitiés et des inimitiés aussi subites qu'exagérées, peu justifiées, et souvent peu durables. Souvent dévoués et serviables aux étrangers, ils sont secs et froids avec leurs proches. Si beaucoup d'entre eux se font remarquer par une générosité et une sensibilité affectueuse, d'autres semblent manquer absolument de cœur. Aussi leur moralité est-elle inégale, sans fermeté directrice, sans orientation éthique déterminée, et il n'est pas rare de trouver la para-émotivité associée à la para-moralité, c'est-à-dire l'insensibilité et un certain degré d'insanité morale chez des névropathes extrêmement sensibles pour les animaux, mais complètement indifférents au sort des hommes malheureux et, en même temps que religieux, complètement fermés à la notion du bien et du mal.

**Intelligence.** — Des émotifs et des anxieux peuvent être d'une intelligence remarquable. C'est en effet parmi les sensitifs, par conséquent les candidats à l'émotivité, qu'on trouve les plus belles intelligences. On s'imagine, à tort, que les représentationt intellectuelles perdent de leur valeur en se teintant d'un élémens affectif. Et cependant les psychologues modernes depuis Ribot ont fait justice de cette erreur. La « froide » raison est une expression consacrée qui ne correspond à aucun fait psychologique.

Il est incontestable que l'émotivité morbide et l'anxiété peuvent évoluer dans des cerveaux exceptionnellement doués, sans rien changer d'essentiel à leur valeur intellectuelle. Et la pratique médicale montre bien que les personnalités littéraires, scientifiques, que les hommes de talent fournissent le plus grand nombre des cas d'anxiété et d'émotivité morbide. Mais l'inverse n'est pas vrai, et la venue de l'émotivité et de l'anxiété n'accorde pas plus d'intelligence à un esprit originellement médiocre.

Les particularités propres à l'intelligence des émotifs et des anxieux sont d'abord la grande *facilité d'assimilation* et la plasticité intellectuelle à la condition toutefois d'une attention suffisamment entière. Cependant dans les paroxysmes d'anxiété, il semble que le cerveau devienne indifférent et imperméable à toute idée autre que celle de l'obsession.

Les qualités intellectuelles que nous venons d'énumérer expliquent les aptitudes si diverses que révèlent beaucoup d'émotifs et d'anxieux, pour l'acquisition des connaissances les plus variées. Beaucoup, comme J.-J. Rousseau, qui fut un émotif anxieux typique, possèdent à la fois, des facilités remarquables pour les lettres, les arts, les sciences. Ainsi s'explique encore que des littérateurs ou des artistes de talent se refusent à atténuer ou à guérir l'émotivité dont ils souffrent, de crainte de tarir en même temps la source des qualités qui les distinguent.

**Le dédoublement de la personnalité** existe souvent, à un degré léger chez tous les émotifs anxieux. Leurs tendances contradictoires leur semblent parfois individualisées en deux êtres qui se combattent plus souvent qu'ils ne s'accordent. Ce phénomène est plus perceptible dans leurs moments de fatigue, d'émotion, d'anxiété et s'accompagne en même temps d'une sensation vertigineuse et de la *perte de la notion du concret*.

Cette rapide énumération des signes psychiques qu'on trouve à la vérité plus dans l'émotivité constitutionnelle des névropathes que chez les anxieux tardifs par troubles organiques, nous fait connaître surtout les caractéristiques fonctionnelles du terrain sensitif sur lequel évoluent l'émotivité et l'anxiété. Ce tempérament émotif comporte de si grandes variétés qu'on ne peut avoir la prétention de les analyser toutes. Il y a à peu près équivalence entre les avantages et les inconvénients physiologiques qu'il apporte à ceux qui le possèdent. Tous les émotifs et tous les anxieux ne sont pas des personnalités de grand talent et d'intelligence élevée. On en trouve parmi les inintelligents, les médiocres et même les véritables brutes. Cela est affaire de qualité originelle, de milieu, de culture, d'influences morbides acquises ou héréditaires. Nous verrons à l'étiologie que si la simple hérédité sensitive affine, l'héritage d'un terrain déprécié par l'alcool, la syphilis, la tuberculose, de graves maladies nutritives, amoindrit la qualité dynamique des cellules cérébrales chargées des fonctions de synthèse représentative. Les poisons exogènes et endogènes, la morphine, l'alcool, l'éther, la cocaïne, les poisons organiques de l'urémie, des insuffisances viscérales, apportent à la fois l'émotivité et l'anxiété toxiques et la dépréciation ou l'altération des cellules nobles du système nerveux.

Si le tempérament sensitif est plein de ressources, si une éducation et une instruction générales favorables permettent, grâce à lui un haut et fertile développement de l'intellectualité, il ne faut pas oublier cependant que plus l'homme a de lumières dans son entendement et de sensibilité dans son cœur, plus il est apte à la souffrance. Plus il se rapproche de l'automate, plus il est froid et insensible, plus il vit content et insouciant (Voltaire). Heureux les simples d'esprit, dit l'Ecriture. Mais qui choisirait un tel bonheur ? Certainement pas les émotifs et les anxieux préoccupés au contraire de connaître et par là de souffrir. Ils payent ainsi la chère rançon d'une intellectualité souvent stérilisée par un sentiment injustifié de doute et d'inconfiance.

### 3° SIGNES ET STIGMATES FONCTIONNELS

Les malades atteints de névrose d'angoisse ou de syndromes émotifs, présentent une très grande instabilité des fonctions organiques, ainsi qu'une prédisposition marquée aux synergies morbides réflexes, et par conséquent aux réflexopathies. L'importance du *spasme* dans leurs manifestations est *primordiale.*

*a*) **Signes fonctionnels et stigmates nerveux.** — On constate généralement une grande *excitabilité réflexe* qui se manifeste aussi bien par l'exaltation des réflexes tendineux que des musculaires, cutanés ou sensoriels. Mais l'inverse n'est pas absolument vrai et toute exaltation des réflexes ne signifie pas émotivité morbide et anxiété.

La percussion du *réflexe patellaire* du genou donne une brusque détente de la jambe, et, suivant les lois de Pflüger on constate parfois l'extension de l'excitation réflexe jusqu'aux membres supérieurs.

Les *pupilles* réagissent vivement à la lumière et le *réflexe oculo-cardiaque* est toujours très net, quoique de sens varié ; quelques patients présentent au contraire de l'anesthésie cornéenne et pharyngée sans être cependant hystériques.

*L'Irritabilité sensorielle* est manifeste et très vive pour la rétine. On constate fréquemment une persistance inusitée des impressions visuelles. L'oreille est sensible à l'excès au moindre bruit ; le goût et l'odorat sont d'une délicatesse extrême, les odeurs les plus subtiles sont reconnues et parfois, perçues désagréablement. L'ébranlement sensoriel prolongé ou intense peut causer des paroxysmes vertigineux, syncopaux, vaso-moteurs, etc.

Ces phénomènes sont liés en même temps à *l'hyperexcitabilité bulbaire* et cérébelleuse d'où la facilité des vertiges, du mal de mer, de la syncope, de la nausée, sous la moindre excitation d'un nerf cranien ou même d'un nerf de sensibilité générale.

La *sensibilité cutanée* est également exaltée au tact, à la douleur, à la pression, au froid, au chaud. Il y a, à la fois, hyperesthésie cutanée, hyperbaresthésie, hypéralgésie, etc. Les émotifs anxieux sont en général remarquablement frileux et très déprimés par les fortes chaleurs. Le froid prolongé et intense leur produit des crises paroxystiques à forme digestive ou vasculaire et syncopale. Ils sont fréquemment atteints du phénomène de l'horripilation ou chair de poule, dans toute condition d'émotion ou d'abaissement de la température. Leur hyperesthésie cutanée explique d'autre part la fréquence chez eux des névralgies et des paresthésies. Dans la dépression anxieuse elle peut être remplacée par une hypoesthésie de la peau et des muqueuses.

L'*excitabilité vaso-motrice* de la peau s'exprime par la vasoconstriction ou la vaso-dilatation habituelle, les variations rapides de la pâleur à la rougeur des téguments, le dermographisme, l'urticaire et le purpura. Ces derniers symptômes sont plus fréquents dans les formes vaso-motrices asthéniques.

Les muscles superficiels et profonds participent à cette excitabilité réflexe et générale et la révèlent par le tremblement localisé, comme après la fatigue musculaire, ou généralisé comme dans l'émotion ou le refroidissement. Les *spasmes musculaires* des muscles lissés ou striés du tube digestif, des conduits glandulaires, cholédoque, uretère, des artères, etc., la dysphagie, l'œsophagisme, les baillements, les pandiculations, la facilité aux contractures relèvent de cette *excitabilité neuro-musculaire*.

L'*excitabilité générale* du système nerveux est la cause des formes multiples d'insomnies mélangées de rêves, de cauchemars, et d'une prédisposition à l'onirisme, c'est-à-dire à la confusion des représentations mentales du sommeil et du rêve, avec celle de l'état de veille. Le rêve se prolongeant dans la réalité peut jouer un certain rôle dans la naissance du dédoublement de la personnalité et du somnambulisme auxquels, comme nous l'avons vu, les émotifs anxieux sont fortement prédisposés.

*Fatigabilité*. — Enfin une certaine fatigue facile ou fatigabilité, sans atteindre à l'asthénie systématique, se révèle surtout dans les périodes paroxystiques, dans l'émotion, etc.

*b*) **Signes et stigmates digestifs**. — La *langue* est presque constamment blanche ou tout au moins opaline, pour devenir franchement saburrale dans les phases d'émotivité anxieuse aiguë. Elle l'est davantage, le matin au réveil, que le soir au coucher.

Elle suit exactement dans ses variations, celles de l'état psychique et nerveux. C'est du reste une grande erreur de croire que la langue est le miroir de l'estomac ou du tube digestif comme l'affirme une expression classique. La langue est en réalité le miroir de l'état de tonicité ou de dépression nerveuse. C'est dans les crises d'anxiété, comme aussi dans la mélancolie que la langue est le plus saburrale. L'hypersécrétion des glandes buccales et salivaires, ou leur inhibition sécrétoire suivent l'état d'excitation ou de dépression anxieuse.

*Pseudo-organopathies.* — L'émotivité et l'anxiété déterminent dans les fonctions digestives, gastriques, intestinales ou hépatiques, de nombreux symptômes sensitifs, sécrétoires, moteurs (spasmes) communs avec les véritables organopathies et les dyspepsies de toutes origines : anorexie pendant l'anxiété, boulimie précédant ou suivant les crises paroxystiques, nausées et vomissements passagers ou durables sont de véritables équivalents d'émotivité anxieuse. *Les troubles de la sensibilité* gastrique et des plexus sympathiques qui la commandent, sont nombreux, mais, le plus fréquent est la *gastralgie.* Celle-ci est un des symptômes prémonitoires ou équivalentaires les plus essentiels de tous les états d'anxiété; c'est un signe de suspicion dont la valeur a été relevée de tous temps. Au petit pied la gastralgie peut être remplacée par des *paresthésies gastriques* ou *solaires* : sensations de lourdeur, de ballonnement, toujours accompagnées de symptomes réflexes tels que la dypsnée, les palpitations, la somnolence, etc.

Cette sensibilité douloureuse des nerfs et plexus superficiels et profonds des organes digestifs est perceptible par la palpation aux points d'élection : creux épigastrique, région sus-ombilicale, région cœcale et appendiculaire. Ces hyperesthésies et paresthésies abdominales des plexus ou *plexalgies* s'accompagnent habituellement de *spasmes,* de dilatation, des muscles lisses, des parois gastriques (dilatation et atonie gastriques, ptoses), intestinales, coliques et même du cholédoque avec grosse vésicule transitoire. Associées à des altérations sécrétoires parallèles de l'estomac, de l'intestin, du foie, du pancréas, ces variations de la motricité participent à l'origine des borborygmes, de la constipation, de la diarrhée, de la mucorrhée, des poussées cholémiques et acholiques, de la rétention biliaire dans la vésicule par spasme du cholédoque, de la stéatorhée, etc. C'est par l'association, de ces différents symptômes que se produisent de nombreux syndromes digestifs, pseudo organopathiques, parmi lesquels l'entero-névrose muco-membraneuse est l'un des plus ordinaires.

*Idiosyncrasies digestives.* — Enfin il faut signaler une sensibilité anormale et extrême à l'égard de certains aliments (poissons, crustacés, moules, fraises, charcuterie, conserves) ou certains médicaments, surtout nervins ou antithermiques (antipyrine, quinine, cocaïne, thyroïdine). C'est l'idiosyncrasie médicamenteuse ou alimentaire des névropathes.

c) **Signes et stigmates circulatoires.** — Les émotifs et les anxieux présentent de nombreux troubles vaso-moteurs : facilité de la vaso-constriction, *du spasme* et de la vaso-dilatation sous l'influence des émotions, de la fatigue ; passage rapide de l'une à l'autre, ou instabilité vaso-motrice.

*Le pouls* est généralement petit et faible dans la névrose d'angoisse et plus souvent rapide que ralenti. Son instabilité est, de plus, remarquable, à la moindre émotion, comme au moindre mouvement. Le seul fait de passer de la position horizontale à la position verticale peut mener le pouls de 80 pulsations à 110 et s'accompagner souvent de vertiges pseudo-anémiques. Cependant cette instabilité n'est que l'indice d'une insuffisance myocardique par hypotonicité nerveuse et non pas lésionnaire, car on remarque que dans les efforts physiques, sauf des cas de dépression exceptionnels, le cœur s'adapte dans une certaine mesure et en tenant compte de la fatigabilité des anxieux, et le pouls se ralentit après quelques instants de tachycardie.

*Tension artérielle.* — L'hypotension artérielle est la règle dans la névrose émotive, mais l'on peut rencontrer l'hypertension à titre exceptionnel et passager. Elle est persistante dans les cas d'anxiété symptomatique de l'artério-sclérose et de la sclérose rénale. Il existe enfin une *hypertension émotive* débutant souvent dans la jeunesse chez les névropathes anxieux et obsédés, due à un spasme périphérique généralisé, mais avec cœur normal, non hypertrophié à la radioscopie, et sans insuffisance rénale azotémique, hydrémique, chlorurémique, etc. Le pronostic et l'évolution en sont autrement bénins que celui de l'hypertension artério-scléreuse ou rénale (voy. page 133).

*Troubles du rythme.* — Le cœur et le pouls présentent fréquemment différents types d'arythmie, et d'intermittences, la bradycardie, de la tachycardie, des palpitations, sans aucune gravité, mais qui inquiètent fortement les malades et jouent un rôle dans la naissance de leur anxiété ou de leur hypocondrie cardiophobique.

*Paresthésies.* — Des troubles sensitifs, des douleurs de toutes variétés, des paresthésies dans la région cardiaque et dans la région thoracique et précordiale (piqûres, coups de couteaux, lancés, étreintes, sensations de distension, étau, névralgie thoracique propagée aux bras, fausse angine de poitrine, névralgies intercostales cardio-phobiques, etc.). Ce groupe de symptômes peut donner naissance à toutes les formes variées de fausses maladies du cœur, suivies d'angoisse et d'obsession.

Les palpitations douloureuses sont aussi de toute banalité chez les émotifs et les anxieux ; elles sont souvent associées à des fausses syncopes ou état lipothymique, à de la gastralgie, qui sont considérées, à tort, comme la preuve d'un état dyspeptique en réalité consécutif le plus souvent à l'état nerveux.

*L'éréthisme circulatoire avec spasme* est encore un autre signe fréquent dans les états émotifs et anxieux. Il se traduit par une impulsion systolique brusque, l'intensité des bruits d'auscultation vibrants et clangoreux, l'impulsion et le choc cardiaque perceptibles douloureusement par le patient et appréciables par l'ébranlement thoracique, par des palpitations et des intermittences. et, enfin une hypertension artérielle passagère, de 2 ou 3 centimètres de mercure, au-dessus de la pression habituelle.

Cet éréthisme cardiaque est accompagné d'un éréthisme vasomoteur qui est la cause des *battements vasculaires*, appréciables à la palpation ou même à la vue dans la région cervicale antérieure (thyroïdienne), au creux épigastrique (trépied cœliaque) dans la région ombilicale (battements aortiques) et au niveau de chaque bouquet vasculaire. Ces battements s'exaltent sous l'influence des émotions, de la fatigue, des repas, etc. Ils sont accompagnés ou de *spasme* ou de *relâchement* vasculaire, et d'hyper ou d'hypotension.

*d*) **Signes et stigmates respiratoires.** — L'anxiété respiratoire se manifeste par l'*oppression*, symptôme de la plus grande banalité, pouvant atteindre jusqu'au pseudo-asthme avec lequel il est confondu sous le nom d'asthme nerveux. La *respiration suspirieuse* périodique est une forme atténuée d'oppression ou l'anxiété est moindre. L'*apnée* et la *tachypnée* sont moins fréquentes dans les états anxieux et appartiennent davantage à l'hystérie. L'*insatisfaction respiratoire* est une forme atténuée d'anxiété.

Diverses *paresthésies* laryngées et trachéales s'accompagnent d'anxiété et d'apnée très brève. D'autres troubles sensitifs sont des douleurs thoraciques, des algies diverses simulant celles des pleurésies, le point de côté de la pneumonie, la pleurite tuberculeuse et donnent naissance souvent à la tuberculophobie.

*Troubles spasmodiques.* — La *toux*, l'éternuement, le baillement sont des phénomènes spasmodiques qui se montrent soit au cours des paroxysmes émotifs, soit comme symptômes isolés durant de longues périodes. La toux peut ère discrète ou bruyante, quinteuse, coqueluchoïde et accompagnée de sécrétions trachéales et laryngées amicrobiennes.

*Troubles de la voix.* — Des anomalies laryngées et vocales sont la voix blanche émotive, l'enrouement et l'aphonie, le tic et hemmage émotionnels, la raucité, l'atonie, la dépression de la voix, etc. Tous ces phénomènes s'exagérent au cours de l'émotion, de la fatigue, de l'anxiété, du surmenage, etc.

*e*) **Stigmates et signes sécrétoires.** — Les anomalies des sécrétions glandulaires et l'instabilité sécrétoire portent aussi bien sur les glandes périphériques de la peau : hypersécrétion sudorale habituelle ou paroxystique, hyposécrétion avec chaleur mordicante de la peau, que sur les glandes digestives : salivaires, gastriques, intestinales, hépatiques, pancréatiques qui jouent un grand rôle dans les dyspepsies des émotifs et que sur les reins, d'où l'alternance des urines rares ou abondantes. L'odeur de ces sécretions est souvent modifiée. Quand le *spasme* des conduits de ces glandes s'associe avec l'excitation sécrétoire, il en résulte une rétention passagère, dans la vésicule biliaire, le bassinet, etc., donnant lieu à de grossières erreurs de diagnostic (cholecystite, hydronéphose, etc.). — Ces modifications atteignent également les glandes endocrines, d'où l'instabilité sécrétoire interne de la thyroïde, de l'ovaire, de la surrénale, de l'hypophyse, du testicule, etc. Aussi ces troubles sécrétoires externes et ces troubles endocriniques expliquent-ils une grande partie des troubles nutritifs et génitaux suivants :

*f)* **Stigmates et signes nutritifs.** — Ceux-ci peuvent être légers ou frustes, constituant un vague état arthritique avec embonpoint ou maigreur ou bien prendre franchement l'aspect d'une maladie nutritive majeure : goutte, diabète, obésité, rhumatisme. Au degré le plus léger, on trouve les petits syndromes arthritiques mineurs : migraine, rhume des foins, eczéma, psoriasis, hémorroïdes, varices, etc. Il doit être bien entendu que ces syndromes peuvent apparaître chez les émotifs anxieux sous d'autres influences que l'évolution émotionnelle même. Le lecteur doit se débarrasser de la conception traditionnelle qui représente l'obésité, la goutte, le diabète, etc., et d'une façon générale tout trouble de la nutrition, comme des entités cliniques et pathogéniques. Il n'en est rien. On peut y aboutir par différents processus pathogéniques, et je ne voudrais pas que des lecteurs superficiels pensent que je conçois les troubles nutritifs comme forcément consécutifs à l'émotivité morbide. Elle est une étiologie, peu connue, entre beaucoup d'autres.

*g)* **Stigmates et signes génitaux et génésiques.** — L'*instabilité* de ces fonctions chez les émotifs et les anxieux se témoigne par des périodes d'ardeur (satyriasis) alternant avec des périodes de frigidité et d'impuissance par dégoût ou indifférence, ou parfois par phobie anxieuse de la fatigue consécutive. L'*impuissance émotive* est des plus fréquentes chez les jeunes émotifs, aussitôt qu'ils ont une inclination marquée pour la partenaire, où s'ils ont le doute sur leur capacité génitale. C'est l'*inhibition génitale phobique* et l'obsession de l'impuissance. L'érection et l'éjaculation peuvent être troublées par exagération ou insuffisance ; l'érection persistante, la demi-érection avant ou pendant le coït, l'éjaculation hâtive ou retardée ou même impossible, l'éjaculation paradoxale dans toute action non génitale, précipitée. ou dans les moments d'angoisse quelconque ; chez la femme le coït douloureux, le vaginisme, la coïtophobie, tels sont les symptômes accusés le plus souvent par les patients chez qui ils ne tardent pas à produire des phobies et des obsessions marquées. L'exagération ou la diminution des « dulcedines in coïtu » jouent également un rôle pour expliquer l'évolution de ces patients vers l'excès ou le défaut de génitalité.

C'est parmi les émotifs qu'on rencontre les anomalies des tendances sexuelles : masturbation, uranisme, sadisme, masochisme fétichisme et l'amour morbide par excès ou par défaut : exagération affective, passions uniques et absorbantes, fétichisme général ou partiel (souvent génital) ou au contraire froideur hétéro-sexuelle (misogynie) ou transformation de l'érotisme (religiosité excessive, attachement excessif aux animaux, etc.).

Chez la femme les fonctions menstruelles sont rarement régulières. L'excès ou le défaut des règles expriment l'instabilité fonctionnelle ovarienne.

*h)* **Signes et stigmates généraux.** — L'*instabilité thermique* sous l'influence de l'émotion et de la fatigue, le *déséquilibre de la température* se manifestant sous la forme d'une *pseudo-fièvre nerveuse* atteignant et dépassant rarement 38° (température centrale) sont des signes que l'on retrouve chez les émotifs anxieux dans les périodes d'anxiété et pendant les paroxysmes prolongés. Cette véritable fièvre anxieuse si méconnue et qui peut persister des semaines ou des mois a été cependant signalée d'autre part dans diverses affections du bulbe et de la partie supérieure de la moelle.

Les *variations* du *poids*, du *volume* et de la *densité* du corps sont également des signes de toute banalité chez les émotifs qui s'observent, surtout au moment de leurs crises paroxystiques d'anxiété. A ce moment c'est l'amaigrissement et la perte du poids qui prédominent, mais cependant chez certains anxieux obèses, l'anxiété est accompagnée d'augmentations de poids et de volume avec sensation de gonflement.

En terminant cette rapide énumération, il est bon de faire remarquer combien est grande dans cette symptomatologie la part des manifestations qui relèvent *à priori* de l'excitation ou de la diminution des fonctions du grand sympathique. Cette notion clinique sera reprise avec les déductions qu'elle comporte à la pathogénie.

## CHAPITRE V

### *SYNTHÈSE CLINIQUE*

### QUAND ET COMMENT SE PRÉSENTE LA MALADIE

1° **Généralités.** — Pour la facilité de l'étude, j'ai présenté au lecteur, dans l'analyse précédente un ensemble de symptômes découpés d'une façon artificielle et qui ne peuvent donner une impression juste de la maladie. Il serait presque impossible de la reconnaître dans cette sorte de dissection qui manque de vue synthétique, sans un exposé de l'évolution qui fera l'objet d'un chapitre ultérieur.

Ainsi que nous le verrons à l'étude des causes, les nerveux émotifs et anxieux sont de rencontre banale dans la vie quotidienne et il n'y a rien là de surprenant puisque leur état n'est que l'exaltation sous l'influence de diverses causes morbides, de leur tempérament physiologique. Aussi le passage de leur état de fonction à leur état de vice fonctionnel est-il insensible. Beaucoup d'entre eux restent des malades insoupçonnés, d'autres, en majorité, reçoivent une étiquette médicale qui ne convient pas à leur cas par suite de la confusion existant actuellement encore dans le classement des névroses et des syndromes émotifs ou anxieux. C'est, je l'ai déjà laissé entrevoir précédemment, avec la neurasthénie, la psychasthénie et l'hystérie que la confusion est faite habituellement. Bien des personnes sont atteintes d'une émotivité qui a déjà dépassé la mesure physiologique et qui vivent dans un perpétuel état de malaise, sans que l'on attache d'importance à leurs plaintes, cependant justifiées. Pour saisir mieux ces états fréquents et peu indiqués, il est d'abord utile de rappeler les tenants et les aboutissants de la question de l'émotion et de l'émotivité.

**L'émotion.** — Normalement, il existe un ensemble de réactions du domaine affectif qui constituent l'émotion physiologique. Elle se produit toutes les fois qu'un agent extérieur ou intérieur met fortement en jeu la sensibilité à la condition que celle-ci soit normale. L'émotion morbide au contraire, peut se produire par différents mécanismes. D'abord à son degré le plus faible, elle est une réaction réflexe exagérée par rapport à l'objet réel mais minime qui l'a créée ; à un degré de plus, elle peut se manifester intensément alors que l'objet qui l'a créée est sans importance et réduit à presque rien. Enfin, elle peut naître sans qu'il y ait d'excitation extérieure, d'une façon *apparemment* spontanée par des représentations mentales anormales ou par une excitation interne, cénesthésique, excessive.

Au point de vue schématique, l'émotion n'est, en physiologie, qu'un réflexe. Toute action sensible produite par une excitation extérieure et par suite tout fait de sensibilité, tend à se transformer par réflexe en un autre fait de sécrétion, de motricité, de trophicité, c'est-à-dire tend à ébranler un neurone centrifuge d'une autre fonction que celle de sensibilité. Mais chez l'homme les réflexes sont modérés aussitôt qu'ils ne sont plus seulement automatiques. Que l'émotion soit un réflexe instinctif, il ne saurait y avoir de doute. La peur normale nous montre portés à leur plus haut degré les caractères d'un réflexe instinctif, intensément émotionnel. D'autres faits nous précisent que ces réflexes émotionnels, peuvent être dans une certaine mesure, réfrénés par les fonctions intellectuelles supérieures, par les qualités psychiques de récente acquisition dans l'espèce, et en somme par la volonté et tout le mécanisme de contrôle et de censure que constituent l'expérience et l'éducation.

Une preuve de ces faits nous est fournie par les animaux et l'enfant qui possèdent une constitution émotive particulière. Il suffit d'observer les animaux domestiques et de se rapporter aux observations des voyageurs et des chasseurs qui connaissent de près la vie et les habitudes des animaux sauvages, pour se rendre compte de cette émotivité naturelle. Le chat domestique est tout sensibilité et réflexe, surtout dans la jeunesse ; toujours aux aguets, sursautant au moindre bruit, mobile, rapidement hérissé par la peur instinctive et la défense, sensible cependant aux caresses, aux appels de la voix, il présente une grande émotivité réflexe. Le chien nous en fait voir une presque équivalente mais plus développée dans le sens affectif. Les littérateurs se sont plu à décrire sa joie ou sa tristesse calquée sur les sentiments de son maître, la crainte qui le fait ramper sous la main menaçante, son expression vocale si variée et si adaptée aux sentiments qu'il ressent, ses démonstrations de joie, ses bonds, ses aboiements, son affection même, son dévouement, son courage qui vont parfois jusqu'au sacrifice, jusqu'à la mort par inanition, véritable anorexie émotive sur la tombe de son maître.

Chez l'enfant — jeune animal humain — le premier âge n'est fait que d'expressions émotives sans contrôle. Dès les premiers jours de la vie et après les premières expériences et les premiers contacts avec le monde, l'enfant exprime sa joie par le rire, et les pleurs, par des plaintes, des colères, par toutes les manifestations émotives particulières à l'espèce humaine, et à un degré d'autant plus marqué qu'il avance davantage en âge, jusqu'à la puberté. Toutefois, à partir de ce moment, le contrôle éducatif et évolutif s'accentue, le frein volontaire commence à apparaître et à étouffer les réactions émotives instinctives lorsqu'elles sont de faible intensité. Pendant la traversée de la période pubertaire, il est fréquent que l'émotivité s'accentue surtout chez les fillettes. Mais normalement cet accroissement est peu sensible. A dater de ce moment si l'évolution de l'adolescent est normale, les réactions émotives sont de plus en plus contenues et refoulées par l'éducation. Vers la fin de l'adolescence, entre la seizième et la vingtième année, apparaît souvent une deuxième période d'émotivité, celle du printemps de la vie. Elle correspond à l'éclosion des tendances reproductrices et à l'apparition de l'émotion amoureuse. Mais même celle-ci doit rester contenue dans certaines limites, et elle ne les déborde que chez les êtres de qui l'évolution est anormale, soit par une éducation incomplète ou défectueuse, soit par suite de maladies acquises ou constitutionnelles.

**Les diverses espèces d'émotivité.** — Nous aurons l'occasion d'étudier plus loin la question de savoir s'il existe ou non une prédisposition héréditaire ou constitutionnelle à l'émotivité. Rappelons simplement que la tendance émotive influence le caractère même. Bien que les philosophes, les psychologues, les médecins et les physiologistes n'aient pas pu se mettre d'accord sur la classification des caractères, il n'est pas douteux qu'il existe un type de sensitifs, suivant la classification de Ribot, qui sont des affectifs, des émotionnels chez qui la prédominance de la sensibilité est des plus manifestes. S'ils ne passent pas toujours pour être des nerveux c'est par suite de la mauvaise interprétation donnée généralement à cette épithète. On croit volontiers et à tort que nerveux signifie seulement excité, violent, irritable, agité et insociable. Cependant les sensitifs ne manifestent pas toujours et concentrent leurs sensations et leurs sentiments, en faisant grand effort pour en masquer l'expression. Ils ont également une grande prédominance des sensations internes organiques ou cénesthésique. C'est parmi eux aussi que se recrutent les pessimistes, les humbles, les timides, les contemplatifs, et c'est dans leur classe que l'on rencontre les émotifs divers et les hyperémotifs qui font l'objet de cette étude.

Dans les périodes où leur santé s'altère, ou toutes les fois que des chocs émotionnels considérables les atteignent, on voit cette sensibilité affective s'exagérer et devenir morbide.

Mais les faits de sensibilité se retrouvent naturellement chez les êtres humains de tous tempéraments, sanguin, bilieux, nerveux ou lymphatique. Aussi les tempérés comme les actifs ou les apathiques, sont-ils également susceptibles, quoiqu'avec une moindre tendance, de voir leur sensibilité s'altérer si des circonstances exceptionnelles par leur intensité ou leur durée d'action se produisent au cours de leur existence. Mais les réactions émotionnelles morbides s'établissent d'autant plus difficilement qu'ils sont naturellement plus apathiques et que leur degré d'émotivité naturelle est moindre. Quand elles se produisent, elles sont peu intenses et de faible durée, et tirent du caractère lui-même quelques marques particulières. C'est ainsi que dans l'hyperémotivité, les sensitifs-actifs présentent des alternatives entre l'optimisme et le pessimisme, qui expliquent leur instabilité, et que chez les apathiques l'hyperémotivité tourne parfois à une sorte d'hypocondrie atténuée, mélangée d'égoïsme et d'indifférence.

Dans l'ensemble de la vie, la faculté d'émotion passe par des phases d'exaltation et d'amoindrissement. L'exagération émotionnelle normale existe dans l'enfance, à la puberté, à l'adolescence, à l'âge critique. Elle décroît ou du moins s'altère, se transforme dans la vieillesse, car d'une façon spontanée, le vieillard tend à l'égoïsme et à l'indifférence, et d'autant plus aisément, qu'il appartient dans le classement des caractères, à un type moins sensitif.

Cette connaissance des éléments principaux de la question des facultés émotionnelles normales, permet de saisir pourquoi les frontières entre l'émotivité normale et l'émotivité morbide sont parfois assez difficiles à déterminer. On voit se poser là un problème de forme générale, qui peut se résumer dans l'aphorisme suivant : Il n'y a rien dans la pathologie qui n'existe dans la physiologie ; il n'y a pas de fonction morbide propre à la pathologie, il n'y a que des déviations de fonctions naturelles et, d'autre part, il n'y a point de symptôme qui ne soit, au demeurant, dans la normalité qu'une simple manifestation fonctionnelle.

**Le mécanisme individuel.** — Or c'est précisément le caractère propre de l'individu atteint qui règle l'aspect clinique sous lequel se présentent les manifestations paroxystiques ou larvées. Les sensitifs dont nous parlions plus haut, étant déjà de par leur constitution à la limite de l'émotivité normale et de l'hyperémotivité, présentent, lorsque les circonstances le permettent, une symptomatologie d'autant plus bruyante et brutale que les causes originelles ont été plus intenses. Chez eux l'hyperémotivité risque peu d'être méconnue. Les causes qui la font éclore agissent d'autant mieux qu'elles se présentent au moment des phases d'exaltation naturelles de l'émotivité physiologique, c'est-à-dire dans la jeunesse, à la puberté, à l'adolescence, à l'âge critique. A ces moments, une émotion plus accentuée, la fatigue physique ou intellectuelle, toutes les variétés de surmenage, la peur, l'anxiété déterminée par les difficultés matérielles de la vie, les épreuves, les examens, les concours, les grands événements sentimentaux, le mariage, le divorce, la passion contrariée, la grossesse, l'allaitement, le traumatisme, les interventions chirurgicales, les intoxications de toute nature, les fautes d'hygiène, l'intempérance, la suralimentation, la sédentarité, les causes d'amoindrissement vital, l'insuffisance alimentaire, la misère, le chagrin, les maladies générales et particulièrement les maladies des organes affectés à l'assimilation, l'excès des causes cosmiques, le refroidissement, le froid pénétrant et continu, la chaleur excessive, les variations atmosphériques brutales, telles sont les causes déterminantes habituelles de poussées d'hyperémotivité ou d'émotivité déviée qui peuvent s'exprimer de deux manières différentes :

Ou bien cette expression se fait en intensité et l'on voit apparaître subitement des paroxysmes intermittents d'émotivité anxieuse ; ce sont les crises d'angoisse. Ou bien le taux général de l'émotivité s'élève et il se produit une hyperémotivité ou une déviation de l'émotion diffuse et continue pendant une certaine durée. Enfin, il existe, et c'est le cas le plus ordinaire, des formes mixtes dans lesquelles toutes les facultés affectives et émotives de l'individu sont surexcitées, avec des phases de tension émotionnelle anxieuse qui correspondent aux crises paroxystiques. Quant au fonds mental qui existe toujours plus ou moins et qui constitue le caractère habituel chez les sensitifs ordinaires, ou le caractère accidentel chez ceux que j'appelle les *sensitifs occasionnels*, il suit dans son développement, l'intensité générale de l'état émotionnel.

**L'état nutritif.** — Enfin, les réactions nutritives, qui ne sont qu'une spécialisation du neurotrophisme général se manifestent avec plus ou moins d'intensité, suivant les prédispositions héréditaires et constitutionnelles de l'individu et suivant l'intensité et la répétition des atteintes de l'hyperémotivité. C'est par des troubles nutritifs appartenant à la famille du neuro-arthritisme que s'expriment ces modifications trophiques ou nutritives. Leur mécanisme général est le suivant :

Les troubles émotifs ont des réactions : 1° dans le domaine de la circulation et particulièrement dans celui des vaso-moteurs qui, par l'apport du sang, tiennent sous leur direction la nutrition intime des tissus, 2° dans le domaine de la digestion qui préside à l'assimilation des nutriments, 3° dans celui de la respiration qui apporte l'élément vital nutritif par excellence, c'est-à-dire l'oxygène, et qui emporte un des principaux déchets, l'acide carbonique. Mais, de plus, il semble bien, à la lumière des travaux modernes sur les fonctions des glandes à sécrétion interne que les troubles glandulaires, déterminés par l'émotion morbide, ou simplement par le ton affectif de l'état individuel, ont un rôle primordial dans la naissance des troubles nutritifs. J'ai insisté particulièrement dans l'étude analytique précédente sur les altérations sécrétoires digestives (salive, suc gastrique, sécrétion externe et interne du foie, du pancréas, de l'intestin). L'altération des fonctions de sécrétion interne au niveau de la thyroïde, de la surrénale, de l'hypophyse, des glandes génitales, du foie, du pancréas, du muscle, etc. apparaît comme plus capable encore d'expliquer un ensemble de syndromes thyroïdiens, glycosuriques, rhumatoïdes des syndromes d'obésidé, de goutte, des diabètes de toutes variétés, et une foule de petits accidents secondaires, tels que : urticaire, certaines éruptions cutanées, migraines, hémorroïdes, etc... qui évoluent parallèlement aux troubles nerveux chez les émotifs. On n'avait pas, je pense, avant mes premières recherches, établi ces relations de cause à effet ni même invoqué le mécanisme simple que je viens de résumer, pour expliquer la fréquence ou la coïncidence presque constante qui existe entre les états émotionnels et les syndromes et les maladies de la nutrition. (voy. p. 160).

Depuis que la médecine a atteint un degré d'évolution suffisant pour que les principales manifestations de la clinique humaine aient été passées en revue, on ne peut pas croire qu'il soit possible de décrire des maladies entièrement nouvelles. Aussi ce ne sont que des remaniements dans les classements préalables que toutes ces maladies et ces syndromes patronymiques. Le travail que j'ai fait ici n'est pas autre que celui de changer l'étiquette que la tradition avait placée à tort, à mon avis, sur ces malades qu'on appelait des névropathes, des dégénérés, des psychonévrosés, des psychasthéniques et souvent des neurasthéniques ou des hystériques. C'est donc d'abord dans ces groupes que le médecin devra chercher les patients qui appartiennent d'une façon plus étroite à la pathologie de l'émotion et plus spécialement à la névrose d'angoisse. Les hyperémotifs et les anxieux sont donc nombreux parmi les neuro-arthritiques classiques et non seulement parmi ceux qui présentent les syndromes majeurs du ralentissement de la nutrition de Bouchard : les obèses, les diabétiques, les goutteux, les rhumatisants, les asthmatiques, mais encore parmi ceux chez qui l'on peut reconnaître les syndromes mineurs : les migraineux, les gravelleux, les lithiasiques, certains albuminuriques, les dyspeptiques, les porteurs d'eczéma, d'herpès, de psoriasis et enfin tous ceux chez qui les troubles nutritifs portent sur l'ensemble de l'organisme : infantiles ou géants, atrophiés, rachitiques, scoliotiques, etc...

**Classement général.** — On voit donc combien est nombreuse la classe des patients susceptibles de présenter à l'observateur les syndromes d'émotivité anxieuse ou la névrose d'angoisse. Mais chez tous, ce trouble de l'émotivité ne se présentera pas avec les mêmes caractères. Chez certains, il ne sera qu'un incident et un symptôme accessoire dans une vaste symptomatologie reconnaissant un centre de groupement de plus haute hiérarchie. Le trouble émotif est dans ce cas essentiellement léger, passager, il est presque inaperçu du patient comme du médecin ; il est un effet, non une cause, et sa place est au dernier rang dans l'entité clinique. On pourrait dire alors qu'il s'agit d'émotivité ou d'anxiété ou d'*angoisse-symptôme*. C'est ainsi que l'angoisse et l'anxiété apparaissent à titre d'épiphénomène sans grand intérêt dans tous les troubles viscéraux où le pneumo-gastrique est fortement intéressé. Il en est de même dans le vomissement, l'indigestion, dans toutes les réactions péritonéales, dans le mal de mer et même dans le vertige des hauteurs ou de la balançoire.

D'autres fois, l'anxiété, l'angoisse, l'hyperémotivité, accompagnées de quelques autres manifestations émotives, apparaissent comme un des éléments importants de la réaction clinique, alors qu'il s'agit seulement encore d'une participation plus marquée d'un viscère à innervation vago-sympathique. Il en est ainsi dans la véritable angine de poitrine, dans l'accès d'asthme authentique, dans certaines coliques hépatiques et néphrétiques, peut-être dans certaines affections inflammatoires de l'intestin, dans les méningites et encéphalites (tuberculose, syphilis, paralysie générale, artériosclérose ou plutôt athérome cérébral, etc...). Il s'agit dans ces cas d'émotivité, d'angoisse ou d'*anxiété-syndrome*.

Mais ces troubles émotifs et anxieux peuvent être le principal dans l'ensemble comme dans le détail, sans que cependant le pronostic soit grave, parce qu'il ne s'agit que de manifestations fonctionnelles curables et c'est alors le cas de la pure *névrose d'angoisse* évoluant sur un fonds héréditaire, la constitution émotive. C'est particulièrement à cette forme que j'ai consacré ce travail, tout en me réservant de déterminer les limites qui la séparent des syndromes anxieux de diverses origines, sans entrer cependant dans l'histoire détaillée de ceux-ci.

**L'anxiété des maladies mentales.** — Enfin, il existe dans le domaine de la psychiâtrie des syndromes mentaux d'anxiété qui doivent être rattachés à l'évolution de certaines maladies dont nous ne saurions dire encore si elles sont fonctionnelles ou lésionnaires. C'est ainsi que l'angoisse se retrouve dans les débuts de plusieurs psychoses mais qu'elle est surtout caractéristique des états mélancoliques. Sans vouloir entrer dans un débat où je ne saurais avoir aucune autorité, je rappelle que certains psychiâtres admettent que ces états mélancoliques constituent les formes psychosiques de l'émotivité morbide qu'il faut opposer aux formes névrosiques. Quelques-uns pensent que la closion qui sépare les états émotifs morbides que nous étudions ici, et qui sont du domaine de la médecine générale, des psychoses mélancoliques des aliénistes, est complètement étanche. D'autres, au contraire, croient que tous les degrés de l'émotivité morbide peuvent se rencontrer de la raison à la folie. L'intérêt pratique de ces discussions est de savoir si l'évolution des états mineurs anxieux peut aller jusqu'aux formes anxieuses des psychoses. Les uns comme Falret, Magnan, Legrand, affirment que jamais l'hyperémotivité anxieuse des obsédés, des neurasthéniques, des petits dégénérés, n'évolue vers l'aliénation. D'autres comme Meynert, Krœpelin, Wernicke, Mickle, Morselli, pensent que les anxieux obsédés tendent à verser dans la mélancolie ou la psychose périodique. D'après M. Seglas, des délires hypocondriaques, systématiques ou de persécution, peuvent évoluer chez les anxieux obsédés.

Bien que de prime abord l'opinion des aliénistes semble être la plus autorisée pour juger de ce pronostic, je pense au contraire, que l'opinion du médecin général moins étroitement spécialisé et dont l'attention a été appelée sur ces faits est d'un plus grand poids. Il n'y a pas d'empêchement à ce qu'un individu atteint d'émotivité quelconque, fruste ou intensive, puisse de plus être atteint un jour de folie et même d'une folie semblant avoir une relation de filiation avec son état de névrose antérieur. Mais est-ce là plus qu'une coïncidence ? Pour ma part, je ne le crois pas en me basant sur les faits suivants : La fréquence de l'émotivité morbide, du nervosisme émotionnel, de la névrose d'angoisse ou des petits syndromes anxieux mineurs, est absolument considérable. Ce que j'ai dit tout à l'heure du classement des émotifs parmi les neurasthéniques, les hystériques, les psycho-névrosés, les psychasthéniques, suffirait à le faire prévoir, puisque des syndromes anxieux de différente intensité ou des états d'anxiété indéterminés ont été décrits de tout temps, par les auteurs qui ont étudié ces diverses classes de nerveux. D'autre part, la fréquence des états neuroarthritiques avec inquiétude, nous est affirmée par le fait que les auteurs ont toujours décrit avec complaisance l'association chez ces neuro-arthritiques de la neurasthénie ou de la névropathie accompagnées de pessimisme, d'hypocondrie et d'inquiétude. Combien de manifestations dites viscérales chez ces ralentis de la nutrition ne sont, en réalité, que des crises paroxystiques d'émotivité viscérale et d'angoisse : ainsi en est-il de la pseudo-angine de poitrine, de l'asthme nerveux, des palpitations, des gastralgies, de l'entéro-colite, qui dans toutes les descriptions font partie de la symptomatologie habituelle des maladies de la nutrition surtout de la goutte, du diabète, de l'obésité, de l'asthme et qui reviennent indistinctement dans chacune d'elles.

Par conséquent, il nous apparaît qu'un nombre considérable de ces patients nerveux ou arthritiques, sont atteints parfois pendant de longues périodes, de syndromes anxieux mineurs, d'émotivité morbide ou même de névrose d'angoisse bien nette et qu'ils versent rarement, eu égard à leur nombre, dans la mélancolie ou la psychose périodique. On peut dire aussi que peu de personnes peuvent se flatter d'avoir traversé les périodes difficiles de leur existence sans quelques réactions émotives plus ou moins développées, mais souvent méconnues parce qu'elles évoluent dans le domaine viscéral. S'il y avait donc une évolution inéluctable allant toujours ou souvent de l'hyperémotivité anxieuse à la folie ou au délire systématisé, la folie, bien que fréquente, le serait bien davantage encore, et les aliénistes n'auraient pas à discuter avec à peu près égalité de documents affirmatifs ou infirmatifs. Il est possible aussi qu'un certain nombre de cas de psychose ou de délire systématisé, soient précédés d'un syndrome anxieux qui pourrait jouer en quelque sorte le rôle de symptôme avertisseur, s'il n'était pas si souvent méconnu. Cependant il ne faut point faire, à propos des syndromes d'anxiété, l'erreur d'interprétation qui a été commise dans l'étude de tant d'autres syndromes. Comme j'ai eu l'occasion de l'écrire souvent, le nombre des réactions symptomatiques qui sont à la disposition de l'organisme pour exprimer sa souffrance est relativement restreint. De ce que des symptômes se répètent dans une névrose et dans certaines folies, il n'y a pas nécessairement similitude, ni pénétration réciproque et si le cancer ou la tuberculose de l'intestin peuvent s'accompagner de diarrhée, il n'en suit pas fatalement qu'une diarrhée chronique ait une tendance marquée à aboutir à la tuberculose ou au cancer intestinal.

**2° Conditions cliniques d'apparition.** — Ces conditions générales bien établies dans l'esprit du lecteur, j'énumérerai les types cliniques sous lesquels le praticien rencontrera l'émotivité morbide, les syndromes d'anxiété mineurs et la névrose d'angoisse. Cet aperçu est du plus grand intérêt, car il y a une importance primordiale pour le médecin à classer les malades qui se présentent à lui suivant un axe fonctionnel bien déterminé. L'erreur de diagnostic qui consiste à méconnaître un émotif anxieux et à le considérer comme un organopathique et particulièrement comme un dyspeptique est à la fois une des plus grossières, des plus communes et des plus regrettables. Elle est grossière parce qu'elle dénote chez le médecin une ignorance complète des rapports qui existent entre l'état affectif et l'état somatique. Il y a là un immense chapitre de pathologie générale fermé, il faut bien le reconnaître, à la grande majorité des médecins praticiens. La connaissance de ces faits n'a pas qu'un intérêt théorique car rien n'est plus facile que de modifier la pathologie consécutive aux troubles affectifs, non seulement par des moyens psychothérapiques, mais encore par une thérapeutique physique et médicamenteuse appropriée.

**La suggestion médicale.** — De plus, aucun malade n'est plus facile à fixer dans sa maladie que celui qui présente des troubles fonctionnels émotifs pris pour de véritables troubles organiques. Combien de gens souffrent leur vie entière de prétendues affections qui ont littéralement empoisonné leur existence, parce qu'ils ont eu la malchance de consulter pour un petit symptôme digestif, circulatoire, respiratoire sans gravité, et qu'un mot consolateur et affirmatif eût fait disparaître et refoulé dans l'inconscient. Au contraire, le fait que le médecin s'est attaché à ce symptôme, qu'il l'a fouillé, qu'il y a rattaché quelques autres troubles, qu'il a affirmé l'existence d'une affection précise de l'estomac, du cœur, du poumon, de l'intestin, a déterminé dans l'esprit du patient la conviction de la maladie, une hypocondrie secondaire, exalté de ce fait l'hyperémotivité et multiplié ses réactions organiques. Alors s'est constituée de toutes pièces une maladie artificielle qui a été entretenue inconsciemment chez le médecin et son malade, unis désormais d'une façon indissoluble dans une double et réciproque systématisation qui constitue un véritable délire d'interprétation à deux. Il faut à ce propos, rappeler la discussion qui a eu lieu à propos de l'origine médicale des troubles de la sensibilité chez les hystériques à la Société de Neurolagie en 1908. Cette assimilation est d'autant plus autorisée, qu'une grande partie de la symptomatologie attribuée à l'hystérie appartient certainement à l'hyperémotivité morbide, sans qu'il soit nécessaire, comme certains auteurs l'ont fait, de créer une nouvelle forme d'émotivité et d'anxiété qui seraient celles propres aux hystériques. Il faut, en réalité, poursuivre le travail de démembrement qui s'est ébauché pour l'hystérie, dans bien des entités solidement établies, non seulement en psychiâtrie ou en neurologie, mais aussi en médecine générale. Je vais plus loin encore et j'estime qu'une grande partie de la pathologie fonctionnelle, circulatoire, mais surtout digestive, presque 95 o/o des maladies dites de l'estomac ou de l'intestin, j'entends par là des dyspepsies ou des entéropathies nerveuses, est une pathologie purement artificielle. C'est ainsi que de nombreux patients qui sont soumis à des régimes sévères et restrictifs pour des dyspepsies dites « hyper ou hypoptiques, hyper ou hypochlorhydriques, pour des ptoses gastriques avec ou sans fermentation, avec ou sans stase, et surtout avec ou sans auto-intoxication, que presque tous les entéropathes qui fréquentent les eaux de Châtel-Guyon, de Plombières, etc... une majorité d'asthmatiques, de diabétiques, de goutteux, rhumatisants, d'obèses, de lithiasiques, atteints de troubles nerveux dits neurasthéniques, avec des complications secondaires de prétendu arthritisme, ou une très apocryphe auto-intoxication urique, ne sont qu'une floraison morbide due à la culture médicale. Cette pathologie de suggestion médicale est fabriquée de toutes pièces consciencieusement et la plus honnêtement du monde, par d'honorables médecins qui sont loin de se douter des dégâts involontaires commis au nom d'un dogme étroit et erroné. Il faut réagir en instruisant le public et les médecins de la fréquence de cette erreur et en révélant son mécanisme. La prétendue chronicité de ces états nerveux ou viscéraux, la périodicité du retour des accidents émotifs, la pérennité de cet arthritisme de commande et les relations qu'il est censé avoir avec de prétendues auto-intoxications constitutionnelles, tout cela est le résultat d'erreurs conceptionnelles sur les origines de la maladie et consécutivement d'erreurs graves dans le traitement. Celui-ci tel qu'il est prescrit habituellement accroît encore la véritable cause originelle, c'est-à-dire entretient le traumatisme émotif en précisant et en orientant l'anxiété diffuse du malade, et en la transformant en phobie et en obsession hypocondriaques.

**La suggestion dans les maisons de santé.** — Je veux encore signaler que le prétendu progrès réalisé en Allemagne, en Autriche et même en Suisse par l'organisation de maisons de santé, d'instituts ayant pour but de mieux traiter ces malades en les soumettant au repos, à l'isolement, à des régimes appropriés et surtout à des examens systématiques d'apparence scientifique, est une des causes les plus certaines de la diffusion et de la persistance des affections pseudo-organopathiques. Si je ne conteste pas que dans certaines circonstances la séparation du patient de son milieu habituel soit excellente en le soustrayant à des causes de fatigue, d'irritation ou de surmenage intellectuel, digestif, etc., et peut l'aider à améliorer sa situation, d'autre part la culture de son émotivité se produit par la nécessité où il est d'observer tous ses symptômes, de les relever même chaque jour pour en présenter la liste au médecin, d'avoir l'œil et l'attention sans cesse fixés sur eux et par là, de les entretenir et même de les accroître. C'est ainsi que se sont établis des courants entre les malades de nos pays et les médecins de l'étranger, qui exploitent les établissements de ce genre et la crédulité des malades qui s'y rendent. Que penser de l'état émotif d'un malheureux névropathe pseudo-dyspeptique par hyperémotivité, qui doit chaque jour écrire de sa main sur une feuille qui comporte toute la liste des symptômes digestifs possibles, quels sont ceux qu'il a présentés le jour même ? On ne pouvait trouver un meilleur procédé de faire d'un émotif à la fois un esclave et l'incitateur de son émotivité gastrique.

**Erreurs médicales de régime.** — J'ai déjà manifesté en plusieurs circonstances, dans mes volumes antérieurs et dans quelques articles qui ont eu un certain retentissement, combien les régimes adaptés à ces prétendues maladies de l'estomac, étaient maladroits et injustifiés dans leur sévérité. Il est bon que des médecins sérieux fassent la guerre à ces régimes tristes, qui ne reposent sur aucune donnée exacte. Il est nécessaire que l'on pourchasse cette médecine sans bases scientifiques, qui se fait aujourd'hui dans la quatrième page de publicité des journaux quotidiens, et qui répand dans le public toutes les erreurs sur des théories démontrées fausses depuis longtemps, celle de l'auto-intoxication spontanée et celle de l'intoxication urique par exemple. Sous l'influence de ce courant d'idées médicales erronées lancées par de véritables charlatans, et exploitées par la publicité, un fatras de médecine pseudo-scientifique a pris naissance, contre quoi les meilleurs médecins sont obligés de combattre sans cesse dans leur pratique quotidienne.

**La pathologie et la publicité.** — On peut s'étonner que des médecins consciencieux et compétents en soient réduits à discuter avec leurs propres clients récalcitrants, des questions d'intoxication ou d'auto-intoxication par l'acide urique. Il est regrettable que dans un but de réclame, de publicité, l'évolution scientifique ou médicale ou l'évolution des idées thérapeutiques, soit pareillement enrayée. La crainte de l'intoxication par l'acide urique par exemple, est généralisée aujourd'hui au point que les siècles futurs n'auront pas de meilleur aliment pour les comédies où ils stigmatiseront les grotesques du temps passé. Le lavement, la purge et la saignée de Molière, ne sont rien auprès de l'uricophobie moderne et des moyens thérapeutiques qui ont été inventés pour y remédier. Quand on songe d'autre part, que l'acide urique n'est toxique à aucun degré, que plus encore, il est absolument incapable en essais expérimentaux, en injections abondantes à l'homme et aux animaux, de déterminer aucune des maladies dont on l'accuse d'être l'agent, on se demande ce qui est le plus surprenant de l'astuce des exploiteurs ou de la crédulité des exploités par la publicité médicale et pharmaceutique.

Cette pathologie de la publicité joue donc un rôle d'une très grande importance dans l'origine ou dans la persistance d'une foule de prétendues maladies organiques, qui ne sont pas autre chose que les réactions secondaires de l'hyperémotivité morbide, ou de la plus ordinaire névrose d'angoisse.

**Coïncidences cliniques.** — Devant la banalité de cette pathologie émotive, et par crainte des erreurs de diagnostic qui peuvent naître de son fait, il est important que le médecin sache dépister derrière les apparences où ils se cachent, l'émotif, l'anxieux, l'obsédé, dont la symptomatologie analytique nous est maintenant bien connue. C'est par la recherche des nombreux stigmates que j'ai énumérés, c'est par l'interrogatoire détaillé les différentes périodes de leur vie, en insistant sur les symptômes qui se sont produits peut-être dans l'enfance, à la puberté, à l'adolescence ou à l'âge critique, c'est enfin par l'examen du faciès, de l'expression du visage, de l'attitude, des gestes et par les caractères particuliers révélés à l'examen somatique que le médecin saura démasquer comme appartenant à l'hyperémotivité morbide, les symptômes quelquefois épars et méconnaissables.

Cette recherche devra être faite toutes les fois qu'un malade se plaindra de symptômes permettant l'un des diagnostics suivants :

1° Dans *l'appareil circulatoire* : palpitations, intermittences, bradycardie, tachycardie, arythmie, angine de poitrine sans lésion explicative ou sans trouble des organes de voisinage. Il faudra se souvenir toutefois, que ces troubles de voisinage, tels que dyspepsie, entéropathie, troubles du foie, peuvent être eux-même déjà, des manifestations d'émotivité morbide anxieuse.

2° Dans *l'appareil respiratoire* : dyspnée ou asthme nerveux, asthme des foins, toux quinteuse, coqueluche anormale, adénopathie trachéo-bronchique sans adénopathie, soupçon de tuberculose au début, avec sommets respirant mal, mais avec percussion normale ou percussion variable et sans évolution ultérieure. Les éléments de ces diagnostics seront donnés plus loin en détail, mais le médecin ne se laissera pas surprendre par les allures de pseudo-tuberculose dues à l'amaigrissement, à la pâleur, à la diarrhée ou à la sudation.

3° Dans *l'appareil digestif* : toute dyspepsie dite nerveuse, quelle qu'en soit la forme, douloureuse ou non, atonique ou hypersthénique, avec ou sans hypersécrétion, hyperacidité, spasme, ptose; entéro-colite spasmodique ou atonique avec ou sans membranes, douleurs appendiculaires (car il existe une pseudo-appendicite émotive qui est opérée actuellement dans plus de 50 o/o des cas).

4° Dans *l'appareil urinaire* : cystite ou cystalgie, avec élimination de prétendu pus, qui n'est le plus souvent qu'un mélange de mucus et de phosphates ou d'urates précipités, bégayement vésical, prétendus symptômes de rétrécissement de l'urètre, de prostatisme, le tout accompagné souvent de douleurs dites rénales, qui ne sont que des rachialgies concomitantes ou d'hypothétiques coliques néphrétiques, ou la petite gravelle, avec l'uricophobie obligatoire.

5° Dans *l'appareil génital*, toutes les variétés de l'impuissance qui n'est en réalité souvent que psychique et inhibitoire, les nombreuses modifications sécrétoires de l'utérus, les fausses métrites. Beaucoup de fausses utérines, de pseudo-salpingiennes passent à tort sous le couteau du chirurgien. Le médecin n'oubliera pas que les organes génitaux chez la femme peuvent être douloureux sans lésions, que les glandes de leurs muqueuses peuvent être atteintes de troubles sécrétoires purement réflexes. Il y a beaucoup de dysménorrées, de pseudo-métrites d'ordre émotif, et la distinction entre ces espèces et les inflammations authentiques doit attirer toute l'attention des médecins.

6° *Dans l'appareil nerveux*. — D'autres malades se présenteront, au contraire, en se plaignant d'une symptomatologie vague, diffuse, dont l'*origine nerveuse* apparaît aussitôt au praticien. Ce sont l'irritabilité, une certaine tendance à l'hypocondrie, derrière laquelle se cache en réalité l'obsession phobique ou plutôt la nosophobie anxieuse. Chez d'autres, l'anxiété prend la forme pseudo-mélancolique, pseudo-hypocondriaque et tous ces malades sont souvent étiquetés neurasthéniques. Ici le médecin n'est pas le seul coupable, mais le patient l'est aussi, car il explique mal ce qu'il ressent, et il est facile de confondre dans sa description le dégoût, l'indifférence, l'ennui qui accompagnent l'anxiété, avec l'impuissance psychique qui vient de l'*asthénie* chez le neurasthénique. Ainsi donc, le médecin devra faire la séparation précise entre les stigmates de la neurasthénie typique et ceux que j'ai donnés comme caractéristiques de la névrose d'émotivité. Quand le malade semble très instable, quand il présente des manifestations paroxystiques où les phénomènes spasmodiques l'emportent sur les autres : aura spasmodique des membres, qui ne sont que des ébauches de forme vaso-motrice, spasme de l'œsophage du cardia, décrits autrefois dans l'*hystérie* sous le nom de boule hystérique, oppression, tremblements, comment l'erreur ne serait-elle pas faite avec l'hystérie telle qu'elle était décrite avant son démembrement puisqu'une part de sa symptomatologie était empruntée à la névrose d'émotivité et d'angoisse ?

7° *Dans les réflexopathies.* — Avant de rapporter à un diagnostic aussi précis que celui de vertige gastrique, de diarrhée hépatique, d'oppression dyspeptique ou entéritique, de palpitations, d'intermittences cardiaques d'origine intestinale, gastrique, hépatique, et même de coliques hépatiques frustes, — ainsi que je l'ai vu une fois en présence d'une crise paroxystique digestive — ou enfin, avant d'admettre une indigestion produite par la fatigue ou le froid, un accès paludéen nocturne à type sudoral, etc., le médecin se remémorera la description que j'ai donnée ici des formes larvées mono-symptomatiques et des rudiments d'attaque anxieuse et n'oubliera pas que tout signe interprété comme d'origine réflexe au cours d'une maladie classique ou connue n'est peut-être que la maladie faite essentiellement d'exagération des réflexes, c'est-à-dire l'émotivité morbide.

8° *Dans les états nutritifs.* — Enfin, en présence d'un neuro-arthritique atteint d'une maladie de la nutrition évoluée ou à son début : état d'obésité ou d'adiposité, rhumatismes ou goutte fruste ou éclatante, glycosurie dite digestive ou diabète, constipation liée à des hémorroïdes, migraines, dans toutes ses formes vaso-motrices pâles, rouges accompagnées ou non, ophtalmique, ophtalmoplégique, etc., le médecin devra dépister les troubles nerveux parallèles, établir leurs relations avec les troubles trophiques, voir s'ils les ont précédés ou suivis, séparer dans la symptomatologie ce qui appartient à l'émotivité ou à des lésions réelles :

dyspnées, cardiaque, rénale, acétonique? En réalité seulement parfois d'origine émotive. Angine de poitrine vraie chez le goutteux, l'oxalurique, le diabétique, l'obèse? En réalité souvent pseudo-angine de poitrine liée à un état d'anxiété consécutif à une émotion, à la fatigue, à un réflexe. Vertiges interprétés comme dus à la dyspepsie, à l'hypertension, à la sclérose rénale, à l'artérite cérébrale, à l'acétonémie? En réalité liés simplement à l'hyperémotivité.

L'énumération de ces quelques exemples suffira à faire comprendre au médecin quel parti considérable il peut tirer de la connaissance de la pathologie émotionnelle et anxieuse dans tous les cas où elle peut se présenter comme symptôme, comme syndrome ou comme névrose.

**Dangers de l'erreur inverse.** — Mais si je viens d'insister sur la possibilité des erreurs de diagnostic qui consistent à prendre un trouble réflexe ou émotif de quelque origine qu'il puisse être, pour un trouble organique, j'attache tout autant d'importance au fait de l'erreur inverse. Ce n'est pas parce que j'appelle l'attention sur des faits peu connus ou généralement mal interprétés, qu'il faudrait désormais considérer toute pathologie organique comme improbable, et vouloir tout rattacher à l'émotivité morbide. C'est justement dans la tenue de la balance entre ce qui, dans un cas, est fonctionnel et ce qui est lésionnaire, entre ce qui relève de la pathologie organique et de la pathologie réflexe ou émotionnelle, ce qui ne veut pas dire de toute la pathologie psychique, car il y a dans le psychisme, d'autres éléments que les éléments affectifs, capables de donner naissance à des troubles fonctionnels, c'est, dis-je, ce choix éclairé par un grand jugement et une grande expérience, qui fait le véritable clinicien.

Une partie de l'étude précédente trouvera des compléments au chapitre du diagnostic, mais il me paraissait utile de corriger ce qu'il y avait de trop schématique dans la description que j'avais dû adopter. Il me semblait aussi très nécessaire de montrer qu'il n'y a pas que l'hystérie qui soit une maladie simulatrice. Cette épithète, du reste, qui pouvait convenir à l'hystérie, n'est pas absolument valable pour la névrose d'angoisse. En effet, si l'hystérie faisait parfois de fausses organopathies, ou tout au moins des pseudo-syndromes assez hiérarchisés déjà, il semblait que ce fut par pure représentation mentale. Tout semblait bien imaginaire dans cette pathologie si complexe qui s'étalait dans les trois abondants volumes dus à la plume magistrale de Gilles de la Tourette. Je ferai remarquer que pour être fonctionnels, les troubles déterminés par l'émotivité morbide, ont cependant une existence réelle. Il y a ici, en vérité, des troubles circulatoires, vaso-moteurs, visibles à la périphérie ou appréciables par différents procédés dans la profondeur des viscères ; il y a des altérations, ou tout au moins, des modifications sécrétoires ; d'autres sécrétions que les normales ou de plus abondantes. Il y a des troubles moteurs par excès ou par défaut, de l'atonie, des spasmes, et aussi, consécutivement, des représentations mentales cénesthogènes et des contre-coups défensifs de ces troubles fonctionnels réels. Or si la gravité de ces troubles est minime, à la longue leur répétition peut amener des altérations plus persistantes et peu à peu, des lésions grossières. Quelle différence y a-t-il au reste, entre le trouble fonctionnel et la lésion, si ce n'est une simple différence de degré, car pour n'être pas visible au microscope, l'altération chimique peut exister cependant. N'est-ce pas le cas des modifications humorales qui se traduisent par l'apparition d'une sécrétion colorée, ainsi que cela se produit dans la cholémie ou même dans l'ictère émotionnel ? Il y a donc de toute manière grand intérêt pour le médecin à se pénétrer de l'importance de la pathologie émotionnelle, de ses rapports avec la pathologie lésionnaire. Cet aperçu était donc nécessaire pour relier entre eux des faits dont quelques-uns sont déjà connus. A la réflexion, beaucoup de médecins savent que l'émotion peut produire la syncope, l'ictère, etc., mais peu se rendent compte de son intrusion pénétrante dans toute la pathologie quotidienne. Peu d'entre eux aussi connaissent la puissance d'action d'une thérapeutique que je décrirai plus loin sur des phénomènes qui passent souvent pour incurables ou sur de prétendues maladies organiques.

Cependant bien des guérisons retentissantes dues à des empiriques s'expliquent par l'action contre-émotive des affirmations impudentes mais systématiquement euphoriques qui font l'essentiel de leur pratique. Ces thaumaturges ont remarqué que les maladies produites par l'émotion et les suggestions tristes se corrigent par les émotions gaies et les suggestions toniques qu'ils savent mêler adroitement à leurs autres simagrées inopérantes.

# CHAPITRE VI

## *ÉTUDE DES CAUSES*

### CONDITIONS ÉTIOLOGIQUES GÉNÉRALES

Le lecteur est déjà éclairé sur la fréquence des troubles émotionnels et anxieux, qu'ils se présentent sous forme de syndromes d'expression réduite ou sous l'aspect d'une grande névrose. Puisque les maladies émotionnelles, les névroses d'émotion et d'angoisse ne sont, suivant une loi plus générale, que la déformation ou l'exagération de fonctions normales, il est de toute évid ce que les maladies de ces fonctions peuvent se produire chez chacun. Mais ceux chez qui elles présentent une prédominance c'est-à-dire les émotifs naturels, constitutionnels, les affectifs, les sensitifs, seront naturellement prédisposés à leurs altérations. Ainsi une première raison étiologique est la prédisposition naturelle, en quelque sorte constitutive à l'émotion qui tient au caractère originel et qui est par conséquent, imprimée dès la naissance chez l'individu par le sceau héréditaire, familial ou ethnique.

**Race**. — La constitution émotive peut se rencontrer chez tous les individus et dans toutes les races. Contrairement à ce qu'affirment les Germains, elle est peut-être plus marquée chez eux et chez les Slaves que chez les Latins. Si l'on jugeait, du reste, la fréquence de ces anomalies psychiques par le nombre des travaux auxquels elles ont donné lieu, il est incontestable que c'est aux peuples anglo-saxons qu'il faudrait accorder la plus grande tendance à l'émotivité morbides. Les travaux allemands et américains sont importants et les plus nombreux sur les psychoses et les névroses ; mais c'est certainement en Allemagne et en Autriche que la névrose d'angoisse (angstneurose) a été pour la première fois le mieux décrite et le mieux isolée des états nerveux voisins : neurasthénie, psychasthénie, avec lesquels elle a été si souvent confondue. Dans ces pays les névroses sont aussi fréquentes que la folie qui sévit terriblement chez les Germains. Les Slaves sont atteints aussi dans une forte proportion. Il est vraisemblable que des raisons importantes de ce développement de l'émotivité morbide chez ces peuples, sont leur intempérance et leur suralimentation si habituelles. Nous verrons à l'étiologie la valeur de ces causes originelles dans certaines formes de l'anxiété. D'autre part, nous connaîtrons bientôt les rapports qui existent entre les maladies de la nutrition, les névroses en général et la névrose d'angoisse en particulier et qui sont analogues à ceux qui existent entre la neurasthénie et ces troubles nutritifs.

Mais chez les Germains, si l'alcoolisme des classes ouvrières est peu fréquent parce que la boisson nationale, la bière, est faiblement alcoolique, en revanche, chez tous, la suralimentation et la goinfrerie sont une règle et non pas une légende. C'est un étonnement pour les Latins sobres de l'aristocratie et de la bourgeoisie, de constater au cours de leurs voyages outre-Rhin, cette suralimentation grossière, écœurante, généralisée à toute l'Allemagne. Ce surmenage viscéral est la raison secrète de l'éclosion des névroses, ainsi que de la fréquence des troubles nutritifs : obésité, goutte, diabète, cancer, et des vices circulatoires qui leur font suite.

La prétendue émotivité exagérée des peuples méridionaux de l'Europe : Italiens, Espagnols, Français du Midi, etc... n'est pas contestable, mais elle est d'une autre tournure. C'est une faculté d'émotion généralisée, mais infiniment plus superficielle et qui se traduit par une abondance de gestes et de paroles, sans laisser de traces profondes dans la conscience et surtout sans altérer le jugement et l'intelligence. Un grand sens pratique, une grande maîtrise de soi sont souvent conservés sous les apparences de cette bruyante émotivité, et chacun sait que derrière la brillante, flatteuse et emphatique verbigération italienne, se cache une prudence, une opportunité, une adaptivité toutes diplomatiques. Et suivant une loi que nous avons déjà signalée plus haut au cours de notre description, les individus ou les peuples qui masquent sous une cuirasse de froideur une émotivité extrême, qui la réfrènent et endiguent ses manifestations motrices, la tension émotive tend à se transformer en systématisation délirante et c'est ainsi que chez certains peuples d'apparence froide, la névrose peut ouvrir la porte aux délires systématisés, aux vésanies collectives. La mégalomanie ridicule et outrecuidante des Germains en est un exemple.

**Hérédité.** — En dehors de la prédisposition familiale qui se résume dans ce fait que la constitution du caractère est manifestement héréditaire dans les familles, un certain nombre d'autres points de la question de l'hérédité doivent être analysés. Dans quelle proportion les états émotifs sont-ils héréditaires ? Existe-t-il une hérédité directe de la névrose d'angoisse et des syndromes émotifs ou anxieux ? En mettant de côté toute considération pathogénique, on peut répondre affirmativement. L'interrogatoire des malades atteints de névrose d'angoisse ou de syndromes émotifs ou anxieux ne laisse pas le moindre doute à ce sujet. Le fait que l'un des parents a présenté au cours de la vie une émotivité marquée, acquise ou constitutionnelle, est une prévention de la venue du même trouble chez les enfants. Mais il faut faire entrer en ligne de compte ici l'hérédité d'un certain nombre d'habitudes physiques ou psychiques, la contagion, l'imitation, l'exemple, la suggestion, l'éducation et l'influence de toutes ces conditions familiales déterminantes qui tiennent à la vie en commun. Ces différents points seront repris dans les paragraphes suivants. Je ne fais que les citer pour éviter des répétitions inutiles.

Je n'ai pas pu fixer le point de savoir si les femmes, ainsi que le soutiennent la majorité des auteurs, sont plus atteintes des divers signes ou syndromes d'émotivité morbide que les hommes. Dans le milieu que j'ai eu l'occasion d'examiner, cela ne me paraît pas certain, c'est-à-dire dans l'aristocratie et la bourgeoisie. Dans le milieu hospitalier qui correspond à d'autres couches sociales, et où j'ai vécu pendant une dizaine d'années, je n'ai pas non plus observé la prédominance de la constitution émotive ou de l'émotivité morbide chez la femme. Je pense que sur ce point, la tradition qui fait de la femme un être plus sensitif, a gêné l'observation des médecins imbus de cette notion classique, et les a empêchés de chercher chez l'homme une émotivité dont les signes sont incontestablement fréquents aussitôt qu'on les relève systématiquement. Je crois qu'il y a à peu près égalité de types affectifs dans l'humanité et probablement équivalence entre le nombre des femmes et des hommes de caractère sensitif, actif ou apathique. Il ne me paraît pas davantage exact de dire que l'émotivité se lègue à l'homme par l'intermédiaire de la femme, de la mère. L'hérédité émotive paternelle m'a semblé aussi incontestable que la maternelle et sans influence plus marquée. La notion de l'hérédité croisée des caractères intellectuels, affectifs, qui ferait le fils ressemblant psychiquement à la mère et la fille au père, n'a peut-être pas de base plus solide. Du reste, ces classifications de caractères ne sont que très générales. Il n'est pas d'individu qui soit constitutionnellement impropre à l'hyperémotivité puisqu'il n'en est pas qui soit dépossédé de la faculté d'émotion. Mais il en est, hommes ou femmes, chez qui le frein sur les réactions réflexes est plus puissant pour les circonstances émotivantes de la vie ordinaire. Ceci revient à dire qu'il n'est personne qui ne soit susceptible d'être atteint d'émotivité morbide, à la condition que la cause déterminante touche à l'émotion qui lui est spécifique, c'est-à-dire pour laquelle il est réceptif et sensitivé. Chacun de nous, en effet, possède des capacités d'émotion limitées à certains domaines de l'affectivité. Tel qui est complètement insensible à tout ce qui l'atteint dans le domaine de l'affectivité familiale devient hyperémotif dans celui de l'affectivité professionnelle. Il en est souvent ainsi chez les actifs, les vaniteux, les dominateurs qui supportent sans sourciller les deuils familiaux, mais ne résistent pas à un échec retentissant qui les diminue socialement. Telle femme qui ressent faiblement les émotions familiales ayant trait à ses parents, à son mari, à elle-même, perd l'équilibre émotionnel aussitôt qu'il s'agit de la santé de ses enfants. J'ai le souvenir d'une artiste, actrice de grand talent, dont la vie agitée aurait été pour toute autre une succession d'émotions continues, capables d'ébranler une énergie moindre, qui eut à l'âge de quarante-cinq ans la première crise de névrose anxieuse à la suite d'un échec de théâtre, limité à la froideur de la salle et à quelques murmures désapprobatifs. Cet incident ne pouvait en rien modifier une situation définitivement assise. Mais cette artiste se posa anxieusement alors, la question de savoir si désormais elle devait quitter la scène et si son talent l'avait abandonnée. Ainsi s'établit un doute anxieux et un syndrome d'anxiété prolongé, avec état neurasthénique dont elle avait vu souffrir autour d'elle différentes personnes en manifestant son mépris pour leur absence d'énergie et de caractère !

**Influence de la dégénérescence** — A l'inverse de ceux chez qui le champ d'émotivation est relativement restreint, il en est d'autres pour qui, au contraire, la vibration émotive extrême est déterminée par toute émotion grande ou petite. Ces caractères timorés, naturellement peureux, pusillanimes, font de l'angoisse, du doute, de l'obsession dans les circonstances les plus ordinaires de la vie. C'est bien à tort, à mon avis, qu'on les classe habituellement en médecine parmi les dégénérés. Le mot de dégénérescence employé trop facilement en neurologie, ne résiste pas à l'analyse. C'est une pathogénie acceptée sans démonstration scientifique. Bien des individus qui présentent l'ensemble de caractères somatiques et psychiques de la dégénérescence ne sont pas spécialement émotifs. Il existe bien des débiles physiques et mentaux chez qui l'émotivité semble plutôt réduite, et dans tous les cas, n'a rien d'excessif. Et d'autre part, des hyperémotifs constitutionnels sont, à part cette hyperémotivité, parfaitement normaux sous tous rapports, et chez eux les autres constituants psychologiques sont normalement établis. Un examen plus précis des prétendus faits de dégénérescence montre qu'un certain nombre d'entre eux peuvent s'expliquer par des troubles d'origine organique modifiables par des traitements appropriés (troubles de la nutrition et maladies endocrines).

L'idée classique de dégénérescence comporte, en effet, une diminution ou un retrait définitif des qualités fonctionnelles portant à la fois sur les domaines psychique et physique et liés à des causes profondes invétérées, incoercibles qui mèneraient par l'individu, la race à la stérilité et à la disparition. L'examen des faits de la pratique quotidienne ne montre pas l'exactitude de cette conception. On sait, d'autre part, que les prétendues dégénérescences mentales de Morel, Magnan, etc., vont se démembrant en psychiâtrie, tandis que la dégénérescence physique conçue à la façon de Lombroso, a nécessité récemment les interprétations organicistes différentes. En réalité, la dégénérescence n'est qu'un mot, une hypothèse de transition pour expliquer des faits dont l'origine hier complètement méconnue, s'éclaire chaque jour d'explications nouvelles qui nous permettent de réduire la masse des dégénérés au profit de cadres nouveaux.

Mais si la dégénérescence n'existe pas en tant que capable de constituer à elle seule une pathogénie, les dégénérés existent à la condition qu'on veuille bien expliquer leur état autrement que par la dégénérescence. C'est ainsi que l'hérédité de maladies infectieuses générales comme la syphilis, la tuberculose ou l'hérédité des altérations anatomiques ou fonctionnelles de toutes les infections, intoxications, exogènes ou endogènes, agit sur le développement tout entier du système nerveux, comme de tous les autres systèmes, et y peut produire une constitution émotionnelle d'origine fonctionnelle ou parfois lésionnaire. Mais je ne pense pas que dans ce cas on soit plus autorisé à parler de dégénérescence nerveuse et psychique, qu'on ne serait bien fondé à le faire si l'on voulait appeler dégénérescence digestive l'expression clinique d'une sclérose hépatique déterminée par une hérédo-syphilis. De même, si au cours d'une grossesse une infection maternelle hématogène quelconque détermine une thyroïdite du fœtus dont les séquelles chez l'enfant expliqueront un hypothyroïsme ou une dysthyroïdie accompagnée de troubles psychiques, intellectuels, affectifs ou autres, peut-on employer là encore le terme de dégénérescence? Le terme de dysthyroïdie ne serait cependant pas employé avec une idée de dégénérescence si elle survenait chez un adulte venu au monde avec une constitution normale. Il faut donc rejeter le terme de dégénérescence et chercher à découvrir les causes qui chez un prétendu dégénéré ont produit les troubles et l'amoindrissement psychique ou physique, car certains d'entre eux sont corrigibles par une action thérapeutique qui ne peut cependant pas s'appeler une régénérescence.

**Hérédité du type nutritif.** — Quoi qu'il en soit, il n'en reste pas moins que dans la pratique, l'émotivité morbide et ses expressions sous forme de syndromes ou de névroses, sont bien héréditaires, en fait. Il est fréquent, pour ne pas dire constant, qu'on retrouve chez les parents le souvenir d'accidents analogues à ceux dont les enfants se plaignent. Mais si cette hérédité se fait, comme je l'indique plus haut, par différents mécanismes qui relèvent de la vie en commun, de la contagion des habitudes, de l'éducation, etc.. un autre lien est celui qui existe entre l'état nutritif et sensitif, entre les maladies de la nutrition et les maladies émotionnelles. Les classiques ont déjà mis en valeur dans l'étiologie de toutes les maladies psychiques, de toutes les névroses, les relations qu'elles ont avec l'arthritisme et qui sont résumées dans le terme de neuro-arthritisme. Je montrerai à la pathogénie que le lien qui existe entre les troubles nutritifs et les névroses est aussi celui qui unit normalement les fonctions de nutrition aux fonctions réflexes et d'émotion.

Les statistiques montrent bien, en effet, la coïncidence constante, chez l'individu et dans la famille, entre les névroses : neurasthénie, hystérie, psychonévrose, ou les autres syndromes voisins mal classés et débordant les uns sur les autres et toutes les maladies de la série arthritique de Bouchard : le diabète, la goutte, l'obésité, l'asthme, la migraine, les calculs du rein et du foie, la petite gravelle, la lithiase de l'intestin, les hémorroïdes, l'urticaire, l'eczéma, le psoriasis, etc...

Ces névroses ont été même considérées comme des équivalents ou des formes larvées des troubles de la nutrition capables d'alterner avec eux, ou même de les remplacer. D'autre part, la pénétration réciproque de ces états nutritifs avec ces états nerveux dans la famille ou dans l'individu, est si complète, qu'il est difficile de déterminer exactement la nature de leurs relations. D'une part, les enfants atteints déjà dès leur jeunesse de stigmates d'émotivité morbide sont des fils de père ou mère — souvent des deux — diabétiques, goutteux, obèses, asthmatiques, migraineux, rhumatisants. L'interrogatoire des parents ne permet pas toujours d'établir l'ordre chronologique dans lequel ont évolué ces troubles nutritifs par rapport aux troubles nerveux dont ils ont souffert aussi. D'autre part, chez l'adulte, on voit alterner fréquemment les troubles nerveux ou psychiques, avec des troubles de la nutrition, sans qu'il soit toujours possible de savoir quels sont ceux qui ont débuté. Cependant, dans l'ensemble d'une existence individuelle, les troubles nerveux se présentent plus souvent les premiers en date et précèdent dans la jeunesse les troubles nutritifs. Ceux-ci sont plus souvent l'apanage de l'âge mur, mais il est exceptionnel qu'ils ne se mélangent pas ou qu'ils ne s'interchangent avec des retours de syndromes psychiques ou de véritable névrose. Or, si les évolutions individuelles sont difficiles à juger, que dire des évolutions familiales? L'enfant qui naît d'un père atteint de troubles nerveux et nutritifs, à moins qu'il n'ait hérité de sa mère d'une constitution diamétralement antagoniste, qui éteint ou atténue considérablement ce qui lui vient de son père, tend en général à accentuer les tendances nerveuses et nutritives de son ascendant. C'est ainsi qu'il peut présenter dès les premières années de l'adolescence ou de l'âge adulte, des étapes plus avancées de l'évolution morbide que son père dessine plus lentement. Cette loi mérite d'être illustrée de quelques exemples :

**1° Exemples cliniques.** — 1° Un père goutteux et une mère neurasthénique ont donné naissance à un enfant névropathe, impulsif, amoral, non pas par suite de l'hérédité, mais par le mauvais exemple et l'inconduite de sa mère, et par la mauvaise éducation qu'il a reçue dans sa famille disloquée par l'incompatibilité d'humeur de ses parents. Il eut sa première crise de goutte à l'âge de 13 ans, au genou, sous forme d'une hydarthrose douloureuse spontanée, aiguë, qui céda aussitôt au colchique. A 16 ans se montra une sciatique compliquée bientôt de scoliose et d'ankylose légère de la hanche. A 20 ans éclata sa première colique néphrétique. A ce moment, son père âgé de 49 ans ne présentait que des accès de goutte intermittents et d'intensité moyenne. Tandis que le fils continuait à évoluer du côté rénal et locomoteur, le père ne souffrit, comme son fils, de la lithiase rénale et des troubles nerveux, qu'à l'âge de 60 ans, soit, par conséquent, 40 ans plus tard que son fils.

2° Je soigne en ce moment un enfant de 12 ans atteint de diabète infantile probablement congénital bien que le diagnostic n'ait été fait que tardivement vers l'âge de 7 ans. Le père de cet enfant, actuellement âgé de 43 ans, n'avait jamais présenté de sucre dans les urines avant le début de cette année. Or, je n'avais pas manqué, suivant mon habitude, dès que l'enfant m'eut été montré il y a quelques années, de demander au père et à la mère une analyse de leurs urines. Ici l'enfant diabétique présente un nervosisme modéré, mais le père, au contraire, a toujours été un grand émotif, traité plusieurs fois pour des états neurasthénoïdes vagues, à la puberté, à la vingt-et-unième année, à la trentième. Au moment même où il m'a conduit son fils, il se plaignait depuis plusieurs mois, de poussées d'anxiété ; celles-ci ont précédé pendant près de 3 ans, l'arrivée d'un petit diabète qu'elles pouvaient annoncer, ainsi que je le lui avais fait entendre en lui disant : « Soignez-vous par prévision, vous êtes névropathe et votre fils est glycosurique. Votre fils vous a précédé dans une voie que vous lui avez ouverte, mais qu'il parcourt plus vite que vous. Réglez votre vie et votre régime, débarrassez-vous de votre état de névrose d'angoisse qui n'est qu'une étape préalable d'un diabète possible ou de tout autre accident de la même série ». Ce patient ne comprit rien à ce que je cherchai à lui expliquer, ne changea rien à sa vie et les phénomènes évoluèrent comme je l'avais prévu. J'ai eu l'occassion, depuis quelque dix ans, de vérifier constamment cette loi dans la goutte, l'obésité, le diabète et tous les petits syndromes arthritiques.

3° Voici un autre exemple des rapports de l'hérédité de la nutrition et des névroses. Une jeune fille m'est amenée avec le diagnostic de maigreur déterminée par un choc émotif et menaces de tuberculose pulmonaire. Ce diagnostic avait été porté par un maître en phtisiologie. L'examen montrait, en effet, le bien fondé de cette hypothèse. Je transcris ici la fiche de cette observation : Mlle M. X..., 18 ans, taille 1 m. 67, poids 47 kilos. Grande, mince, le visage pâle, les joues creuses. A part la maigreur marquée à l'abdomen, aux membres inférieurs, au cou et aux clavicules, le développement général est bon. Les mains placées sur les épaules perçoivent un tremblement vibratoire rapide de tout le corps. Sueur profuse pendant l'examen, d'odeur de souris ; érythème pudoral sur la poitrine, le tronc, le dos. Tachycardie, 130 pulsations. Asthénie des membres inférieurs, impossibilité de se relever une fois accroupie. Polyurie, 2 litres 1/4 d'urine par 24 heures. Anxiété généralisée, oppression respiratoire fréquente, irritabilité extrême du caractère depuis quelques semaines, réveil paroxystique anxieux pendant la nuit, avec palpitations et dyspnée ; troubles gastriques, anorexie. Expansion systolique dans la région épigastrique et au niveau du trépied cœliaque et dans la région thyroïdienne; œdème léger des paupières supérieures. Bruit vasculaire dans les régions du cou et sus et sous-claviculaires.

On trouve à l'examen des poumons de la sub-matité variable des sommets, augmentant par la percussion. Une percussion digitale moyenne est normalement sonore, une forte élève le ton. Vibrations normales ou plutôt légèrement diminuées aussi bien à droite qu'à gauche. Sommets silencieux en arrière, respiration légèrement granuleuse en avant mais d'une façon irrégulière. L'inspiration est brutale par suite de l'existence d'une oppression anxieuse inspiratoire. A certains moments l'expiration semble prolongée. Je marque au nitrate d'argent les points suspects et je répète l'auscultation deux fois par semaine pendant un mois. Je m'aperçois alors que ces signes n'ont aucune fixité et que c'est le choc de la percussion qui produit une condensation réflexe pulmonaire avec élévation du ton. De même la respiration granuleuse existe ou n'existe pas suivant l'état d'émotivité de la patiente et suivant qu'elle est en état d'angoisse respiratoire ou non. Deux radioscopies et deux radiographies ne montrent rien d'anormal. Les sommets sont clairs, plus clairs à la toux, les bronches sont de calibre normal; rien aux ganglions, la mobilité diaphragmatique est normale et symétrique. La capacité spirométrique est variable avec l'état d'anxiété respiratoire. Elle varie de 2 litres 50 à 3 litres 50 exprimant ainsi l'état de spasme ou de béance des bronches, des bronchioles et des lobules. Il y a coïncidence entre la diminution de la capacité et les périodes où les sommets sont silencieux en arrière et sub-mats en avant. Il s'agit donc là de pseudo-tuberculose émotive avec anxiété, avec spasme bronchique et atelectasie.

Tout cet ensemble symptomatique a été déterminé par un choc émotionnel affectif. Cette jeune fille s'est éprise d'un jeune homme qu'elle ne peut épouser. L'opposition formelle de sa famille, une scène violente entre le père de la jeune fille et le jeune favori a été le point de départ des accidents nerveux. Mon diagnostic sur le cas que je viens d'exposer fut le suivant : névrose d'angoisse déterminée par un choc émotionnel; troubles nutritifs secondaires, menaces d'évolution vers la maladie de Basedow.

Je procédai ensuite à l'examen du père et de la mère, l'un et, l'autre névropathes. La mère rentre nettement dans la classe des hystériques et le père avait eu plusieurs atteintes de neurasthénie accompagnées d'émotivité extrême, d'obsessions, de scrupules, de phobies, etc...

Telle était la situation réciproque du père et de la fille lorsque je les connus il y a dix ans. Grâce à un traitement qui fut suivi à la lettre, et dans lequel par prévention je fis faire un traitement électrique sur le corps thyroïde qui évita peut-être l'hypertrophie de ce dernier, l'état de cette jeune fille resta toujours sub-basedowien et réduit à de l'œdème palpébral, à de l'éréthisme circulatoire qui finit par disparaître, et une expansion pulsatile cœliaque et cervicale. Le tremblement et la polyurie cédèrent à l'hydrothérapie et à un traitement par strychnine.

Cinq ans après ces événements, le père, à la suite d'un échec politique, fut repris de crises violentes et répétées d'angoisse paroxystique qu'il négligea de soigner énergiquement et qui, au bout de six mois, furent suivies d'une hypertrophie du corps thyroïde et d'une exophtalmie très manifeste. En même temps, les urines contenaient du sucre en abondance. La disparition des phénomènes anxieux coïncida avec la sortie d'un eczéma fluent sur les organes génitaux et la partie inférieure de l'abdomen. La glycosurie s'atténua considérablement et il ne reste comme résidu de ces phénomènes qu'une exophtalmie et une hypertrophie thyroïdienne, ainsi qu'une émotivité anormale mais actuellement modérée.

Cette observation est d'autant plus intéressante que le malade désireux, disait-il, d'en finir avec la vie, ne fit aucun traitement sérieux si ce n'est l'usage d'hydrothérapie à laquelle il dut probablement la sortie de son eczéma d'apparence métastatique.

Il suffit de connaître le sens général de cette loi pour la retrouver constamment partout.

D'autre part, la lecture des ouvrages complets sur les grandes maladies de la nutrition, la goutte, le diabète, l'obésité, la migraine, etc., nous montre bien, dans l'énumération des symptômes nerveux de ces maladies, la constance des signes émotionnels. Dans les ouvrages d'ensemble sur l'arthritisme, ou les monographies sur la goutte, l'obésité, l'oxalemie, le diabète, le rhumatisme, etc. la symptomatologie nerveuse est toujours riche des mêmes signes. Il n'est pas d'auteur qui les oublie. On signale le nervosisme, l'impressionnabilité, l'irritabilité, l'émotivité, la coïncidence des névroses, neurasthénie pour les uns, hystérie pour les autres, hypocondrie, etc. Mais, si l'on en croit la tradition, l'égalité dans le nervosisme n'existe pas entre la goutte, l'obésité et le diabète. C'est pour le diabète qu'elle semble le moins contestée. Avant que j'aie signalé, en 1911, l'émotivité particulière et la constance du nervosisme des obèses, ce n'était point un fait connu ; depuis mon opinion a été généralement acceptée.

**2° Hérédité et maladie de Basedow.** — Pour ce qui est de la maladie de Basedow, elle est à tort, à mon avis, considérée par les classiques, comme une maladie nerveuse. Je la fais rentrer de préférence dans le groupe des maladies de la nutrition. Du moins, elle représente avec l'asthme un type intermédiaire des plus démonstratifs entre les pures maladies de la nutrition, telles que l'obésité, la goutte, le diabète, la maigreur, et les pures névroses. J'ai insisté en effet, sur cette thèse (1), que dans les classes élevées, la maladie de Basedow ne se présente pas telle qu'elle est décrite par les classiques, d'après la pratique hospitalière. La Basedowienne de l'hôpital est maigre, diarrhéique, cachectique et extrêmement tachycardique. Elle finit souvent dans l'asystolie ou la bacillose. Celle de la ville, au contraire, et particulièrement dans les classes élevées, est souvent grasse, obèse, pléthorique, constipée, glycosurique ou même diabétique. Elle peut vivre longtemps, et voir sa maladie se transformer lentement en troubles surtout nutritifs. Mais chez l'une et l'autre, la symptomatologie émotionnelle et la névrose d'angoisse s'étalent dans toute leur floraison. Il n'y manque rien, mais dans la description classique de la maladie de Basedow, bien des signes de la névrose d'angoisse sont méconnaissables et déformés par l'artifice de classement. Inversement, si les basedowiens montrent tous les signes de la névrose d'angoisse, les malades atteints de cette dernière présentent bien des signes

(1) Heckel — *Cures d'Exercices* — Masson 1913. Page 584 : la myothérapie dans les grands syndromes nutritifs — Syndromes de Basedow.

atténués de basedowisme. L'expansion vasculaire qu'on trouve dans la maladie de Basedow, à la région thyroïdienne, existe bien souvent très atténuée chez les émotifs et surtout dans leurs moments d'émotion. Ce n'est, du reste, qu'une exagération d'un phénomène normal dans la peur. Bien des émotifs présentent un symptôme analogue dans l'abdomen, sous le nom de battements aortiques ; et partout, du reste, où il y a un bouquet vasculaire bien développé.

Le signe de Bryson ou gène de l'ampliation thoracique dans la maladie de Basedow, n'est que l'oppression anxieuse des hyperémotifs. L'exophtalmie, qui peut être remplacée par un léger œdème des paupières, existe fréquemment partout où il y a un syndrome émotif. Ce n'est encore qu'une exagération de l'émotion normale, car la peur fait « sortir les yeux de la tête », suivant une expression consacrée. Le tremblement a des analogies sur lesquelles il n'est pas besoin d'insister après ce que j'en ai dit ailleurs. Est-il besoin de parler davantage de la tachycardie qui existe dans la névrose d'angoisse, dans les palpitations, et dans tous les syndromes d'anxiété ou d'émotivité ? La névrose d'angoisse s'exalte dans les périodes menstruelles, comme la maladie de Basedow, et chez les femmes émotives, le corps thyroïde grossit, ses vaisseaux battent plus fortement pendant les règles. L'émotivité morbide et la névrose d'angoisse suppriment celles-ci, comme la maladie de Basedow, lorsqu'elle est évoluée. On a signalé dans la maladie de Basedow, et tous les classiques les répètent, les douleurs névralgiques, les rachialgies, les hyperesthésies viscérales, les troubles viscéraux, la fausse angine de poitrine, les troubles digestifs, la dyspepsie, la toux quinteuse, la dyspnée et la prétendue prédisposition à la tuberculose que l'on retrouve dans toute la pathologie émotive. Enfin, les troubles du caractère chez les Basedowiens sont exactement calqués sur ceux des nerveux anxieux et des émotifs.

Faut-il, pour montrer les rapports qui existent entre la maladie de Basedow, les névroses émotives et les maladies de la nutrition, insister sur la fréquence du diabète, de la glycosurie, de la polyurie, de l'albuminurie, des arthralgies rhumatoïdes, de la maigreur, de l'obésité, de l'asthme chez les Basedowiens ? Ce sont là des notions absolument classiques, comme celle qui établissent les rapports de la maladie de Basedow avec l'hystérie, l'épilepsie, la chorée, la paralysie agitante, la maladie de Reynaud, l'hydartrose intermittente et les diverses vésanies. Ces associations montrent bien en même temps que la maladie de Basedow est aussi une maladie de la nutrition, car ce sont celles que l'on retrouve aussi dans le diabète, la goutte, la migraine, etc...

En résumé, si on veut considérer la maladie de Basedow comme une névrose, elle est le prototype des névroses émotionnelles et de la névrose anxieuse par sa symptomatologie et son étiologie. Si, au contraire, on la considère comme une maladie de la nutrition, alors elle permet de montrer quel est le lien de ces dernières avec les troubles de l'émotivité. Mais d'une façon comme de l'autre, ce type clinique de transition est interposé entre les pures maladies de la nutrition : obésité, maigreur, diabète, état rhumatoïde et les névroses, psychoses, même plus encore, les maladies lésionnaires de l'axe nerveux, si l'on songe aux rapports qu'il prend quelquefois avec le tabès, la sclérose latérale amyotrophique, etc. On verra à la pathogénie comment cette maladie est la clé des explications qu'il faut admettre pour comprendre la réelle signification des rapports qui existent entre les fonctions affectives et les fonctions nutritives, entre les maladies de l'émotion et les maladies de la nutrition.

**3° Hérédité et goutte.** — Parmi les autres maladies héréditaires de la nutrition ou syndromes majeurs, il en est une autre : la goutte qui, avec une symptomatologie névropathique et émotionnelle très développée, présente cependant des troubles nutritifs prédominants. D'autre part, la goutte prend certains points de contact avec d'autres maladies de la nutrition, la migraine d'une part, la lithiase rénale de l'autre.

Tous les auteurs, depuis Hippocrate, Gallien, Sydenham, Scudamore, jusqu'à Lécorché, Delpeuch, Bouchard, etc... ont noté la relation qui existe entre la névropathie et la goutte et leur hérédité indifférente. Lancereaux, dans son *Traité de la Goutte* en 1910, ouvrage documenté par une riche expérience clinique, a bien mis en valeur aussi bien dans l'étiologie que dans la symptomatologie et la physiologie pathologique, l'importance du facteur nerveux dans cette maladie de la nutrition. Il n'est donc pas utile d'insister sur ces faits bien connus, que la goutte prend naissance dans des familles de névropathes, qu'elle est fréquente dans les professions où les émotions sont de règle, les financiers, les politiciens, etc... Ce sont là des notions classiques. Mais Lancereaux a montré que la mentalité des goutteux est assez particulière et celle qu'il leur décrit est imprégnée d'émotivité anxieuse. Il a insisté sur leur impressionnabilité extrême, leur tendance à l'hypocondrie, l'exagération des manifestations réflexes, la prédisposition à l'angoisse, à l'inquiétude, aux phobies, et sa description est tellement identique à celle de nos anxieux, qu'on ne peut se défendre de cette impression qu'il s'agit dans l'un et l'autre cas, des mêmes types de malades. C'est ainsi qu'il fait rentrer dans la goutte l'agoraphobie, la claustrophobie et même une neurasthénie et une folie goutteuses ! Dans la description des troubles nerveux du domaine périphérique, on retrouve également des symptômes communs avec la névrose d'angoisse et la neurasthénie : la tendance aux manifestations viscérales douloureuses, aux viscéralgies, gastralgies, entéralgies, dont une grande part pourrait être reprise pour la description des formes viscérales de l'émotivité morbide.

Antérieurement à Lancereaux, Lecorché, quoique avec moins de détails, avait bien décrit la névropathie des goutteux et leurs tendances hypocondriaques.

En vérité on pourrait reprocher à Lancereaux de faire entrer dans la description de la goutte ce qui tient habituellement dans les manifestations générales de l'arthritisme tout entier. Toute cette pathologie nerveuse, névrosique, centrale et périphérique est encore la même qu'on retrouve dans les descriptions complètes des lithiasiques, des asthmatiques, des migraineux, des hémorroïdaires, etc... De même si l'on épluche soigneusement les symptômes viscéraux qu'accusent les goutteux du côté de l'appareil digestif, respiratoire, circulatoire, cutané, ne retrouve-t-on pas encore des dyspnées asthmatoïdes, des dyspepsies de toute variété, liées pour les uns à l'état nerveux, pour les autres à l'uricémie ? Les palpitations, la pseudo-angine de poitrine, la cardiophobie, l'entéro-colite muco-membraneuse, le spasme intestinal, la cholémie des goutteux n'ont-ils pas plus d'un point de rapport avec les symptômes pseudo-organopathiques de la névrose d'angoisse ou de l'émotivité morbide. Il est bien certain que ce sont les mêmes malades qui ont servi de modèle à ces diverses descriptions. Mais suivant l'axe d'orientation adopté par le malade et le médecin et qui tient à la symptomatologie principale accusée par eux, état nerveux dans un cas, état articulaire dans l'autre, on porte tantôt le diagnostic de goutte et tantôt de névropathie.

**4° Hérédité et asthme, migraine.** — Les mêmes réflexions sont de mise à propos de l'asthme et la migraine. Brissaud qui est l'auteur d'un des meilleurs articles qui aient été écrits sur l'asthme, nous a bien fait connaître ses formes intermédiaires avec les états anxieux, avec la fausse et la véritable angine de poitrine. On ne peut pas trouver un seul asthmatique qui ne présente dans sa famille ou dans son passé, des faits typiques de névropathie et en dehors de la crise asthmatique l'anxiété se relève dans mes fiches d'asthme, dans la proportion de 88 o/o des cas. Les rapports de l'angine de poitrine avec l'asthme qui sont aussi classiques qu'avec la goutte, relèvent dans l'un et l'autre cas de l'existence parallèle d'un syndrome d'anxiété ou de la névrose d'angoisse. On voit dans les mêmes familles, alterner la goutte et l'asthme des aïeux avec de prétendues neurasthénies anxieuses. Des phobiques, des obsédés, des anxieux de la jeunesse sont souvent atteints à l'âge mûr d'asthme, de migraine, d'angine de poitrine, de goutte.

**5° Lithiases et Oxalémie.** — Je ne crois pas utile de poursuivre ce parallèle dans la description de la lithiase rénale, hépatique, intestinale. C'est particulièrement dans le cas de lithiase intestinale qu'on a relevé la névropathie. Les entéropathies nerveuses chroniques se compliquent souvent de lithiases intestinales phosphatiques et oxaluriques. L'oxalémie et l'oxalurie passent aux yeux de quelques-uns pour une maladie nerveuse, pour les autres comme Lœper, elle est davantage un trouble chimique, nutritif et digestif. L'angoisse y a été décrite par Ellis, Green, Sarvonnat, Roubier. etc. On a fait entrer dans sa symptomatologie habituelle : l'agitation, la psychasthénie, les migraines, l'asthme, la somnolence, l'impuissance génitale. Risch, Adler, Cantani, Dreyfus-Brissac, Boursier ont montré les rapports de l'oxalémie avec la neurasthénie et la dépression nerveuse et la fréquence de leur hérédité simultanée ou séparée.

**6° Cholémie.** — Comme les névrosés, obsédés, anxieux, émotifs, les lithiasiques du foie, sont pendant de longues années de préalables cholémiques. Gilbert et son Ecole ont montré que la cholémie est un facteur important et une cause prédisposante de la lithiase biliaire. J'ai montré moi-même d'autre part, que les nerveux anxieux sont souvent cholémiques et j'ai rappelé que les neurasthéniques, les psychonévrosés, les hystériques sont pendant leurs phases de nervosisme aigu, souvent subictériques. Les goutteux qui sont des plus prédisposés aux manifestations névropathiques, sont d'autre part, presque toujours cholémiques, et l'on sait qu'au cours des poussées aiguës de la goutte, la participation apparente du foie est si fréquente, qu'une pathogénie hépatique de la goutte a pu ainsi prendre naissance. D'autre part, le nervosisme et l'émotivité extrêmes des cholémiques sont des caractères définitivement affirmés par tous les observateurs, depuis Gilbert et ses élèves.

Si l'on réfléchit à ce fait, que toutes les maladies de la nutrition sans exception, présentent à côté de la symptomatologie qui leur est propre à chacune et qui permet de les distinguer, un groupe de symptômes qui reviennent constamment et qui sont toujours identiques, les symptômes névropathiques et les troubles du domaine émotionnel, ne serait-il pas temps de penser à trouver des explications satisfaisantes à cette observation ? Est-ce que l'axe choisi comme originel pour la description de chacune d'elles ne pourrait pas être décentré ? Est-il bien sûr que le phénomène articulaire qui caractérise la goutte n'est pas un critère artificiel et peut-être moins spécifique que la tradition l'affirme, comme la glycosurie pour le diabète, la dyspnée et le catarrhe pour l'asthme, l'accumulation de graisse pour l'obésité, la crise douloureuse et les troubles moteurs ou digestifs pour la migraine ?

D'autre part, les phénomènes affectifs et psychiques qui existent constamment dans chacune d'elles et qui font la mentalité commune à tous les neuro-arthritiques, au lieu d'être des témoins de ces maladies, ne pourrait-il pas en être des causes déterminantes ? J'aurai l'occasion d'examiner cette hypothèse au chapitre suivant sur la pathogénie, et de montrer qu'elle détient la part la plus importante de celle-ci, mais qu'elle ne l'explique pas tout entière, par suite de la loi de la réversibilité des excitations fonctionnelles et morbides.

Quoi qu'il en soit, nous devons garder de cet exposé rapide la notion que dans l'hérédité familiale et ethnique de l'émotivité morbide et de la névrose d'angoisse, il faut faire rentrer en ligne de compte la transmission d'un certain nombre de troubles nutritifs ou tout au moins d'un type particulier de nutrition que caractérise bien le mot de « neuro-arthritisme ». Il s'agit donc d'une dissociation de l'hérédité en deux parts, l'une directement névropathique, l'autre indirecte par le legs du type nutritif. Ainsi nous retrouvons dans l'étiologie une preuve du lien étroit qui unit les troubles fonctionnels émotifs avec les troubles nutritifs, et qui est du même ordre que celui qui unit le réflexe normal et l'émotion normale avec les fonctions nutritives physiologiques.

**Influence de l'éducation.** — Dans l'origine de l'émotivité anxieuse, l'influence de l'éducation est au moins égale à celle de l'hérédité. Si celle-ci lègue une tendance émotive constitutionnelle en quelque sorte, c'est l'éducation qui lui permet de se développer. Comme on l'a dit, l'éducation renforce l'action de l'hérédité émotive et la cultive en quelque sorte. Il est de toute évidence, en effet, que les assises de l'émotivité morbide sont dans la première enfance. Des exemples multiples ont montré que de deux enfants également émotifs par l'hérédité constitutionnelle, celui qui n'était point élevé dans sa famille mais dans un milieu d'émotivité modérée échappait fréquemment aux névroses émotionnelles. C'est par l'intermédiaire de la contagion et de l'imitation, de l'exemple en somme, que les enfants font de l'émotivité à l'image de leurs parents. Comment pourrait-il en être autrement ? L'influence du milieu sur ce point ne saurait être niée. C'est par la vie commune et les réactions réciproques d'humeur que se créent des familles et des races colériques, irritables, violentes. S'il faut une prédisposition, il faut aussi une ambiance à la mauvaise humeur comme à la joie. Il est presque impossible que les dissonances se perpétuent dans un groupement d'individualités d'abord dissemblables ; les moins nombreux et les plus jeunes le plus souvent, c'est-à-dire les moins autorisés, s'accordent à la tonalité émotive générale. De même qu'il existe des délires émotifs collectifs qui déterminent un même état psychique passager ou durable dans les masses, les foules, les agglomérations de petite ou grande importance, villages, villes, quartiers, provinces, et même, d'autres fois, dans des couches sociales entières, de même on trouve partout où il peut y avoir similitude de mentalité autour d'un axe commun d'intérêt, d'éducation, de besoins, de sentiments ou d'évolution, partout où il y a influence émotionnelle réciproque, des systématisations mentales, des cristallisations affectives identiques.

Nulle part cette loi n'est plus applicable qu'au sein de la famille où il existe aussi une pathologie émotive d'imitation, de suggestion et d'habitudes, comme il existe une pathologie mentale collective. Les membres de la famille ne peuvent pas plus se soustraire à ce contage continu que les composants d'un groupement ethnique ou social sous l'influence de l'agitation politique, révolutionnaire ou religieuse qui crée des épidémies d'émotivité comme tous les grands cataclysmes ethniques ou sociaux : les périodes de guerre, de grands bouleversements économiques, les poussées d'évolution sociale qui ne vont pas sans favoriser ou léser les intérêts particuliers, menacer ou faciliter la vie de certains groupes de citoyens, ni sans déterminer des réactions affectives individuelles. Ces faits, qui sont bien connus pour l'hystérie depuis les épidémies démoniaques du Moyen-Age, les accès de convulsions ou de chorée collectives, se reproduisent constamment, même dans les temps modernes, sous d'autres influences, mais sous des aspects identiques. Les événements récents de la guerre Européenne, nous ont montré de nombreux exemples de ces grandes ou petites anomalies psychiques émotionnelles, depuis la mégalomanie, l'amoralité, la bestialité des Germains, et en France les exagérations de la gloire ambulancière ou de l'embuscomanie, le délire obstiné des pacifistes, jusqu'aux paniques et aux désespérances qui sans être absolument injustifiées présentaient souvent le caractère de la disproportion aux causes.

Mais si des conditions particulières, des cataclysmes, des ruines générales, des révolutions, des tremblements de terre, des incendies, des crack financiers, des naufrages, des accidents de chemin de fer sont nécessaires pour créer des épidémies émotionnelles dans les grandes masses, la contagion familiale est de tous les jours et de tous les instants. Un philosophe ou un psychiâtre, aurait matière à d'intéressantes recherches dans cet ordre d'idées et n'aurait pas de difficultés à décrire les états mentaux particuliers à certaines familles qui peuvent en présenter tous les degrés, depuis la simple originalité jusqu'à la folie.

Dans la vie intime, les réactions émotionnelles passent difficilement inaperçues. La vibration émotionnelle constamment variée au cours d'une journée, ne va pas sans influencer la mimique, le verbe, les actes des membres de la famille. Les variations de la tonalité émotive du père, de la mère ne sont pas sans effet sur les enfants et les domestiques. La colère, l'irritabilité, les discussions, la tristesse, les préoccupations anxieuses, comme la joie, la confiance sont communes à chacun des membres s'il règne un certain accord entre eux. Les réactions émotives sont plus manifestes encore s'il existe des discordances, si fréquentes dans les familles désunies. C'est ainsi que l'incompatibilité d'humeur, et par suite, les scènes conjugales si faciles et si répétées, si inévitables même entre deux êtres dont les contacts et l'antipathie sont de tous les instants, retentissent douloureusement, sur l'état d'émotion des enfants. Ceux d'entre eux qui sont des affectifs passifs souffrent en se soumettant. Les autres réagissent grâce à leur sensibilité active, prennent parti et accentuent les différends et les ruptures. La fâcheuse éducation des enfants dans les familles désunies les mène immanquablement à de mauvaises habitudes psychiques. C'est ainsi qu'alternativement partagés entre des gâteries excessives d'un père et d'une mère qui veulent conquérir contre l'autre conjoint le suffrage ou l'approbation tacite des enfants, ceux-ci livrés à leurs caprices, insuffisamment corrigés de leurs défauts, n'acquièrent pas l'habitude du contrôle de soi-même et deviennent ainsi des candidats à toutes les névroses par manque d'énergie directrice et de volonté.

Dans les familles où la désunion des époux n'est pas poussée aussi loin, mais simplement par le nervosisme et l'émotivité morbide des parents, surgissent des réactions émotionnelles continues et souvent excessives. Des parents trop sévères développent chez leurs enfants une timidité, une sensitivité, une craintivité qui étouffe leur naïve et confiante spontanéité. Cette sévérité va parfois jusqu'aux corrections corporelles qui sont un des plus déplorables procédés d'éducation. Insuffisantes pour réduire les affectifs actifs qu'elles raidissent et font insoumis et intraitables, elles terrorisent les affectifs passifs et de qui elles font des humbles, des faibles, des effacés, sans ressort et sans caractère. Les parents trop faibles, au contraire, créent les enfants autoritaires, impulsifs, prétentieux et plus tard sans contrôle mental inhibiteur.

Mais ce sont là, de toutes façons, des anomalies émotionnelles qui dans la vie adulte engendreront la colère, la violence, l'impulsion ou la dépression et l'asthénie. Chaque travers d'esprit, chaque défaut de caractère chez les parents retentit dans la constitution nerveuse émotionnelle et même intellectuelle des enfants. C'est ainsi que les parents tatillons, criards, impatients, entêtés, exigeants, ceux qui sont exaspérants par leurs manies ridicules, agissent sur leurs enfants soit en déterminant chez eux des réactions critiques excessives contre ces travers, soit en les contaminant par l'exemple de leurs tics, de leurs mauvaises habitudes, de leurs manières de voir, de leurs conceptions erronées, etc...

D'une façon générale l'influence de la mère est à ce point de vue plus marquée que celle du père, par suite de son habitat plus constant, de son contact plus étroit avec tous ses enfants, au moins dans la première partie de la jeunesse pour les garçons. L'influence psychique et mentale de la mère sur les filles est aussi de première importance et c'est en somme la mère qui forme, plus que le père, la mentalité familiale ; c'est elle qui reste la véritable éducatrice psychique. Ce n'est pas sans raison que les hommes sensés jugent leur future femme au point de vue de la mentalité et de la conduite sur leur prochaine belle-mère. On sait que la légèreté des mœurs féminines se propage dans la descendance, par l'éducation et l'exemple maternels. Il serait donc plus justifié de dire : « Telle mère, tels enfants », plus que « Tel père, tel fils ». Du moins, ces observations sont dans leur ensemble valables pour les peuples latins, chez qui la vie familiale est étroite. Il n'en est pas de même dans les peuples où l'éducation est faite essentiellement hors de la famille, chez les Anglo-Saxons, où l'émotivité familiale paraît du reste moindre.

L'éducation des Anglais dans les collèges, leur exil précoce hors de la famille, produisent sur le caractère ces habituels effets d'énergie et de fermeté que l'on retrouve aussi dans les familles où la direction de l'éducation est confiée non aux parents, mais à des maîtres fermes mais justes. Mais si elle fait les enfants plus énergiques, plus aptes à l'adaptation sociale, l'éducation extra-familiale apporte parfois avec elle une contagion mentale d'une autre espèce, des vices, des défauts de moralité qui fleurissent dans les collèges où manque le contre-poids de la tendresse et de la surveillance maternelles. On peut dire que d'une façon générale dans nos pays d'Europe latine, et particulièrement en France, tous les systèmes d'éducation sont défaillants. Aussi, le résultat n'est-il pas douteux et on ne peut contester que les Latins, en général, et les Français, en particulier, ne fournissent un grand nombre d'exemples de maladies émotionnelles en partie héréditaires, en partie développées par une éducation mal comprise.

En résumé, en dehors de la prédisposition directement héréditaire, les enfants reçoivent dans l'éducation familiale les éléments de la culture de l'émotion morbide, c'est-à-dire *l'émotivation*. L'émotivité de leurs parents fait naître et favorise le développement de la leur ou devient incapable de la réfréner, alors qu'il faudrait, au contraire, développer la force morale des enfants comme on développe leur endurance physique, l'une et l'autre évoluant le plus souvent d'une façon parallèle. D'autre part, l'éducation collective masque parfois non une discipline mais une indiscipline commune ; une bonne éducation morale doit être individuelle, ou du moins dans les collectivités, dans les collèges, dans les internats, elle devrait suivre les indications des cas particuliers pour combattre les imperfections originelles du domaine émotionnel.

**Causes provocatrices. Sensibilisation émotionnelle et émotivation.** — Les causes étiologiques que nous venons d'étudier sous le nom d'hérédité et d'éducation agissent en résumé par l'intermédiaire de l'émotivité constitutionnelle et de l'émotivation par contact et imitation. C'est en réalité cette dernière qui est la cause déterminante la plus efficace. Il n'y a rien là de surprenant et il est tout naturel que l'appareil de l'émotion et que les fonctions attribuées à l'affectivité soient ébranlées d'une façon morbide toutes les fois qu'on leur demande un surcroît de fonctionnement. L'émotivité est déterminée par l'ébranlement émotif durable ou passager, comme la fatigue et le surmenage du muscle sont causés par l'intensité exagérée du travail musculaire.

Il n'est pas toujours aisé de faire la preuve du choc émotionnel ou de l'émotivation chronique dans un cas donné. Si parfois les patients atteints de troubles de l'émotivité, de syndromes anxieux ou de névrose d'angoisse, savent accuser un incident précis de leur vie sentimentale ou intellectuelle, ce n'est que dans les cas où la relation de cause à effet est évidente, à la condition qu'il n'y ait pas un intervalle trop éloigné entre elle et ses suites morbides. Parfois, en effet, un hiatus se place entre la cause émotivante et la réaction morbide émotive. Tout se passe comme s'il était nécessaire d'un temps de rumination mentale, comme si une série d'opérations automatiques se déroulaient sournoisement et préalablement dans la sub-conscience.

**Nature et intensité de l'émotion.** — La qualité et l'intensité de la cause émotionnelle ne sont pas sans influence aussi sur la précocité ou l'éloignement des réactions émotionnelles. Dans beaucoup d'observations, on peut remarquer ce fait que les émotions lentes, faibles, sont supportées parfois longuement avant de déterminer des réactions émotionnelles chroniques entremêlées ou non de crises paroxystiques. Parfois, une vie habituellement semée d'émotions cependant peu intenses ne mène pas à des réactions émotionnelles bien caractérisées, mais détermine un état surémotionnel chronique qui demande pour se transformer en crise intense un supplément d'émotion, un choc surajouté, une brutale agression sentimentale. Le plus souvent, si la cause émotionnelle a été intense, si le terrain était déjà préparé, constitutionnellement ou par des circonstances qui avaient déterminé une sorte d'imminence à l'émotivité, de saturation affective, alors la réaction brutale suit l'effet intense et le patient entre brusquement dans la névrose d'angoisse par de violents et bruyants paroxysmes.

**Terrain psychique.** — Enfin, la qualité psychique du terrain sur lequel évoluent les causes joue aussi son rôle dans le déterminisme des formes affectées par la réaction. Les affectifs passifs résistent moins longtemps à l'action dissolvante des émotions répétées et s'abandonnent sans combat à la tristesse, à la dépression, à l'anxiété. Celles-ci sont au contraire plus tardives chez les affectifs actifs qui ne s'effondrent qu'après un long combat où ils se sont raidis dans une défense où ils usent leurs dernières énergies volontaires. J'ai eu l'occasion de dire que dans la qualité des émotions, il faut faire des distinctions suivant qu'elles sont ou non spécifiquement sensibilisatrices pour l'individu. Chacun de nous est accessible à l'émotion déprimante et anxieuse par des chemins divers. Il n'est pas de cuirasse hermétique pour les indifférences les plus égoïstes et tel qui est peu sensible aux ennuis professionnels, aux pertes d'argent, aux chocs familiaux est désagréablement impressionné par tout ce qui amoindrit sa personnalité physique : c'est là le fait habituel des femmes coquettes qui versent souvent pour le motif de leur vieillissement, dans la névrose d'angoisse, dite à tort de l'âge critique. Chez d'autres, au contraire, les émotions d'ordre sentimental sont les seules qui désagrègent le psychisme individuel et le combat de la vie, ses déboires et ses amertumes leurs sont aisés s'ils aiment ou se croient aimés. Mais la faillite de leurs espérances ou de leurs illusions sentimentales les mènent immanquablement aux névroses émotionnelles, à la désespérance et parfois au suicide. Je puis citer un cas démonstratif de cette spécialisation parfois si particulière des causes émotivantes : un politicien de carrière essuya deux échecs retentissants devant le suffrage universel et accepta sans difficulté le premier alors que dans le second il assista au triomphe d'un ennemi personnel que les électeurs lui avaient préféré. Le triomphe d'un homme qu'il méprisait et qu'il haïssait depuis de longues années, la jalousie et l'envie firent éclater une série de manifestations névropatiques intermédiaires entre la névrose d'angoisse et la mélancolie dont l'évolution dura près de deux ans. Une femme qui supporte les infidélités d'un époux volage et ferme les yeux sur les irrégularités habituelles de sa conduite, est parfois plus effectée si la nouvelle favorite est choisie parmi ses amies intimes. On pourrait multiplier les exemples de ce genre. Combien n'a-t-on pas vu d'enfants semblant d'une émotivité apparemment normale et qui sont sensibles à l'extrême aux reproches émanant d'une seule personne, à laquelle ils ont voué une préférence affectueuse.

Il y a le plus souvent, entre l'émotion et son expression un rapport direct. Plus elle est forte et répétée plus intenses et fréquentes sont les manifestations psychiques et somatiques. Il est de connaissance vulgaire que les émotions physiques, violentes et brutales, les accidents, tendent à déterminer des formes paroxystiques où se retrouve une partie des circonstances qui ont présidé au premier hoc. L'hystéro-traumatisme, la névrose traumatique, la sinistrose, la névrose anxieuse traumatique, sont des formes cliniques intermédiaires entre l'hystérie, la névrose d'angoisse et la neurasthénie dans lesquelles on trouve une série de poussées paroxystiques qui ne font que répéter en séries stéréotypées la peur déterminée par l'accident lui-même. C'est ainsi qu'une femme poursuivie un dimanche par un malandrin armé d'un couteau dont il l'avait blessée, put se réfugier anhélante dans une maison où elle trouva des défenseurs. Tremblante, oppressée, ayant perdu ses urines, poussant des cris éperdus, elle fit à la suite de cet événement une névrose d'angoisse d'une durée de deux ans pendant lesquels ses crises paroxystiques anxieuses étaient constituées d'abord par une agitation intense, avec besoin de marcher ou de courir et de crier (forme procursive et fugue), puis d'une oppression respiratoire avec tachychardie, enfin de tremblements, de sueurs et d'incontinence d'urine. Ces crises se reproduisaient particulièrement à des jours déterminés, les jours de fêtes, les dimanches et chaque fois qu elle devait traverser de grands espaces, en réminiscence du lieu et du jour où s'était produit le drame.

Au contraire, les émotions chroniques, la vie empoisonnée d'une tristesse incurable, déterminent un fonds mental anxieux qui peut s'associer ou non à l'asthénie et déterminer des états de névrose intermédiaires et qui touchent à la neurasthénie.

**Action de la peur.** — Parmi les causes d'émotion, une des principales est *la peur* sous toutes ses formes. Son action est très remarquable dans l'enfance et le public semble plus averti de son importance étiologique que les médecins. D'une façon générale, on n'accorde pas assez d'intérêt en *médecine* à l'influence de la peur, par suite d'une réaction injustifiée contre des exagérations traditionnelles chez les médecins du début du siècle précédent. Ceux-ci avaient, en effet, abusé des grands éléments étiologiques classiques, la peur, la fatigue, le froid, etc. Aujourd'hui on pèche par excès opposé. Il n'est pas douteux cependant que la peur soit à l'origine d'un nombre considérable de troubles morbides du domaine des maladies nerveuses et des maladies de la nutrition. Le diabète, la maladie de Basedow, certaines obésités, autrefois l'hystérie, la chorée, les convulsions, etc... sont encore accusés comme suites possibles de la peur chez les enfants ou les adultes. Les auteurs anciens abondent d'exemples sur ce point et le danger de la peur est réel dans les premières années de la vie. A ce moment, la force morale et la volonté sont insuffisamment développées pour atténuer les effets que la peur détermine sur le grand sympathique. C'est un jeu dangereux d'effrayer à quelque degré que ce soit, les êtres si émotifs que sont les enfants jusqu'à l'adolescence. C'est une cause incontestable d'émotivation et l'ensemble des réactions capables de prendre naissance sous l'influence de la peur sont toutes celles qui caractérisent la névrose d'angoisse et la maladie de Basedow. Il faut donc prendre en considération cette notion traditionnelle et éviter aux enfants la peur, et les impressions pénibles, même si elles étaient justifiées par le désir de les aguerrir. Ainsi des plaisanteries fâcheuses ont été la cause de névroses persistantes chez des êtres dont on ne pouvait soupçonner *a priori* la capacité émotive. Les enfants terrorisés par des parents brutaux, maltraités, battus par des ivrognes, sont toujours atteints d'une émotivité morbide, d'altérations psychiques qui s'étendent jusque sur leur intellectualité et leur moralité. Bien des anomalies dans le caractère des enfants des classes pauvres et bien des délits dont ils portent le châtiment n'ont pour origine que la désintrégation psychique et affective qui s'est produit dans leur enfance troublée par la peur des coups, une vie misérable et de mauvais exemples. A un moindre degré, la violence et la sévérité des parents sont la cause de la timidité extrême et maladive, de la passivité ou de l'amoralité de certains autres. Dans d'autres milieux, à la caserne, dans certaines écoles gouvernementales, les brimades, les sévérités excessives de la discipline appliquées sans discernement ont causé des maladies émotives, des suicides. Mais en dehors de la peur, la colère, le rire ou les pleurs, par leur répétition habituelle ou leur excès peuvent avoir une certaine action émotivante. Les gestes violents, excessifs, passionnés, les excès de mimique, agissent en entretenant l'excitabilité émotive, en supprimant le frein de l'inhibition, en traçant des chemins fonctionnels à l'écoulement des énergies réflexes.

La liste des émotions affectives susceptibles de déterminer, selon les individus, des troubles morbides émotionnels sous forme d'émotivité diffuse, d'angoisse ou de crises paroxystiques passagères ou répétées, est riche de variété. Toutes sont susceptibles d'agir, qu'elles soient de l'ordre affectif général, sentimental ou de l'ordre moral. Toutes les désillusions, les déceptions, les échecs, les insuccès, peuvent se retrouver à l'origine de ces diverses atteintes. Si l'on en croyait certains auteurs, Déjerine entre autres, ce sont surtout les émotions lentes, prolongées, qui auraient l'action la plus sûre. C'est ainsi que les sentiments d'affection ou d'amour contrarié, que la tendresse repoussée, que l'infidélité, la trahison viennent en première ligne parmi les causes déterminantes et d'une façon peut-être plus sûre que les émotions-chocs. Ainsi, les émotions secrètes, contenues, concentrées et sans cesse refoulées auraient une action plus orientée dans le sens de la névrose d'angoisse que dans celui de la neurasthénie. Mais c'est la qualité constitutionnelle du caractère qui joue le rôle primordial dans la détermination des émotions capables de sensibiliser le système nerveux et de le mettre en état d'imminence émotionnelle.

**Rôle des émotions sentimentales.** — Parmi les causes d'émotivation, celles qui touchent à l'affectivité amoureuse sont d'action prédominante. Elles ont une action plus générale que celles qui sont liées même à la vie familiale, à la santé et à l'avenir des enfants, des parents, et même que les catastrophes générales collectives, telles que les guerres, tremblements de terre, cracks financiers, ruines, grands sinistres : incendies, naufrages, etc... L'amour contrarié, les mariages empêchés ou mal assortis, les désirs inassouvis, l'amour malheureux ou repoussé, les trahisons, les ruptures, les divorces et tout cet ensemble d'événements qui concourrent au but plus ou moins masqué par la nature de la reproduction de l'espèce, sont souvent la cause essentielle et cachée des maladies émotionnelles. L'instinct d'amour est une émotion naturelle très développée dans laquelle on trouve déjà, embryonnaires, les éléments constituants de la névrose d'angoisse. L'évolution et la naissance de l'amour répètent l'évolution et la naissance des névroses émotives. Le choc émotif, ici, est le coup de foudre, qui parfois se résoud en une émotion moins brutale, lorsqu'il couve sous une sympathie irrésistible, et qu'il marche lentement, d'une façon subconsciente vers son éclosion paroxystique. Dans ce cas, il évolue avec une phase préalable d'imminence émotive ; souvent l'emprise amoureuse est vague, sans objet déterminé, puis se cristallise en un système, autour d'un être qui va devenir le sujet de l'obsession amoureuse et de l'idée fixe. Puis, la systématisation se précise, la tension émotionnelle cherche une détente dans l'acte impulsif qu'est la possession terminale. Ainsi on retrouve les étapes principales et les caractères des états émotionnels dans cette émotion physiologique typique. Mais les rapports de l'instinct d'amour, de l'émotivité et de la névrose d'angoisse seraient encore plus intimes si l'on en croyait le médecin viennois Sigmund Freud, auteur d'une théorie originale de la névrose d'angoisse qui, à défaut de valeur scientifique, ne manque pas de singularité et d'imprévu. A cause du retentissement considérable de cette théorie, mais surtout par suite de l'ampleur que l'auteur et son Ecole lui ont donnée, puisqu'ils ont la prétention de l'étendre à la psychologie toute entière et d'en faire une méthode générale d'investigation applicable aux névroses, aux psychoses et à la majorité des maladies mentales, il est nécessaire de résumer les conceptions outrancières et généralement inacceptées du médecin autrichien (Régis et Hesnard (1), André-Thomas (2)).

**Non valeur de la théorie génésique de Freud.** — Freud admet que les maladies de l'émotivité et notamment la névrose d'angoisse, prennent naissance par suite de l'insatisfaction des tendances sexuelles normales. Pour lui, l'absence de relations sexuelles ou l'établissement d'habitudes sexuelles vicieuses telles que la masturbation, les rapports sexuels anormaux et incomplets, l'inversion sexuelle, la continence sexuelle, mènent aux maladies émotionnelles. Il appelle « libido » les tendances psychiques et somatiques à la satisfaction des fonctions génésiques. Il estime que tout ce qui est de nature dans notre éducation première, dans notre vie sociale, à étouffer, refouler ou défor-

(1) Voyez l'excellent volume de Régis et Hesnard sur la *Psychoanalyse*, Alcan, 1914.

(2) André-Thomas. *Psychothérapie*, un volume collection thérapeutique, chez Baillière, 1914.

mer nos tendances libidineuses normales, masquées sous la forme poétique du sentiment et de l'affection amoureuse, devient la cause immédiate de toutes les maladies émotionnelles. Cette insatisfaction peut être chez nous inconsciente car c'est essentiellement dans le domaine de l'inconscient que se préparent, tout un enchaînement obscur et machinal d'associations d'éléments refoulés, de complexes psychiques, de souvenirs confus remontant jusqu'à l'enfance où s'élaboreraient, d'après lui, les plus puissantes tendances sexuelles. On pourrait mettre en lumière cette filiation par l'analyse des réminiscences libres, des actes automatiques et des rêves. La déformation de nos complexes érotiques primitifs serait une sorte de sublimation morale confiée à notre censure intérieure, et toutes nos tendances sexuelles étouffées ne se présenteraient devant le tribunal forgé par notre éducation, que méconnaissables et travesties par elle. C'est déguisées en émotion sans objet extérieur, qu'elles se montreraient devant notre conscience. Les découvrir en les démasquant, reconstituer leur évolution à travers les couches successivement plus obscures de notre sub-conscience, déceler leur honte originelle et en faire bien constater la grossière essence, par un simple interrogatoire, tel est le but et le procédé essentiel de la psycho-analyse de Freud. Bien que ce dernier ait prétendu n'avoir qu'un prédécesseur dans ses recherches, en Joseph Breuer, qui employait déjà sous le nom de *méthode cathartique* une investigation psychologique presque identique, mais appliquée pendant l'hypnose, il est utile de rappeler que débarrassée de son obscurité, de sa pompe, et de sa grandiloquence, cette psycho-analyse de Freud est employée depuis les temps les plus reculés par les aliénistes de tous pays, lorsqu'ils cherchent à reconstituer par l'anamnèse et l'interrogatoire précis l'évolution d'un délire. C'est la méthode idéo-génétique classique.

Il n'est pas besoin d'insister longuement pour remarquer qu'il n'y a rien de nouveau dans la méthode de Freud, sinon l'amplification, sans solide étayage, d'un petit point de technique, d'une forme d'anamnèse, qu'il eut été préférable de laisser à une place plus modeste.

**Critique de la psycho-analyse.** — La reconstitution idéo-génétique de Freud par simple interrogatoire est trop aléatoire dans ses moyens de détermination pour devenir un système d'investigation auquel on puisse accorder quelque créance. Avoir la prétention de reconstituer par effort de mémoire, même dans les meilleures conditions d'automatisme, de rêve, d'auto-suggestion, de somnambulisme, la filiation des complexes, des représentations mentales, des concepts qui se sont succédés chez un adulte depuis son enfance pour arriver à retrouver celui qui détient l'origine génésique de la chaîne, semble un défi jeté au rationnalisme et à l'expérience. Il est de toute évidence que deux psycho-analystes, sur le même patient, mettront au jour des complexes et des synthèses affectives essentiellement différents. Il est inévitable aussi qu'il y ait un transfert non seulement de « l'affect » comme semble particulièrement le craindre Freud, du médecin au malade et du malade au médecin, mais encore il semble bien que les meilleures conditions d'erreurs par autosuggestion, par hétérosuggestion, par fausse interprétation, par fausse route idéo-génétique, se trouvent réalisées ici. Mais si la méthode d'investigation n'a aucune consistance et ne peut soutenir la moindre critique, que dire du rationnalisme de la théorie ? *A priori*, les instincts génésiques sont normalement refoulés chez chacun à la condition d'une éducation suffisante, puisque par définition même, le but de l'éducation est de réfréner les instincts. Or Freud ne peut donner aucune explication satisfaisante pour légitimer son choix du refoulement des instincts génésiques plutôt que de tous autres, dans la naissance de l'émotivité morbide. Pourquoi rejeter le refoulement de tous les autres instincts dans cette pathogenèse ? Il serait cependant aussi logique d'accepter les maladies émotives comme consécutives au refoulement de la gourmandise, de l'intempérance sous toutes ses formes, des gestes de vol et d'accaparement. L'instinct de propriété n'est-il pas cependant aussi puissant et plus continu que l'instinct sexuel ?

Mais ce qui est plus grave, c'est que dans la pratique les faits quotidiens donnent un démenti formel à la conception théorique de Freud. Les syndromes et les névroses émotives, la névrose d'angoisse, sont généralisés aujourd'hui dans tous les pays et dans tous les milieux. Elles frappent indistinctement et pour ainsi dire dans la même proportion, les continents et ceux qui donnent libre carrière à la satisfaction de leurs tendances libidineuses. S'il est des prêtres, des religieux, des religieuses qui en présentent les symptômes, ils ne sont pas plus atteints ni plus fortement que les prostituées, que les femmes, que les hommes, que les jeunes gens, qui donnent libre cours à leur tempérament. Dans toutes les classes de la société, il y a certes plus d'émotifs anxieux que de continents.

Au point de vue thérapeutique, Freud prétend que la découverte du complexe originel qui est à la base des réactions hyperémotives dans la névrose d'angoisse, suffit à déterminer leur disparition lorsqu'elle a été communiquée au malade ! Je ne pense pas que jamais Freud ni ses disciples, puissent montrer à des confrères compétents et ayant conservé leur lucidité critique, un seul cas de guérison authentique obtenu par ce procédé. Que cette méthode, lancée avec tapage, n'ait pu avoir quelque retentissement dans le milieu de leur clientèle, n'est-ce pas là le sort de tout procédé bon ou mauvais, du moment qu'il est projeté avec une publicité, une autorité suffisantes ? Il y a parmi les malades émotifs, un grand nombre de patients sensibles à toutes les méthodes de persuasion, de suggestion et d'affirmation et pour qui une amélioration peut coïncider avec l'emploi de ces procédés. Mais en règle générale, l'investigation psycho-analytique est aussi inopérante au point de vue thérapeutique qu'elle est mal établie, d'emploi peu pratique et dangereuse. C'est une méthode troublante pour un patient émotif, suggestible et obsédable. Elle le force à dévoiler le secret de son cœur et les replis les plus cachés de son âme ; elle peut démasquer des vices, des tares, des tendances génésiques anormales, car c'est dans le milieu des névropathes de l'émotivité que se rencontrent le plus souvent les anomalies sexuelles. Elle est donc avant tout, et de la façon la plus certaine, une cause d'émotivation indiscutable et, par l'auto-analyse qu'elle demande, une raison d'obsession et d'anxiété.

Dans l'application même, elle peut créer aux médecins qui l'emploieraient *sans témoins* les plus grands ennuis, sans insister même sur les dangers du « transport de l'affect » ! Il est incontestable que dans nos pays cette effraction des secrets intimes ne serait pas sans éveiller des susceptibilités de tout ordre, et que le directeur de conscience, le mari, les parents d'une jeune femme seraient, tout comme elle-même, prêts à mal interpréter la direction et la pénétration d'un interrogatoire indiscret puisqu'il est oiseux et sans effet. Si le tact et la discrétion sont inconnus des austro-allemands il n'en est pas de même dans les nations civilisées ou l'application de ces procédés a rencontré une résistance prohibitive.

D'autre part, les psycho-analystes eux-mêmes ont une trop grande variété d'interprétations pour les mêmes cas. J'ai eu en mains la direction de quelques patients appartenant à la société cosmopolite internationale, qui promènent leur névrose à travers les cliniques et les cabinets neurologiques des Deux-Mondes. Un certain nombre d'entre eux avaient été soumis aux interprétations et aux essais des psycho-analystes viennois. En général, les malades se perdaient dans les discussions soulevées à propos de leur cas diversement interprété par chacun. Mais la situation n'en était pas améliorée, bien au contraire. Les anxiétés émotives habituelles se compliquaient d'une anxiété métaphysique produite par les aigres et ardentes discussions des protagonistes de la psycho-analyse.

L'erreur de Freud est un exemple de cette myopie ordinaire aux spécialistes d'éducation germanique, dont la culture médicale générale est aussi faible que le goût de l'obscurité et de la rumination spéculative est développé. Elle peut s'expliquer aussi par la méconnaissance de quelques phénomènes que je crois utile de rappeler.

**Rôle compensateur de la détente émotive motrice, sécrétoire, trophique.** — Il n'est pas douteux que l'instinct d'amour constitue un type d'émotion physiologique très complet et profondément enraciné chez l'individu. D'autre part, dans l'organisme l'origine de ce besoin est à la fois génital et général. Il passe par certaines phases d'exaltation à certains moments de l'évolution individuelle, à la puberté, à l'adolescence, aux périodes de rut menstruel, et à ces moments se produit une sorte de mise en tension ou en charge émotionnelle, qui correspond aussi à une suractivité des sécrétions internes des glandes sexuelles. Cette charge émotionnelle tend vers un acte de détente de quelque ordre qu'il soit, moteur, sécrétoire, trophique.

Au cours des crises paroxystiques des états émotionnels d'origine non génésique, au cours des accidents paroxystiques à forme psychique ou somatique, on voit toujours se produire un mécanisme évolutif identique dans chaque forme. La tension émotionnelle s'accumule en quelque sorte et va s'accentuant jusqu'à une détente motrice ou sécrétoire : tremblements, larmes, urine, sueurs, diarrhée, etc... De même que toute idée tend vers l'acte, comme toute excitation sensitive tend vers l'achèvement réflexe, ainsi tout état émotionnel tend vers une décharge motrice, sécrétoire ou trophique. Au cours d'un état d'émotivité ou d'anxiété, toute détente de ces espèces, remplace, atténue ou fait disparaître la tension émotionnelle. C'est pour cette raison sans doute, que l'impulsion, le tic, la fugue, l'agitation sont des manifestations inconscientes, automatiques, instinctives, réflexes (et c'est en quoi elles entraînent l'irresponsabilité) chez les anxieux, les émotifs, les hyper-émotifs dans toute période d'hyper-émotivité anxieuse. Parfois certains patients ont observé la disparition de l'anxiété pendant et après le coït, bien que cette loi ne soit pas générale, puisqu'il existe de nombreux cas de coïtophobie anxieuse. Le coït représente donc une détente par transformation réflexe motrice, et sécrétoire, au même titre qu'une crise de larmes ou de sécrétion sudorale ou salivaire.

D'autre part, si l'angoisse, les névroses émotives guérissent parfois par l'amour, c'est à la fois par le remplacement d'une obsession par une autre, souvent d'une triste par une gaie, c'est le détournement de l'idée fixe obsédante de l'anxiété, de l'ennui préalables. Cependant, chez les prédisposés constitutionnels, la névrose d'angoisse apparaît parfois à l'occasion de l'amour, ou le complique lorsqu'il arrive à la phase inévitable des désillusions, du désenchantement, des tristesses et des ruptures. Bien des êtres ne peuvent aimer que dans la souffrance et l'anxiété, et nous avons vu que loin de guérir l'émotivité, l'amour même partagé qui devient si souvent une source de catastrophes, se trouble comme les sources les plus pures et entraîne après lui de longues névroses émotionnelles du type anxieux.

En somme, suivant qu'il est heureux ou malheureux, l'amour est propre à effacer ou à faire naître les névroses anxieuses. L'amour heureux, normal, accepté, partagé, durable, fait l'air qu'on respire suave, léger, subtil et vivifiant. Il rend le corps souple, mobile, impondérable ; dans la marche ou la course, les pieds touchent à peine le sol. Le visage est rayonnant, les yeux brillants, le teint animé, les lèvres purpurines, les narines palpitantes, la bouche entr'ouverte sur un sourire. Les fonctions organiques sont éteintes, aucune n'est perceptible, la faim elle-même est parfois absente d'un organisme qui semble nourri d'ambroisie. Dans la conscience, il n'y a plus qu'une lueur rosée comme une aurore, dorée comme un couchant, qu'un parfum pénétrant comme celui d'une vallée de fleurs, il n'y a plus qu'une vision, la forme de l'être aimé, plus qu'un murmure, qu'une harmonie séraphique, celle de sa voix. Un pareil état affectif est exactement antagoniste de celui que j'ai décrit comme caractéristique des états d'anxiété. Il est donc juste qu'à son apparition ceux-ci s'effacent comme les ombres de la nuit s'évanouissent devant la lumière du jour.

Mais l'émotion amoureuse pour être un moyen curateur incontestable des tristesses et des anxiétés morbides précédentes, n'en est pas moins d'une exploitation thérapeutique peu pratique et même peu recommandable. Si elle l'était, son mode d'action ne pourrait être assimilé à celui qui sert de prétexte aux pauvres élucubrations du spécialiste viennois. Encore faut-il dire qu'une émotion aussi complète ne se développe dans toute sa poétique splendeur que chez les émotifs particulièrement propres à la cultiver. Ces passionnés, ces amoureux, ces sentimentaux constitutionnels, ces romanesques diraient les sceptiques, ce sont les Appolloniens des physionomistes, les Amants des romanciers et des poètes, qui ne sont troublés que par leur émotion spécifique. Mais le savant, le financier, le mondain éprouvent dans la découverte féconde, le succès d'argent exceptionnel, la vanité satisfaite, les mêmes joies intenses, les mêmes réactions somatiques et psychiques euphoriques et aussi dans l'insuccès la même anxiété que Freud voudrait attribuer uniquement au refoulement du libido.

Il faut faire justice aussi d'une vieille opinion, autrefois classique en médecine et qui se rapproche des théories précédentes. On prétendait guérir par le mariage beaucoup de jeunes filles dites alors hystériques et dont probablement beaucoup étaient de simples émotives, troublées par une éducation anormale, des chagrins domestiques ou des incidents de la vie sentimentale. Le sourire équivoque qui accompagnait souvent le conseil donné d'une façon banale, de chercher un changement radical de l'affectivité par le mariage, laissait sous-entendre que ces malheureuses patientes devaient le principal de leurs troubles à des désirs génésiques inassouvis. Cette prétendue explication scientifique n'est au fond que l'expression de la malignité ou de la salacité des conseilleurs. La vérité est que l'amour heureux, le changement de vie, l'abandon d'une famille désunie, suffisent à expliquer la transformation du caractère de jeunes filles jusque-là malheureuses, sans que la satisfaction du libido y joue le principal rôle. Il n'est pas rare, en effet, de voir guérir non pas même par le mariage, mais simplement par le fait d'être entourées d'une affection attentive, des jeunes femmes qui viennent plus tard consulter le médecin pour une froideur génésique invétérée. Ces faits sont fréquents, aussi fréquents que la froideur et l'impuissance chez la femme qui, normalement, dans le monde, touchent plus de 50 o/o d'entre elles. Il serait nécessaire que cette notion fut plus connue pour mettre un terme à des explications qui, outre qu'elles sont inutilement injurieuses, sont surtout dénuées d'exactitude.

**Surmenage. Fatigue.** — A côté des causes essentielles que nous venons d'examiner, les réactions émotionnelles morbides et les névroses auxquelles elles peuvent donner naissance, telles que la névrose d'angoisse, reconnaissent encore comme origine tous les modes de surmenage physique, intellectuel ou même simplement une fatigue modérée mais persistante. D'après certains auteurs, Déjerine entre autres, l'action du surmenage serait contestable et le surtravail ou la fatigue n'agiraient qu'à la condition d'être accompagnés d'une inquiétude qui serait le véritable agent déterminant. Il ne paraît pas douteux, en effet, que l'émotion triste, le doute du succès, la crainte de la misère ou de toute autre catastrophe due à la cessation du travail, à la perte de la situation, soient de nature à sensibiliser particulièrement le système nerveux au point de vue émotionnel. L'affirmer serait répéter ce que nous venons de dire au sujet de la cause essentielle de ces maladies, qui est incontestablement le grand choc ou une succession de petits chocs émotionnels, c'est-à-dire justement les préoccupations déprimantes, la vie triste, misérable, le chagrin, etc... Or la vie est ainsi faite, que le surmenage, l'insuffisance alimentaire, s'ajoutent généralement à ces préoccupations. Mais l'action directe du surmenage apparaît dans de nombreuses observations où il n'est pas possible de trouver une autre cause explicative et où il s'est produit dans des circonstances absolues de réussite et de satisfaction. Il n'est pas nécessaire d'en chercher de lointains exemples ; je pourrais citer des centaines de cas empruntés à toutes les classes sociales. C'est ainsi que j'ai eu l'occasion de donner des soins à des confrères atteints de troubles névropathiques du type émotionnel, survenus sous l'influence de la fatigue due à un excès de clientèle. Une situation et des souffrances analogues se retrouvent chez des artistes, des avocats, des gens d'affaires qui ont payé leurs succès de crises de dépression anxieuse, véritable névrose d'émotivité où malgré les recherches on ne pouvait trouver ni préoccupations tristes, ni émotion sentimentale déprimante. Parfois au contraire, toutes les chances, toutes les joies étaient survenues à la fois. Le succès lui-même n'est-il pas une vibration émotionnelle, d'abord excitante et capable de déterminer un contre-coup émotionnel déprimant dans la suite ? Du reste, le surmenage professionnel chez les gens de cabinet, s'accompagne fatalement d'une réaction affective. La fatigue intellectuelle détermine l'ennui, la mauvaise humeur, l'irritabilité. L'accaparement de tous les instants, la succession ininterrompue des visites sont une cause de fébrilité ; la crainte de manquer de temps, de ne pas arriver à l'heure associée bientôt à la fatigue de l'attention et par suite à l'affaiblissement du frein volontaire, l'irritation, puis l'exaspération et la colère, sont des ébranlements émotionnels successifs qui ne sont pas compensés par la satisfaction, le gain, le succès et la notoriété. Aussi voit-on de grands médecins, des avocats célèbres, des artistes notoires se lasser de leur profession et de leur clientèle et soupirer après un repos qui fait lui-même disparaître ces symptômes de dégoût et de saturation. On assiste ainsi à l'éclosion et à l'évolution progressive chez beaucoup de surmenés des professions libérales, de troubles identiques à ceux que nous avons décrits, ayant souvent les caractères les plus marquants de la névrose anxieuse, mais confondus avec la neurasthénie, l'hystérie ou des psycho-névroses plus ou moins déterminées.

Le surmenage et la fatigue physiques produisent les mêmes résultats et je ne saurais partager l'opinion des auteurs qui le repoussent comme cause déterminante des névroses et de la neurasthénie entre autres. Depuis longtemps déjà, il a été signalé que les excès sportifs étaient susceptibles de déterminer des troubles psychiques qui débutent par l'ennui et finissent par le dédoublement de la personnalité en passant par toutes les étapes intermédiaires, tristesse, inquiétude vague, angoisse indéterminée, puis spécifiée, accompagnée ou non de paroxysmes émotifs, découragement, défaillance morale et physique, asthénie, pseudo-angine de poitrine simulant un véritable collapsus cardiaque et souvent confondue, comme je l'ai dit, avec les symptômes du cœur forcé, troubles fonctionnels respiratoires et enfin, si la fatigue est prolongée, hallucination auditive, puis visuelle, dédoublement de la personnalité, état d'automatisme psychique, somnambulisme, etc. On trouvera sur cette question des documents nombreux, soit dans les auteurs d'ouvrages sur la fatigue, tels que Tissié de Pau, Lagrange, soit dans les comptes rendus des Congrès d'Education physique. Ces phénomènes se produisent qu'il y ait ou non un certain degré d'émotivation produit par la compétition sportive, le doute du succès, chez les professionnels. Il est possible, comme on l'a prétendu, que cette pathologie émotionnelle prenne naissance chez des individus très prédisposés par l'hérédité, la constitution, le caractère ; cela est de toute évidence. Si le degré de fatigue et sa répétition sont suffisants, tout individu quelconque peut présenter comme manifestation du surmenage physique, toutes les formes de la névropathie émotionnelle et affective. J'en ai observé des exemples chez des hommes très vigoureux, des athlètes qui ne paraissaient pas spécialement sensitifs, lorsqu'ils avaient poussé trop loin leur entraînement. Il faut tenir compte aussi de ce fait qu'un certain nombre de *ludomanes*, c'est-à-dire de maniaques du sport, se recrutent parmi les *émotifs* constitutionnels ou héréditaires. Je mets donc hors de discussion les observations nombreuses de surmenage sportif qu'on a signalés chez eux, car ici la pratique excessive des exercices est déjà une forme de la névrose émotive.

Mais, pour moi, il ne peut pas faire de doute après observation, que le surmenage physique et intellectuel soient, même sans action d'émotion concomitante, des causes incontestables de maladies émotives et de névrose d'angoisse. De ce que le surtravail physique ou intellectuel est surtout émotivant quand il est doublé d'inquiétudes ou de précipitation, il n'en résulte pas qu'il ne puisse l'être sans cet élément surajouté de détermination. Du reste nous allons voir qu'une intoxication ou une infection quelconques peuvent produire des réactions émotionnelles anormales, et la fatigue, le surmenage physiques ne sont au demeurant que des intoxications.

**Influence du traumatisme et du choc nerveux.** — Le traumatisme ou choc physique agit de la même manière que le surmenage, mais un élément psycho-émotionnel secondaire s'en sépare rarement. L'agression subite et imprévue, l'accident sous toutes ses formes dont les plus ordinaires sont ceux de chemins de fer et de voitures, les chutes d'un lieu élevé, les attentats, les coups violents portant sur le crâne, la face, l'abdomen au niveau des plexus solaires, de la région cardiaque, de la nuque, les blessures de guerre par artillerie, bombes, torpilles, grenades, compliqués d'ébranlement sensoriel, d'ensevelissement passager, d'asphyxie par les gaz toxiques ou par immersion; les incendies, les naufrages, les chutes à l'eau avec menace de noyade, agissent autant par la surprise immédiate, la douleur et le choc physiques, que par la peur et consécutivement la rumination, le doute, la réminiscence consciente ou non, l'auto-suggestion, la crainte de la diminution physique, de la perte d'un membre, de sa section, de son broyement, de sa paralysie, etc. Dans tous ces cas on peut penser que le traumatisme se transforme, en réalité, en une émotion psychique suraiguë. Il est difficile de séparer ici les influences du somatisme et du psychisme. Le traumatisme renferme donc toujours un élément psycho-émotionnel secondaire à côté d'un facteur somato-émotionnel primitif.

Le *choc nerveux*, qui peut être consécutif à un traumatisme, ou une opération d'ordre moral, relève parfois d'une violente irritation viscérale, ou d'une intoxication comme le choc anaphylactique. Il peut laisser à sa suite un état d'anxiété ou de neurasthénie émotionnelles. Les études modernes des chirurgiens et des physiologistes américains comme Crile, ou français comme

Roger (1) montrent qu'il existe des troubles organiques marqués dans le choc, qui peuvent expliquer la persistance des manifestations réactionnelles.

Quoi qu'il en soit, l'hystéro-traumatisme, la neurasthénie traumatique, l'ango-traumatisme ont été confondus souvent dans ces dernières années, et la délimitation de leurs domaines réciproques n'est intéressante qu'au point de vue spéculatif, car ce sont là en réalité, des formes diverses de la pathologie émotive. Si l'on retirait de l'hystérie cette part de pathologie émotive, il resterait peu de chose ; un peu plus peut-être de la neurasthénie. L'auto-suggestion et la suggestibilité à laquelle on a fait jouer un rôle essentiel dans la définition de l'hystérie, ne sont pas, en effet, des caractères distinctifs suffisants, car tous les émotifs, tous les affectifs sont par définition même, suggestibles ou auto-suggestibles. Mais il y a dans l'hystérie quelque chose de plus que dans la névrose d'angoisse, et les malades atteints de celle-ci se distinguent aisément dans la pratique de ce qu'on était convenu d'appeler autrefois l'hystérie classique, même diminuée de la symptomatologie d'emprunt due à la suggestion médicale. On retrouve dans la majorité des cas qui relèvent de l'ango-traumatisme, le paroxysme anxieux accompagné de ses réactions cardiaques et respiratoires habituelles. Entre ces grandes crises se constitue un fonds mental d'obsession et de phobie. L'hystéro-traumatisme, au contraire, est caractérisé surtout par les phénomènes de pseudo-paralysie, de contractures manifestes surtout au niveau des membres, parfois, chez la femme, par une ébauche des crises convulsives et par un état mental mythomaniaque où il y a moins de tristesse, d'ennui, d'anxiété que d'exaltation, de volubilité. Les crises à grand fracas dramatique, avec larmes, sanglots, désespoir intermittent, sont plus propres à l'hystérie. Dans la neurasthénie traumatique, c'est l'asthénie, l'aboulie, l'impuissance mentale, l'indifférence, le pessimisme, la prédominance des troubles digestifs, l'obnubilation hypocondriaque, la nosophobie, l'amnésie. Mais dans l'ensemble des causes créatrices de la névrose d'angoisse, il faut rappeler que l'ango-

(1) Voyez l'intéressante leçon de Roger : *Presse médicale*, 20 nov. 1916. Masson.

traumatisme a un faible pourcentage. Toutefois, dans la guerre européenne, un certain nombre de cas en ont été signalés, beaucoup ont été inaperçus ou confondus avec l'hystérie, la neurasthénie, les psychonévroses. La névrose d'angoisse et une grande partie des formes émotionnelles qu'on rencontre dans la vie quotidienne, relèvent bien plus souvent, des chocs émotionnels d'ordre sentimental et de l'émotion psychique, en général, que de l'émotion physique et du traumatisme. Celui-ci a moins de part à leur naissance que les autres causes générales que nous allons examiner maintenant : l'intoxication et l'infection.

**Rôle des intoxications.** — Bien que le rôle des intoxications ait été également contesté par un certain nombre d'auteurs qui ont une tendance à penser qu'à maladie psychique il n'y a que des causes psychiques, l'examen du protocole de nombreuses observations permet d'affirmer que les intoxications sont susceptibles de jouer à la fois le rôle de causes déterminantes et prédisposantes. Il semble bien, par exemple, que *l'alcoolisme* ait tout d'abord une influence manifeste. En réalité, il n'est pas toujours aisé de séparer cette cause, surtout dans le peuple, des autres causes émotivantes purement psychiques : inquiétude matérielle, perte de situation, misère, qui sont le fait indirect et le contrecoup social ou familial de l'alcoolisme. Quelques observations présentent cependant des garanties plus certaines : ce sont celles que l'on peut relever chez les riches alcooliques de l'aristocratie ou de la haute bourgeoisie. Dans certains cas, on peut mettre hors de cause la préoccupation triste ou sentimentale, chez des névropathes anxieux qui ne sont qu'alcooliques et se guérissent par le sevrage d'alcool. Ces observations doivent être répétées pour toute espèce d'intoxications, et même d'infections, puisque celles-ci n'agissent que par l'intermédiaire de toxines microbiennes. Mais j'avoue ne pas comprendre l'ostracisme de certains auteurs pour la pathogénie organicienne que suppose sur les centres nerveux l'intoxication ou l'infection. Est-il possible que dans l'organisme il y ait des réactions ou des fonctions qui ne soient pas organiques ? Est-ce que les fonctions psychiques ne sont pas l'œuvre d'un organe ? Le cerveau serait-il donc le seul qui resterait insensible à l'intoxication ? Et que serait donc une intoxication au point de vue symptomatique si elle était sans influence sur le système nerveux?

D'autre part, tous les médicaments nervins ne sont-ils pas, à partir d'un certain dosage, des toxiques violents et la plupart d'entre eux n'ont-ils pas la plus manifeste action sur toutes les fonctions psychiques et particulièrement sur celles du domaine affectif? Est-il même, entre tous, des agents de capacité émotivante supérieurs aux alcools, aux éthers? Faut-il rappeler que le vin et l'alcool rendent joyeux ou triste suivant le dosage et la constitution de l'individu, suivant même leur espèce, leur bouquet, leur mélange? L'ivresse ne débute-t-elle même pas par une crise d'émotion, gênante parfois pour les voisins de l'ivrogne et la tonalité affective de l'individu n'y apparaît-elle pas sans détour, ainsi que l'exprime l'adage : *In vino veritas?* La chloroformisation ne fait-elle pas naître aussi d'une façon plus ou moins manifeste, les tendances affectives du patient, qui va dormir. L'éther, l'opium, la morphine, le haschisch, la cocaïne, n'agissent-ils pas surtout sur l'émotion, sur l'affectivité, ne l'exaltent-ils point d'abord et ne l'altèrent-ils point ensuite? Il paraît donc hors de conteste que tous les agents modificateurs quelconques du système nerveux sont susceptibles de toucher les fonctions réflexes instinctives, émotionnelles, de les modifier, les exalter, les diminuer. Cette loi est plus générale encore et son domaine dépasse celui des agents chimiques. Tout ce qui est capable de mettre en jeu l'irritabilité et la réflectivité nerveuse, non seulement tout corps chimique et tout poison organique, mais toute vibration physique, tout agent cosmique (froid, chaud, orage, vent, marée, etc.), tout excitant quelconque est donc susceptible d'influencer l'état émotionnel, l'affectivité, et de jouer un rôle dans la constitution des états morbides que nous étudions ici; mais dans la pratique, un certain nombre d'agents ou de causes externes ou internes ont une influence plus banale, et l'alcool est incontestablement de ce nombre.

Les *toxicomanes* présentent fréquemment les symptômes d'une émotivité systématisée ou non, mais toujours anormale, et d'une façon générale, les toxiques sont d'autant plus capables de déterminer des phénomènes d'émotivité, qu'ils ont plus d'action sur le grand sympathique et sur le nerf vague, ou qu'ils possèdent la qualité de *poison bulbaire*, ce qui est probablement une autre expression de l'action vago-sympathique. C'est ainsi, sans doute, qu'agit le *tabac* qui détermine une anxiété très manifeste à haute dose chez les fumeurs ou à faible dose chez les personnes qui n'ont point l'habitude de son usage. La première pipe, le premier cigare déterminent un ensemble de symptômes toxiques où l'angoisse précédant le vomissement accompagné de nausées, d'état syncopal, c'est-à-dire de symptômes vago-bulbaires est en première ligne. Le *tabagisme chronique* détermine parfois des états de névrose émotionnelle dont l'origine échappe fréquemment. Il est bon de connaître cette action et de supprimer systématiquement le tabac au cours du traitement des états anxieux. La pseudo-angine de poitrine tabagique relève d'un mécanisme toxique qui met en branle tout l'appareil anatomique des noyaux opto-striés, du bulbe, du cervelet, du nerf vague, du sympathique. Ainsi que nous le verrons, cette chaîne est également celle que parcourent les influx nerveux émotionnels à départ purement psychique.

Le *café*, le *thé*, le *kola*, le *maté*, peuvent produire chez les personnes non accoutumées ou celles qui en font abus des états nerveux d'émotivité anxieuse dont on a relevé des observations, chez les grands consommateurs de ces excitants en Belgique, en Bretagne, au Brésil, au Paraguay. L'angoisse cardiaque après l'absorption d'une tasse de café fort est une réaction toxique banale chez les nerveux.

L'*opium*, la *morphine* et surtout la *cocaïne*, déterminent dans leur emploi exceptionnel, des symptômes d'anxiété d'autant plus manifestes chez les individus non accoutumés, qu'ils sont plus sensitifs ou affectifs. Cette anxiété se montre aussi chez ceux qui ont l'habitude de ces poisons lorsqu'ils en sont privés. L'état de « *nien* » ou de besoin, des fumeurs d'opium, des morphinomanes est une anxiété extrêmement pénible. La prétendue susceptibilité ou idiosyncrasie médicamenteuse des nerveux, des hystériques, des neurasthéniques, des Basedowiens, des neuro-arthritiques en général, à l'emploi de la morphine et de la cocaïne, qui déterminent même à de très faibles doses des malaises, de l'anxiété, des pseudo-syncopes et parfois même des accidents réels, est simplement la preuve de la sensibilité réflexe du système vago-sympathique, du bulbe, du cervelet, des noyaux centraux sous-corticaux. La sensibilité corticale chez ces individus est également très développée et explique l'excitation cérébrale et parfois le délire que ces toxiques déterminent à dose faible ou modérée lors de leur premier emploi. Il n'est donc pas surprenant qu'au cours des intoxications chroniques par ces agents chimiques s'établissent des troubles psychiques de divers ordres et entre autres du domaine de l'émotivité. Il n'est pas dans mon intention de faire, dans ses détails, l'histoire des troubles mentaux et émotionnels chez les morphinomanes, cocaïnomanes, fumeurs d'opium. Il me suffit de laisser au lecteur cette impression que les cellules nerveuses affectées aux fonctions de réflectivité supérieure, c'est-à-dire de l'émotion, sont susceptibles de réagir à toutes les intoxications chimiques, par les syndromes d'émotivité et d'anxiété morbides.

**Influence des auto intoxications.** — Mais les intoxications endogènes, les auto-intoxications organiques, produisent aussi les mêmes effets. Aussi voit-on apparaître les syndromes d'émotivité, et la névrose d'angoisse dans un grand nombre de manifestations viscérales, fonctionnelles ou organiques, dans les maladies générales et dans les grandes infections qui s'accompagnent de troubles humoraux, dyscrasiques. Tout état morbide, quel qu'il soit, est donc susceptible si les conditions de terrain et la constitution le permettent, de devenir une cause pathogène de la névrose anxieuse ou d'un syndrome émotif quelconque. C'est ainsi que s'explique probablement la coïncidence de ces troubles nerveux et des syndromes tels que la goutte, le diabète, l'obésité, l'artério-sclérose rénale, l'insuffisance hépatique, l'urémie, et tous les états quelconques où les tissus sont imprégnés de toxines. Ainsi en est-il encore dans la fatigue qui est, on le sait, une véritable auto-intoxication par les déchets du travail musculaire que l'on a dénommés « substances ponogènes ». Il y a du reste peu de différence entre l'auto-intoxication ponogène consécutive au travail musculaire, et les auto-intoxications organiques dont les véritables agents chimiques sont encore inconnus. Ces agents en sont de toute manière des déchets de travail cellulaire, c'est-à-dire de la vie des protoplasmas. On peut admettre que tout protoplasma animal, d'une espèce déterminée, produit d'abord des toxines protoplasmiques c'est-à-dire nutritives, et de plus, des toxines fonctionnelles, dues à la transformation des corps chimiques particuliers qu'il élabore dans sa *fonction*. C'est ainsi que des cellules hépatiques, musculaires, rénales, cardiaques, ont quelques résidus communs dus à la combustion de leurs glucoses, au métabolisme de leurs plasmas, de leurs albumines. Mais, d'autre part, la cellule hépatique fabrique des poisons propres qui tiennent à sa fonction biliaire spécifique, comme la cellule rénale du tube contourné fabrique ceux de ses diverses fonctions éliminatoires, celle du cœur les toxines de son travail contractile rythmique.

Il n'est pas douteux, d'après la symptomatologie présentée, qu'il y ait des analogies entre l'imprégnation des cellules nerveuses par les ponotoxines et celle qui provient des hétéro ou les auto-toxines. Je n'ai pas besoin de rappeler l'analogie qui existe entre l'intoxication chimique par le plomb et l'auto-intoxication produite par la goutte. Dans l'une et l'autre, il existe des symptômes communs d'imprégnation nerveuse, dans le domaine du système nerveux central, et particulièrement du grand sympathique. Il faudrait du reste, se garder de considérer dans ces maladies l'hétéro ou l'auto-intoxication, comme le fait pathogénique essentiel. Cette conception est inexacte. Ce n'est qu'une faible part de la question, et le trouble humoral, « la dyscrasie » n'en est qu'un petit côté.

D'autre part, dans les altérations fonctionnelles des organes, des systèmes viscéraux, il ne faut pas voir seulement l'intoxication produite par l'insuffisance fonctionnelle. Il faut songer aussi que chaque organe est relié aux centres nerveux par un réseau sensitif enfermé dans les nerfs sympathique et vague, et qui apporte sans cesse des excitations normales ou morbides au sensorium commune et diverses autres qui sont la source des réflexes organiques. Ainsi donc, nous apercevons que chaque organe, chaque cellule, peut influencer les diverses fonctions nerveuses par l'intermédiaire du sang en y déversant des ferments excitateurs, spécifiques ou hormones ou des produits toxiques, des harmozones déviées, des déchets, etc.., et aussi par l'action directe des réflexes et des excitations cénesthésiques. Un viscère peut donc baigner le système nerveux des déchets intoxicants d'un travail ou d'une vie fonctionnelle anormale, ou bien sécréter des excitants fonctionnels spécifiques anormaux en quantité ou en qualité. Enfin, il peut donner naissance à des sensations cénesthésiques anormales en intensité et en qualité, ou à des excitations réflexes qui déterminent des troubles moteurs ou sécrétoires dans des domaines d'autant plus éloignés que l'excitation est plus intense.

Parmi ces causes pathogènes périphériques pourrait-on dire, il faut donc séparer deux espèces déterminantes, 1°) celles qui paraissent agir immédiatement à la façon des corps chimiques et que l'on peut appeler auto-intoxications et 2°) celles qui semblent purement dynamiques et sont en tout cas d'ordre mécanique, puisque ce ne sont que des effets de vibrations et de mouvements moléculaires : Ce sont des synergies morbides. On peut, il est vrai, soutenir que ces dernières se traduisent encore par des intoxications, car le fait pour les appareils centraux du système nerveux de recevoir des excitations fonctionnelles anormales purement mécaniques, altère la régulation de la nutrition cellulaire qu'ils commandent et se traduit, en somme, par des déviations chimiques dans la nutrition.

L'ensemble des conceptions qui tendent à établir l'existence des auto-intoxications organiques dans les maladies générales et dans les maladies viscérales, est basé sur l'analyse physiologique et sur l'expérimentation, car dans ces dernières années on a multiplié sur les animaux, les modes de production des troubles nerveux, par l'absorption ou l'injection d'auto ou d'hétéro-toxines. Mais à ces hypothèses ou à ces expériences s'ajoute la preuve clinique qui vient de la constance des troubles nerveux d'apparence auto-toxique dans toutes les maladies viscérales générales, diathésiques, constitutionnelles. Et c'est la généralité même et la constance de ces réactions du domaine émotionnel, qui avait permis à certains médecins, et particulièrement à Londe, de considérer les phénomènes d'anxiété, d'angoisse, d'émotivité excessive, comme une sorte d'avertissement du mal-être organique et un indice général d'imminence morbide.

Les faits quotidiens et les observations suivies pendant de longues années dans les familles où l'on rencontre des troubles fonctionnels, chez les neuro-arthritiques surtout, sont favorables à cette manière de voir. Il semble bien que l'organisme manifeste par le signe avertisseur « angoisse », que le travail intime de la nutrition est modifié, que le milieu humoral est altéré.

Aussi les syndromes émotifs et d'anxiété sont-ils très manifestes dans l'urémie, dans l'artério-sclérose, dans l'insuffisance hépatique, dans la cholémie, dans les affections du tube digestif, dans le diabète, dans l'acétonémie, et toutes les fois que l'organisme est touché, soit profondément mais sur une petite étendue, soit légèrement sur une grande surface. Mais il y faut, toutefois, une sorte de prédisposition, d'idiosyncrasie du système nerveux, une sensibilité particulière qui n'est pas autre que celle déterminée dans le début de ce chapitre, sous le nom de prédisposition héréditaire et constitutionnelle. Celle-ci n'est souvent elle-même que la suite au cours de plusieurs générations, d'actions prédisposantes accumulées, car il faut bien admettre qu'à un certain moment l'émotivité a pu être acquise par des non-prédisposés.

Déjà donc nous voyons surgir cette notion que nous retrouverons à la pathogénie, qu'il y a deux origines possibles des réactions émotionnelles et anxieuses. L'une est périphérique et prend sa source dans des excitations exogènes ou endogènes mais centripètes, l'autre peut naître directement dans le cerveau par une simple représentation mentale; celle-ci est d'origine centrale ou corticale.

**Action de l'alimentation et de la sédentarité.** — Le mode alimentaire et l'insuffisance des fonctions musculaires connue sous le nom de sédentarité sont des causes de troubles nerveux par l'intermédiaire de l'auto-intoxication. Je réserverai pour la fin de ce chapitre l'étude de l'étiologie émotive par insuffisance alimentaire. D'une façon générale la quantité et la qualité des aliments sont capables d'agir sur le système nerveux et sur les ganglions nerveux des parois digestives. Un excès d'aliments ou des aliments violemment excitants par leur qualité, comme la viande, ou leur mode de préparation recherché, épicé, produisent d'abord sur l'appareil nerveux digestif, les ganglions solaires, le vague et le sympathique une action tonique, qui bientôt dépasse la mesure et laisse la place à la dépression fonctionnelle, et générale. Cette excitation s'accompagne de celle des appareils glandulaires, foie, pancréas, etc. Tous ces ébranlements fonctionnels habituels se propagent au bulbe et au système nerveux tout entier et se compliquent bientôt de surmenage des organes et d'altération des fonctions qu'ils assurent. Alors, par cercle vicieux s'établissent des associations morbides nutritives et nerveuses, tandis que l'émotivité et l'anxiété apparaissent à titre d'anomalie cénesthésique. En effet les appareils nerveux végétatifs sont en même temps ceux de la cénesthésie et ainsi la quantité et la qualité des aliments influencent l'état émotif et affectif.

Aussi les gros mangeurs sont-ils souvent, et surtout après les repas, euphoriques, mais violents et irritables, colères et impulsifs. Les aliments agissent donc sur le système nerveux par leur apport calorique, par leur qualité d'excitateurs, et enfin par leur toxicité. L'insuffisance alimentaire ou des aliments dénués de qualités excitatrices, les végétaux par exemple, de sapidité faible ou enfin mal préparés sans aucun des ingrédients utiles, déterminent au contraire, la dépression nerveuse et l'émotivité par défaut de tonicité. Dans l'un et l'autre cas, l'alimentation insuffisante ou excessive, joue un rôle considérable dans l'état cénesthésique.

La sédentarité et la suralimentation associées accroissent réciproquement leurs effets nocifs et sont à l'origine des grandes maladies de la nutrition : goutte, obésité, diabète, et des principales insuffisances organiques, du rein et du foie, des glandes à sécrétion interne. Aussi les malades atteints de troubles nutritifs sont-ils pour toutes ces raisons immanquablement voués au nervosisme et à l'émotivité anxieuse. Il en est de même des nerveux dénourris et soumis à l'action inverse du surmenage. Nous étudierons plus loin ces conditions particulières.

**Influence des maladies.** — La clinique montre que toutes les maladies ne sont point équivalentes dans leur qualité émotivante ou angogène. S'il est bien entendu, que tout état morbide chez un névropathe, est susceptible de déclancher une mentalité d'émotion, de crainte de la mort, ou tout au moins de certaines suites de la maladie : la suspension des travaux professionnels, la perte d'une situation, le renvoi, la ruine, etc... c'est surtout de l'action directe dont nous nous occuperons ici. Bien qu'en réalité, toute maladie générale puisse laisser après elle des troubles nerveux émotionnels, il en est quelques-unes comme la tuberculose, les maladies vénériennes, syphilis, blennorragie, chancres; les maladies infectieuses, typhoïde, grippe, rage, suette miliaire, fièvres éruptives, paludisme, et enfin les grandes maladies de la nutrition : goutte, diabète, obésité, qui ont une qualité plus spécifique que les autres à ce point de vue. Enfin, parmi les maladies organiques, toutes celles qui touchent à des organes innervés par le vago-sympathique, estomac, intestin, foie, cœur, etc., doivent être examinées ensuite.

**Influence des réflexopathies.** — Le lecteur n'est pas sans avoir observé que plus d'un symptôme des états anxieux a toute l'apparence d'un simple trouble réflexe. Cette observation est d'autant plus justifiée que d'une part les symptômes nerveux sont souvent de mécanisme réflexe et que les émotifs sont d'autre part prédisposés à la réflectivité exagérée. Or chez eux toute lésion, surtout si elle est superficielle, et toute manifestation morbide quelconque peut s'accompagner de troubles réflexes, qui ne font pas forcément partie de la symptomatologie habituelle de leur état. Il faut signaler aussi que tout patient atteint de troubles réflexes au cours d'une affection quelconque n'est pas fatalement un émotif ou un anxieux constitutionnel. Cependant il ne faut pas ignorer qu'une maladie capable de déterminer des troubles réflexes, la colique hépatique ou néphrétique, l'entéro-colite, l'appendicite, par exemple peut devenir la cause déterminante d'un état émotif ou anxieux jusque-là diffus et non encore spécifié. C'est une autre manière de mettre en valeur la notion ancienne de l'hystéro-traumatisme interne, tel que l'avait signalé Dieulafoy. Nous retrouvons donc ici une nouvelle preuve de la réversibilité des excitations dynamogènes dans le système nerveux : les états émotifs créent la réflectivité excessive et une riche symptomatologie réflexe, mais inversement des troubles réflexes nés d'une affection locale sur un terrain prédisposé et en imminence émotive peuvent déterminer une maladie émotionnelle ou la névrose d'angoisse — ou plus simplement l'émotivité et l'anxiété. Ce mécanisme de réversibilité réflexopathique ne doit pas être oublié dans toutes les maladies générales ou les affections qui vont être passées en revue dans les paragraphes suivants.

Nous étudierons d'abord l'influence de l'infection.

**Influence de l'infection : Tuberculose.** — Les relations qui existent entre la tuberculose générale, la tuberculose pulmonaire, et l'émotivité morbide ou la névrose d'angoisse, sont du plus haut intérêt pour diverses raisons. J'ai signalé, en effet, dans d'autres parties de cet ouvrage, la pseudo-tuberculose des émotifs produite par la toux, l'amaigrissement, les sueurs, la pâleur et en somme un aspect clinique pouvant prêter à confusion. Mais, d'autre part, il ne faut pas ignorer que les véritables tuberculeux à lésions bacillaires importantes dans le poumon ou tout autre organe, sont presque toujours des émotifs. Ainsi l'émotivité prend parfois l'aspect d'une pseudo-tuberculose par suite des troubles nutritifs cachectiques qu'elle détermine, et les tuberculeux sont constitutionnellement prédisposés à l'émotivité. De plus, cette dernière sert parfois d'entrée en matière et précède de quelques semaines ou mois l'éclosion de la tuberculose pulmonaire, méningée, rénale, etc... Cette prédisposition a été parfois décrite à tort sous le nom de neurasthénie-prétuberculeuse. D'autre part, les rapports de la phtisie et de l'hystérie ont été cliniquement établis depuis longtemps.

Dans la description qui a été donnée, par Heilzolmann, Letulle, Darenberg, Laignel-Lavastine, des stigmates psychiques et mentaux des phtisiques, on retrouve l'ensemble des signes du caractère sensitif, affectif et de l'émotivité. Dans les familles de tuberculeux, les enfants souvent précoces, intelligents, sensibles, caressants et sympathiques, se distinguent de ceux de leur âge par le contraste de ces qualités avec leur débilité physique. Orientés vers les arts plus que vers les sciences, peu résistants aux grands efforts, leur égoïsme, leur insouciance et leur excitabilité génitale, ne laissent pas bientôt que de créer des difficultés à leur famille. Cette sensibilité générale est traversée de véritables poussées paroxystiques où l'on voit apparaître la névrose anxieuse, la tristesse habituelle, qui ne cède qu'à des exaltations passagères, car les tuberculeux n'ont pas le fonds nécessaire pour les soutenir. Les uns penchent davantage vers le syndrome neurasthénique, d'autres vers l'anxiété, quelques-uns, les femmes surtout, vers l'hystérie, manifestation cependant plus rare. L'émotivité amoureuse est très développée chez eux et, comme l'a dit Daremberg, le tuberculeux ou le candidat à la tuberculose, est aimant, autant qu'inconstant. S'il passe sa vie à quitter une résidence d'été pour une résidence d'hiver, toutefois il n'oublie pas d'emporter son cœur dans sa valise. Son besoin d'aimer et d'être aimé, ne se concilie pas avec la fidélité, il est le juif errant de l'affection et de l'amour. On sait, d'autre part, que dans les dernières périodes, la tristesse, l'anxiété habituelle du tuberculeux, est remplacée par un bien-être et une euphorie injustifiée. « Il ne souffre plus, tout lui apparaît à travers le prisme enchanteur de sa belle illusion et c'est en pleine résurrection, au milieu de ses rêves d'avenir, que la mort douce et imprévue vient le prendre » (Béraud).

Tous les phtisiques ne sont certes point ainsi et pour beaucoup d'entre eux qui sont affinés, artistes, sensibles, il en est bien d'autres dont l'intelligence est au contraire réduite, et dont l'émotivité irritable est moins sympathique. Toutefois, s'il n'est pas contestable que le tuberculeux dit autrefois « héréditaire », corresponde assez bien à ces descriptions classiques, il ne faudrait pas croire qu'il s'agit là de signes pathognomoniques, ni penser que toute émotivité doit être suspecte de bacillose pulmonaire, méningée, intestinale, rénale, S'il faut y songer, il ne faut pas en avoir la hantise; nous savons du reste maintenant, que toute souffrance organique et tout trouble de la nutrition, que toute altération des parenchymes desservis par le vago-sympathique, que tout état constitutionnel, que même plus simplement, toute diminution générale physique chronique, peut produire dans un système nerveux affiné, ce symptôme avertisseur d'imminence morbide qu'est l'émotivité poussée ou non jusqu'à l'anxiété. Il me semble qu'on peut sur ce point comparer le tuberculeux au goutteux, au diabétique, à l'obèse, au migraineux, au lithiasique. Leur émotivité est du même ordre. A cela, les adeptes de la conception de Poncet et Leriche, qui considèrent les manifestations arthritiques comme fonctions de la tuberculose congestive ou fibreuse, objectent qu'il y a dans l'un et l'autre cas, tuberculose sous roche. Bien qu'il ne paraisse pas douteux que des tuberculeux soient susceptibles de guérir à la faveur de troubles nutritifs scléro-génétiques, cela ne permet pas de penser que toutes les maladies de la nutrition soient consécutives à la tuberculose congestive. En effet, il n'y a pas en réalité de « maladie de la nutrition », mais bien des syndromes d'obésité, de goutte, de diabète, d'asthme, de migraine, de lithiase, etc., dont les origines sont très variées. Dans cette pathogénèse des états nutritifs symptomatiques, la tuberculose a sa place comme toute autre étiologie, mais pas davantage.

Une autre face du problème est la suivante : L'émotivité, la névrose d'angoisse acquises sont-elles des causes prédisposantes à la tuberculose ? Peut-être pour les cas où cette émotivité n'est « prétuberculeuse » que parce qu'elle est déjà produite par une infection latente ; mais peu probablement si l'on réfléchit au grand nombre de personnes atteintes de syndromes émotionnels, passagers ou durables, et qui évoluent jusqu'à la vieillesse, non pas vers la bacillose mais vers les grands syndromes nutritifs. Et c'est là, il faut bien le dire, le cas le plus ordinaire. Mais ce qu'il faut bien mettre en lumière, et nous aurons l'occasion d'y revenir au diagnostic, c'est ce fait que les névroses émotionnelles sont capables de simuler à un degré plus marqué que les auteurs classiques ne le disent, les signes physiques et fonctionnels de la tuberculose, et de la phtisie pulmonaire en particulier.

**Infections vénériennes.** — Les maladies vénériennes locales ou générales peuvent déterminer la venue de troubles émotifs, soit directement par l'intermédiaire de l'infection agissant sur les cellules nerveuses, soit indirectement par le choc psychique et les préoccupations tristes qui suivent la contamination. Dans beaucoup de cas, l'action de ces deux processus s'associe. Je n'insisterai pas longuement, sur l'état mental de tout individu récemment syphilisé, à la condition qu'il connaisse l'évolution et le pronostic général de la syphilis. Il est tout naturel que ces préoccupations, lorsqu'elles se développent sur un terrain émotif, deviennent la cause d'obsessions hypocondriaques, de phobies, d'angoisse, justifiées dans une certaine mesure. Mais la réaction psychique est souvent hors de proportion avec la gravité actuelle de la syphilis dont le pronostic est beaucoup moins sombre, incontestablement, grâce à l'efficacité réelle des nouveaux composés arsénicaux organiques, arséno-benzol, 606, 914, 112, et leurs différents succédanés, récemment perfectionnés.

C'est sous le nom de neurasthénie que ces réactions psychiques ont été généralement classées jusqu'à présent. La blennorragie, la chancrelle, parfois plus simplement toute manifestation vénérienne ou non sur les organes génitaux, l'herpès bien souvent, à la condition d'un terrain émotif, peuvent être à l'origine de toute la pathologie émotionnelle décrite dans les chapitres précédents. Cependant, la syphilis et la blennorragie sont susceptibles de déterminer des états névropathiques liés directement à l'infection et souvent confondus avec les précédents sous le nom de neurasthénie parasyphilitique ou parablennorragique. Il s'agit là de troubles nerveux prémonitoires d'autres évolutions infectieuses ou lésionnaires. C'est ainsi que des syphilitiques peuvent présenter des troubles émotionnels accompagnés de poussées d'émotivité paroxystiques qui ne sont que l'entrée en matière de la paralysie générale. Le diagnostic est parfois délicat et aussi difficile à établir que celui d'un pseudo-tabès neurasthénique ou alcoolique chez un syphilitique qui cependant par la suite n'évolue pas dans le sens de méningite syphilitique chronique. C'est surtout dans la clinique de clientèle que la confusion avec la syphilis méningée est possible et sur ce point les formes hospitalières ne peuvent pas lui être comparées. Quoi qu'il en soit, l'apparition de syndromes émotionnels, de névrose d'angoisse, chez les syphilitiques doit inciter le médecin à discuter, à accepter ou à repousser le diagnostic de paralysie générale.

**Rôle des maladies infectieuses aiguës.** — L'anxiété se manifeste avec intensité dans un certain nombre d'infections fébriles, et dans celles où le bulbe est intéressé.

C'est ainsi que l'angoisse respiratoire, et l'anxiété, les vertiges, la perte du concret existent dans toutes les fièvres élevées et brutales. Dans la *rougeole*, la *variole*, la *suette miliaire*, l'angoisse est marquée à la période fébrile et s'ébauche déjà pendant l'incubation. Dans la *rage* et le *tétanos* elle est toujours très manifeste et en dehors même de la fièvre, mais dans ces maladies infectieuses l'atteinte bulbaire est primordiale, et on peut les rapprocher de la paralysie labio-glosso-laryngée, du tabes bulbaire, de la sclérose latérale amyotrophique où les crises d'angoisse paroxystiques sont un des symptômes cardinaux.

En dehors des périodes aiguës toutes les maladies infectieuses peuvent laisser après elles des troubles nerveux relevant soit de la dépression organique, soit de l'infection qui touche l'axe cérébro-spinal au même degré que toutes les autres parties. C'est généralement durant la convalescence que les premières manifestations apparaissent. Les *fièvres éruptives*, le *paludisme*, la *typhoïde* sur des terrains prédisposés, sont donc parfois suivis de troubles nerveux de différents ordres où l'émotivité prend une grande part. Chacun sait que tous les *convalescents* sont extrêmement impressionnables. Ils pâlissent et rougissent, sont défaillants, oppressés, palpitants à la moindre émotion. L'irritabilité, le rire, les larmes leur sont habituels.

Mais parmi les maladies émotivantes, la *grippe* semble avoir une action plus marquée et on a décrit depuis longtemps l'asthénie ou la neurasthénie post-grippale. Il n'est pas inutile de rappeler que je vise ici la grippe maladie infectieuse authentique et non pas ces pseudo-grippes ou états grippaux qui ne sont que des erreurs de diagnostic dont une part appartient à des tuberculoses incipientes méconnues. Il s'agit donc de la grippe épidémique qui laisse après elle de véritables épidémies de dépression nerveuse où l'on reconnaît, suivant les groupements symptomatiques, la neurasthénie, l'hystérie, la névrose d'angoisse. Ce sont donc des syndromes émotifs, anxieux, asthéniques, d'origine infectieuse ou dystrophique. Depuis longtemps, on a remarqué que c'est *la grippe à forme nerveuse*, sans manifestation pulmonaire, caractérisée par une violente céphalée, des douleurs généralisées aux membres, une température élevée durant quelques jours, qui crée surtout des troubles nerveux consécutifs. Ceux-ci, malgré la brièveté de la maladie originelle, sont quelquefois très persistants et il n'est pas exceptionnel qu'une grippe nerveuse de moins d'une semaine laisse après elle plusieurs mois, parfois plus d'une année de troubles nerveux accentués. Il est du reste probable que parmi ces grippes nerveuses, un certain nombre de cas ne sont en réalité que des *méningites cérébro-spinales épidémiques abortives*. C'est l'infection microbienne, l'intoxination d'une part; d'autre part, les troubles de la nutrition, de la digestion, la déminéralisation consécutive, qui sont les causes pathogènes immédiates dans la naissance de ces troubles nerveux. D'après mes observations, il est du reste plus fréquent qu'elles se rapprochent plus de la neurasthénie que de la névrose d'angoisse.

Toutes les maladies infectieuses peuvent produire des réactions analogues à la condition qu'elles laissent l'organisme dans un état de diminution fonctionnelle et de déminéralisation marquée. C'est ainsi que les fièvres éruptives, la rougeole, la scarlatine, la variole, la rubéole, la varicelle, parfois la vaccine et d'une façon générale même toutes *les vaccinations modernes,* y compris les plus récentes pour la fièvre typhoïde, peuvent, si le terrain est propice, jouer le rôle à la fois de choc émotionnel par suite des préoccupations et des inquiétudes qu'elles font naître, et d'agents d'infection et d'intoxication de la cellule nerveuse. D'autre part, nous savons bien que chacune de ces maladies sauf la typhoïde toutefois, est particulièrement propre à laisser la place à une tuberculose secondaire et j'ai montré plus haut les rapports de celle-ci et de l'émotivité. Une fois de plus, nous voyons apparaître cette notion, que la dépression physique, la diminution fonctionnelle générale, la dystrophie, la déminéralisation, la cachexie et les états de convalescence peuvent, en dehors d'une cause émotionnelle directe et puissante, suffire à produire l'émotivité morbide.

**Paludisme**. — Les paludéens chroniques deviennent souvent des névropathes, mais les émotifs voient leur émotivité s'accentuer à la suite d'un seul accès fébrile violent, qui constitue pour eux un véritable traumatisme. Le nervosisme des paludéens a été étudié aux colonies et l'on a décrit souvent l'hystérie paludéenne. Il faut en séparer un élément particulier : les paludéens sont souvent des coloniaux et la vie coloniale suffit à déterminer des troubles nerveux, sans que le paludisme y joue le moindre rôle. Des émotifs qui ont été obligés de quitter la mère patrie pour se créer une situation, trouvent dans ces pays de vie facile d'autres causes, telles que l'alcoolisme, la morphinomanie, l'usage de l'opium, le concubinat avec des femmes indigènes de mentalité déformée ou nulle, toutes raisons qui prédisposent à l'émotivité morbide aussi bien que l'influence déprimante du climat, la restriction de la vie active et intellectuelle en faveur de la vie représentative. Il faut encore ajouter l'action non douteuse des troubles digestifs, des affections du foie, de l'intestin, la dysenterie chronique qui sont à la fois des causes débilitantes et des sources de réactions réflexes du système nerveux du vago-sympathique. Triantaphyllidès a décrit (Archives de Médecine, 1907) une neurasthénie solaire avec grande asthénie et anxiété chez les paludéens atteints de névralgie solaire paludéenne, modifiable par la quinine. Dans la prétendue neurasthénie des coloniaux qui viennent passer en France quelques années de congé, on peut séparer certaines formes calquées sur la névrose d'angoisse et, chez la femme, sur l'hystérie.

**Rôle des États nutritifs acquis : goutte, diabète, obésité, etc.** — L'observation montre que c'est dans les maladies générales de la nutrition que les troubles émotifs sont le plus fréquents. Ils évoluent parallèlement à elles, ou en sont précédés. Nous verrons à l'évolution qu'en règle générale tous les malades atteints d'une de ces grandes maladies constitutionnelles : goutte, obésité, diabète, asthme, rhumatisme, lithiase, ont préalablement souffert de troubles nerveux indistinctement désignés sous le nom de neurasthénie, psychasthénie, psycho-névrose, hystérie. De plus, tout individu présentant dans sa jeunesse une émotivité morbide, des syndromes anxieux, de l'hystérie, de la neurasthénie constitutionnelle, n'échappe *jamais* à un moment quelconque de sa vie, à des manifestations majeures ou mineures du neuro-arthritisme. Il suffit de jeter les yeux sur les observations recueillies dans la pratique quotidienne, pour se rendre compte qu'il s'agit là plus que d'une coïncidence fréquente, mais d'une véritable loi. D'une façon plus précise, la névrose d'angoisse précède de quelques mois ou de quelques années, par accès de durée variable, le diabète, la goutte, l'obésité, les coliques hépatiques, néphrétiques, l'asthme, la migraine, l'oxalémie. Comme je l'ai dit ailleurs, c'est avec la goutte que le rapport est le plus évident et le plus immédiat. Le goutteux est plus fréquemment anxieux que l'obèse ou le diabétique, mais il ne s'agit là que de nuances. Au cours même de l'évolution des maladies de la nutrition et alors qu'elles sont installées, des recrudescences de névrose anxieuse et d'émotivité, annoncent des agressions nouvelles de goutte articulaire ou ab-articulaire, des poussées de glycosurie, des accumulations nouvelles de graisse et des augmentations de poids. C'est ainsi que les chagrins, les préoccupations, les chocs émotionnels, accroissent l'obésité plus souvent qu'ils ne font maigrir les obèses. Au cours du traitement même de l'obésité, il faut tenir compte de cette émotivité qui prend naissance parfois à la suite de la restriction excessive du régime, ou à la suite d'exercices trop fatigants, de la marche prolongée entre autres.

Mais dans l'énumération des troubles nutritifs où la pathologie émotionnelle est manifeste, il ne faut pas se limiter aux grandes maladies classiques. On voit apparaître l'émotivité morbide, la névrose anxieuse avant ou avec l'asthme, les coliques hépatiques et néphrétiques, la lithiase intestinale, le rhume des foins, l'eczéma, les hémorrhoïdes, la migraine. Parfois l'apparition d'un état anxieux s'explique à la fois par le choc émotionnel et par des troubles dyscrasiques dont le sens n'est apparent qu'au moment où l'on voit éclater une colique hépatique avec ictère, de violentes crises hémorrhoïdaires, la migraine ophtalmique avec vomissements, etc.

Il est nécessaire de préciser ces relations par un exemple typique : Une de mes clientes appartient à une famille nerveuse où le polymorphisme nutritif est des plus remarquable : le père est goutteux, pléthorique hypertendu, émotif, facilement larmoyant par un attendrissement morbide, sans qu'une lésion cérébrale artérielle puisse en donner une explication satisfaisante. La mère est obèse et cancéreuse (sein), une sœur est émotive, maigre et presque basedowienne (sueurs, tremblements des mains, œil légèrement saillant, battements aortiques abdominaux. La patiente petite, légèrement bouffie, frileuse, ayant d'abord eu beaucoup de cheveux qui l'ont abandonnée dans la suite, le sourcil rare, mais avec une très légère ombre de duvet noir sur la lèvre, hyposphyxique, grasse jusqu'à 16 ans, s'est mariée très jeune. Son mari est un brave homme, un peu inintelligent, débile, incapable de la diriger et même de la défendre. Aussi dans leur commerce qui prospère toute la responsabilité pèse-t-elle sur elle. Elle est entourée, car elle est aimable et gracieuse, de sympathies intéressées, et bientôt en butte à de véritables tentatives de séduction mélangées de chantage. Elle s'en affecte et le résultat immédiat de ses préoccupations est de la faire subitement engraisser puis jaunir, ses cheveux tombent, des crises d'angoisse paroxystique à forme oppressive et pseudo-angineuse, puis des phobies, une anxiété constante, de l'insomnie apparaissent. Comme elle reçoit fréquemment des lettres anonymes et des propositions peu masquées de la part de chevaliers-servants d'occasion, elle est obsédée de l'idée qu'elle pourra céder un jour à ces sollicitations et elle est hantée par la crainte maladive de faciliter elle-même les agressions et les tentatives hardies de ses nombreux adorateurs. En même temps, elle craint d'être poussée à couper la gorge à son fils avec tout instrument tranchant qu'elle cache soigneusement de peur de céder à la tentation. Ces phénomènes durèrent près de six mois. Ils s'atténuaient sous l'influence de la suggestion médicale, mais la peur chronique était si violente que la nuit on ne pouvait quitter la patiente et que son anxiété ne se dissipait qu'à la condition qu'on lui tînt la main. Enfin, le jaunissement du teint s'accentuait lorsque apparurent quelques crises gastralgiques, puis une violente crise de colique hépatique avec élimination d'un calcul retrouvé dans les fèces. Cette patiente fit une cure de Vichy, de l'opothérapie-thyro-surrénale et hépatique, de l'hydrothérapie, du régime, de l'exercice, et après quelques mois d'évolution régressive, tout rentra dans l'ordre. Un traitement ultérieur persistant permit de corriger l'obésité, de remédier à la situation hépatique, mais il avait fallu céder la maison de commerce et la patiente se retira à la campagne. Depuis ces incidents, il est resté ou plutôt il s'est installé une saillie du globe oculaire, un peu analogue à celle de la sœur de la malade. Cette observation est typique et montre bien que dans la réalité les causes séparées dans nos classements agissent parfois simultanément. On retrouve ici, en tout cas, sous l'influence d'une émotion, l'apparition de la névrose d'angoisse, annonçant la lithiase biliaire, mais peut-être faut-il dire aussi la conditionnant. Nous verrons, en effet, à la pathogénie, que les troubles nerveux sont à la fois effet et cause.

Je pourrais citer un grand nombre d'observations de cet ordre, et portant non plus sur la lithiase biliaire, mais bien sur la goutte dans toutes ses formes, le diabète, la maladie de Basedow, l'asthme, la migraine, la maigreur, les hémorroïdes, les coliques néphrétiques, etc. Comme je l'ai signalé à propos de ces dernières et des lithiases en général, Dieulafoy avait déjà appelé hystéro-traumatisme interne l'influence que le cheminement douloureux des calculs détermine chez les émotifs constitutionnels. On trouve, en effet, dans ce cas une violente excitation des filets du sympathique, d'une influence analogue à celle d'un véritable traumatisme. Mais celui-ci pourrait plus fréquemment s'appeler ango-traumatisme interne, plutôt qu'hystéro-traumatisme, et l'on sait bien que l'anxiété fait partie, du reste, de tout ébranlement viscéral du domaine du grand sympathique ou du nerf vague : vomissements, indigestion, perforation d'un ulcère, coliques néphrétiques, hépatiques, appendiculaires. Ceci nous amène à rappeler ce qui a été dit déjà, que toute affection organique douloureuse quelconque est capable, sur un terrain prédisposé à l'émotivité par la constitution affective, de déterminer passagèrement un déclanchement émotif, le plus souvent à type anxieux. C'est une manifestation exagérée du fonctionnement cénesthésique. Si ces organopathies sont chroniques, la réaction réflexe ou émotive le devient aussi, et d'autant plus que les émotifs ont une propension à prendre des habitudes organiques, c'est-à-dire à répéter les réflexes une fois qu'ils sont établis : leur mémoire organique est, en effet, très facile et très persistante. C'est ainsi que dans les entéropathies chroniques, dans les dyspepsies de toute origine et même plus simplement dans les modifications fonctionnelles, les réactions qui se produisent sur place ou à distance tendent à s'éterniser chez les névropathes émotifs et qu'ils font en quelque sorte de la fixation fonctionnelle comme ils font de l'idée fixe et de l'obsession. Aussi est-il du plus haut intérêt d'interrompre ces habitudes organiques et d'intervenir par le traitement d'une façon précoce et énergique aussitôt que se montrent les premiers troubles fonctionnels réflexes.

**Circonstances occasionnelles incidentes.** — A côté de ces diverses causes prédisposantes, il en est d'autres qui jouent le rôle de causes déterminantes, c'est-à-dire qui transforment l'imminence émotive et nutritive en une mise en branle et en une nouvelle orientation fonctionnelle. En réalité, lorsque l'individu par son hérédité, sa constitution, l'action des maladies prédisposantes, la traumatisme, l'émotion, a été sensibilisé, il faut peu de chose pour produire le déclanchement des troubles nerveux et nutritifs. Toute cause quelconque peut devenir ainsi un agent de cristallisation au moment de cette saturation émotionnelle. Du moment que la mise en tension émotive a été préalablement établie, l'amorce peut être psychique, physique, organique et il n'est pas nécessaire qu'elle soit de grande intensité.

C'est ainsi qu'une nouvelle inattendue, une discussion, une émotion légères, une simple observation, un ébranlement physique, une secousse, un bruit violent, une lumière intense, une fatigue passagère, un spectacle surprenant et normalement incapable de déclancher une émotion, une douleur physique plus simplement un médicament actif, une purgation, l'usage d'un anesthésique, une influence cosmique, le froid ou la chaleur intenses, l'insuffisance alimentaire, le jeûne, peuvent servir d'entrée en matière. Parmi ces causes, un certain nombre méritent d'être étudiées de plus près. Une des plus remarquables est celle qui est due aux modifications de la situation cosmique et plus précisément encore aux variations de la pression atmosphérique, de l'état électrique de l'air, de la tension hygrométrique. C'est la névrose barométrique (Roger) ou athmosphérique.

**Névrose barométrique.** — On voit apparaître chez beaucoup de nerveux des troubles identiques à ceux que nous avons décrits à la symptomatologie, toutes les fois qu'il y a des phénomènes atmosphériques marqués tels que orages avec éclairs, grands vents, tourmente, tempête, grandes marées, neige, giboulées, grêle. Chez certains meme, toutes les variations barométriques, la hausse ou la baisse de la pression, les modifications de la tension magnétique de l'atmosphère s'inscrivent en réactions nerveuses vives. Ces troubles apparaissent aux changements de saison et sont plus évidents dans les mois d'hiver et notamment à Paris en février et en mars, dans la période des giboulées. Les grands froids, l'humidité marquée, les grandes chaleurs, le temps orageux pendant l'été produisent des symptômes semblables à un faible degré chez les simples nerveux, à un degré plus marqué chez les névropathes hyperémotifs. Ces modifications atmosphériques sont susceptibles de servir de cause occasionnelle à une névrose émotionnelle imminente, ou d'en répéter le paroxysme lorsqu'elle est déjà établie. Quoi qu'il en soit, la symptomatologie prend le caractère propre à l'individu et garde la tonalité triste, anxieuse, dépressive ou, au contraire, excitée, qui lui est propre.

*Symptômes prémonitoires.* — Avant même l'apparition du phénomène cosmique, parfois à longue distance, deux, trois jours à l'avance, et alors même que le ciel est clair, le baromètre immobile, le patient sent ce qui se prépare, mais sans en reconnaître l'origine ni en établir la relation de cause à effet. Si c'est l'humidité qui prévaut, il se sent en général fatigué, et parfois son asthénie va jusqu'à un véritable éreintement sans cause ; il a mal par tout le corps ; ses douleurs peuvent prendre le caractère rhumatoïde, et sont confondues avec le rhumatisme. Alors, les muscles, les tendons des membres récemment ou professionnellement fatigués, deviennent sensibles et comme courbaturés. Chez les asthéniques ou les migraineux, réapparaissent les douleurs de tête, de dos, de reins, de jambes, qu'ils appellent : migraine, rhumatisme, lumbago, sciatique ; d'autres souffrent au niveau des cors, durillons ; certains au cuir chevelu qui devient sensible, et d'une façon générale partout où ils ont déjà souffert, où les terminaisons nerveuses sont excitables et sensibilisées par des cicatrices. Chez quelques-uns ce sont des névralgies intercostales, un étau serrant les tempes, qui chez beaucoup de personnes émotives annonce la venue de la neige et de la grêle. Si c'est le froid qui prédomine, la fatigue est accompagnée d'un besoin de sommeil, d'un picotement des paupières, de baillements, de fatigue dans les genoux ; à ce moment, si le patient se couche, une heure de sommeil calme sa sensibilité et détend l'émotivité qui accompagne ces troubles. Il existe, en effet, parallèlement, un état d'inquiétude vague, de tristesse, d'ennui, un malaise indéterminé qui se transforme lentement en une angoisse diffuse, puis, si le ciel se charge, si l'orage s'accentue, apparaît une forme ébauchée de la symptomatologie habituelle au sujet : troubles gastriques, anorexie, nausées ou fringale, pica, ballonnement de l'abdomen, douleurs du ventre ou angoisse ventrale parfois avec borborygmes et diarrhée ; chez d'autres, c'est l'abattement complet, l'asthénie, le sommeil irrésistible, les paupières lourdes et douloureuses, un accablement qui pousse le patient à se reposer. Beaucoup sont atteints à ce moment d'oppression respiratoire, poussent de grands soupirs et toussent. Chez d'autres existent des palpitations, de l'arythmie. Généralement, la mise est mauvaise, pâle ou jaune, les traits sont tirés, il y a un état d'agitation, d'angoisse, de mauvaise humeur, d'irritation ; quelques femmes pleurent à ce moment sans raison ou font des scènes, d'autres sont surtout lasses et découragées. Tous ces phénomènes suivent la marche de l'état atmosphérique, s'accentuent ou diminuent avec lui. S'il s'agit d'orage, de grêle, de neige, au moment des manifestations électriques, des éclairs ou de la chute des flocons, des grêlons, les troubles nerveux passent par un maximum, l'anxiété s'accroît avant que ne se produise une détente subite. Chez quelques-uns atteints déjà de crises paroxystiques anxieuses, la crise habituelle au sujet peut éclater sous sa forme paroxystique complète au moment même où se fait la décharge cosmique.

*Evolution.* — Ces symptômes disparaissent avec le phénomène cosmique qui les a créés; en une décharge ou une détente subite, le bien-être et l'euphorie apparaissent de nouveau, tandis que le ciel se nettoie et le soleil brille. L'anxiété, l'ennui, le dégoût, s'effacent aussitôt et le patient peut se mettre à ses travaux et à ses affaires; il reprend le cours de ses pensées, surpris de la disparition de ses rhumatismes transitoires et du changement brusque de son humeur. Bien des patients n'établissent pas la relation qui existe entre cet état et l'état atmosphérique; d'autres s'en rendent compte de bonne heure.

La névrose barométrique revient d'une façon en quelque sorte cyclique dans certaines régions où l'atmosphère est sujette à des variations périodiques; il est possible que certains états cyclothmiques lui soient dus dans les pays où les variations barométriques sont profondes et marquées. Ainsi peuvent s'expliquer le retour régulier et la naissance dans certaines conditions cosmiques, de quelques pseudo-asthmes ou de certains rhumes des foins. Cette étrange maladie nous montre les rapports qui existent entre les troubles nerveux et les troubles de la nutrition. Il n'est pas douteux que les rhumatisants et les goutteux subissent l'influence du temps, et que l'humidité, le vent, le froid, la neige, augmentent leurs douleurs. D'autre part, tout ce qui agit sur le bulbe et les nerfs qui s'y rendent (muqueuse nasale : trijumeau; estomac : nerf vague; oreille : nerf acoustique, intermédiaire de Wrisberg, etc...) peut produire une crise, ou du moins un syndrome réflexe à type anxieux. Je renvoie le lecteur sur ce point aux travaux si intéressants de Bonnier, qui a bien étudié les fonctions réflexes du bulbe et édifié une méthode réflexo-thérapique qui a été depuis copiée et exploitée par de pseudo-savants. Il est vraisemblable que le rôle de l'oreille dans la naissance de ce phénomène et l'excitation par l'intermédiaire du labyrinthe, de l'acoustique et des noyaux bulbaires de Deiters sont considérables. Le mal de mer comporte une symptomatologie très voisine et n'est, en réalité, qu'une crise paroxystique réflexe où l'excitation bulbaire vient à la fois par la vue des objets mobiles et par l'influence des oscillations du corps sur les canaux semi-circulaires. L'anxiété, la nausée font partie de cette symptomatologie, et tous les émotifs sont sujets au mal de mer qui détermine chez eux lorsqu'il est prolongé, des poussées ou des réveils de névrose anxieuse. On s'explique, d'autre part, que l'on ait décrit un mal de mer psychique déterminé par la phobie du mal de mer. Le mal d'escarpolette, le « liftdisease » des Américains, ou maladie des ascenseurs, le mal de ballon, le mal des montagnes, si fréquents chez les neurasthéniques, sont autant de syndromes où la participation cérébelleuse, bulbaire, sympathique, pneumo-gastrique, labyrinthique, est de toute évidence. Il s'agit là de réflexes bulbaires et cérébelleux, où les voies anatomiques sont bien voisines de celles que suivent les excitations morbides au cours de la névrose d'angoisse.

Il ne faudrait pas croire que tous les troubles que je viens d'énumérer, soient des raretés et des étrangetés; ils ne sont que l'exagération de fonctions normales. Chez l'homme et les animaux et plus encore chez ces derniers, les appareils sensoriels sont sensibles aux moindres variations de pression, de tension électrique. Les orages, la neige, le grand vent, le simoun, déterminent chez les moutons, les chevaux, les bœufs et chez d'autres animaux une anxiété banale et évidente. Les animaux sauvages se conduisent de même, manifestent des signes d'inquiétude, reniflent l'air ou le sol, fouillent la terre de leurs sabots, se hérissent, courrent, s'arrêtent immobiles à la façon des bovidés, des moutons, etc... Le caractère propre à chaque animal s'exagère à ces moments : les oiseaux se taisent, la poule inquiète s'agite, ramène ses poussins, bat des ailes, le coq est agressif, le mouton stupide est plus stupide encore et plus immobile, la chèvre s'agite en temps d'orage, galope, s'ébroue, fonce la corne basse ; le cheval hennit, aspire l'air dans la direction du vent, et en temps d'orage pointe les oreilles, rue.

Chez l'homme bien équilibré, cette sensibilité s'est atténuée jusqu'au point de disparaître, du moins en apparence, car il n'est pas douteux qu'un peu de nervosisme, d'irritabilité, peut s'observer sous ces influences atmosphériques chez ceux qui sont actifs, vifs et énergiques, un peu plus de dépression, au contraire, chez les apathiques. Les femmes, habituellement si nerveuses, manifestent par de l'agitation, des rires exagérés et intempestifs ou des larmes, de la dépression, des malaises. Les enfants sont généralement excités et batailleurs par les temps d'orage, les jours de vent et de tempête. Qui n'a pas remarqué autour de soi ou sur soi-même cette influence?

On peut expliquer cette faculté de réagir aux actions atmosphériques, qui est plus marquée encore chez les animaux que chez l'homme, en la considérant comme un moyen de défense. L'émotivité est, en effet, une exagération de fonctions propres à garantir l'individu et à le conserver. Chez les animaux, l'émotion n'est pas comme chez l'homme adulte, contenue par la volonté. Chez les enfants, elle est proche, au contraire de celle des animaux. Est-ce donc qu'au début de l'humanité l'émotion était un moyen de défense réfréné au cours de la civilisation par l'éducation volontaire? Cependant s'il semble que la maîtrise de soi se développe avec l'intelligence, ce n'est pas une loi générale comme nous l'avons vu à la symptomatologie.

**Influences des causes déprimantes. — Insuffisance alimentaire et régime hypotonique.** — La misère, l'alimentation insuffisante ont une incontestable influence dans la naissance d'une émotivité excessive dont on trouve des exemples fréquents dans les milieux pauvres et les basses classes de la société. L'insuffisance alimentaire volontaire ou suggérée par des nécessités thérapeutiques, l'état faminaire, l'ascétisme, le jeûne religieux, l'adoption des régimes insuffisamment riches en éléments albuminoïdes d'origine carnée, agissent de même. Toutes les religions ont préconisé ces moyens de macération qui sont des agents d'émotivité favorables à la spéculation, à la suggestion, à la rumination et à l'obsession religieuse. Le délire faminaire prédispose à l'hallucination et à l'extase.

Dans ces dernières années, les régimes qualitatifs et les régimes végétariens, la restriction carnée imposée aux arthritiques abstèmes par suite d'idées préconçues, desquelles on est bien revenu aujourd'hui, ont, dans bien des circonstances, déterminé ou exagéré des états émotifs et de véritables névroses anxieuses. Il suffit d'avoir suivi l'évolution de quelques cures d'obésité, d'artério-sclérose, de dyspepsies faites par des confrères imprégnés de ces idées dogmatiques, pour voir se créer de toute pièce l'irritabilité, la mauvaise humeur, l'impressionnabilité, et chez les prédisposés, de véritables crises de dépression, avec ou sans anxiété, pour avoir la certitude de l'action émotivante de ces erreurs alimentaires. Dans plusieurs travaux antérieurs, je n'ai pas caché mon opinion sur le végétarisme systématique, qui apporte à ses pratiquants plus d'inconvénients que d'avantages. Il ne guérit rien de ce que l'on prétend, mais il détermine des troubles extrêmement sérieux, et à la longue, irréparables. Il prédispose incontestablement à la fonte musculaire, à la dégénérescence graisseuse (et non pas l'obésité), à la tuberculose, à des états dystrophiques plus ou moins marqués suivant les individus, et de plus, à de véritables maladies de la nutrition par carence très voisines de celles que crée la suralimentation carnée, mais par un mécanisme différent. Du reste, il ne faut pas se dissimuler que les adeptes *systématiques* du végétarisme absolu sont de véritables délirants atteints d'une idée fixe, créée chez eux par auto ou hétéro-suggestion. Je me réserve du reste, d'étudier bientôt, dans un autre ouvrage cette question dans tous ses détails et de donner des preuves solides de l'opinion que je me suis faite par la pratique, des effets de ces régimes lorsqu'ils sont excessifs (Voir page 458).

En somme, l'insuffisance alimentaire, si elle porte sur tous les éléments de la ration, ou seulement sur quelques-uns d'entre eux, détermine des troubles nerveux par carence, par débilitation, par dystrophie ou par auto-intoxication. Tous les régimes systématiques sont capables de les produire s'ils sont trop restreints quantitativement et qualitativement, et en résumé, comme nous allons le voir plus loin, tout ce qui est susceptible de diminuer la vitalité organique peut faire apparaître l'hyperémotivité et les états anxieux. C'est ainsi qu'agissent toutes les hypotonies neuromusculaires, vasculaires, etc.

*L'hypotension circulatoire* est à la fois une cause et un effet d'émotivité; les nerveux hyperémotifs présentent presque constamment de l'hypotension artérielle, mais inversement l'hypotension artérielle accidentelle augmente la réflectivité vasculaire et par conséquent l'émotivité.

Celle-ci se rencontre encore dans toutes les *anémies*, dans la *chlorose*, dans toutes les *cachexies* qui sont accompagnées en général d'hypotension. L'*hypotonie musculaire*, l'insuffisance musculaire, qu'elles soient dues à la vie sédentaire, à l'insuffisance d'oxygénation, au déficit des *fonctions surrénales ou testiculaires*, produisent des effets du même ordre.

D'une façon générale, la baisse des tonus musculaires, vasculaires, c'est-à-dire la diminution fonctionnelle de la tension dynamique dans le système pyramidal laisse prédominer les réactions réflexes dans toute la hauteur du système cérébro-spinal. En effet, les faisceaux volontaires (faisceaux pyramidal directs et croisés) issus des régions rolandiques, jouent le rôle de freins inhibitoires sur les arcs réflexes simples ou compliqués qui s'étagent dans la moelle, le bulbe, la protubérance, le cervelet, les noyaux opto-striés. Toute cette voie réflexe sous-corticale est celle qui est parcourue par les incitations réflexes et émotionnelles. On exprime ces faits physiologiques en psychologie en disant que la volonté contient et réfrène les manifestations émotionnelles ou affectives.

**Dépression cénesthésique.** — Mais dans l'ensemble de ces actions dépressives : faim, insuffisance alimentaire, régime végétarien, anémie, cachexie, hypotonie vasculaire, etc., il faut faire une part aux altérations de la cénesthésie. Il faut distinguer dans celle-ci une *cénesthésie viscérale* et une cénesthésie *vasculaire*. Bien que toutes les parties de l'organisme, toutes les cellules soient jointes par des filets nerveux aux ganglions sympathiques d'abord qui sont centres des premiers réflexes inconscients, et plus haut, aux ganglions ou aux centres sub-conscients, et enfin au cortex, cependant dans la somme de ces excitations cénesthésiques, celles qui partent des viscères et des vaisseaux ont le plus d'importance.

Nos sensations communes viscérales nous donnent une notion obscure du fonctionnement normal ou anormal de nos organes, de leur état de réplétion vasculaire, de sensibilité, de tonicité, d'activité, de puissance fonctionnelle. Normalement, nous ne les éprouvons point, et elles nous restent presque toutes inconscientes à la condition même de leur normalité. Il n'en est plus de même si elles sont altérées, soit par la répétition, soit par l'intensité, soit par l'étendue des excitations, et dans ce cas, elles nous apportent la notion du trouble sous la forme de malaise, de tristesse organique, de dépression, d'hyperémotivité. De la même façon nos nerfs sensoriels nous apportent des sensations d'autant plus remarquées qu'elles sont plus anormales. C'est ainsi que le contact ordinaire de nos vêtements nous est inaperçu, mais que le froid, le chaud, une brûlure attirent désagréablement notre attention ; qu'un bruit intense, une fausse note ou la cessation d'un bruit habituel agissent de même. Le parfumeur, le pharmacien, le chimiste, le fleuriste ne distinguent plus les odeurs professionnelles, mais reconnaissent immédiatement celles qui ne leur sont pas habituelles.

Du côté des vaisseaux, la cénesthésie nous donne automatiquement la connaissance de notre réplétion sanguine et ainsi de notre activité nutritive, de notre puissance vitale. Si nos capillaires sont pauvres ou vides de sang c'est une impression d'anémie, de faiblesse, de syncope et, à un plus faible degré, d'impuissance physique, de débilité qui correspond à une mauvaise irrigation, et par suite, à une mauvaise nutrition de nos organes. Au contraire, l'abondance d'un sang généreux dans nos vaisseaux nous donne une impression de force, d'euphorie, de puissance, à la condition qu'elle ne soit pas poussée à l'extrême. De même, la béance, la distension, la vaso-dilatation capillaires correspondent toujours à des sensations agréables, euphoriques ; au contraire, le resserrement, le spasme des artères et des capillaires, à des malaises, de l'inquiétude, de l'angoisse. L'inverse est également vrai et la joie détermine la vaso-dilatation, la rougeur, l'afflux sanguin, non seulement à la peau, au visage, mais dans la profondeur des viscères. Au contraire, la tristesse, l'inquiétude, l'ennui s'accompagnent de vaso-constriction, de pâleur des tissus qui, chez les bruns à sang biliairement pigmenté, jaunissent. C'est ainsi que dans toutes les maladies psychiques ou mentales où il y a excitation et joie morbides, comme dans la manie, il y a rougeur, congestion de la face, activité de la circulation et parallèlement joie disproportionnée, mégalomanie, imagination de puissance. Au contraire dans la mélancolie, les neurasthénies, les névroses d'angoisse et les névroses émotionnelles, l'hystérie, etc... le teint est anémique, pâle, mat, ivoirin, ou même fréquemment jaune, la tension artérielle basse, le pouls lent et faible, les extrémités froides. Inversement, tout ce qui est capable de spasmer les vaisseaux, de réduire la circulation, de jaunir le teint, comme l'anémie spontanée ou artificielle, les médicaments ischémiants, la cocaïne par exemple, l'ipéca, la nicotine, l'adrénaline, etc... certains poisons organiques, comme ceux de l'urémie, de l'insuffisance hépatique, de l'artério-sclérose, déterminent des troubles nerveux émotifs avec anxiété, tristesse et spasme vasculaire. D'une façon plus générale encore, tout spasme est attristant, angoissant, et les spasmodiques sont des névropathes émotifs et anxieux. Dans la névrose d'angoisse, nous avons vu quel rôle important joue le spasme pulmonaire dans la fausse tuberculose, la réduction du calibre des bronchioles comme dans l'asthme, dans l'oppression. Le spasme intestinal, le spasme gastrique, le spasme œsophagien, le spasme vésical, le spasme biliaire, sont fréquents chez les malades que nous étudions ici et jouent un rôle important, ainsi que le spasme vasculaire pour altérer la cénesthésie et la troubler profondément dans le sens de la dépression et de l'angoisse. On sait, du reste, que Lange (1) a essayé un classement philosophique et psychologique des émotions dépressives ou joyeuses en utilisant ces connaissances physiologiques. James accepte une théorie analogue. Pour eux, l'augmentation ou la diminution de l'innervation volontaire, le spasme ou la dilatation vasculaire suffisent à expliquer les états émotifs tristes ou gais. Ces philosophes sont plus organiciens que nous-mêmes ; et leur théorie est à la fois excessive et trop étroite.

C'est par le mécanisme de ces excitations cénesthésiques que l'on peut expliquer l'action sédative des satisfactions génésiques sur tous les phénomènes anxieux ou asthéniques quels qu'ils soient et c'est la méconnaissance de ces faits qui a trompé grossièrement Freud dans sa théorie génésique de la névrose d'angoisse. On sait qu'à l'état normal, l'ovaire chez la femme, de même que vraisemblablement l'utérus, et chez l'homme le testi-

(1) LANGE. *Les Émotions* ; bibliothèque de philosophie contemporaine.

cule et peut-être la prostate, secrètent des excitants généraux spécifiques, véritable hormones, qui déterminent dans l'organisme le besoin de la reproduction par l'intermédiaire du sentiment d'affection amoureuse. Chez les êtres normaux et bien constitués, ce besoin apparaît à la puberté et à partir de ce moment s'établit régulièrement s'il est satisfait, ce qui peut avoir lieu à peu près généralement pour l'homme dans la société moderne. Mais chez la femme, le besoin est plus fréquent puisque la période menstruelle correspond à un véritable rut ; aussi chez elle, l'éréthisme génésique s'établit-il huit à dix jours avant l'apparition des règles, et se maintient-il pendant toute la ponte ovulaire, soit au total pendant dix à douze jours. A ce moment, l'affectivité et l'émotivité féminines augmentent, de même que le libido. Mais celui-ci dans les conditions d'éducation normale est étouffé et refoulé suivant l'expression de Freud. Plus souvent, il est déformé sous la forme d'une affection platonique, qui peut être anormalement une religiosité marquée. Pendant ces diverses périodes d'exaltation de l'éréthisme génésique, il se produit une exaltation parallèle de la tension et de la charge émotionnelles. Si à ce moment survient un rapprochement, un rêve érotique ou un acte artificiel de satisfaction tel que la masturbation par exemple, la détente génésique est accompagnée d'une détente émotionnelle, le sentimentalisme baisse, l'affectivité et l'altruisme s'atténuent. Ainsi peut s'expliquer le célèbre mot d'Aristote : « Omne animal post coïtum triste » qu'il faut traduire « Tout mâle est désenchanté après la possession ». Mais, fort heureusement, pour la conservation de l'espèce, le cycle se reproduit et de nouveau la tension s'accumule en même temps que la sécrétion génitale interne. Toutefois, il faut bien concevoir que la détente de l'éréthisme génital n'a rien de spécifique vis-à-vis de l'émotion et que tout état de charge émotive peut cesser sous l'influence de toute détente sécrétoire ou motrice et peut-être même tout simplement trophique. C'est un point que nous discuterons plus loin. Ainsi une crise de larmes, une sécrétion intestinale abondante, une crise de sueur, des mouvements violents, une course, une fugue, une crise épileptique peuvent remplacer la détente génésique avec ses spasmes et ses sécrétions particulières. Et la réalité de ces explications nous est fournie par ce fait que la névrose d'angoisse et les états anxieux ne sont pas plus guéris par les détentes de l'éréthisme génital que par toutes les autres détentes. L'anxiété momentanée est simplement calmée parce qu'un certain nombre de réflexes sont venus à l'achèvement moteur ou sécrétoire vers lequel ils tendent tous. On a dit que toute idée tendait vers l'acte, il faut dire aussi que tout réflexe tend vers un achèvement moteur, sécrétoire ou nutritif (trophique) ; et c'est ainsi que l'émotion qui n'est qu'un réflexe à long parcours et à traversée retentissante dans le champ de la conscience, cherche comme tout réflexe sub-conscient, médullaire, simple, automatique à se terminer par un acte moteur sécrétoire ou trophique. Mais pour si fréquents qu'il soit, le réflexe ou l'émotion génésique ne contiennent qu'une petite part de la réflectivité totale et de la capacité émotionnelle, pendant la période moyenne de la vie. Or, tous les autres réflexes et toutes les autres émotions organiques peuvent donner naissance à des troubles émotifs avant l'âge de la génitalité et bien après elle. La névrose d'angoisse n'est pas autre chose qu'un syndrome d'émotion anxieuse très complet, mais ce n'est qu'un syndrome dont les origines intimes peuvent être, comme nous allons le voir, des plus diverses et sans spécificité génésique.

## CONDITIONS ÉTIOLOGIQUES PARTICULIÈRES A L'ANGOISSE SYMPTOMATIQUE

L'angoisse se rencontre à titre de symptôme secondaire au cours de nombreuses affections. Voici l'énumération rapide des états organiques où elle se présente le plus souvent (1) :

1° **Affections du système nerveux.** — *Bulbe.* — L'angoisse, symptôme bulbaire par excellence, est un signe de toutes les maladies bulbaires ; on la trouve dans les lésions en foyer comme dans les lésions irritatives des noyaux des nerfs pneumogastriques. Des

(1) L'angoisse et l'anxiété des maladies mentales : manie au début, mélancolie, psychose périodique, délires systématiques, psychoses d'intoxication, démence précoce, ne sont pas examinés dans ce livre de pathologie interne. Je renvoie pour leur étude détaillée qui nécessiterait à elle seule un volume, aux Traités de Psychiâtrie.

paroxysmes anxieux à type respiratoire et cardiaque pouvant se terminer par une syncope mortelle se montrent dans la paralysie labio-glosso-laryngée. Dans cette affection, l'angoisse ne se produit avec la tachycardie et la dypsnée, que s'il y a lésion des noyaux d'origine des pneumo-gastriques. Leurs altérations ont été signalées par Charcot, Déjerine, etc. On retrouve les mêmes symptômes et des atteintes du noyau du pneumo-gastrique dans la sclérose latérale amyotrophique bulbaire, la polio-myelo-encéphalite, dans le ramollissement et l'hémorragie bulbaires et enfin dans la paralysie bulbaire asthénique. Il faut noter que le symptôme essentiel de l'angoisse d'origine bulbaire lésionnaire est la dyspnée qui peut être une simple oppression ou avoir le type asthmatiforme ou se montrer sous l'aspect d'une dyspnée parétique expiratrice.

Les affections de la région péri-bulbaire : tumeurs, méningite locale, compression du bulbe, s'accompagnent généralement d'angoisse associée aux autres signes de paralysie ou d'excitation, à des vertiges, à des syncopes respiratoires ou cardiaques dont la dernière est mortelle.

Brissaud avait signalé l'angoisse dans un cas de gliome du corps restiforme, et dans une gomme du cervelet.

*Méninges.* — La méningite de la base et la méningite tuberculeuse comportent diverses manifestations anxieuses. L'oppression, l'angoisse à type vertigineux peuvent en être des signes prémonitoires. Le cri hydrencéphalique de Coindet est une manifestation de l'angoisse.

*Affections de la moëlle.* — L'angoisse existe dans toutes les tumeurs, les hémorragies, dans les myélites avoisinant les régions bulbaires. Elle revêt très souvent le type respiratoire, l'inspiration est lente et difficile, l'expiration brève, avec apnée intercalaire et anxiété considérable. Dans le tabès supérieur, l'angoisse se présente en crises paroxystiques avec anxiété laryngée, angine de poitrine et souvent hypertension. Enfin on retrouve encore l'angoisse dans toutes les affections médullaires qui déterminent des lésions juxta-bulbaires, telles que la sclérose en plaques, la sclérose latérale amyotrophique.

*Cerveau.* — Dans la paralysie générale, les lésions sont diffuses et intéressent aussi bien que les méninges et le cerveau, le bulbe et la moëlle ; il est donc difficile de déterminer le mécanisme de l'angoisse qui s'y montre dans diverses circonstances qu'a bien étudiées Feré (1). L'anxiété peut préluder à la maladie dans sa période dite neurasthénique ; plus tard à la phase d'état si le malade a évolué vers l'hypocondrie et la mélancolie elle reparaît, pour se manifester de nouveau à la période terminale des ictus.

*Dans les névroses.* — L'*épilepsie* détermine des aura à types paroxystiques respiratoires, laryngés, rarement cardiaques.

L'anxiété peut remplacer la crise, et, d'autre part, les épileptiques sont sujets à diverses manifestations anxieuses, à des impulsions, à des fugues, à des obsessions, à des phobies. Dans toutes ces manifestations l'anxiété a une part considérable.

L'*angoisse hystérique* est un phénomène rare et limité presque entièrement à l'aura de la grande crise, ou à celle qui précède l'attaque de petite hystérie ou hystérie vulgaire : d'abord des baillements accompagnés de pleurs ou rires non motivés, de courbatures, puis une sensation anxieuse de constriction épigastrique remontant derrière le sternum (boule ou globe hystérique) jusqu'au larynx où se produit l'angoisse de la strangulation, les vertiges, les bourdonnements d'oreille, l'oppression, etc. J'ai signalé à la symptomatologie, l'analogie qui existe entre ces phénomènes et ceux de la crise paroxystique d'angoisse et la confusion diagnostique qui en résulte dans la pratique.

L'angoisse *des hystériques* au contraire est celle qu'ils peuvent avoir en tant qu'émotifs, suggestibles, obsédables. C'est celle que nous décrivons dans ce livre.

La *neurasthénie* comporte d'après les classiques de nombreuses manifestations d'angoisse et d'anxiété qui ne sont que l'exagération de l'état chronique d'inquiétude et d'insécurité. La pathogénie de l'angoisse chez le neurasthénique est variée. Elle peut être d'origine psychique ou somatique. L'obsession, la phobie auxquelles il est sujet peuvent déclancher leur crise d'angoisse au même titre que le vertige, la dyspepsie, l'entérocolite muco-membraneuse, une douleur viscérale quelconque. Ici l'anxiété est cœnesthopathique. D'après Brissaud, l'anxiété paroxys-

(1) Feré, L'angoisse au cours de la paralysie générale. *Revue de Médecine*, 1906.

tique, l'anxiété matinale ou nocturne accompagnées de crainte de la mort, seraient particulières aux neurasthéniques. Telles sont au sujet des rapports de l'angoisse et de la neurasthénie, les opinions classiques. Mais il faut bien distinguer le véritable neurasthénique avec ses stigmates habituels et qui présente de temps à autre quelques symptômes d'anxiété, d'oppression, du prétendu neurasthénique à crises paroxystiques, chez qui l'anxiété, l'inquiétude, l'obsession, la phobie, sont l'essentiel de son état. Ce dernier est le plus souvent atteint de névrose d'angoisse ou de son association avec la neurasthénie. Je donnerai les éléments détaillés du diagnostic dans un chapitre ultérieur.

La *psychasthénie* de Janet, les *psychonévroses* de Dubois, comportent la description d'anxiété et d'angoisses dont la séparation avec celles des émotifs et des malades décrits ici, n'est pas sans difficultés et est faite de nuances. Le sentiment d'incomplétude qui accompagne ces états et le dédoublement de la personnalité ne sont pas des signes caractéristiques, car on les retrouve chez tous les émotifs.

Dans le *goître exophtalmique*, l'angoisse est un phénomène principal et l'un de ceux dont souffrent le plus les Basedowiens. Elle se manifeste sous forme d'une anxiété chronique, avec des paroxysmes intercalaires, à types d'oppression et de palpitations. L'insatisfaction respiratoire et la respiration suspirieuse sont habituelles chez eux ; les troubles sympathiques et cénesthésiques se manifestent par de nombreux désordres et un mélange habituel d'asthénie et d'hypocondrie.

**2° Angoisse dans les affections respiratoires.** — L'appareil pulmonaire étant essentiellement desservi par le nerf pneumogastrique, l'angoisse y est fréquente et inégalement marquée. C'est dans l'*asthme* essentiel qu'elle atteint son plus haut degré. Elle peut même en être une forme fruste sans dyspnée et sans catarrhe (Brissaud).

On la retrouve dans toutes les *compressions médiastinales*, ganglionnaires et partout où peut se produire l'excitation des nerfs pneumo-gastriques.

Dans la *coqueluche*, l'anxiété se produit au début des quintes et, plus tard, à la fin de la maladie par compression médiastinale ganglionnaire secondaire.

Sans parler de l'angoisse respiratoire asphyxique des *maladies inflammatoires* et congestives *du poumon* : pneumonie, broncho-pneumonie, etc., il faut la signaler encore dans toutes les atteintes directes ou indirectes du nerf phrénique (pleurésie sèche, péritonite, péricardite, névralgie phrénique, etc.). Quelquefois cette anxiété se manifeste en dehors de la dyspnée par une fausse angine de poitrine névralgique, des nausées, des vomissements, etc.

Il faut rappeler enfin l'*angoisse laryngée* notée par Brissaud (1), sensation indéfinissable, mais qui fait redouter l'axphyxie imminente, s'accompagne de toux, de hoquets, de vertiges, de lipothymie, d'œsophagisme, d'asthme et peut se montrer soit dans les névroses, soit dans les affections spasmodiques du larynx, surtout chez les enfants, et toutes les fois qu'un corps étranger atteint le vestibule laryngien.

Il est à peine besoin de dire que toutes les respirations de type anormal, telle que la respiration de Cheyne-Stokes, de Biot, etc., sont généralement mélangées d'une angoisse et d'une anxiété très marquée, et, quelle qu'en soit l'origine (urémie, artério-sclérose, anémie-cérébrale, méningites basilaires, apoplexie, coma acétonémique, diphtérie, rage, etc.).

3° **Angoisse dans les affections circulatoires.** — Elle se manifeste surtout par cette forme qui est connue sous le nom de vraie ou de fausse *angine de poitrine*, la plus connue de toutes les angoisses. Son origine coronarienne semble aujourd'hui définitivement controuvée. On la rattache de préférence à la névrite ou à la névralgie des plexus cardiaques. Celle-ci n'est donc que l'intermédiaire obligé entre les causes et le symptôme. Dans l'appareil circulatoire, ces causes sont l'insuffisance myocardique surtout gauche, l'asystolie, les aortites et les péricardites. Tel est l'essentiel de l'angoisse cardiaque d'origine, qu'il faut bien distinguer de l'angoisse cardiaque d'aspect que nous avons étudiée en détail à la symptomatologie.

4° **Angoisse dans les affections rénales et surrénales.** — C'est dans la *sclérose rénale* urémigène et dans toute insuffisance rénale de quelque origine qu'elle soit, qu'il faut ranger la plus

(1) Brissaud, L'angoisse laryngée. *Tribune médicale*, 1890.

grande partie des états anxieux qui apparaissent pour la première fois à l'âge mûr chez les sujets non prédisposés par l'émotivité constitutionnelle. Elle est le plus souvent du type dyspnéique et angineux et peut s'accompagner de la respiration de Cheyne-Stokes.

La *colique néphrétique* est toujours accompagnée d'anxiété au cours de la crise douloureuse et d'autre part des états anxieux, avec ou sans paroxysmes, peuvent en précéder la venue de plusieurs semaines ou mois, surtout chez les goutteux.

Dans toutes les lésions *surrénales* et d'une façon plus générale, dans l'insuffisance de cette glande, on peut voir apparaître des syndromes anxieux accompagnés d'hypertension artérielle, de la raie blanche vaso-motrice de Sergent et de troubles vaso-moteurs. Récemment A. Léri (1) et R. Mallet ont signalé chez des soldats un état anxieux avec hypertension qu'ils mettent sur le compte, le premier, de véritables lésions des glandes surrénales identiques à celles qu'il a trouvées dans les états mélancoliques des aliénés autopsiés à Sainte-Anne, le second, à une simple insuffisance surrénale transitoire. Ces recherches de Léri, importantes par ses constatations nécropsiques, mériteraient d'être poursuivies et confirmées. On peut en effet séparer l'anxiété des mélancoliques, peut-être due, en effet, à des lésions quelconques du sympathique ou de ses ganglions (lésions signalées déjà par Jeoffroy et ses élèves, qu'elles touchent les surrénales ou tout autre viscère à grande innervation sympathique) des états anxieux des névropathes qui ne comportent probablement pas de grosses lésions, mais simplement des troubles dynamiques du sympathique et des glandes vasculaires qu'il innerve.

**5° Angoisse dans les maladies de l'appareil digestif et du sympathique.** — Les dyspepsies gastriques, intestinales, hépatiques, etc., produisent diverses variétés d'angoisse à forme dyspnéique et circulatoire qui sont généralement décrites dans les classiques sous le nom d'*angine de poitrine réflexe*, que l'on observe encore, mais plus rarement, dans l'ulcère de l'estomac et dans l'ulcère du duodénum. Dans les diverses entérites, et notam-

(1) André Léri et Raymond Mallet, *Réunion médicale de la 4e armée*, 16 juin 1916.

ment l'*entéro-colite muco-membraneuse,* on compte l'angoisse à forme dyspnéïque et pseudo-angineuse parmi les symptômes les plus ordinaires. C'est un exemple de ces réflexopathies qu'il est quelquefois difficile de distinguer de la névrose d'angoisse, aussi bien parce que celle-ci comporte la pseudo-angine de poitrine, la dyspnée et l'entérite membraneuse parmi ses symptômes, que parce que toute réflexopathie peut être une cause déterminante d'une névrose d'angoisse imminente.

Enfin, diverses *affections du foie* : congestion fonctionnelle, hyper et hypo-hépathie, insuffisance hépatique, et, surtout la *lithiase biliaire,* sont la cause de divers symptômes anxieux ; parfois la colique hépatique dont la crise comporte une angoisse pseudo-angineuse banale est souvent précédée pendant des mois, d'état anxieux ou de véritable névrose d'angoisse, inexplicables tout d'abord et qui se perpétuent souvent après la colique.

*Grand sympathique.* — Dans toutes les manifestations viscérales quelconques, l'ingérence du pneumo-gastrique ou du grand sympathique dans le mécanisme pathogénique de l'angoisse, est bien évidente. Mais tandis que les affections thoraciques, pulmonaires et cardiaques, intéressent particulièrement le pneumogastrique, c'est au grand sympathique, à ses ganglions et à ses plexus dont le rôle est si grand dans la vie végétative, qu'il faut donner la plus grande part dans l'origine de l'angoisse, née des affections de l'abdomen et du péritoine. Cependant ce n'est là qu'un schéma car, il ne faut pas oublier que l'angoisse serait impossible sans la participation des noyaux du pneumo-gastrique. Or ce nerf prend contact, on le sait, avec le sympathique au niveau des grands plexus.

Le rôle du grand sympathique est en réalité double. D'une part il transmet aux terminaisons pneumo-gastriques, au niveau de ces plexus, des ébranlements cénesthésiques. C'est par ce lien physiologique important dans l'origine de la cénesthésie qu'il rend euphorique ou hypocondriaque, suivant la nature, l'intensité et la répétition des excitations sensitives morbides qu'il reçoit dans les viscères malades. Aussi par son influence dans la coloration de la tonalité émotive ou affective, il prépare l'angoisse par le malaise cœnesthésique, la notion vague d'insécurité et d'imminence morbide. D'autre part, le sympathique joue un rôle important dans la conduction des réflexopathies.

Aussi les troubles de la cœnesthésie et l'angoisse se retrouvent-ils en général dans toutes les affections abdominales et dans celles des viscères à grande innervation sympathique, dans les affections du péritoine et des plexus solaires, cœliaques, mésentériques, etc. C'est ainsi que des troubles anxieux peuvent être d'origine ovarienne, testiculaire, surrénale, pancréatique, péritonéale. Leur énumération serait ici fastidieuse.

Il n'est pas jusqu'au sympathique périphérique qui ne puisse produire des malaises anxieux que l'on trouve dans toutes les affections vaso-motrices des membres, comme la maladie de Raynaud, l'acroparesthésie, la tétanie, la sclérodermie, etc.

Cette revue rapide de l'étiologie de l'angoisse symptomatique nous fait prévoir l'importance de la pathogénie bulbaire et sympathique dans l'origine des états d'anxiété.

---

## CHAPITRE VII

## *MODES D'ACTION DES CAUSES (MÉCANISME ET PATHOGÉNIE)*

La méthode qui nous a permis de déterminer les causes immédiates ou éloignées de l'émotivité morbide et de l'anxiété est basée sur l'observation clinique et le contrôle statistique. Il est nécessaire d'étudier maintenant comment agissent ces causes, et quel est leur mécanisme physiologique. Ces recherches nous permettront ensuite de nous faire une opinion ferme sur la nature de ces réactions morbides et de choisir la place qu'il faut leur réserver dans le cadre nosologique.

Il se dégage d'une vision synthétique des connaissances acquises dans les chapitres précédents, qu'un élément essentiel reste dans tous les cas observés. C'est une sensibilité réflexe anormale, une réflectivité excessive qui se retrouve toujours chez les individus atteints d'hyperémotivité avec ou sans anxiété. Elle s'exprime par l'exagération des réflexes sensitifs cutanés, tendineux, sensoriels, viscéraux, instinctifs et émotionnels. Il est donc nécessaire tout d'abord de rappeler quelques notions de physiologie générale sur les fonctions de réflectivité à l'état normal et pathologique.

### PHYSIOLOGIE DE LA RÉFLECTIVITÉ

L'émotion n'est qu'un réflexe d'une essence, d'une hiérarchie supérieures et d'une haute complexité. Il faut noter d'ailleurs que tout le fonctionnement nerveux, n'est constitué que d'actes réflexes et que les fonctions psychiques et mentales supérieures

rieures relèvent toutes également de ce mécanisme physiologique.

1) *Dans la cellule.* — D'une façon très générale, la réflectivité s'exprime par des actes qui ne sont, au demeurant, qu'un perfectionnement d'une propriété vitale plus générale de tout être vivant, de toute cellule, de tout protoplasma : l'irritabilité.

*L'irritabilité* est la propriété du protoplasma à réagir, favorablement à son fonctionnement et à sa conservation, à l'application des forces extérieures : chimiques, électriques, thermiques, lumineuses, c'est-à-dire en somme pour ces trois dernières, mécaniques. Malgré le contraste apparent entre les deux classes des causes chimiques et mécaniques, la physique générale nous a appris qu'en définitive les actions chimiques se réduisent le plus souvent à des faits de mécanique moléculaire.

*L'excitabilité* qui doit être distinguée de l'irritabilité, désigne l'état de stabilité ou d'instabilité de tout protoplasma, cellule, organe ou système, vis-à-vis de ces forces extérieures. L'excitabilité est en quelque sorte son coefficient d'irritabilité. Ainsi la matière vivante est excitable ou non suivant sa stabilité ou son instabilité actuelle vis-à-vis des forces extérieures. Cet état est, bien entendu, tout relatif, et dans les conditions de la vie, sujet à des variations suivant la composition même du protoplasma excité, mais aussi suivant l'intensité, la répétition ou le nombre des vibrations excitantes venues de l'extérieur. Ces conditions essentielles nous montrent que la stabilité *apparente* du protoplasma, cellule, organe ou système peut être modifiée par deux voies d'excitation : celle des agents extérieurs, excitation externe ou du milieu extérieur; celle d'ordre intérieur qui tient surtout à la composition chimique des protoplasmas, tissus, organes, etc. Il n'y a pas grande différence, en effet, entre l'état d'un protoplasma soumis à l'action d'un agent chimique d'origine extérieure (poison exogène, par exemple), et celui qui est déterminé par un corps chimique qui a pris naissance à l'intérieur de ce protoplasma comme résidu de ses travaux vitaux eux-mêmes (poison endogène). De plus, tout protoplasma, toute matière vivante, cellule, organe, système, tend à persévérer — à moins d'excitation — dans sa constitution physique et chimique d'équilibre, c'est-à-dire vers un état statique *apparent* qui est aussi l'élément essentiel de sa forme. Les excitants internes et externes, qui sont les agents vitaux, combattent sans cesse le statisme par leur dynamisme propre. Ce sont ces conflits que nous traduisons par le terme d'échanges vitaux et par les concepts d'assimilation et de désassimilation, phénomènes qui leur sont intimement liés. Les agents extérieurs et intérieurs d'excitation commandent donc par l'assimilation et par la désassimilation la destruction cellulaire ou histolyse, la formation cellulaire ou histopoïèse et par suite la morphogénèse et la morphologie. Ainsi, la nutrition elle-même et la conservation de la masse et de la forme protoplasmiques par l'équivalence entre la réparation et l'usure moléculaires, sont des phénomènes intimement liés à l'excitation et au fonctionnement. Ces faits, bien que d'une façon élémentaire, renferment le principal de ma doctrine sur le lien étroit qui existe, dans les organismes élevés, entre la réflectivité, l'émotivité et la nutrition intime ou trophisme. Nous retrouvons dans cette physiologie cellulaire une sorte de schéma explicatif de la coïncidence des maladies émotionnelles avec les maladies de la nutrition.

2) *Dans la série animale.* — Si nous nous élevons dans l'échelle des êtres, si nous abandonnons l'examen de la physiologie d'une cellule, d'une plasmodie, d'un infusoire, pour étudier ce qui se passe dans les groupes zoologiques plus parfaits, nous voyons que ces fonctions élémentaires d'irritabilité et d'excitabilité se compliquent suivant la loi de la division du travail. Des appareils nouveaux prennent naissance par voie de spécialisation fonctionnelle. Un système particulier apparaît qui est attribué aux *fonctions de sensibilité :* la cellule protoplasmique simple s'effile en une arborisation protoplasmique, sorte de réseau apte à recevoir efficacement les excitations, en même temps qu'apparaît au pôle opposé un prolongement terminal doué d'une motricité ou d'une sécrétivité plus marquées que celles propres à tout protoplasma nu qui était déjà capable, sous l'influence d'irritants physiques ou chimiques, de se déformer, de brasser sa propre masse, de sécréter des vacuoles liquides rejetées ensuite dans le milieu extérieur. La cellule, déjà compliquée nous présente l'image d'un appareil adapté à recevoir les excitations extérieures et à réagir contre elles par le mouvement et la sécrétion. C'est en même temps la réduction d'un système nerveux au complet et le

dessin schématique d'un neurome. L'expansion périphérique affectée à la réception des impressions extérieures représente à la fois tout l'appareil sensitif ou sensoriel; le corps de la cellule représente le système nerveux central et aussi l'appareil de nutrition; l'expansion protoplasmique contractile représente l'appareil moteur. Mais cette expansion peut se terminer par une glande qui répond non plus par le mouvement aux excitations venues de l'extérieur par le filament sensitif, mais bien par l'élimination de produits généralement liquides qui peuvent être rejetés au dehors ou réabsorbés dans un but d'utilité physiologique. Un perfectionnement de plus et le corps cellulaire de ce petit appareil schématique va confier les phénomènes d'assimilation de nutrition à tout un système spécialisé dans les fonctions de nutrition : appareils digestif, circulatoire, respiratoire, etc. Bien que dès maintenant anatomiquement séparés, ces appareils conserveront toujours leurs liens primitifs avec l'appareil sensitif ou sensoriel réflexe. C'est ainsi que la sensibilité, la réflectivité, l'instinctivité, l'émotivité, l'affectivité resteront étroitement unies avec la nutrition ou trophicité, le mouvement ou motricité, la sécrétion ou sécrétivité. Toute excitation extérieure pourra désormais se répercuter de l'appareil sensitif à ceux qui sont dévolus à la motricité, à la sécrétion, à la nutrition intime des tissus et des systèmes. Ainsi nous saisissons bien qu'un être, qu'un élément, auxquels on supprimerait toutes les excitations extérieures ou intérieures, devraient disparaître au même titre que si on supprimait ses substances ou ses énergies de remplacement.

Or, chez les êtres supérieurs, l'appareil nerveux est davantage que le simple appareil de réception des excitations périphériques. Il a développé particulièrement un de ses territoires, celui qui est chargé de lui apporter les excitations intérieures et qui est distribué dans un système propre, l'*appareil vago-sympathique*. Chez les êtres unicellulaires, cet appareil est représenté par la masse protoplasmique elle-même qui semble connaître ses propres besoins suivant sa composition chimique intérieure, et dans un véritable acte embryonnaire de sécrétion et d'excrétion, cherche à l'améliorer par assimilation et par désassimilation et rejet au dehors, de liquides conglomérés en vacuoles.

3) *Chez les organismes supérieurs.* — Dans les organismes supérieurs les excitations intérieures qui sont transmises par le système vago-sympathique jusqu'aux centres nerveux les plus élevés, contribuent pour la plus grande part à l'apparition de la notion de la conscience, de l'individualité et du moi. C'est elle qui est à la base de la *cénesthésie*.

Cette *cénesthésie* qui participe à la notion de l'existence, de la conscience, de la personnalité organiques, s'accompagne normalement d'un certain bien-être si toutes les fonctions dont elle donne à tout instant la connaissance au cerveau se font régulièrement. Mais ces impressions de fonctionnement restent, en général, inaperçues dans leurs détails, si ce n'est pour quelques-unes primordiales à la conservation de l'individu et attribuées aux besoins les plus immédiats : la faim, la soif, etc.

A l'état morbide la cénesthésie se trouble d'abord par une sensation d'indéfinissable mal-être et, plus tard, elle détermine la tristesse, l'ennui, l'anxiété, la peur, suivant la complexité du système nerveux ou l'intensité des excitations productrices.

Or, *l'excitabilité, qualité protoplasmique élémentaire, est le rudiment de la sensibilité.* Mais si toute matière vivante est excitable et irritable, c'est-à-dire répond à des actions extérieures par une dépense de l'énergie accumulée en elle, plus les appareils de sensibilité vont se compliquant, plus devient importante la notion de conscience. Le système nerveux d'abord simple dans l'échelle des êtres se perfectionne dans la série zoologique par juxtaposition de systèmes nouveaux, de centres successivement étagés, dont les relations sont établies par des liens d'union parcourus par l'excitation originelle. Plus le nombre des centres juxtaposés est grand, plus la notion de conscience se complète.

La réflectivité de ce système suit le même accroissement : Elle se développe par des degrés de perfection fonctionnelle, qui sont par ordre : *1° le réflexe simple, inconscient ; 2° l'instinct ou réflexe instinctif plus compliqué et demi-conscient ; 3° l'émotion plus complexe encore et consciente.* Au-dessus de la moëlle, câble réunissant les principales lignes centripètes et centrifuges des nerfs de sensibilité, de mouvement et de sécrétion, se trouvent les premiers centres bulbaires unis par des faisceaux aux noyaux opto striés et ceux-ci enfin à l'écorce cérébrale. La pénétration des excitations extérieures aux différents étages de ce système donne successivement naissance à des réactions de réflectivité, de sensibilité, d'instinctivité, d'émotivité et d'affectivité. C'est en dernière analyse dans l'écorce cérébrale que viennent se fusionner toutes ces notions de plus en plus complexes de sensitivité et c'est seulement là que se projette et se perçoit l'émotion, qu'elle s'apprécie et qu'elle est réprimée ou exagérée et transformée ensuite en réactions somatiques : motrices, sécrétoires, trophiques, viscérales ou interstitielles par une série d'actes réflexes propagés. Le cerveau à son tour, par ses nombreuses voies d'union entre ces différents centres, diffuse l'excitation reçue, à la périphérie. La cénesthésie qui joue un rôle primordial dans toute la vie psychologique du domaine affectif, représentatif et actif est à son tour sollicitée à ce moment.

D'une façon générale, les fonctions d'irritabilité, d'excitabilité, d'instinctivité et d'émotivité jouent le rôle de gardiens de l'individu en l'incitant à se mettre à l'abri par l'attaque, la fuite, qui se manifestent après les avertissements fournis par le malaise, l'anxiété, la douleur. Au contraire ce qui est physiologiquement favorable s'exprime par le bien-être, la confiance, la joie. Nous verrons que cette notion est d'un grand intérêt dans la définition même du réflexe, qui reste en somme un mode de défense ou de perfectionnement organique et qui s'exerce d'une façon automatique d'abord et semi-consciente plus tard, dans le sens de la préservation, de la conservation, du perfectionnement de l'individu et de l'espèce.

**L'excitation réflexe.** — L'émotivité n'étant qu'une manifestation hiérarchisée de la réflectivité et traduisant la sommation corticale d'excitations réflexes propagées depuis la périphérie à travers les voies sensitives et sensorielles et les centres où elles aboutissent, il est nécessaire de rappeler les divers modes d'excitation réflexe et les voies anatomiques principales qu'elles suivent pour produire les réactions automatiques, instinctives, émotionnelles et affectives.

La base anatomique du réflexe est le *neurone*, unité constitutive du système nerveux qui est fait du groupement de ces éléments en systèmes et qui fonctionne par l'association de leur dynamisme.

Le neurone reçoit les excitations fonctionnelles par son prolongement sensitif et y répond en dégageant son énergie potentielle, accumulée dans ses enclaves protoplasmiques, par des excitations motrices, sécrétoires, trophiques. C'est là l'essentiel de l'acte réflexe. Il faut bien remarquer que l'énergie utilisée ici n'est pas celle de l'excitation sensitive primitive propagée ou réfléchie à travers le corps du neurone. Celle-ci, notion physiologique primordiale, ne joue dans la cellule du neurone que le rôle d'amorce, de détonateur pour faire exploser le véritable matériel d'énergie qui est le potentiel trophique accumulé dans son protoplasma sous forme de diverses réserves de carbone. Le système nerveux ne produit pas la force, il l'utilise. Cette transformation de l'énergie statique dormante en énergie dynamique, agissante, peut au lieu d'être immédiate comme dans le réflexe, être retardée, et l'excitation sensitive primitive être emmagasinée. Ce cas est celui de la cellule et de l'acte psychiques, dans lesquels la transformation de l'excitation réflexe est plus lente et le dégagement énergétique plus retardé que dans le réflexe simple et instantané.

Il n'est pas certain que le corps cellulaire du neurone soit le centre de la transformation et de l'élaboration de l'excitation. Certains physiologistes tendent à penser que les neurones étant en relations de contiguïté par leurs prolongements protoplasmiques, c'est au niveau de leur articulation et au point de passage de l'un à l'autre que se ferait la transformation.

*Rappel anatomique.* — Les neurones se distribuent : 1° en chaînes ascendantes ou centripètes suivant le sens de leur conductibilité qui se fait *fonctionnellement* de leur terminaison protoplasmique à leur pôle cylindraxile ; en certaines circonstances, cette excitation peut être réversible et se faire dans les deux sens du neurone ; 2° en chaînes descendantes ou centrifuges.

Les premières chaînes ascendantes ou centripètes apportent aux centres les excitations sensitives ou sensorielles et forment par leur réunion les nerfs sensitifs et les nerfs sensoriels. Le groupement de ces nerfs forme les faisceaux de la moëlle que constituent encore les fibres d'association qui se terminent dans des régions de relais inter-neuronique ou *centres.* Ceux-ci s'étagent en groupements cellulaires de la moëlle à l'écorce cérébrale. Les lieux de relais principaux sont les ganglions rachidiens, les cornes antérieures de la moëlle par où passent les réflexes périphériques élémentaires. Puis viennent les noyaux de Goll et de Burdach et tous les noyaux de la moëlle allongée ou bulbe où aboutissent les nerfs craniens. Au-dessus, les formations nucléaires de la protubérance annulaire et les gros noyaux centraux des corps striés, des couches optiques, enfin l'écorce cérébrale.

*Voie sensitive.* — Les chaînes neuroniques ascendantes forment le système sensitif ou voies sensitives. Ce sont celles qui apportent aux centres toutes les impressions périphériques. Voici une esquisse rapide du chemin qu'elles suivent : La voie sensitive principale va *directement* de la périphérie à l'écorce cérébrale, sans passer par le cervelet, par la superposition de *trois neurones.* Le premier s'étend de la périphérie au ganglion rachidien dans sa partie protoplasmique et de ce ganglion aux noyaux bulbaires de Goll et de Burdach par sa partie cylindraxile. Là se trouve un premier relai entre le premier et le second neurone. Celui-ci va des noyaux de Goll jusqu'à la couche optique, deuxième centre de relai important. Le troisième va de la couche optique à la zone sensitivo-motrice de l'écorce cérébrale.

Une voie *indirecte* de la moelle et du bulbe, passe par le cervelet et son olive et rejoint la couche optique par le pédoncule cérébelleux supérieur.

*Voie motrice.* — La chaîne neuronique descendante forme le système ou voie motrice. Elle peut, comme la sensitive, être directe ou passer par le cervelet. Elle est formée par la superposition de deux neurones à fonction centrifuge, dont le premier, central, part de l'écorce cérébrale, de la zone péri-rolandique et va prendre contact avec le neurone moteur périphérique, au niveau de la protubérance du bulbe et de la moelle, d'où part le second pour se rendre aux muscles, aux glandes. Ces deux neurones forment dans leur ensemble le système ou faisceau moteur volontaire, ou cordon pyramidal direct et croisé. Indirectement, un ou plusieurs neurones de relai peuvent s'interposer au niveau du cervelet. Je renvoie pour l'étude détaillée de ces voies motrices et sensitives aux Traités de Physiologie.

C'est par la voie motrice ou pyramidale que s'écoulent les excitations réfléchies au niveau des centres et originelles de la voie sensitive. Elles vont aux muscles et aux organes sécrétoires, aux vaisseaux nutritifs des organes, aux viscères glandulaires et aux cellules. Mais les voies attribuées à ces trois dernières fonctions nutritives empruntent le chemin du grand sympathique que nous allons retrouver plus loin.

Ces deux grandes voies sensitives et motrices qui se mettent en rapport à tous les étages du système nerveux et à son sommet au niveau du cerveau, rappellent dans leur ensemble la constitution élémentaire d'un arc réflexe ; mais à ce dernier plus particulièrement utilisé pour les besoins de la vie de relation, il faut ajouter un système d'arcs réflexes supplémentaires attribués à la vie végétative ou de nutrition. Sur la voie sensitive ascendante précédemment décrite, se greffe un appareil sensitif apportant à la moelle, et de là aux centres, toutes les sensations venues du milieu intérieur : des appareils digestifs, circulatoire, respiratoire, etc. C'est l'appareil nerveux sensitif de la vie végétative et de la cénesthésie. De même est greffée sur la voie motrice principale une voie motrice secondaire qui apporte aux viscères les excitations réflexes parties de ce propre appareil et les excitations qui viennent de l'appareil nerveux de la vie de relation. C'est l'appareil attribué à la motricité, la sécrétion, la trophicité viscérales. Ces voies sont enfermées dans l'appareil nerveux viscéral constitué par le pneumo-gastrique et le grand sympathique et leurs ganglions. Il faut réunir l'ensemble de ces nerfs dans le terme de système vago-sympathique, car le nerf vague n'est fonctionnellement qu'une branche sympathique bulbaire et d'autre part, le sympathique n'est qu'une moelle extra-rachidienne.

Le système sympathique est, comme on le sait, constitué de nerfs sensitifs et moteurs formés de chaînes ascendantes et descendantes (centripètes et centrifuges) de neurones qui vont aux viscères ou en viennent. Les premiers relais sont constitués par des groupes ganglionnaires disposés dans les parois mêmes des viscères et y formant des plexus (plexus des parois digestives (Meissner, Auerbach), des appareils circulatoires, ganglions cardiaques, etc...). Ce sont eux qui servent de centres réflexes pour la vie automatique et inconsciente des viscères ; mais de nombreuses voies de communication avec la moelle (rami-communicantes) ou entre eux (cordons intermédiaires) permettent la propagation et la diffusion à distance des excitations réflexes nées sur place dans les viscères ou propagées de l'extérieur aux organes, par le système cérébro-spinal (réflexes à court circuit). Les voies descendantes ou efférentes de ce système sympathique de la vie végétative, sont celles qui apportent aux vaisseaux la constriction, *le spasme* ou la dilatation, aux glandes l'incitation ou l'arrêt sécrétoire, aux tissus l'excitation ou l'inhibition trophique. Ainsi la nutrition des tissus et des viscères est assurée automatiquement par l'intermédiaire des voies nerveuses sympathiques, par la motricité vasculaire et l'afflux sanguin qu'elles règlent, par la sécrétion et par la trophicité.

Tous les appareils sensitivo-moteurs ou sensitivo-sécrétoires suivent les lois de la réflectivité formulée par Pflüger et par Richet : Lois de la *localisation*, lois de la *symétrie*, lois de l'*irradiation*, lois de la *généralisation* et lois de l'*ébranlement prolongé*. De plus, toute excitation a un effet moteur, sécrétoire ou trophique de faible ou de grande intensité, suivant sa puissance même, et cet effet a un carctère de fatalité absolue, sauf intervention du mécanisme frénateur de l'inhibition ou suspension de l'effet réflexe.

*Inhibition réflexe et volontaire.* — L'appareil frénateur capable de suspendre le déterminisme de l'acte réflexe une fois l'excitation produite, est le système moteur volontaire qui suit la voie du faisceau pyramidal, c'est-à-dire l'ensemble des neurones centraux et périphériques centrifuges, aussi bien ceux qui vont du cerveau à la protubérance, au bulbe et à la moelle, que ceux qui vont de la moelle aux ganglions sympathiques.

On sait qu'en physiologie générale toute cellule nerveuse, ou plutôt tout neurone intercalé entre deux neurones quelconques, peut y jouer le rôle d'appareil frénateur sur les excitations propagées de l'un vers l'autre. C'est là le rôle des neurones inhibitoires qui peuvent être commandés par toutes les volitions consciencielles, mais aussi par tout autre neurone ou système intercalé entre les neurones intéressés. L'inhibition peut donc être elle-même automatique surtout dans le système des nerfs sympathiques, qui, ainsi que le vague possèdent cette propriété de frénation au plus haut degré.

Nous avons maintenant une connaissance d'ensemble sur tout l'appareil de la sensibilité réflexe et par conséquent de l'émotivité et de l'affectivité. Suivant la distribution anatomique des neurones qu'ils parcourent, on voit qu'il y aura donc des réflexes et des actions réflexes émotionnelles :

1° *Sensitivo-psychiques*, c'est-à-dire dues à des excitations périphériques passant par la voie sensitive et allant aboutir au cerveau pour y déclancher des réactions directement et immédiatement émotionnelles et psychiques ;

2° *Sensori-psychiques* quand ces sensations partent d'un nerf non plus sensitif, mais sensoriel, et aboutissent directement au bulbe d'où elles vont à la couche optique et au cerveau ;

3° *Sensitivo ou sensori-psycho-motrices*, ou excitations parties d'un nerf de sensibilité générale ou d'un organe des sens pour aboutir au cerveau, y produire des élaborations représentatives, émotionnelles et s'y réfléchir sous forme d'actes moteurs généraux, ou d'actes moteurs particuliers déterminant la mimique affective ou émotionnelle, et enfin toute la série des *spasmes*.

4° *Sensitivo-psycho-sécrétoires* où l'excitation suit le même chemin mais aboutit à la sécrétion glandulaire, viscérale ou périphérique (glande à sécrétion externe ou interne, foie, intestin, estomac, glande excrétrice, urine, sueur, thyroïde, surrénale, ovaire, hypophyse, etc.) ;

5° *Sensori ou sensitivo-psycho-trophiques*, dans laquelle l'aboutissant moteur ou sécrétoire de l'excitation primitive est ici remplacé par une dynamogénie ou une inhibition nutritive des tissus, organes, appareils, etc. Cette nutrition est de mécanisme complexe et les deux types d'excitation motrice et sécrétoire précédents y ont aussi une part par l'intermédiaire de la sécrétion glandulaire et de la vaso-motricité (1).

L'ensemble de ces modes d'excitation représente les divers

(1) Il faut rappeler en effet que la nutrition d'une cellule, d'un tissu, d'un organe est à la fois sous la dépendance ;

1° de l'action trophique propre du système nerveux ou action *neuro-trophique* qui vient de la cellule nerveuse par le nerf.

2° de l'apport du sang et de son débit par la régulation vaso-motrice, qui est une action *vaso-trophique* ;

3° de l'action chimique produite par les *hormones* (ou ferments excito-fonctionnels spécifiques, secrétés par toute cellule et par les glandes internes) et de celle des *harmozones* ou produits de déchets (normaux et anormaux) du travail fonctionnel des cellules, tissus, organes. Cette dernière action correspond à la *crase* sanguine, ou action humorale ; on peut lui donner l'épithète de *crino-trophique*.

arcs réflexes qui s'étagent de la périphérie ou des viscères à la moelle, au bulbe, aux couches optiques, au cerveau et qui parcourent les différents chemins du système cérébro-spinal ou ceux du système viscéral vago-sympathique. C'est dans ces voies et de cette manière que se produisent les réflexes automatiques, les insticts semi-automatiques et les émotions conscientes. Leur retentissement dans la corticalité détermine la connaissance et l'appréciation de l'émotion et fait naître la conscience du plaisir ou de la douleur préparés au niveau du relai bulbaire. Ce sont là les réactions émotionnelles instinctives et réflexes d'origine ascendante périphérique, qui sont le plus souvent le reflet des impressions venues du milieu extérieur et orientées dans le bulbe. J'ai insisté particulièrement déjà sur l'importance de celles qui naissent du milieu intérieur par la cénesthésie qui suit la voie centripète du vago-sympathique.

Mais il est des émotions qui semblent spontanées quand elles sont produites par des excitations à point de départ cérébral. Ainsi il y a des excitations psycho ou *affecto-motrices*, *affecto-secrétoires*, *affecto-trophiques*. Là, l'émotion mise en branle par un processus psychique, par le souvenir d'impressions affectives antérieures, ne paraît pas avoir d'objet extérieur ou intérieur et semble en quelque sorte spontanée. En réalité cette pseudo-spontanéité psychique s'explique par des impressions sensorielles, sensitives, cénesthésiques, faibles et inaperçues.

Tous ces types de réactions réflexes jouent un rôle important dans la vie organique, et expliquent comme on le prévoit, une foule de phénomènes de l'émotion normale, de l'émotion morbide, et tous les symptômes des névroses émotionnelles et de la névrose d'angoisse.

C'est ainsi que les excitations qui affectent plus particulièrement l'appareil cérébro-spinal peuvent être de sensibilité générale ou de sensorialité (vision, audition, odorat, goût). La première est le plus souvent cutanée; les nerfs de la peau lui servent de chemin. De là, elle monte à la moelle apportant les sensations de chaud, de froid, d'humidité, de pression et, en même temps, par les branches sympathiques affectées à la cénesthésie, de spasme ou de dilatation vasculaire, c'est-à-dire de malaise, d'inquiétude, d'insécurité, d'anxiété, de douleur, ou au contraire, d'épanouissement, de confiance, d'euphorie, de puissance, de force, de joie, mais qui ne prennent ces caractères conscienciels qu'après avoir abouti à l'écorce cérébrale en passant par les couches optiques et le bulbe. Bien que ce dernier ait une grande importance comme centre d'élaboration il n'est pas comme le croit Bonnier, le centre absolu, omnipotent et l'unique cause des projections cérébrales. C'est le premier relai d'envergure parce qu'il est un centre d'irradiations complexes, par le groupement et le voisinage des noyaux des principaux nerfs craniens et médullaires.

Ces excitations peuvent déjà en cours de route subir des transformations réflexes au niveau des divers centres, se propager dans la moelle, des ganglions rachidiens aux cellules de la corne antérieure, pour faire mouvoir les muscles, contracter les vaisseaux, spasmer les conduits, sécréter les glandes, exciter l'assimilation, la désassimilation, la circulation des tissus. Les excitations cénesthésiques centripètes parcourant les voies sympathiques ou pneumo-gastriques se jettent à la moelle et au bulbe, rejoignent les couches optiques et déterminent dans le cerveau les notions de mouvement, d'immobilité, d'excitation ou d'atonie, de puissance ou de défaillance, de vacuité ou de plénitude des viscères. Ainsi nous sont obscurément connus les états circulatoires, le travail glandulaire, la nutrition, la tonicité viscérales, la douleur ou le bien-être cellulaires, l'euphorie, le bonheur interne, la joie nutritive d'où découlent les sensations de force, de puissance, d'accroissement de personnalité, d'expansion, de confiance, d'entreprise et toutes les mentalités qui y sont adéquates. Inversement, la cénesthésie anormale détermine l'inquiétude, l'anxiété, l'ennui, la tristesse et les mentalités consécutives, l'humilité et par suite la religiosité, la débilité, l'asthénie, l'impuissance, la crainte, la phobie, l'obsession. De ces excitations les faibles ne dépassent pas les premiers centres sympathiques et se réfléchissent sur les premiers ganglions (plexus de Meissner, d'Auerbach), qui sont en quelque sorte les agents subalternes du gouvernement dont celui-ci ignore généralement l'existence, si les circonstances de normalité sont requises.

Quelles sont donc les conditions qui permettent à l'émotion, aux réflexes, aux instincts de prendre des caractères morbides :

ce sont celles que nous avons énumérées au chapitre de l'Etiologie, et dont le mécanisme d'action peut se classer en deux types principaux : 1° l'excès de sensibilisation réflexe ou hyperéflectivité ; 2° l'insuffisance d'inhibition.

## PATHOLOGIE DE LA RÉFLECTIVITÉ

**1° Excès de sensibilisation réflexe ou hyperéflectivité.** — A l'état normal l'excitabilité réflexe obéit à certaines lois qu'il est nécessaire de passer en revue. Elles ne sont autres sous un autre aspect que celles qui régissent l'irritabilité. On sait que tout excitant extérieur est capable d'ébranler l'irritabilité des cellules, des organes, des systèmes à la condition que son intensité lui soit proportionnée. La réponse à l'irritation est proportionnelle à l'intensité de l'excitation dans certaines limites du moins. Mais cependant, l'état de l'organisme excité a une influence dans cette proportionnalité. Si les irritations sont supposées d'intensité égale, la réaction est d'autant plus forte que l'organisme est plus excitable, c'est-à-dire qu'il est moins stable vis-à-vis des agents modificateurs intérieurs ou extérieurs. Enfin, de faibles excitations isolées et inefficaces sont susceptibles par leur répétition de mettre l'organisme en état d'instabilité, c'est-à-dire d'augmenter son excitabilité réflexe. Dans la clinique, la traduction de ces lois et leur application aux faits de réflectivité et d'émotivité morbides devient la suivante :

Toutes les circonstances que nous avons énumérées à l'Etiologie : la fatigue, l'intoxication, les chocs, les émotions, l'auto-intoxication par troubles organiques, les ébranlements cénesthésiques anormaux, les lésions cellulaires viscérales, les épines inflammatoires, les cicatrices incomplètes, de tuberculose, d'appendicite, par exemple, sont susceptibles de devenir par l'application répétée de leur action propre, une cause d'excitabilité des fonctions réflexes du système nerveux. L'intensité de ces causes peut être suffisante pour que l'une d'elles ou plusieurs réunies, soient capables d'emblée de produire la sensibilisation réflexe et partant émotive. C'est ce qui se produit toutes les fois qu'existe une émotion violente, un traumatisme destructeur, un accident impressionnant, un cataclysme, une intoxication massive, etc. Mais souvent ce premier choc n'est que prédisposant et il faudra de nouvelles agressions des éléments étiologiques ou de l'un d'entre eux pour déclancher des troubles appréciables. Cette attaque chronique répétée est en réalité la cause la plus efficace, car la vie n'est pas toujours semée de cataclysmes ou d'émotions tragiques.

Une fois l'état d'imminence établi, il suffira d'une très faible cause déterminante pour faire verser le patient dans les phénomènes morbides de l'hyperréflectivité, de l'hyperémotivité accompagnées ou non de réactions anxieuses. Cette évolution lente de la sensibilisation progressive est la raison de l'ignorance où sont souvent les patients et les médecins de l'étiologie des névroses émotionnelles. Même lorsqu'une cause unique semble avoir été la raison originelle de la maladie, il y a le plus souvent un intervalle, parfois fort long entre ce moment et l'apparition des premiers symptômes. Il semble que l'organisme médite sa réponse à l'irritation anormale à laquelle il a été soumis. Ce temps perdu peut être de quelques jours, de quelques semaines, de quelques mois même, jusqu'au jour où une cause seconde et de faible importance joue le rôle de la goutte d'eau qui fait déborder le vase. C'est alors une très faible fatigue, une simple contrariété, une indigestion, un choc physique, un incident pathologique sans gravité qui semble être la véritable cause immédiate. En réalité, pendant ce temps se sont produits des phénomènes de défense, car ainsi que je l'ai dit plus haut, il existe dans l'organisme tout un appareil régulateur des réactions réflexes qui s'oppose à l'apparition des phénomènes d'irritabilité réflexe, et par conséquent qui atténue ou retarde la sensibilisation émotionnelle. Cet appareil est celui de l'inhibition dont nous allons voir le rôle.

2° **Insuffisance d'inhibition.** — Toutes les réactions réflexes peuvent être suspendues par l'effet d'une volition, c'est-à-dire l'excitation frénatrice apportée au point d'articulation d'un neurone sensitif et d'un neurone moteur par tout neurone intercalaire faisant le plus souvent partie du système moteur pyramidal et dont la cellule d'origine est corticale.

Le détail de la constitution de ce système frénateur général dans le système nerveux ne nous est pas encore parfaitement connu. Mais toutefois, on sait avec certitude que dans l'appareil nerveux tous les arrangements et les groupements fonctionnels qui se constituent à tout instant suivant les besoins organiques, comportent nécessairement la présence d'éléments neuroniques inhibiteurs. Ceci veut dire que toutes les fonctions organiques sont établies d'après le dessin suivant : d'abord des groupes de neurones sensitifs ou sensoriels, appartenant au système nerveux cérébrospinal ou au grand sympathique, apportent les excitations extérieures, ou intérieures cénesthésiques, à d'autres chaînes de neurones moteurs, sécrétoires ou trophiques, c'est-à-dire distribués à des filets du système cérébro-spinal ou sympathique. Ces excitations se répartissent au même moment dans les différentes voies de contigüité avec une intensité et une répartition variée suivant la violence de l'excitation. Mais toujours elles se propagent aussi au même moment à des groupes, à des chaînes de neurones à fonction inhibitoire et qui semblent, je le répète, appartenir, directement ou indirectement, au faisceau moteur volontaire direct ou croisé. On sait que ce faisceau est la voie anatomique par où s'écoulent nos énergies volontaires ; il est le canal des volitions, le chemin de la volonté. qu'il apporte du cortex.

Ainsi une grande partie de nos excitations réflexes peuvent être annihilées ou réprimées, dans une mesure variable, par l'action frénatrice des fonctions de volition qui portent le nom d'inhibitions volontaires. Mais la volition consciente n'est pas seulement l'unique agent de l'inhibition. A différents niveaux de ses articulations interneuroniques, c'est-à-dire dans les points de relai avec la substance grise où qu'elle se trouve, le faisceau pyramidal peut entrer en contact avec les voies sensitives sans que les centres corticaux volontaires de la zone rolandique soient mis en action. Dans ces cas, l'inhibition est involontaire et inconsciente. Elle a donc tous les caractères d'un acte réflexe.

Nous savons bien d'autre part, qu'on trouve dans certains nerfs du système de la vie végétative, ou système vago-sympathique, des qualités frénatrices sur les fonctions d'autres nerfs ou d'autres branches nerveuses. Ce sont là des notions classiques et l'on sait que le pneumo-gastrique est inhibiteur de l'excitation cardiaque produite par les filets du sympathique et, au contraire, excitateur de la motricité intestinale.

Aussi a-t-on dû admettre, en se basant en même temps sur d'autres raisons qu'il n'est pas utile de développer ici, que l'inhibition pouvait se produire toutes les fois que s'intercalait entre les deux neurones essentiels d'un réflexe, un troisième neurone qui change le signe de l'excitation centripète. Il ne semble pas que cette fonction inhibitrice soit forcément spécifique à des éléments neuroniques propres, mais que suivant leur mode d'attaque et le nombre des neurones attaqués, tous les neurones quelconques soient susceptibles de faire frein sur tout chemin d'excitation. Cependant il existe des nerfs *spécifiquement* inhibiteurs.

Ainsi donc, dans l'organisme, une force d'arrêt peut se déclancher au même moment que les forces de mise en train et il semble bien qu'il n'y ait pas d'acte, pas de fonction où il n'y ait une distribution presque égale au même moment, de force d'excitation et de force d'inhibition. Tout acte, toute fonction sont donc conduits dans l'organisme par l'équilibration de l'excitation et de l'inhibition, ou par l'avantage pris par l'un de ces phénomènes sur l'autre.

Ainsi, tout acte réflexe est contrôlé et tend à être diminué dans son impulsivité et sa fatalité, à la condition que l'appareil conduisant l'inhibition née dans la substance grise des diverses régions ait conservé son intégrité. Ce fait explique l'exagération de la réflectivité par la diminution de la puissance d'inhibition volontaire ou de la volonté. De même aussi, dans ce qu'elle a d'assimilable à la réflectivité, l'émotivité s'exalte là où il n'y a plus de volonté. C'est dire que l'exagération des réflexes et que l'hyperémotivité se rencontreront partout où il y a aboulie ou bien paralysie motrice d'origine pyramidale. Il est de fait que l'exagération des réflexes et l'hyperémotivité existent dans tous les états névropathiques accompagnés de diminution de la volonté : neurasthénie, psychasthénie, hystérie, psycho-névroses variées, névrose d'angoisse, etc... et partout aussi où l'on peut trouver les signes de l'asthénie ou l'impuissance motrice fonctionnelle.

Toutes les maladies lésionnaires, portant sur le système des faisceaux volontaires, depuis le cerveau jusqu'à la terminaison musculaire, produisent, on le sait, l'exagération des réflexes, mais aussi de l'émotivité. C'est ainsi qu'à la suite d'hémorragie cérébrale, pédonculaire, protubérancielle, bulbaire, on trouve non seulement l'exaltation de tous les réflexes, mais une émotivité qui est bien connue chez les hémiplégiques. Si la lésion est sous-bulbaire et simplement médullaire, on ne trouve plus que la réflectivité, et d'autre part, l'émotivité est d'autant plus complète que la lésion porte plus haut, sur le trajet du faisceau pyramidal. Il y a donc également dans tous ces cas suspension de l'action régulatrice de l'inhibition, que l'écorce cérébrale et le faisceau pyramidal exercent sur les centres gris sous-jacents et jusque sur la moëlle. Tous ces centres sous-jacents, livrés sans frein à leur réflectivité ou à leur émotivité directe, réagissent exagérément aux excitations.

Pour ce qui est des inhibitions qui se produisent dans le système nerveux de la vie végétative, où l'intervention de la volonté ou de la conscience est diminuée ou nulle, il faut invoquer un autre mécanisme : il s'agit ici d'une excitabilité générale de tous les systèmes neuroniques, qui fait qu'une excitation transmise d'un viscère ou d'un groupe de vaisseaux, se répartit avec une égale violence dans les neurones faisant fonction d'intermédiaires frénateurs, et que parfois au lieu de la modérer, ils l'annihilent. Il est vraisemblable que c'est ainsi que se produisent le *spasme* ou la contracture si prédominants dans la pathologie des émotifs.

Mais cette vue d'ensemble sur les raisons principales qui expliquent l'exagération de la réflectivité et par suite de l'émotivité, doit être complétée sur certains points de détail. Par quel mécanisme intime se produit l'exagération de la sensibilité réflexe et quelle est l'origine de la diminution de la puissance inhibitrice ? Les causes essentielles sont l'intoxication et l'épuisement nutritif de la cellule nerveuse. Les poisons sont tous ceux énumérés à l'Etiologie : exogènes (alcool, opium, morphine, éther, oxyde de carbone, etc...), ou endogènes (poisons physiologiques, dyscrasiques ou harmozones, corps chimiques normaux, déchets surabondants du travail organique ou corps chimiques anormaux par un travail organique dévié). Ce sont encore les excitants fonctionnels spécifiques, lorsqu'ils sont surabondants ou déviés, c'est-à-dire les hormones, les produits des glandes à secrétion interne, enfin et surtout, ce sont les poisons ponogènes, c'est-à-dire de la fatigue fonctionnelle et particulièrement ceux qui sont produits par la cellule cérébrale elle-même surmenée par tout travail organique excessif.

puisque c'est elle qui règle tous ces travaux sans exception. Mais cette imprégnation de la cellule nerveuse par les propres poisons de son surtravail, qui s'ajoutent fréquemment à ceux que roule le sang dyscrasique, accompagne presque constamment une altération nutritive de la cellule nerveuse dont il faut dire un mot.

*Altération nutritive de la cellule nerveuse.* — Celle-ci, sous l'influence de ces diverses intoxications ou plus simplement sous celle que produit toute excitation violente, toujours suivie d'une décharge de son énergie de réserve, est atteinte bientôt d'une sorte d'impuissance, ou tout au moins de la difficulté à accumuler de nouvelles énergies. Nous savons que toute cellule nerveuse, tout corps de neurone emmagasine de l'énergie ce qui est une façon abstraite d'exprimer cet autre fait, qu'elle emmagasine des réserves graisseuses, glycosiques, lipoïdiques, phosphorées, pigmentaires, etc. Cette réserve se fait par le mécanisme ordinaire de l'assimilation réglé comme toujours par celui, proportionnel, de la désassimilation. Mais de même que le travail nerveux modéré favorise la recharge et la mise en tension des éléments nerveux, de même, l'excès et la brutalité de la décharge, c'est-à-dire de la désassimilation, en réponse à une excitation violente, détermine une sorte de paralysie et d'insuffisance de l'assimilation secondaire. C'est ainsi qu'agissent les intoxications aiguës, les fatigues intensives, les émotions violentes. Il semble que de longtemps les cellules nerveuses ne puissent plus facilement récupérer leur énergie, mais aussi qu'elles aient une sorte d'impuissance à la retenir lorsqu'elle est en partie reconstituée. Ces différents troubles de nutrition de la cellule nerveuse, s'apprécient parfaitement par la symptomatologie et la marche des maladies émotionnelles ou des maladies nerveuses de surmenage. A certains moments, le fonctionnement nerveux semble se retrouver tout entier pour quelques heures, plus tard pour quelques jours. Mais des rechutes répétées se reproduisent, et la récupération absolue ne se fait qu'avec une grande lenteur, d'où peut-être la chronicité et l'évolution par rechutes des névroses dépressives, et parfois, leur périodicité.

## MÉCANISME INTIME DE L'ANXIÉTÉ ET DE L'ANGOISSE

Le lecteur a pu remarquer que j'ai constamment mélangé, au cours des descriptions précédentes, l'hyperémotivité et l'angoisse. Ce n'est pas cependant que l'une et l'autre soient fatalement associées ; il semble bien qu'en règle générale, des phénomènes anxieux soient d'un degré plus marqué que la simple hyperémotivité à laquelle ils sont toujours consécutifs. Cette loi générale reste le plus souvent vraie. En clinique, l'évolution débute d'habitude par des troubles hyperémotifs et, plus tard, soit au cours de la même crise, soit dans des crises ultérieures, l'angoisse et l'anxiété apparaissent à leur tour. Cependant, il n'y a là rien d'absolu ainsi que nous le verrons dans l'évolution. Certains patients restent hyperémotifs pendant de longues périodes sans jamais présenter de phénomènes anxieux majeurs ou mineurs ou, phénomène apparemment contradictoire en associant même l'angoisse et l'euphorie. D'autres, au contraire, sont, pourrait-on dire, angogènes à la moindre réaction nerveuse.

Aussi la nécessité s'est-elle manifestée de bonne heure pour les pathologistes de distinguer deux espèces de nerveux à ce point de vue. Tout d'abord cette propension à l'émotivité générale a été signalée de tout temps dès l'établissement et le classement des tempéraments. Les anciens connaissaient déjà le tempérament nerveux et le tempérament bilieux comme étant plus particulièrement enclins aux réactions émotives, aux préoccupations hypocondriaques et à l'anxiété. Depuis l'Antiquité, cette classification s'est reproduite bien des fois sous de nombreuses formes. Aujourd'hui, ces mêmes malades sont rangés sous différentes rubriques. La constitution émotive de Dupré correspond aux cas les plus généraux d'hyperémotivité, mais parmi les émotifs morbides on a pu reconnaître un nouveau groupe où l'on a classé les individus particulièrement sensibles aux sensations euphoriques ou angogènes que chacun peut recevoir de ses viscères par l'intermédiaire du système nerveux vago-sympathique. Ceux dont la conscience cénesthésique est ainsi exaltée, ont été appelés par Grasset hypercénesthésiques et opposés aux hypocénesthésiques, qui sont généralement des hypoémotifs. L'hyper-émotivité mélangée d'hyper-cénesthésie donne naissance à la névrose ou névropathie psycho-splanchnique ou cérébro-viscérale de Grasset (1).

Les malades décrits par Krishaber dans sa *Névropathie cérébro-cardiaque*, étaient aussi des hyperémotifs avec tendance à l'anxiété et à l'angoisse à forme cérébrale et cardiaque. Ils représentaient une part des cas que j'étudie ici dans mes formes circulatoires et psychiques. A l'étranger, en Allemagne et en Autriche, on vient tout récemment de redécouvrir ces antiques malades et de créer pour eux de filandreuses et obscures théories qui sont celles de la *vagotonie* et de la *sympathicotonie*. Il s'agit là encore des mêmes patients hyperémotifs avec ou sans anxiété. Si nous parcourons, toutes les gammes de névropathie existantes et qui portent les étiquettes de neurasthénie, psychasthénie, psychonévrose, hypocondrie, hystérie nous distinguerons toujours l'hyper-émotivité ou la paraémotivité d'une part, et l'hyper ou la para-cénesthésie de l'autre, se présentant sur le même individu associées ou dissociées, et l'une d'entre elles étant prédominante sur l'autre. Les hyperémotifs présentent en même temps de l'hypoemotivité à certaines espèces d'affectivité.

Mais là où prédomine l'angoisse c'est constamment là où le sympathique et surtout le nerf vague sont particulièrement intéressés et troublés dans leur fonctionnement. Il en est de même chaque fois que le bulbe est en jeu et cela s'explique aisément par la physiologie. Le principal chemin des sensations angogènes est comme l'ont montré Vulpian, Claude Bernard, Brissaud, Bonnier, le pneumo-gastrique, plus encore peut-être que le grand sympathique qui apporte des notions plus obscures sur la vie viscérale. La capacité angogène du bulbe n'est pas une qualité propre, mais vient justement de ce qu'il contient le premier et le plus important relai nucléaire des neurones destinés aux fonctions cénesthésiques, et les noyaux bulbaires du nerf vague. Brissaud et Bonnier ont plus précisément localisé l'angoisse dans les noyaux les plus élevés du pneumogastrique : c'est le *haut pneumogastrique* de Bonnier.

Le bulbe et tous les nerfs qui viennent s'y jeter pour se termi-

(1) Grasset (*Province Médicale* du 27 février 1909) et Gastropathie nerveuse (Consultation médicale du *Journal Médical Français*, 1909, n° 4).

ner dans les autres noyaux bulbaires, ne possèdent donc la qualité angogène que par la présence des noyaux sensitifs et moteurs du pneumo-gastrique dans le faisceau solitaire et le noyau ambigu, auquel ils propagent leur excitation si celle-ci est suffisamment intense ou si tout l'appareil nerveux cérébro-spinal et sympathique est à l'état de sensibilisation et d'hyper-réflectivité, ce qui veut dire aussi d'hyperconductibilité, par les causes fonctionnelles ou humorales que j'ai énumérées à l'Etiologie.

Il est tout naturel que le nerf pneumo-gastrique produise des sensations d'angoisse étant données les considérations physiologiques suivantes:

Il est en effet, le nerf de la sensibilité viscérale de tout l'appareil respiratoire, circulatoire et digestif. Il gouverne la sensibilité des muqueuses des voies aériennes, digestives et de l'endothélium des vaisseaux. Il emmagasine donc toutes les impressions internes qui partent de cette immense surface, et n'ayant pas, comme le grand sympathique, son associé immédiat dans ces diverses fonctions, de nombreux centres intercalaires de réflexion ganglionnaire, il les amène directement après relai dans le ganglion jugulaire jusqu'au centre bulbaire et les propage aussitôt par le ruban de Reil aux couches optiques, au cervelet à la partie postérieure du cerveau et jusqu'à la région rolandique pour la zone tactile. C'est ainsi que les sensations anxieuses apparaissent et sont appréciées subjectivement dans le champ de la conscience et qu'elles y déterminent l'anxiété, phénomène psychique que nous distinguerons tout-à-l'heure de *l'affre* bulbaire simple ou angoisse.

Mais comment peut-il se faire que des sensations cénesthésiques ordinaires qui nous sont à peine perceptibles en temps normal, puissent devenir angogènes dans d'autres circonstances? Il faut d'abord établir que l'angoisse est un phénomène normal, tout comme l'anxiété, car, il n'y a rien dans la pathologie qui n'existe au moins à l'état embryonnaire dans la physiologie. Chez un être normal et bien équilibré l'angoisse se produit par deux mécanismes différents : l'un ascendant ou centripète (périphérie, bulbe, écorce), l'autre descendant ou centrifuge (écorce, bulbe, périphérie). Mais dans l'un et l'autre cas, l'angoisse ou l'émotion anxieuse sont proportionnées à leurs causes créatrices.

Elles sont des manifestations exceptionnelles, comme leurs causes, qui sont morbides. Il faut donc que l'excitation soit ou violente, ou d'espèce exceptionnelle, et qu'elle trouve aussi dans les centres nerveux des conditions propices qui se résument dans l'état morbide d'hyperexcitabilité. L'un et l'autre de ces processus ascendant et descendant prennent naissance sous l'influence d'excitations qui n'ont pas d'autre qualité essentielle que leur intensité. Je rappelle tout d'abord ce que j'ai dit ailleurs des analogies qu'il y a entre l'angoisse et la douleur. On sait qu'il n'y a pas de nerfs spéciaux et de sensibilité particulière pour la douleur ou la joie. Toute excitation suffisamment violente devient douloureuse et la douleur ne se différencie qu'autant qu'est différenciée la fonction du nerf sensitif ou sensoriel. Un nerf cutané apprécie une faible excitation sous la sensation de chaleur, de froid, de contact ; une forte sous celle de brûlure, de gelûre, d'écrasement, de déchirure ; une excitation faible d'un nerf sensoriel peut être agréable ; forte, elle reste elle-même, mais devient douloureuse. Il en est de même de l'excitation du grand sympathique et du nerf pneumogastrique : une excitation faible est agréable et euphorique parce qu'elle reste favorable à la fonction ; si elle est intense ou répétée (ce qui la rend intense par sommation des excitations) ou si le nerf est devenu hypersensible par les conditions étiologiques préalablement énumérées, l'impression perçue devient désagréable, c'est un malaise. Si elle s'accentue, elle devient angoissante parce qu'elle est défavorable, parce qu'elle est menaçante pour la conservation de la fonction et l'intégrité de l'appareil, parce qu'en somme, elle va à l'encontre de la conservation de l'individu et de l'espèce.

*L'angoisse est donc la douleur de l'appareil nerveux vago-sympathique*, c'est la *cénesthésie douloureuse portée à son plus haut degré* et c'est elle qui après une première centralisation dans le bulbe détermine dans le cerveau lorsqu'elle s'y propage, l'anxiété, qui est un phénomène quelque peu distinct. En effet, l'observation montre que tout phénomène somatique angoissant ne détermine pas toujours de l'anxiété. Toute excitation du pneumo-gastrique par l'ipeca, par exemple, ou des noyaux bulbaires du pneumo-gastrique par des impressions cénesthésiques désagréables venues d'un autre nerf bulbaire voisin du pneumo-gastriques, peut produire de l'angoisse sans anxiété. C'est ainsi que l'excitation du noyau de Deiters par l'intermédiaire du labyrinthe impressionné dans un léger vertige nautique, ou dans la rotation du corps sur son axe détermine des phénomènes pneumogastriques et bulbaires désagréables, à caractère d'affre vaguement angoissante et nauséeuse sans qu'il ait cependant, d'anxiété psychique. L'angoisse peut aussi, nous l'avons vu, s'associer à l'euphorie, comme à la souffrance peut se mêler un âpre plaisir. Je distingue donc ici deux éléments : l'un non psychique, l'angoisse ; ou affre, phénomène bulbaire, l'autre psycho-sensitif, l'anxiété. Pour moi comme pour Brissaud, Londe, Bonnier il n'y a pas d'anxiété sans participation de l'écorce cérébrale ; c'est à son niveau seulement que deviennent conscientes les excitations périphériques anormales, devenues angogènes au niveau du bulbe. Mais entre le bulbe et l'écorce cérébrale, s'étagent des relais successifs dans la voie sensitive où l'affre bulbaire devient l'angoisse qui s'aggrave, s'accentue et s'augmente des différents mécanismes fonctionnels qui lui sont apportés par l'irradiation à travers les nouveaux centres excités. Chacun de ces centres diffuse à son tour l'excitation dans les voies de sa canalisation la plus habituellement parcourue, et aggrave le total des excitations secondaires, surtout motrices, dont l'ensemble va faire naître par les concomitants physiques de l'angoisse un complexe émotif très étendu. Mais cet exposé nous fait connaître surtout l'angoisse ascendante qui peut appartenir au territoire de la cénesthésie par le vagosympathique, ou à celui des nerfs de la sensibilité générale. L'angoisse ascendante périphérique peut donc être d'origine endogène ou exogène.

Toute autre est celle, qui semble prendre surtout naissance, dans les centres corticaux où se forme par une représentation mentale de mémoire, l'émotion elle-même, c'est-à-dire le phénomène psychologique (1). En réalité, nous savons bien que la

(1) Ce mécanisme de psychologie physio-pathologique n'est pas sans analogie avec celui qui explique la loi de l'idéodynamisme : *Toute cellule cérébrale actionnée par une idée actionne les fibres nerveuses qui doivent réaliser cette idée.* Ainsi l'idée peut devenir sensation, image visuelle, sensation viscérale. Elle peut devenir mouvement, ou le neutraliser, comme elle peut neutraliser une sensation, même viscérale. Une idée étrangère peut

mémoire nécessite pour être mise en jeu, quelques petites excitations centripèdes préalables, souvent légères et fugaces. Quoi qu'il en soit, le phénomène psychologique s'étant déclanché, spontanément en apparence, propage son excitation descendante aux centres basilaires des couches optiques et des corps striés, puis aux centres bulbo-médullaires, et notamment aux noyaux du pneumo-gastrique moteur (noyau ambigu) qui, à leur tour vont modifier la respiration, la circulation, la digestion, suivant l'intensité, de leur attaque et sa diffusion et suivant les prédispositions viscérales de l'individu. Il s'agit ici d'une émotion, qui se colore d'angoisse à mesure qu'elle touche au bulbe tandis que dans le pemier cas il s'agissait d'une sensation angoissante ou d'une affre émotivante. En résumé, l'anxiété n'est que l'angoisse émotivée. C'est un phénomène bulbaire corticalisé, une affre cérébralisée.

Il est bon d'ajouter, pour faire comprendre au lecteur la complexité de ces phénomènes, que la connaissance par l'appareil sensitif de toutes les réactions secondaires motrices, joue un rôle très important dans l'ampleur que l'émotion angoissante peut atteindre. Ces concomitants somatiques sont les réactions motrices vasculaires : la vaso-dilatation ou vaso-constriction des vaisseaux, les contractions musculaires des muscles de la face et des membres qui constituent la mimique secondaire de l'émotion, le tumulte cardiaque et respiratoire, les inhibitions musculaires, les spasmes, l'excitation ou l'inhibition des sécrétions. Tous ces phénomènes consécutifs parce qu'ils sont anormaux par leur intensité, leur groupement, accroissent de nouveau l'émotion anxieuse et cette propagation à un très grand nombre de centres neuroniques détermine le comble de l'anxiété le désarroi, la panique. Ainsi, l'intensité des phénomènes réflexes qui constituent l'angoisse et l'émotion est le résultat immédiat de l'extension et de la diffusion de l'excitation. C'est ainsi qu'un simple malaise physique, dans la dyspepsie, l'entero-colite, devient rapidement de l'angoisse, que celle-ci détermine en s'étalant jusqu'au cerveau l'émotion d'anxiété, laquelle entraîne l'ex-

en faire autant, d'où les actions curatives de la psychothérapie, de la suggestion.

plosion des réactions mimiques, vaso-motrices et secrétoires qui complètent à leur tour l'anxiété et déterminent des décisions psychiques de défense. Mais encore faut-il que l'excitation périphérique ou centrale ait été assez intense pour parcourir toute la chaîne d'excitation et dépasser ses différents relais. Quand elle s'arrête dans son ascension au bulbe, elle se limite au malaise à l'affre ou à l'angoisse, sans émotion anxieuse vraie, c'est-à-dire sans anxiété, sans écho psychique représentatif. Mais la diffusion dans toutes les ramifications sensitives lui est d'autant plus facilitée que les voies sensitives sont plus excitables. Au contraire, si l'excitabilité est minime ou si elle est bridée par le mécanisme puissant de l'inhibition volontaire ou réflexe, elle ne se propage pas au loin et se réduit à quelques réactions secondaires réflexes. La connaissance de ce mécanisme nous explique les formes frustes incomplètes ou décomplétées de l'angoisse et de l'émotivité et elle nous permet de comprendre l'évolution progressive du nervosisme chez l'individu ou la race et pourquoi les névroses émotionnelles, l'angoisse, l'anxiété, vont s'étendant et se complétant proportionnellement à la sensibilisation du système nerveux. D'autre part, elle nous permettra d'aborder un autre point important de la pathogénie de certains symptômes de la névrose d'angoisse et nous donnera déjà un avant-goût des hypothèses et des classements de cette maladie. La première question à examiner est celle de la reversibilité des excitations émotivantes et angoissantes.

**Réversibilité des excitations.** — Nous apercevons bien, en effet, que le système nerveux est impropre à créer spontanément des réactions émotives ou angoissantes. Nous savons que toute excitation lui vient, en somme, de l'extérieur, même celle qui emprunte la voie du milieu, dit intérieur, mais qui est en réalité exogène aussi. N'en est-il pas ainsi particulièrement des surfaces muqueuses de l'appareil digestif ou respiratoire?

Chez les animaux supérieurs et chez l'homme toutes les excitations tendent à parcourir les centres nerveux dans leur entier et à revenir à leur point de départ. Ainsi s'établissent de véritables cycles fonctionnels qui sont représentés en pathologie par des cycles d'excitation morbide, étudiés sous le nom de synergies morbides, et de cercles vicieux. Ces cercles vicieux s'établissent toujours dans la majorité des organopathies et des réflexopathies, mais aussi dans les névroses. C'est ainsi que des excitations fonctionnelles d'abord digestives, se propagent aux centres nerveux d'où elles reviennent au tractus digestif sous forme d'excitations motrices et sécrétoires anormales et contribuent ainsi à la pérennité de ces anomalies. Il y a donc là une sorte de réversibilité fonctionnelle sur laquelle il faut méditer un instant.

On sait qu'en physiologie le système nerveux passe pour n'avoir qu'un sens de conductibilité. C'est ainsi que dans le neurone sensitif, la conductibilité est centripète ou ascendante et que l'excitation se propage des dentrites protoplasmiques aux terminaisons cylindraxiles en passant par le corps du neurone. Tel était du moins, le dogme ancien. On admet aujourd'hui que l'excitation se propage en réalité dans le système nerveux et dans le neurone dans tous les sens, et qu'elle ne passe pas toujours par le corps du neurone, mais seulement par ses expansions, et qu'elle a un sens d'écoulement préféré et habituel qui l'emporte. C'est ce dernier qui détermine la conductibilité fonctionnelle.

On peut donc dire qu'il y a une conduction fonctionnelle préférée ou principale, mais qu'il y a une conduction physiologique indifférente. L'ébranlement peut se propager en réalité en tous sens, dans toute cellule ou appareil nerveux. La réversibilité de l'excitation est un phénomène sans doute exceptionnel, si l'on entend par là qu'un corps de neurone ou qu'un groupement de corps de neurones, c'est-à-dire un centre, puissent conduire une excitation hors de sa direction fonctionnelle habituelle. Ce n'est donc pas par ce mécanisme de réversibilité physiologique que s'expliquent les synergies morbides qu'on relève dans les névroses ou dans les organopathies accompagnées de troubles nerveux et de reflexopathies. C'est par le retour à l'organe excitateur de l'ébranlement revenu de l'organe excité, à l'aide de réflexes à longs ou courts circuits, qu'on peut expliquer la réversibilité des excitations fonctionnelles.

Les lois qui la règlent en pathologie sont celles qui gouvernent les lois de la conductibilité et de la réflectivité en physiologie. Une excitation partie d'un viscère innervé par un nerf commun à plusieurs autres viscères, se répartit d'abord dans les autres branches nerveuses allant à ce même viscère si l'excitation est faible. C'est ainsi qu'une irritation portant sur la muqueuse du petit ou du gros intestin, se propage d'abord à d'autres branches nerveuses qui innervent d'autres portions de l'intestin ou de l'estomac. Ainsi voit-on apparaître à la suite de l'excitation des branches vago-sympathiques de l'intestin, un réflexe moteur dans le pneumo-gastrique qui fait contracter les fibres lisses de l'estomac en produisant un spasme douloureux ou gastralgique. Si l'excitation est plus violente, elle se propage d'abord dans le même nerf, mais à une autre branche de son territoire, si le nerf dessert plusieurs viscères. Ainsi l'excitation vago-sympathique sur le tube digestif peut produire des réflexes moteurs ou sécrétoires dans l'appareil respiratoire. Tels sont les catarrhes bronchiques créés par les affections intestinales des adultes et des enfants, telle la toux gastrique ou intestinale. Mais l'inverse est également vrai et il y a réversibilité des excitations de l'intestin, de l'estomac, au poumon et du poumon à tout le tractus digestif. C'est ainsi que la toux entraîne le vomissement, non seulement chez les tuberculeux, mais même chez les nerveux. C'est ainsi que l'ipéca absorbé au niveau de l'estomac, produit non seulement la nausée, mais le resserrement des bronchioles, et le spasme des artérioles, car il agit sur toute la musculature lisse pulmonaire. Mais, d'autre part, l'asthme ou le catarrhe bronchique, le rhume des foins, lorsqu'ils se propagent à la trachée et aux grosses bronches, s'accompagnent fréquemment de gastralgie et de diarrhée. On retrouve ce fait dans la rougeole dont le début comporte du catarrhe des voies aériennes, de l'angoisse, de la diarrhée. Si l'excitation est plus intense elle se propage au bulbe dans les noyaux des nerfs voisins du même côté d'abord : c'est la loi de la latéralisation des excitations fonctionnelles. Ainsi l'excitation vago-sympathique dans la pneumonie produit la rougeur de la pommette du même côté, de même que l'excitation du trijumeau nasal par le froid, une cautérisation (Bonnier) modifie l'état moteur (éternûment) mais aussi circulatoire du poumon et peut déclancher ou aggraver une hémoptysie chez un tuberculeux. Le centre de réflexion habituel de ces excitations est le bulbe qui par les connexions si riches de ses noyaux peut la diffuser partout. Toutes ces lois des réflexes morbides sont bien connues en physiopathologie et la réversibilité fonctionnelle inter-organique apparaît comme des plus précises.

*Or, étudier la réflectivité c'est étudier en même temps l'émotivité organique.* Ces lois générales de la réflectivité sont donc applicables à l'étude physio-pathologique des névroses émotives et de la névrose d'angoisse qui comportent une part équivalente de troubles viscéraux et de troubles psychiques. Elles ne sont qu'un chapitre de l'étude plus générale de la pathologie des fonctions d'irritabilité et de réflectivité.

Il va donc apparaître clairement au lecteur que l'émotion et l'angoisse peuvent être d'origine centrale ou périphérique, ascendante ou descendante, et qu'en réalité il ne faut pas dire névrose anxieuse, névrose d'angoisse, maladie émotionnelle, mais symptôme ou syndrome d'émotivité ou d'anxiété. Il ne serait pas bon, non plus, de persister à dire comme certains auteurs, qu'il y a une émotivité psychique et une émotivité somatique car il faut cesser d'opposer le somatisme au psychisme. Le psychisme, en définitive, n'est que le cérébral, et le cerveau n'est-il pas un viscère qui mérite comme les autres l'épithète de somatique ?

*Participation respective du vague et du sympathique* (?). — Est-il possible dans la symptomatologie des anxieux de séparer ce qui relève du vague de ce qui appartient au sympathique ? Eppinger et Hess l'ont cru quand ils ont établi les symptômes d'excitation du vague ou *vagotonie*, opposés à ceux de l'excitation du sympathique ou *sympathicotonie*. Voici leurs signes de vagotonie : vaso-constriction de la face, bradycardie, dyspnée, hyperchlorhydrie, constipation, nausées, anesthésie pharyngée, enophtalmie, myopie, tandis qu'au contraire l'excitation du sympathique fournirait des symptômes inverses. De plus la réaction de ces deux types de malades à une injection de pilocarpine, d'adrénaline, d'ésérine, à l'absorption de la belladone ne serait pas identique.

En réalité, mes essais de vérification m'ont montré l'inconsistance de ces classifications, comme au professeur Grasset qui a insisté sur l'intrication habituelle des symptômes vago-sympathiques.

Comment, du reste, résoudre la difficulté qui vient de la similitude des réactions de l'excitation d'un des deux nerfs avec la paralysie de son antagoniste ?

La pénétration réciproque des territoires anatomiques et des fonctions du vague et du sympathique est si complète, qu'il faut perdre tout espoir de tirer aucune conclusion ferme des documents cliniques et physiologiques actuels. Et cela n'a rien qui puisse surprendre car le sympathique n'est qu'une moelle extra-rachidienne et le vague peut être assimilé à une branche bulbaire du sympathique. Chez les anxieux, le système nerveux tout entier est intéressé à la fois avec des répartitions fonctionnelles variables d'une période à une autre.

L'étude du *réflexe oculo-cardiaque* ne fournit pas de documents plus certains. Parfois la pression du globe oculaire ralentit le cœur, d'autres fois l'accélère, souvent n'y produit rien.

On ne peut davantage déterminer la *nature* des troubles du sympathique et du vague. Sont-ce des lésions ou des troubles fonctionnels ? Les névrites du vague ou du sympathique ou les altérations de leurs ganglions se traduisent indifféremment par les mêmes symptômes que leurs simples troubles dynamiques. Les altérations toxiques ou les lésions de voisinage (tuberculose des ganglions du médiastin, pleurites, adhérences, aortites, intoxication par le plomb, l'alcool, les sécrétions internes, les poisons endogènes, etc.) peuvent être plus aisément soupçonnées que démontrées.

Ce qui reste de certain, c'est que les anxieux présentent à la fois des symptômes d'excitation et de paralysie du vague et du sympathique et de leurs ganglions et plexus et qu'ils sont variables au cours de l'évolution ; les anxieux sont donc atteints non pas seulement de *sympathose*, suivant le terme de Laignel-Lavastine mais bien de *vago-sympathose*, parfois localisée à certains territoires ou fonctions mais plus souvent diffuse et presque généralisée dans les poussées aiguës ou les formes paroxystiques.

## ANALYSE DES CONDITIONS CLINIQUES ET PATHOGÉNIQUES GÉNÉRALES

L'analyse précédente nous montre donc bien que c'est par artifice qu'on peut classer un certain nombre de troubles morbides autour de l'angoisse ou de l'anxiété. Celle-ci n'est qu'un élément inconstant de l'hyperémotivité. L'hyperémotivité elle-même reconnaît comme base une réflectivité et une irritabilité morbides soit par sensitivation exagérée, soit par perte ou réduction de l'inhibition. Mais la sensitivation ou l'inhibition insuffisante ne se généralisent pas toujours dans tout le système nerveux et peuvent se localiser, surtout au début des évolutions émotionnelles, dans certains territoires viscéraux. Cette localisation s'explique par la conservation dans les organismes supérieurs, d'un certain reste de métamérisation et par la distribution topographique des excitations bulbaires. Le bulbe contient en effet en projection, toute la topographie organique, car tous les nerfs organiques passent par ce carrefour et y trouvent des relais ou noyaux. Plus tard, lorsque l'évolution hyperémotionnelle se perpétue, la sensitivation, l'émotivation, le défaut d'inhibition du système nerveux, s'étendent à tous ses territoires.

C'est ainsi que la pathologie de réflectivité ou la pathologie émotionnelle peut se limiter d'abord à quelques chaînes nerveuses et à quelques segments viscéraux ou fonctionnels, pour s'étendre ensuite de proche en proche, et établir des synergies hyperémotives entre tous les territoires viscéraux, y compris ceux du cerveau. Les interrelations réflexes exagérées s'établissent alors et c'est seulement à ce moment que l'on pourrait parler d'une maladie émotionnelle, d'une maladie anxieuse. Ainsi s'étagent, de la forme la plus légère de l'hyperréflectivité ou de l'hyperémotivité d'abord localisées, jusqu'à la maladie émotionnelle, qui intéresse la totalité du système nerveux, une série de réactions émotives et anxieuses qui sont par ordre des *symptômes*, des *syndromes* et enfin *des maladies* émotionnelles ou anxieuses. Nous pourrions dire aussi : ango-symptômes, ango-syndromes, ango-maladies et d'une façon plus générale, syndromes angopathiques et pour l'émotivité avec ses réactions affectives : affecto-syndromes, affectopathie, etc.

Après cet exposé on jugera que la petite angoisse cardiaque avec palpitations, apparaissant sous l'influence de la fatigue, d'un surmenage ou d'une émotion, après les repas chez un homme de par ailleurs bien portant et chez qui le phénomène s'atténue par le repos et l'hydrothérapie, n'est qu'un ango-symptôme. Il n'est pas possible d'appeler cette réaction maladie émotionnelle ou névrose d'angoisse, car l'angoisse est ici peu marquée et on ne peut la préciser que par l'interrogatoire ; elle ne s'impose pas à l'esprit du patient ; chez beaucoup elle passerait presque inaperçue.

Aussi la médecine traditionnelle, voyant les choses d'une façon plus étroite, se contentait-elle de dire palpitations réflexes, d'origine gastrique, chez un nerveux, parce qu'effectivement, les phénomènes gastriques semblent commander les phénomènes cardiaques puisque les palpitations se montrent après les repas. Cette erreur n'aurait point de gravité, si, à la limite, elle ne menait à une thérapeutique erronée, car il est possible que l'estomac soit intéressé par le choc émotif ou la fatigue préalables ; il est même possible aussi qu'il participe par l'intermédiaire du sympathique à l'excitation du cœur. Mais le système nerveux général commande en réalité l'un et l'autre, et la psychothérapie, ainsi que l'hydrothérapie, par exemple, auront plus d'action dans ce cas que le vieux régime alimentaire, la suppression du café, du thé, de l'alcool, du tabac.

L'inconvénient de cette manière classique de comprendre ces phénomènes est de les grouper d'une façon trop étroite autour d'un état organique supposé souvent à tort réflexogène, et de pouvoir faire autant d'erreurs qu'on peut choisir d'organe causal ; d'autre part la critique qu'on peut faire à ma conception est qu'elle fait entrer dans le domaine de l'hyperémotivité et de l'anxiété morbide toute la pathologie réflexe organique.

Son avantage est de montrer une fois de plus qu'il n'y a pas de démarcation absolue entre les phénomènes pathologiques et qu'ils ne sont que des oscillations de plus en plus accentuées autour d'une ligne de normalité représentant l'axe physiologique théorique. Mais il est bon de savoir cependant que la tendance aux symptômes mineurs d'émotivité ou d'anxiété, c'est-à-dire la propension à faire des réflexes et des réflexopathies, est pour le patient une promesse de grande névrose d'angoisse ou de maladie émotionnelle complexe. Il n'est donc pas sans importance de montrer les analogies des formes atténuées et des formes complètes.

**Conditions cliniques générales.** — Les syndromes émotifs et anxieux considérés dans une vision clinique d'ensemble se rattachent dans la pratique à quelques grandes espèces :

1° Il semble bien d'abord qu'il existe une forme progressivement évolutive de la jeunesse à l'âge adulte et à la vieillesse avec ou sans intermittences. C'est celle qui a été décrite sous le nom d'émotivité constitutionnelle, dont un certain degré existe peu ou prou chez tout individu susceptible de faire, sous l'influence de causes occasionnelles, soit des réflexopathies, soit des formes répétées et prolongées d'hyperémotivité, d'angoisse et d'anxiété. C'est là le fonds commun où évoluent les espèces suivantes.

2° Il faut distinguer ensuite le syndrôme émotif et anxieux apparaissant chez les malades appelés communément neurasthéniques, psycho-névrosés, psychasthéniques, hystériques, dégénérés, et d'une façon plus générale encore, chez les névropathes sans autre distinction d'espèce, ce qui revient à dire chez tout individu atteint des troubles de l'émotivité.

3° La troisième classe contient les syndromes émotifs et anxieux évoluant chez des patients qui ne paraissent pas spécialement atteints d'émotivité constitutionnelle. Ces syndromes semblent survenus accidentellement, mais parallèlement à l'évolution de troubles organiques primitifs et le plus souvent lésionnaires, et disparaissent avec eux s'ils guérissent, mais pas toujours entièrement, et en laissant après leur passage une certaine tendance émotive, phobique ou obsessive.

4° Enfin viennent les syndromes du même ordre évoluant pendant un temps court, à une période tardive de la vie, en même temps que des troubles fonctionnels ou lésionnaires, chez des non prédisposés.

Si nous cherchons à analyser avec plus de détails la situation des patients de ces quatre classes, nous voyons qu'en somme on peut les réduire à deux :

*a*) Hyperémotifs d'habitude, ayant des rechutes fréquentes, une tendance au retour des mêmes accidents et qui semblent se confondre au degré près avec la première espèce atteinte d'émotivité constitutionnelle. De plus, ces patients peuvent se présenter avec des troubles fonctionnels ou des troubles lésionnaires viscéraux qui déterminent l'exaltation de leurs tendances.

*b*) La seconde classe comporte ceux chez qui ces accidents de surémotivité et ces ango-syndromes sont exceptionnels, non constitutionnels, et paraissent liés à l'évolution d'une altération organique ou d'une modification fonctionnelle marquée.

**Conditions pathogéniques générales.** — Or, ceci revient à dire qu'il faut, pour faire de l'émotivité morbide et des syndromes anxieux, deux déterminantes indispensables : ou bien un terrain prédisposé constitutionnellement, (ou du moins, en apparence), ou bien des altérations organiques ou fonctionnelles marquées qui, malgré l'absence d'un terrain constitutionnel et sur un terrain quelconque, sont capables de devenir une cause suffisante.

Ainsi, nous apprenons que l'origine des troubles que nous étudions ici se réduit à l'action d'une altération organique ou d'une modification fonctionnelle, ce qui exprime une origine périphérique, dans le sens de somatique traditionnellement, ou bien une origine psychique. Mais j'ai déjà fait observer que psychique ou cérébral (sinon cortical), n'est pas distinct de viscéral. Il reste donc, en définitive, comme notion terminale, que tout trouble organique, toute lésion, toute organopathie peut déterminer des réactions hyperémotives et anxieuses et d'autant plus aisément, qu'elle se produit sur un terrain prédisposé par une condition qu'on appelle constitutionnelle et dont nous allons étudier la véritable valeur.

Voyons d'abord s'il est nécessaire que l'altération organopathique signalée ici soit vraiment lésionnaire. Nous avons perdu de vue, en effet, dans cette discussion, les patients qui ne présentent que des troubles fonctionnels. Mais observons aussitôt qu'entre les troubles fonctionnels et la lésion la différence n'est plus perceptible aux limites inférieures des lésions légères et que de la fonction à la lésion s'étagent : 1° les oscillations fonctionnelles; 2° les déviations fonctionnelles par excès ou par défaut ; 3° les transformations fonctionnelles et 4° les associations fonctionnelles irrégulières ou anormales. Au-dessus apparaissent : 5° les premières lésions fugitives curables, peu visibles, permettant un retour à l'intégrité absolue, puis enfin : 6° les lésions sub-aiguës de longue durée, mais encore curables, et en dernier lieu : 7° les altérations définitives progressives et incompatibles avec la survie prolongée.

Dans cette échelle il n'y a que des degrés de transition insensibles. Toutefois parmi bon nombre de troubles considérés comme fonctionnels, il en est qui sont accompagnés d'altérations physiques invisibles, mais qui se traduisent par un état chimique appréciable. Si nous n'oublions pas que les lésions n'ont de valeur qu'autant qu'elles déterminent des troubles fonctionnels, si en même temps nous nous souvenons qu'altération et lésion organiques peuvent n'être point graves, tandis que certains troubles fonctionnels, certaines modifications dynamiques d'organes ou de systèmes importants (bulbe) suffisent à produire l'inhibition vitale et la mort, nous constatons que notre classification en hyperémotivité d'origine organique lésionnaire, ou d'origine dynamique fonctionnelle, n'a pas de raisons valables, et nous restons donc en présence du schéma pathogénique général suivant :

*Les syndromes d'émotivité et d'anxiété sont des modifications de la réflectivité qui peuvent être déterminées par tout trouble dynamique ou fonctionnel accompagné ou non de lésion et intéressant plus particulièrement le nerf vague ou le sympathique. Ces syndromes se produisent d'autant plus fatalement que le patient présente davantage les caractères de la constitution émotionnelle.*

Qu'est-ce donc que cette influence d'action si déterminante qu'on appelle la constitution émotive?

La constitution émotive est faite d'un certain nombre de facteurs héréditaires dont les éléments sont les suivants :

**La constitution émotive n'est pas une entité théorique.** — C'est d'abord l'hérédité du dynanisme fonctionnel nerveux qui s'explique lorsque l'on songe que le nouveau-né ne doit pas être considéré comme une simple résultante de deux êtres, ses parents, avec lesquels il perd tout lien dès sa naissance. Il n'est qu'une petite partie d'eux-mêmes qui s'isole et continue une vie propre, mais c'est une portion constituée des mêmes éléments protoplasmiques, et qui jouit par suite des mêmes qualités vitales ou des mêmes vices constitutifs. Cette filiation protoplasmique entraîne une identité fonctionnelle : le nouveau-né est fait de tissus parentaires et son organisme, ses tissus, ses cellules sont une image fidèle de ceux de ses procréateurs. C'est en réalité, le protoplasma des ascendants qui se perpétue après le rajeunissement gamétique, mais c'est le protoplasma imprégné des influences extérieures et intérieures subies par les ancêtres et modifié ensuite par ses propres acquisitions. Ce n'est pas comme on tend à le croire, un tissu plastique entièrement nouveau, régénéré, transformé et doué seulement d'une force vitale, d'une directive fonctionnelle propres. C'est, au sens strict pour le physiologiste, que la matière vivante reste immortelle et que le même flambeau de la vie passe sans s'éteindre des parents aux enfants.

Ainsi, puisque le protoplasma parentaire ne meurt pas avec les ancêtres, puisque le nouveau-né est la continuation protoplasmique de ses parents, toutes les qualités fonctionnelles de ces derniers lui sont léguées, du moins en puissance. C'est ainsi qu'on peut comprendre le mot d'Isaïe : « Les parents ont mangé des raisins verts et les dents des enfants en ont été agacées ». Ainsi s'explique aussi que les émotifs par hérédité ou par acquisition lèguent à leurs enfants en sensitivation et en insuffisance d'inhibition réflexe, ce qu'ils ont reçu eux-mêmes de leurs parents et ce qu'ils ont ajouté à ce capital ancestral au cours de leur vie, par le choc émotif ou traumatique, les intoxications endogènes ou exogènes, le surmenage, la fatigue, les maladies infectieuses ou organiques.

De plus les émotifs se recherchent et tendent à s'unir entre eux par un choix que règle elle-même la nature de l'émotivité. Aussi leurs enfants héritent-ils souvent d'une double tendance émotive qui se complète, ou s'exalte. Dans les premières années de la vie, un autre élément entre en jeu, c'est la contagion familiale de la manière d'être, des habitudes, des particularités du caractère. Par l'exemple ou par la suggestion, les enfants sont déjà prédisposés aux anomalies du caractère et surtout à l'aboulie de leurs ascendants, c'est-à-dire qu'ils prennent l'habitude de l'inhibition amoindrie. Ainsi pourrait-on dire : Les ascendants, surtout s'ils sont suivant la règle les éducateurs, lèguent la poudre et sont l'amorce. Non seulement les enfants assistent chaque jour aux réactions émotionnelles de leurs parents, aux discussions, aux querelles qui sont d'habitude chez les émotifs, mais encore par leurs propres tendances émotives, ils ne peuvent éviter de prendre part aux chocs quotidiennement répétés au cours de la vie familiale commune. Ainsi les parents ne se contentent pas de léguer à leurs descendants par la continuation protoplasmique, le terrain d'émotion. Ils le soumettent dès l'entrée même dans la vie, aux mêmes influences extérieures modificatrices qui ont déjà marqué sur eux-mêmes.

Plus encore, les influences intérieures leur sont communes. Les enfants se nourrissent comme leurs parents, commettent les mêmes erreurs de régime et se soumettent par ignorance et habitude, ou tradition, aux mêmes intoxications. Enfin les mêmes conditions sociales influent sur eux, souvent aussi, les mêmes nécessités professionnelles.

C'est la communauté de ces diverses causes externes et internes, agissant sur une constitution anatomique presque identique, qui explique l'hérédité des modifications fonctionnelles et la tendance évolutive vers les mêmes viscéropathies. La prédisposition organique héréditaire est subordonnée le plus souvent à la tendance héréditaire des mêmes modifications fonctionnelles. C'est par l'intermédiaire du système nerveux qu'elle se fait. En effet, les centres nerveux sont, à l'état normal, des directeurs fonctionnels qui deviennent des excitateurs para-fonctionnels ou, pourrait-on dire encore, dyspragiques, à l'état morbide. Si le fonctionnement normal sous des influences excitatrices normales, fait d'un centre nerveux un centre physiologique régulateur, au contraire, le fonctionnement anormal, la para-fonction ou dyspragie, sous des influences excitatrices anormales éduque le centre dans le dérèglement fonctionnel. C'est ainsi que par l'hérédité la glycosurie tardive et bénigne des parents se transforme en un véritable diabète juvénile grave. Ce diabète est d'autant plus irrévocable, d'autant plus redoutable, qu'il est légué dans les deux voies ancestrales, paternelle et maternelle. Ainsi se conduit l'hérédité nerveuse en général et plus particulièrement celle de la constitution émotive.

Or, les relations sont étroites entre les viscéropathies et les réactions émotives ou anxieuses qu'elles sont susceptibles de déterminer. Dans une famille où existe déjà la constitution émotive, un enfant peut hériter de l'un des parents d'une tendance gastropathique qui deviendra elle-même une source de paroxysmes anxieux. La constitution émotive étant commune aux deux parents, l'un d'eux peut, de plus, léguer le tempérament bilieux, la cholémie ou la propension aux manifestations réflexopathiques vasculaires ou cardiaques. Autant de causes de variations dans les formes d'une même émotivité d'ensemble.

**Hérédité cénesthopatique.** — La question de l'hérédité cénesthopatique est intimement liée à celle des tendances viscérales héréditaires. On a vu combien est importante dans la naissance des maladies de l'émotion et dans l'anxiété, cette sensibilité interne. Dans la constitution totale de notre conscience, la conscience viscérale a naturellement une très grande part. C'est elle qui nous donne bien souvent notre sentiment général de plaisir ou de douleur et qui, par conséquent, colore notre affectivité habituelle et nos émotions. Notre orientation affective dépend essentiellement d'elle et le cerveau en lui apportant des variations instantanées suivant le jeu des excitants extérieurs, qui l'atteignent par la voie sensorielle ou sensitive modifie en bien ou en mal ce fonds émotionnel propre. De plus, la cénesthésie a une certaine influence sur l'activité volontaire et la tonicité nerveuse. Parmi les nombreuses sources de ces deux dernières fonctions, il faut faire une part à celle qui par action réflexe prend naissance dans les viscères. Ainsi, les cénesthopathies et surtout celles qui sont d'origine vasculaire, ont une grande part dans l'origine de l'atonie ou plutôt de l'asthénie générale et de l'aboulie qui lui est si intimement liée. L'aboulie et l'asthénie sont souvent le résultat de la perception obscure de la baisse de la puissance organique concentrée d'abord dans le relai bulbaire. Or, l'état cénesthésique, le ton affectif, l'aboulie et l'asthénie générales sont au même degré héréditaires et de la façon la plus incontestable par l'examen de nombreux cas cliniques. Les observations de clientèle fourmillent de la transmission des parents aux enfants de ces malaises cénesthésiques si caractéristiques et si facile à déceler.

**C'est un legs anatomique et fonctionnel.** — Ainsi la constitution émotive nous apparaît comme un legs de propriétés concrètes : le terrain anatomique, l'héritage protoplasmique communs aux parents et aux enfants. De plus, il y a un legs fonctionnel dynamique d'autant plus certain que des mêmes influences extérieures et intérieures le mettront en branle chez les enfants comme chez les parents. Enfin, cette constitution émotive se transmet d'autant plus sûrement que les parents étaient eux-mêmes atteints au moment de la conception même. Non seulement les enfants héritent de la constitution nerveuse émotive générale de leurs parents, mais encore ils se ressentent de l'ampleur et de l'acuité passagères des manifestations présentées par leurs procréateurs. On sait que chez l'adulte les névroses comme les variations fonctionnelles, comme les maladies de la nutrition, sont sujettes à des poussées paroxystiques où toute la symptomatologie atténuée qui fait le fonds habituel de leur état s'exalte et prend de l'acuité. Il en est ainsi dans la goutte, dans le diabète, le rhumatisme, l'obésité, la migraine, l'asthme et de même aussi dans la maladie de Basedow, les neurasthénies, l'épilepsie, l'hystérie, les psycho-névroses, les cyclotymies, etc. Or, les enfants n'héritent pas seulement de la tendance générale, mais encore des tendances morbides manifestées chez les parents au moment des poussées paroxystiques s'ils sont conçus pendant ces périodes. C'est pour moi une loi générale dont j'ai constaté des exemples nombreux. L'enfant est le reflet anatomique et physiologique de l'état de ses parents *au moment de la conception*. En voici des exemples empruntés à ma pratique.

**Exemples cliniques.** — I. Un colonial a quatre enfants, deux avant son premier voyage aux colonies, deux immédiatement après une dysenterie avec abcès du foie dont il guérit. Lui-même a été toute sa vie névropathe, il est devenu morphinomane avant la naissance de son dernier enfant. Il a épousé une hystérique atteinte de divers troubles de l'émotivité, de névrose d'angoisse, d'obésité. J'ai vu évoluer cette famille pendant vingt ans : les deux premiers enfants sont de simples nerveux, les deux derniers ont fait de la névropathie continue avec entéropathie et cholémie. Le dernier enfant est devenu, non morphinomane, mais dipsomane. Ainsi dans ce cas se manifestent nettement la névropathie, la participation hépatique et intestinale et la toxicomanie pour les deux seuls enfants nés après une infection entéro-hépatique du père.

II. Un banquier a deux fils ; l'aîné reste indemne de la glycosurie que manifeste dès la puberté le second, conçu immédiatement après l'apparition de la glycosurie paternelle.

III. Un avocat goutteux a trois enfants dont l'aîné jusqu'à

présent est resté sans manifestation uricémique ; les deux autres ont déjà présenté de la migraine et de la lithiase rénale. Or, chez le père, la goutte était apparue pour la première fois quelques années après la naissance de l'aîné et quelque temps avant la naissance du second enfant.

Il suffit de connaître cette loi pour en trouver chaque jour des exemples innombrables. Elle s'explique par le fait que l'enfant est la continuation protoplasmique et fonctionnelle de ses parents à la date de la conception, mais sa fatalité est tempérée de cette constatation que l'état physique et fonctionnel des parents étant essentiellement modifiable par une thérapeutique convenable on peut remédier, chez eux, par une prophylaxie appropriée à la transmission fatale des caractères morbides ancestraux.

Les lois de l'élevage humain sont en effet identiques à celles de l'élevage animal, mais tandis que les éleveurs et les zootechniciens n'acceptent comme procréateurs dans les races animales que des étalons et des femelles choisies et préparées à la reproduction pendant de longs mois, les hygiénistes et les légistes ont laissé la reproduction humaine gouvernée par les seuls instincts, l'indifférence et l'ignorance asinaires de la majorité des humains.

En résumé, la constitution émotive n'est point quelque chose d'obscur et d'abstrait, c'est le legs des modifications anatomiques et dynamiques consécutives aux actions externes et internes qui ont agi sur l'appareil anatomique de la sensibilité générale et affective chez les parents directs et les ancêtres. Et ceci nous permet d'ajouter à la définition de la page 291 que les syndromes que nous étudions ici peuvent être déterminés par *tout trouble dynamique ou fonctionnel acquis par le patient* et *facilité par le legs anatomique ou dynamique produit par des actions morbides analogues chez les parents directs ou les ancêtres.*

## SYNTHÈSE PATHOGÉNIQUE

1° Les connaissances exposées dans les pages précédentes nous permettent maintenant de nous représenter le pourquoi et le comment de l'émotivité morbide et de l'anxiété. Le lecteur a pu se rendre compte que les nombreuses manifestations fonctionnelles qui apparaissent dans les états que j'ai longuement décrits dans la première partie de ce livre, sont les uns nettement morbides, les autres proches de l'état physiologique. C'est qu'il y a à la base de ces troubles comme de tout trouble fonctionnel, un point de départ physiologique, représenté, ici, par les réactions normales de l'émotion, de la joie et de la tristesse, de la colère et de la peur. En somme, les malades que nous étudions ici, les hyperémotifs et les anxieux, ne présentent aucun trouble qui ne puisse se manifester à l'état normal dans une de ces circonstances, émotion, joie, tristesse, peur, colère, qui restent légitimes parce qu'elles ont un objet extérieur auquel elles sont adéquates, proportionnées, et vis-à-vis duquel elles sont des manifestations de défense et de sauvegarde. La morbidité de ces cas ne vient que de la disproportion entre l'agent déterminant et la réaction morbide.

2° Ces troubles qui sont tous d'origine sensitivo-motrice et sont au demeurant constitués par des réflexes à courts ou longs circuits, se présentent suivant une échelle de complication progressive, sous l'aspect de symptômes, de syndromes ou de maladies qui à la condition d'être dynamiques, sans lésions et à point de départ cérébral, ou à participation cérébrale prédominante, peuvent garder le nom de névrose.

3° En dehors des caractères des simples réflexes, ces troubles sensitivo-moteurs, sensitivo-sécrétoires, sensitivo-trophiques, s'adjoignent une symptômatologie psychique lorsque l'intensité et la nature de l'excitation réflexe permettent qu'elle se diffuse au loin dans la corticalité cérébrale. Aussi le caractère distinctif, la caractéristique de l'acte réflexe de hiérarchie élevée, dans le champ de l'émotion ou de l'angoisse, c'est d'être sensitivo-psycho-moteur. Contrairement donc à la définition du réflexe simple et médullaire, le réflexe d'émotion ou d'angoisse détermine des états de conscience et des représentations mentales.

4° La voie anatomique suivie par les excitations qui déterminent l'émotivité morbide et l'angoisse est la même que celle que parcourent les excitations déterminantes de l'émotion normale de joie et de tristesse, de la colère, de la peur, etc... Ces voies sont celles de la sensorialité et de la sensibilité générale. Elles suivent un parcourt ascendant ou centripète, puis se réfléchissent au niveau de centres étagés à différentes hauteurs et produisent leurs réactions motrices, mimiques, secrétoires, trophiques en suivant une voie descendante ou centrifuge. Il apparaît bien ainsi, que les émotions ne sont constituées physiologiquement que comme des réflexes à brefs ou longs parcours. Ainsi tout fait de sensibilité ou de sensorialité est susceptible à un degré quelconque de donner naissance à des actes de réflectivité, qui à partir d'un certain degré de complexité et lorsque par leur diffusion elles atteignent les centres élevés (bulbe, couche optique, cerveau) constituent des émotions. Plus l'excitation se propage haut et loin dans l'appareil sensitivo-moteur, plus l'émotion est profonde et complète. A l'état normal la majeure partie des émotions prend naissance par l'excitation des nerfs de la sensibilité générale cutanée et surtout des nerfs sensoriels. C'est en effet par les organes des sens que pénètrent les causes extérieures émotivantes, à la condition toutefois que celles-ci aient une intensité suffisante pour triompher des forces inhibitrices qui existent dans l'appareil sensitivo-moteur et dans le cortex cérébral.

De leur côté les viscères transmettent par les nerfs vagues et sympathiques les excitations de sensibilité interne ou cénesthésique qui normalement se réfléchissent dans les ganglions sympathiques et n'éclosent plus dans la conscience ou du moins restent subconscientes, à la condition de n'être pas trop intenses, pas trop fréquemment répétées et qu'il n'y ait pas une sensibilité anormale de réception dans les centres cérébraux ou une insuffisance de refoulement, c'est-à-dire d'inhibition. Ce sont surtout ces dernières excitations cénesthésiques d'origine interne qui sont susceptibles de déterminer l'angoisse, car il peut y avoir émotivité sans anxiété, de même que sans tristesse. Les émotions esthétiques sont souvent intenses, et tristes ou joyeuses, ne sont pas angoissantes.

5° La tonalité générale des émotions peut être de deux espèces : joyeuse ou triste, agréable ou désagréable. Il n'est pas nécessaire pour produire ces effets différents, que l'excitation aboutisse à des centres particuliers. Il semble bien que la qualité et la quantité des excitations suffisent à déterminer l'espèce de la tonalité affective. Les excitations sensitives violentes deviennent douloureuses, mais leur intensité n'est pas indispensable, il suffit seulement qu'elles soient fréquemment répétées par suite d'une propriété générale du système nerveux qui devient d'autant plus excitable qu'il a déjà été antérieurement excité. La sommation des excitations de moyenne intensité équivaut à une très intense excitation. Ainsi toute excitation modérée et de qualité physiologique de l'appareil sensitif externe ou interne, déterminera un état affectif agréable qui deviendra douloureux et plus particulièrement anxieux s'il part des territoires vago-sympathiques, dès que cette excitation sera suffisamment violente ou répétée.

Les excitants normaux sont les excitants fonctionnels et pour ce qui est de la sensibilité interne ou cénesthésique ceux-ci sont pour l'appareil digestif, les aliments, les boissons, de qualité et de quantité normales, les ferments digestifs répandus sur les muqueuses à la condition d'une composition chimique régulière. Ce sont encore les mouvements spontanés des tuniques musculaires digestives, produits eux-mêmes par des réflexes élémentaires et le contact du sang dans les parois des vaisseaux, en qualité et quantité normales. L'ensemble de ces diverses excitations apporte à la conscience la notion d'un fonctionnement organique régulier et conséquemment la joie viscérale, la joie interne qui déterminent déjà une tonalité euphorique de l'affectivité. Cette tonalité étant ainsi établie, toutes les autres excitations qui aboutissent au cerveau par la voie de la sensibilité cutanée et sensorielle à la condition de rester d'intensité modérée, se colorent aussi de la même manière. Ce fonds affectif déterminé par la cénesthésie joue une importance considérable dans la qualité de l'émotion et de l'affectivité. Il va sans dire que si la cénesthésie digestive est une des plus importantes dans le déterminisme de la tonalité affective générale, la cénesthésie circulatoire, respiratoire est également importante.

La réplétion plus ou moins parfaite des cavités circulatoires par le sang ou, au contraire, la vacuité, c'est-à-dire la pléthore ou l'anémie, le rythme circulatoire, la pression de pénétration dans les organes, sont inappréciés tant qu'ils sont normaux, mais sont perçus dès qu'ils sont altérés, ou du moins extrêmes par défaut ou par excès. Ces excitations parties de tout le domaine vasculaire jouent un rôle important dans la notion de la force et de la résistance physiques, et nous verrons plus loin qu'inversement tous les états de force, d'excitation et de joie, comportent et déterminent un fonctionnement généreux de l'appareil circulatoire. N'est-ce pas lui, en effet, qui assure immédiatement le jeu des fonctions et surtout de la fonction musculaire?

Les excitations fonctionnelles parties de l'arbre respiratoire la connaissance de la qualité de l'air qui peut sembler pur, suave, ou au contraire, épais, lourd, humide, irrespirable, la béance ou le spasme des bronches, des muscles respiratoires, contribuent aussi, quoique déjà à un moindre degré, à la coloration triste ou gaie de l'affectivité générale. Bref, sans pousser davantage cette analyse, on peut affirmer que toute excitation fonctionnelle favorable au développement de la fonction, en quelque domaine somatique qu'elle se produise, détermine l'euphorie, la joie, la confiance et qu'au contraire, toute excitation de qualité ou de quantité anormales, nuisibles à la fonction, produit le malaise, la tristesse, l'angoisse.

6° Par suite de la réversibilité toujours possible des excitations et par le fait de la concentration dans le cerveau de toutes les notions de sensibilité générale et de sensibilité viscérale, toute émotion peut donc reconnaître deux origines principales : *a*) elle peut prendre naissance à l'extérieur par les nerfs sensitifs ou sensoriels pour aboutir directement au cerveau et de là retentir dans tous les autres appareils organiques, ou bien, *b*) elle naît dans l'organisme lui-même et son point de départ peut être un viscère quelconque et le cerveau tout comme les autres.

*a*) La première espèce dans ce classement comporte la plus grande partie des émotions normales, c'est-à-dire de celles qui sont déterminées par l'excitation des organes des sens. C'est ainsi que l'ouïe transmet par la parole ou la musique, des expressions émotives nées chez d'autres individus, que la vue nous traduit aussi leurs émotions par leurs gestes, qu'elle nous fait apprécier des dangers menaçants, que la sensibilité cutanée, le toucher nous met en garde contre les traumatismes, les brûlures, le froid nous fait sentir des contacts agréables ou répulsifs, que le goût et l'odorat sont des incitants émotionnels de nutrition, de reproduction, de désirs sexuels, etc. Mais si ces excitations sont restées d'elles-mêmes indéterminées, quant à la couleur de l'état affectif, c'est-à-dire si elles sont indifférentes, elles prennent au moment où elles deviennent conscientes dans le cerveau, la tonalité émotionnelle qu'elles y trouvent à ce moment et qui est elle-même produite par l'état cénesthésique. C'est ainsi que chez un dyspeptique dont la cénesthésie est troublée pendant la digestion laborieuse, la musique la plus suave devient un bruit désagréable et odieux, qu'un événement quelconque apporté à sa connaissance par conversation ou par lecture est vu sous de sombres couleurs, parce que la tonalité cérébrale est à ce moment assombrie par des actes digestifs anormaux.

*b*) La deuxième espèce d'émotion, celle qui est d'origine interne ou cénesthésique, prend naissance dans toutes les circonstances qui sont capables d'altérer le fonctionnement des organes, à la condition que soient constituées, par ailleurs, l'émotivation et l'excitabilité réflexes du système nerveux dans son ensemble ou dans une de ses parties. Et c'est spécialement de cette cénesthésie anormale que dépend le caractère anxieux de l'émotion. Il sera d'autant plus marqué que l'organe intéressé est plus riche de fibres vago-sympathiques. Ici on suppose que le cerveau n'est qu'un viscère qui ne se distingue des autres que parce que ses liens avec eux sont plus directs et plus centralisés et qu'il est le seul qui analyse, perçoive, accroisse ou inhibe les excitations qu'il en reçoit.

Ainsi à l'état morbide, l'hyper-émotivité et l'angoisse, et par conséquent des affecto ou des ango-syndromes, prennent naissance dans les circonstances cliniques que nous allons passer en revue, en signalant les cas de réversibilité et les réflexopathies pour chaque maladie.

## L'ANGOISSE DANS LES SYNERGIES MORBIDES ET LES RÉFLEXOPATHIES

L'angoisse est symptomatique, chez tous les individus atteints de troubles fonctionnels où sont intéressés les grands systèmes : digestif, circulatoire, respiratoire et le système nerveux central ; c'est-à-dire les organes de grande innervation vago-sympathique ; ce sont :

*a*) Les **asthmatiques** qui éprouvent de l'angoisse, non seulement au cours de la crise même où se manifeste une violente angoisse respiratoire et cardiaque, mais encore avant les crises et dans leur intervalle. Souvent pendant de longues périodes ils ont été névropathes émotifs sans avoir de l'asthme encore.

Inversement, par suite de la loi de réversibilité, beaucoup de névropathes sans parler même de ceux qui sont atteints de névrose d'angoisse, mais même les neurasthéniques, les psychasthéniques, les psycho-névrosés, les hystériques, surtout les basedowiens, présentent tous les degrés de l'angoisse respiratoire depuis la respiration suspirieuse et l'oppression, jusqu'à l'asthme nerveux spasmodique accompagné même de quelques sibilances.

*b*) Les **tuberculeux** sont, ainsi que je l'ai dit dans l'analyse étiologique, presque toujours des hyper-émotifs et des para-émotifs. Beaucoup d'entre eux passent, au cours même de leur maladie, ou dans les périodes immédiatement précédentes, pour des neurasthéniques. Des dyspnées asthmatoïdes et un pseudo-asthme tuberculeux, sont parfois en rapport avec leur émotivité, et l'hystérie est également fréquente chez eux. Mais inversement, les névropathes émotifs sont prédisposés à la tuberculose, surtout s'ils sont dyspeptiques et anorexiques, et si à leurs troubles nerveux primitifs, s'ajoute quelque atteinte thyroïdienne. On sait que les dysthyroïdiens et les basedoviens deviennent fréquemment tuberculeux et leur hyperémotivité est des plus manifeste. Bonnier a donné de ces phénomènes une explication qui fait du bulbe le centre de la défense microbienne par la phagocytose (fonction diaphylactique).

Inversement, les névropathes hyperémotifs et anxieux de toutes les variétés cliniques, présentent parfois des ensembles syndromatiques qui simulent la tuberculose et sont causes de grossières erreurs de diagnostic. J'ai exposé ailleurs ce qu'est la pseudo-tuberculose émotive.

*c*) Les **cardiaques**, les aortiques, les hypertendus et les hypotendus, les hyposphyxiques de Martinet, les malades porteurs de lésions valvulaires, d'hypertrophie ou de dilatation cardiaque, deviennent émotifs dès les débuts de l'installation de leurs lésions. Ils présentent toutes les gammes d'angoisse cardio-vasculaire, depuis la pseudo-angine de poitrine, jusqu'à la véritable. On sait bien aujourd'hui que la véritable angine de poitrine n'est pas plus que toute autre coronarienne. Cette opinion classique hier, consacre une erreur indiscutable et qui commence dès aujourd'hui à être reconnue. En réalité, voici comment à mon avis, il faut comprendre les relations pathogéniques des cardiopathies et des syndromes angineux majeurs et mineurs.

Tout cardiopathe peut présenter les symptômes d'hyper-émotivité et d'anxiété : 1° parce qu'il était un émotif constitutionnel avant l'instauration de sa cardiopathie ; 2° ou bien parce que ses troubles fonctionnels cardio-vasculaires intéressent le vago-sympathique et qu'une émotivité à point de départ psychique par cardio-phobie a pris naissance en même temps ; 3° ou bien parce que d'autres viscères à innervation vago-sympathique ont été préalablement intéressés chez lui, soit par une gastropathie, une entéropathie, une pneumopathie, antérieures ; 4° ou bien encore parce qu'il est atteint dans sa nutrition tout entière, c'est-à-dire dans tout son système nerveux vago-sympathique, par la goutte, le diabète, l'obésité ou toute autre maladie de la nutrition ; 5° enfin par l'association de plusieurs de ces raisons à la fois.

Les *angineux* : Je considère que chez les cardiaques, les syndromes majeurs et mineurs d'angine de poitrine relèvent tous d'un même mécanisme nerveux touchant en définitive surtout les plexus, les ganglions cardiaques, les terminaisons du pneumogastrique et du sympathique et par ébranlement jusqu'au bulbe et dont la gravité n'est faite que de la gravité et de l'évolution de l'état cardiaque lui-même. On peut surprendre parfois d'une façon flagrante en clinique, la transformation d'une fausse angine de poitrine en une angine de poitrine mortelle, qui ne le devient qu'à partir du moment où le cœur vieilli, devient incapable de supporter les troubles fonctionnels neuro-cardiaques d'une angine de poitrine qui resterait bénigne dans la jeunesse avec un myocarde et un bulbe vaillants, car, à mon sens, le complexus de la crise d'angor est cardio-vago-bulbaire. En voici une observation typique.

Un jeune musicien, virtuose du violon, de constitution émotive évidente, a souffert toute sa vie de névrose émotionnelle. Dès l'âge de 16 ans, il fut atteint d'une pseudo-angine de poitrine émotionnelle chaque fois qu'il jouait en public : oppression, douleur cardiaque propagée aux deux derniers doigts de la main gauche. Ces phénomènes (véritable névrose avec retentissement sur le bulbe et les plexus cardiaques (névropathie cérébro-cardiaque), se dissipaient dans le feu de l'action, mais quoi qu'il ait pu faire, il les a toujours présentés. Devenu professeur au Conservatoire, puis chargé de l'éducation musicale des enfants de la Cour de Russie, ce fut, pour la première fois à ce moment, à l'âge de 40 ans, que ses accès très rares qui venaient dans les circonstances exceptionnelles d'émotion, se mélangèrent d'un peu d'asthme avec sécrétion bronchique. A 45 ans il eut quelques accès très légers de goutte, et une forte sciatique. Vers 55 ans, il existait un double syndrome d'asthme et d'angine de poitrine se présentant toujours symétriquement et au complet : douleurs thoraco-brachiales, anxiété, oppression, toux et crachats. A 63 ans je vis le malade pour la première fois, et je constatai des traces d'albumine et de l'hypertension artérielle (22). Je le soignai jusqu'à l'âge de 82 ans et il mourut d'une crise d'angine de poitrine qui se transforma en asystolie rapide. Il était devenu lentement un cardio-rénal avec myocardite chronique, sans lésion aortique. La crise qui l'emporta se produisit immédiatement après un gros repas.

L'évolution générale, au point de vue de l'angine de poitrine et de l'émotivité, peut se résumer ainsi dans cette observation : dans la première moitié de la vie, fausse angine de poitrine chez un émotif constitutionnel atteint d'une forme cardio-vasculaire atténuée de névrose d'angoisse. A partir de 40 ans, influence nocive de la suralimentation et de l'usage marqué, sinon excessif de wodka en Russie, troubles nutritifs consécutifs, légère obésité, et bientôt, grâce à la sédentarité professionnelle, à la bonne chère, goutte légère et petite insuffisance rénale. Les accès d'asthme qui se mélangent à ce moment à l'angine de poitrine, sont des formes mixtes d'auto-intoxication azotémique, car il existe un asthme et une angine de poitrine urémiques dans lesquels, du reste, les syndromes émotifs et anxieux sont très marqués, et qui sont souvent précédés d'anxiété, d'émotivité dite à tort, neurasthénique. Comme l'hydrémie fut, chez ce patient, très légère, le barrage circulatoire resta modéré et le myocarde ne fléchit que tardivement. Les dernières crises d'angine de poitrine que je soignai n'étaient chez lui que des manifestations d'hyposystolie mélangées d'une faible intoxication azotémique très atténuée par le traitement. Enfin, la dernière crise fut une angine de poitrine par insuffisance auriculo-ventriculaire gauche à la suite du repas; c'était l'angine de poitrine de la dilatation aiguë du cœur par spasme des capillaires pulmonaires chez un cardiaque qui avait épuisé la tonicité de sa fibre myocardique.

Toutes les histoires cliniques d'angineux ont ceci de commun avec celle que je viens de résumer, qu'elles n'ont pas d'unité étiologique ni pathogénique, contrairement à la croyance classique. Une fois la sensitivation réflexe mise en branle soit par la constitution émotive, soit par des intoxications, des infections diverses et entretenues par une lésion ou un trouble fonctionnel chronique, le syndrome réflexe et émotif touchant le bulbe, le vague et les plexus cardiaques peut être déterminé par toute excitation venant d'un autre point de départ : digestif, tel qu'un repas, respiratoire, tel qu'une bronchite, une congestion pulmonaire, rénal ou hépatique, tel qu'un calcul, cérébral, tel qu'une émotion. On voit que dans cette conception, il reste peu de place à la coronarite et à l'ischémie myocardique consécutive.

Inversement, les névropathes de toute catégorie présentent des réactions réflexes à long ou court circuit, des réflexopathies, ou bien de l'émotion et de l'anxiété cardio-vasculaire, sous la forme de palpitations, de tachycardie, d'intermittences, de douleurs cardiaques, ou cardio-thoraciques, de piqûres, brûlures, traits de feu, coups de couteau, de sensations de poids, d'écrasement, de pression, d'étreinte légère ou de constriction étouffante dans la région du cœur, de fausses syncopes, de lipothymie, d'arythmie, etc. L'hystérie, la neurasthénie, les psycho-névroses, la maladie de Basedow, les dyspepsies nerveuses, les entéropathies, toutes les névroses en général, présentent une riche floraison de ces symptômes cardio-vasculaires, où la participation bulbaire réflexe est considérable.

*d)* Les malades atteints de **dyspepsies gastriques ou intestinales**, les hyper et les hypo-chlorhydriques, les atoniques comme les hypersthéniques, ceux qui sont atteints d'entéro-colite muco-membraneuse, d'appendicite chronique, d'hémorroïdes, les hépatiques, les cholémiques présentent souvent au cours de leur évolution digestive morbide des manifestations nerveuses d'hyperémotivité et d'anxiété. D'une façon générale, le nervosisme des dyspeptiques et des entéro-coliteux est une notion classique. Il semble bien que de tous les organes capables d'altérer la cénesthésie, ceux de l'appareil digestif viennent en première ligne. Mais il est très remarquable aussi que seuls les gastropathes par troubles nerveux présentent ces symptômes qu'on ne retrouve guère chez les ulcéreux, les cancéreux, les patients atteints de sclérose hépatique, si ce n'est à la phase dyspeptique préalable. Aussi, pourrait-on grouper ces malades autour de l'axe morbide nerveux avec autant de raisons qu'autour de l'axe digestif. Si l'on étudie chacun de ces dyspeptiques dans l'ensemble de sa symptomatologie, il est rare qu'on ne trouve pas, en dehors des troubles digestifs, des troubles nerveux de tous les autres appareils qui rentrent entièrement dans le cadre de la description que nous avons faite ici des anxieux. Bien qu'il y ait avantage souvent à ne pas perdre de vue le traitement de la manifestation digestive, secondaire, en réalité, chez ces malades, il est de toute évidence qu'on obtient de meilleurs résultats encore en mettant au premier plan de la thérapeutique la curation du système nerveux. C'est ainsi que ces dyspepsies diverses, et quelle que soit leur forme, s'améliorent toutes par le repos, l'hydrothérapie, les toniques, et une alimentation convenable. Le malade ne bénéficie généralement pas d'une étude trop approfondie de son chimisme gastrique, car des régimes ou des médicaments prétendus appropriés à ce chimisme mènent le plus souvent à l'échec ou à la chronicité de la maladie.

Il n'est pas douteux qu'au cours des dyspepsies et des entérocolites, des poussées paroxystiques d'hyper-émotivité ou d'angoisse soient produites par des troubles fonctionnels locaux de l'estomac ou de l'intestin. C'est ainsi que pendant la phase digestive, on constate chez eux : oppression, anxiété, toux, vertiges, intermittences, palpitations, fausse angine de poitrine, irritabilité, colère, phobies, pleurs, syncopes, etc., tous phénomènes qui portent l'épithète de réflexes et qui peuvent s'atténuer par l'ingestion d'un liquide chaud, le relèvement de l'estomac ptosique par une pelote appropriée, l'emploi de strychnine, le repos, le decubitus dorsal, etc. Mais ces accidents réflexes ne disparaissent définitivement qu'autant que s'améliore l'état nerveux général, l'état psychique, etc., amélioration qui s'obtient davantage par le repos, l'éloignement des causes émotionnelles, l'action de l'hydrothérapie adéquate au cas, que par un traitement seulement gastrique. Chez les entéro-coliteux, les états d'angoisse sont de toute banalité, mais peut-être faudrait-il dire plus souvent encore que l'entéro-colite muco-membraneuse est de toute banalité dans la névrose d'angoisse. La réplétion de l'intestin, la constipation, le spasme qui sont si souvent chez eux entretenus par des causes psychiques, produisent des manifestations d'hyperémotivité ou d'anxiété paroxystique, qui disparaissent parfois à la suite d'un lavage intestinal ou d'une élimination fécale et membraneuse spontanée. Il n'est pas besoin de rappeler que l'état mental de tous ces patients est exactement celui que j'ai décrit dans la névrose émotive et l'hypocondrie des dyspeptiques et des constipés est bien connue.

Inversement, les troubles digestifs sont pour ainsi dire constants dans toutes les névroses, ils s'y présentent sous la forme de gastralgies, de modifications de l'appétit, de ballonnements, de pneumatose, d'aérophagie, de vomissements, de constipation, plus souvent encore que de diarrhée. Ces faits sont classiques, je les ai rappelés ailleurs.

*e*) Les malades atteints **d'affections du foie et du rein** présentent de nombreux troubles émotifs et fréquemment de l'anxiété. Les bilieux sont toujours des mélancoliques, irritables, tristes, déprimés. On retrouve ces caractères chez les cholémiques. La névrose d'angoisse précède fréquemment la lithiase biliaire; la neurasthénie, des psycho-névroses indéterminées, peuvent lui servir d'annonciateurs, j'en ai cité des exemples dans les chapitres précédents. Les brightiques, les artério-scléreux, les patients atteints de pyélo-néphrite, d'infection rénale, de tuberculose rénale et tous ceux chez qui les fonctions d'élimination rénale sont incomplètes, deviennent de véritables névropathes. Pour le foie et pour le rein, aux causes de réflectivité propres à tout organe abdominal uni au sympathique, s'ajoutent des causes d'auto-intoxication, et l'urémie hépaticorénale. L'hyper-émotivité et l'anxiété sont de toute banalité chez les artério-scléreux, chez les azotémiques, chez les chlorurémiques, chez les urémiques, chez les acétonémiques. Dans toutes les dyscrasies du reste, les syndromes émotifs et anxieux sont pour ainsi dire de règle. La névrose d'angoisse et d'émotivité de la cinquantaine, souvent appelée neurasthénie et qui fait partie des réactions nerveuses de l'âge critique de la cinquantaine, si bien décrits par Maurice de Fleury, est un signe fréquent de l'hypertension artérielle, de l'hydrémie, de l'azotémie, de la chlorurémie et, d'une façon générale, de l'évolution cardio-rénale. Elle existe également chez les goutteux qui présentent si souvent des troubles artériels et rénaux en même temps qu'une névropathie constitutionnelle.

Inversement, les névroses et particulièrement les syndromes émotifs et anxieux, comportent de nombreuses réactions hépatiques, plus encore que des rénales. Il faut distinguer à ce point de vue entre ces deux organes. Les manifestations des névroses sont généralement plus marquées du côté du foie que du côté du rein ou du moins celles-ci sont réduites à de l'oligurie, de la pollakiurie, de la polyurie. Mais toutefois chez les névropathes hyposphyxiques, il existe des syndromes d'insuffisance polyglandulaire, où le foie et le rein sont intéressés, et concourent à produire la constipation opiniâtre et l'oligurie extrême qu'on y rencontre. Les manifestations hépatiques des névroses ou des syndromes nerveux sont si prédominantes qu'il n'est pas rare de voir considérer les nerveux comme des hépatiques. Il existe même une théorie hépatique de la neurasthénie et, d'autre part, l'hépatisme de Glénard et la cholémie de Gilbert, sont fortement mélangés de pathogénie nerveuse.

Je laisse de côté ici les maladies des **organes génitaux** surtout chez la femme, qui sont du ressort de la chirurgie, mais je rappelle leurs nombreuses réactions névropathiques, neurasthénie utérine, ovarienne et les troubles génitaux (douleurs, anomalies menstruelles, aménorrhée, ménorragie) dans les névroses.

*f*) **Affections nerveuses.** — Il n'est pas besoin de répéter ce qui a été dit si souvent au cours de cet ouvrage, que toutes les formes de névropathie comportent une certaine part d'hyperémotivité et d'anxiété et dans aucune autant que dans la maladie de Basedow. Je désire seulement insister sur le point suivant : Ce que nous appelons névrose n'est, en réalité, que groupement de syndromes neuro-psychiques. C'est par la prédominance de l'un d'eux que nous créons artificiellement des espèces. C'est ainsi que la neurasthénie est essentiellement représentée par un syndrome asthénique qui peut s'associer avec d'autres syndromes plus effacés et entre autres, des syndromes émotifs et anxieux. J'ai la conviction que le progrès de nos études nous amènera à isoler ces syndromes les uns après les autres. De même que nous ne disons plus en bloc, syndrome d'insuffisance rénale, mais que nous spécifions : syndrome hydrémique, chlorurémique, azotémique, de même, chaque fonction nerveuse pourra être isolée au point de vue morbide, comme elle l'est au point de vue physiologique.

Les ango-syndromes et les affecto-syndromes se montrent dans les maladies du système nerveux, en dehors des névroses, dans un grand nombre de psychoses, la lypémanie, la psychose périodique, etc. (voir note page 249). Elle était à la base de la dégénérescence mentale et elle fait partie des symptômes de quelques paranoïas. Mais, de plus, on la rencontre dans les affections cérébrales et dans les maladies des enveloppes, c'est ainsi que les méningites aiguës et notamment la méningite tuberculeuse des enfants, débutent par des troubles émotionnels, de la tristesse, de la mauvaise humeur, de l'irritabilité, et de véritables crises paroxystiques anxieuses, revêtant souvent le type respiratoire (angoisse respiratoire). Il en est de même aussi dans les méningites syphilitiques et dans la paralysie générale progressive. Il est exceptionnel que la prétendue neurasthénie préparalytique, ne ressemble pas davantage aux névroses émotives qu'à la neurasthénie. Les troubles émotionnels l'emportent de beaucoup, en général, sur les manifestations asthéniques. Le diagnostic est dans bien des cas hésitant. Les symptômes anxieux, les paroxysmes atteignant le plus haut degré de l'agitation, peuvent se produire pendant des mois ou des années avant que des symptômes objectifs viennent déterminer la nature de ces troubles qui sont ici lésionnaires. Enfin, ces syndromes émotionnels se rencontrent encore dans les artérites cérébrales, dans le ramollissement cérébral, mais leur évolution est plus rapide et leur symptomatologie est moins bruyante; elles sont plus fréquemment mélangées d'asthénie et pour cette raison prennent de préférence le masque de la neurasthénie banale.

Inversement des troubles nerveux dynamiques, émotifs le plus souvent, comme dans les névroses, ou même des réflexopathies à grand tapage simulent toutes ces maladies cérébrales au point que le diagnostic est épineux, et que le médecin hésite souvent avant de conclure qu'un trouble organique n'est pas sous roche et avant d'accepter les diagnostics de méningisme, d'hémiplégie hystérique, de pseudo-paralysie générale, etc.

*g*) Chez les **malades de la nutrition**, les diabétiques, les goutteux, les obèses, les Basedowiens, les asthmatiques, les migraineux, les graveleux, etc., dans les maladies par insuffisance de sécrétion interne, de la thyroïde, de la surrénale, de l'ovaire, etc. surtout si elles n'ont pas atteint un développement complet, les manifestations émotives et anxieuses relèvent de différents mécanismes. Dans ces grandes maladies qui touchent l'organisme en entier, on trouve à la fois des excitations viscérales morbides nombreuses, des altérations hépatiques, rénales, cardiaques, vasculaires, mais, en même temps, une auto-intoxication à raisons multiples : insuffisance des organes dépurateurs, sécrétion de ferments chimiquement anormaux, dyscrasie sanguine, insuffisance ou exagération de l'alimentation, etc... J'ai insisté assez longuement dans le chapitre étiologique, sur l'union qui existe entre les troubles nutritifs et les maladies de l'émotivité, pour qu'il ne soit pas nécessaire d'y revenir ici.

En résumé, il nous apparaît que les névroses primitives ou les syndromes nerveux ne tardent pas à déterminer des troubles nutritifs secondaires, et que, d'autre part, les maladies de la nutrition sont précédées, accompagnées ou suivies de troubles nerveux qui les pénètrent d'une façon si intime, que la tradition a dû créer le mot de « neuro-arthritisme » qui exprime bien ce lien pathogénique.

## CLASSEMENT DES TROUBLES PATHOGÉNIQUES ÉLÉMENTAIRES

On peut synthétiser en quelques rubriques générales le mode d'action pathogénique élémentaire des nombreuses causes qui viennent d'être énumérées dans les chapitres précédents. Les névroses et les syndromes d'émotivité et d'angoisse relèvent, en définitive, de l'un des mécanismes suivants considérés seulement au niveau de la cellule nerveuse ou d'un neurone quelconque.

Qu'il s'agisse d'une cellule nerveuse du cerveau, du bulbe, de la moëlle, d'un nerf sympathique, d'un ganglion ou d'un nerf périphérique, les causes intimes capables de déterminer les syndromes que nous étudions ici peuvent dépendre :

**Altérations nutritives des cellules nerveuses.** — D'un *trouble de la nutrition des cellules nerveuses* sensitives, ou sensorielles — aussi bien que de celles qui sont affectées aux réponses de l'excitation produite dans le système sensitif général, — c'est-à-dire des cellules de neurones moteurs, secrétoires, trophiques. Mais ces dernières, il va sans dire, ne peuvent être influencées que par les premières. L'hyperémotivité et l'angoisse sont, en effet, l'expression de troubles fonctionnels ou de lésions sensitivo-motrices, sensitivo-sécrétrices, sensitivo-trophiques. L'association anatomique des cellules ou des neurones qui règle une fonction de cette forme par où chemine un arc réflexe à bref ou long parcours, a reçu le nom de arcone ; c'est une entité physiologique, fonctionnelle. Les arcones comprennent au minimum le groupement d'un neurone sensitif et d'un neurone moteur. Alors, c'est le réflexe le plus élémentaire. Il y a hyper-réflectivité quand le neurone sensitif et le neurone moteur qui sont en contact ont été mis en état de sensitivation par l'un des mécanismes expliqués à l'étiologie. Si le réflexe se complique, s'il emprunte comme voie de cheminement une chaîne de neurones sensitifs, médullaires, bulbaires, thalamiques, corticaux pour se réfléchir au niveau de la corticalité dans les voies motrices descendantes et aboutir aux muscles de la face (mimique) ou des membres, ou bien encore pour pénétrer dans les ganglions et les filets sympathiques et exciter la sécrétion glandulaire, la leio-motricité, ou enfin la trophicité cellulaire, alors, au cours de ce long trajet, il n'y a plus simplement réflexe, mais il y a conscience et émotion, c'est-à-dire synthèse représentative des sommations excito-sensitives, motrices, trophiques, sécrétoires, etc.

Or, pour produire l'hyperémotivité et l'angoisse, morbides, c'est-à-dire nées dans des circonstances où normalement elles ne se produiraient pas, il faut que les neurones faisant partie de l'arcone réflexe ou de l'arcone émotionnel, soient atteints de différents troubles dont les plus importants sont les troubles nutritifs.

Les troubles de la nutrition primitifs et secondaires du système nerveux sont généralement peu étudiés. On semble croire qu'ils ne peuvent toucher que les organes périphériques, les cellules organiques, viscérales, mais plus rarement, les cellules nerveuses. Cependant, la nutrition de celles-ci est soumise aux mêmes lois physiologiques et morbides que toutes les autres cellules organiques. Les altérations du sang, les dyscrasies, les vices de l'assimilation et de la désassimilation nutritive, l'insuffisance ou l'excès d'excitations fonctionnelles, déterminent dans les cellules nerveuses une modification profonde de leur dynamisme. La cellule nerveuse périphérique ou centrale, nourrit et renouvelle son protoplasma suivant des lois générales et particulières. Les échanges avec le milieu intérieur lui assurent ses éléments nutritifs plasmatiques et lui permettent de rejeter ses déchets fonctionnels. Le dynamisme de la cellule est donc altéré s'il y a excès ou insuffisance d'apports nutritifs ou de rejets résiduels. A ce mécanisme pathogénique se rattachent des modifications de l'irritabilité et de la réflectivité cellulaire. D'autre part, l'accumulation d'énergie nutritive dans le protoplasma nerveux et de réserves pigmentaires, graisseuses ou lipoidiques, phosphorées, etc., se traduit par une charge potentielle, une accumulation d'énergie utilisée plus tard pour les différents besoins physiologiques de la cellule nerveuse et des organes périphériques auxquels elle aboutit : muscles striés ou lisses, glandes, cellules. La charge dynamique de cette cellule nerveuse semble bien correspondre à une mise en réserve de matériaux nutritifs et la décharge de ce que l'on appelle le fluide ou le courant nerveux, semble corrélative de l'utilisation et de la consommation de ces réserves ou enclaves protoplasmiques. Ainsi, l'état de la nutrition cellulaire commande la capacité fonctionnelle, l'énergie, le potentiel des cellules nerveuses.

1° *Par excès d'Excitation.* — Mais l'assimilation et la désassimilation protoplasmiques sont à leur tour tributaires des ébranlements excitateurs extérieurs ou intérieurs. C'est ainsi qu'une certaine quantité d'excitation est nécessaire à toute cellule pour entretenir les phénomènes nutritifs. Mais l'excès, comme l'insuffisance des causes excitatrices, peut déséquilibrer la nutrition cellulaire : l'insuffisance c'est l'hypo ou l'inexcitation. Dans la question qui nous intéresse ici, toutes les causes susceptibles d'exciter exagérément le système nerveux, c'est-à-dire de le forcer à réagir par des dépenses violentes de ses réserves, amènent une baisse de son potentiel dynamique et, par ce moyen, l'épuisement nerveux.

Mais cet épuisement porte sur toutes les qualités fonctionnelles des groupements neuroniques et notamment sur les propriétés d'inhibition. Or, la régulation du système nerveux est due à un équilibre entre l'excitation et l'inhibition. Toute action nerveuse dans les centres, est faite d'un double processus d'excitation et d'inhibition et la prédominance de l'un sur l'autre ne doit être que légère. L'épuisement du système nerveux se traduit à la fois par une exagération de l'excitabilité réflexe et une diminution de la puissance inhibitrice. La suppression de l'inhibition exalte la réflectivité, mais l'exaltation de la réflectivité entraîne un excès et un dérèglement de l'inhibition qui sont le spasme et la contracture. Ces phénomènes se produisent dans tous les états qui sont susceptibles de s'accompagner d'épuisement nerveux aigu ou décharge potentielle, aussi bien que d'épuisement lent, de décroissance potentielle prolongée et atténuée. Ce sont les conditions habituelles de la fatigue, de l'émotion, du surmenage.

2° *Par Inexcitation.* — A côté des troubles nerveux déterminés par les excès d'excitation ou par les excitations anormales, il faut mettre en valeur des troubles analogues produits par l'insuffisance d'excitation fonctionnelle ou inexcitation. La cellule nerveuse est inexcitée chez les individus sédentaires, paresseux physiquement et intellectuellement et qui privent d'une façon générale tout leur système organique d'une excitation fonctionnelle normale, soit par un régime alimentaire pauvre et insipide, soit par la suppression des excitants cosmiques ou physiologiques : air pur, vibrations lumineuses, travail musculaire, etc. La nutrition cellulaire nerveuse s'alanguit, l'assimilation y devient insuffisante parce que la désassimilation est trop faible. Il en résulte une véritable dystrophie cellulaire qui détermine les mêmes troubles que l'hyperexcitation.

Parmi les raisons qui sont propres à produire ces différents troubles élémentaires, les intoxications exogènes et endogènes viennent naturellement en première ligne, elles altèrent la composition du sang par la présence de corps chimiques anormaux : les poisons exogènes ou endogènes. Il faut faire une place à part parmi ces derniers aux déchets de l'insuffisance viscérale, les harmozones et aux ferments, les hormones, sécrétés en excès ou en qualité anormale par les glandes à sécrétion interne. Ils peuvent agir sur la cellule nerveuse soit par excès d'excitation fonctionnelle, soit par défaut, en même temps que par troubles chimiques directs. C'est par ces différents mécanismes que prennent naissance les troubles de la réflectivité que nous avons énumérés dans les intoxications alcooliques, morphiniques, carboniques, dans les insuffisances fonctionnelles des glandes à sécrétion interne, des viscères, et notamment du rein et du foie. Il va sans dire que ces actions toxiques ne se répartissent pas également dans le système nerveux tout entier et que certains poisons touchent plus particulièrement certaines régions que d'autres. C'est ainsi que l'alcool est un poison cérébelleux, l'opium un poison cérébral, la cocaïne un poison bulbaire. Il en est de même pour les poisons organiques ou les hormones endocrines : les poisons rénaux sont bulbaires, les poisons hépatiques bulbaires et cérébraux, les hormones thyroïdiennes, cérébrales et cardio-vasculaires, les hormones surrénales, neuro-musculaires, etc.

De l'ensemble de ces considérations il résulte que les troubles de la réflectivité qui sont en définitive la base physio-pathologique de l'émotivité et de l'anxiété morbides, relèvent de deux mécanismes essentiels : les uns dépendent de l'excès ou du défaut de fonctionnement nerveux, les autres de l'intoxication exogène ou endogène des systèmes d'arcones émotionnels.

Cette synthèse nous laisserait croire que les maladies ou les syndromes émotionnels se limitent à l'exaltation de la réflectivité et qu'elles sont faites toutes de l'hyperémotivité, ou de l'anxiété exagérée. Il n'en est rien. Ces fonctions peuvent être diminuées ou altérées dans un autre sens que l'exagération. L'hypoémotivité et l'émotivité transformée ou para-émotivité se rencontrent toujours à un certain degré mélangées aux états nerveux que nous étudions surtout dans ce volume. D'autre part, la connaissance des viciations nutritives et fonctionnelles de la cellule nerveuse au cours de ces maladies, nous laisse entrevoir la direction générale du traitement qui les corrigera. Elle nous fait prévoir que l'alimentation et le régime seront susceptibles de diminuer ou d'augmenter la nutrition cellulaire nerveuse, que le repos dans certains cas, l'activité et la distraction dans certains autres, pourront faciliter la récupération du potentiel nerveux, que les calmants comme l'opium, pourront calmer l'excitabilité cellulaire, que les toniques, les préparations arsenicales, phosphatées, la strychnine, l'oxygène, relèveront la tonicité et la nutrition nerveuse, que des excitations réflexes normales ou artificielles pourront permettre au sytèmes nerveux de reconquérir sa tonicité diminuée ou altérée, qu'enfin la suggestion réveillera le dynamisme des cellules corticales (voy. note page 280).

**Troubles généraux et lésions, anatomie pathologique du choc nerveux.** — Il est à peine besoin de dire qu'on ne sait rien des troubles élémentaires particuliers aux états anxieux en dehors de ceux qui appartiennent en propre à leurs maladies causales quand ils sont symptomatiques. Du reste il n'y a pas lieu de s'étonner qu'il n'y ait pas de lésions, dans le sens ancien du mot, dans une névrose, c'est-à-dire un état morbide fonctionnel ou dynamique par excellence. Mais l'étude faite plus haut sur les modifications nutritives non macroscopiques des cellules nerveuses doit être rapprochée de ce que l'on sait des modifications organiques lésionnaires ou dynamiques que les physiologistes et les expérimentateurs ont trouvé après le choc nerveux. Les quelques mots que je vais en dire n'ont pas d'autre but que d'éclairer par supposition et analogie certains points de la question. En effet l'émotion normale est souvent précédée d'un choc nerveux et lui est proportionnelle ; à l'état morbide cependant un très petit choc nerveux déclanche des retentissements émotionnels désordonnés et probablement avec les mêmes modifications organiques que celles qu'on a pu apercevoir après le choc nerveux. Celles-ci sont les suivantes (1) après les différents chocs : traumatiques, opératoire, ou moral, ou après les grandes irritations viscérales :

(1) Voy. ROGER. *Le choc nerveux*, Cours de pathologie expérimentale du 16 nov. 1916. *Loc. cit.*

1° *Abaissement de la pression artérielle* surtout après le choc opératoire avec ralentissement et affaiblissement des pulsations cardiaques. Cushing a pu les noter toutes les deux minutes au cours d'une laparotomie. Roger a étudié la pression artérielle et ses chutes successives à la suite de la malaxation d'une anse intestinale sur le lapin. D'après Selmig et Lyon l'excitation expérimentale des nerfs sensitifs augmente la pression chez les animaux en choc ; ce serait le contraire pour Crile. Pour Roger l'excitation centripète provoque des réactions vasculaires toniques dans le choc léger seulement, surtout si c'est le plexus solaire qui est excité. La paralysie des vaso-moteurs dans le choc nerveux contribue à abaisser la pression sans être la seule explication du phénomène.

2° *Les modifications du sang*, coagulation retardée, densité augmentée, accroissement de la proportion de sucre, la rougeur du sang veineux et la diminution de sa teneur en acide carbonique, expliqués par les théories de l'acapnie (Neuderson), de l'inhibition générale des cellules (Brown-Sequard), de la stabilisation de l'hémoglobine (Jaboulay), sont en réalité des effets du choc non ses causes comme le phénomène suivant.

3° *La chute de la température* progressive après choc expérimental déterminé sur les animaux. Elle est suivie d'une élévation secondaire, ou fièvre aseptique.

4° *Les troubles de la respiration* qui devient superficielle et lente.

5° *L'anatomie pathologique* des lésions expérimentales du choc se réduit à une chromatolyse des cellules nerveuses et à leur vacuolisation (Parascandalo), analogues à celles qu'Austin a trouvées après les grandes frayeurs et les grands traumatismes. Enfin Bainbridge et Parkinson ont observé la disparition de l'adrénaline dans les surrénales, et la charge du foie en glycogène.

L'ensemble de ces phénomènes s'explique plus d'après Roger par l'inhibition nerveuse que par l'épuisement du système nerveux. C'est dans le bulbe qu'ils auraient leur centre. Nous avons vu que beaucoup de phénomènes émotionnels peuvent s'expliquer par le mécanisme général de l'inhibition.

## DÉFINITION ET RÉSUMÉ DES MÉCANISMES PATHOGÉNIQUES

Nous pouvons maintenant, en réunissant les notions exprimées dans les chapitres précédents, chercher à établir dans une formule concise les principaux caractères de définition des manifestations émotives et anxieuses :

**Définition pathogénique.** — Les affecto et les ango-syndromes sont des troubles nerveux dynamiques ou fonctionnels plus souvent que lésionnaires des fonctions sensitivo-motrices, sensitivo-sécrétoires et sensitivo-trophiques d'émotion et de cénesthésie, prenant naissance sans objet apparent, ou par des causes déterminantes disproportionnées avec elles. Ils sont consécutifs à toute excitation fonctionnelle violente ou répétée, des divers arcones étagés des terminaisons sensitives et sensorielles au cortex cérébral, excitations facilités par la constitution émotive (c'est-à-dire par l'action des chocs émotivants, répétés chez le patient et ses ascendants) et par l'insuffisance d'exercice fonctionnel ou par le désordre des fonctions inhibitrices.

**Résumé du mécanisme fonctionnel.** — Ces excitations fonctionnelles partent de l'extérieur et sont amenées au cerveau par les organes des sens, ou bien elles partent de l'intérieur et sont amenées aux centres par les nerfs constituant le système du vague et du sympathique, voies des sensations cénesthésiques. Mais d'où qu'elles viennent, elles doivent toutes passer par le bulbe où l'angoisse prend naissance dans les noyaux supérieurs du pneumo-gastrique. C'est également par le bulbe que les excitations motrices réflexes descendantes se distribuent dans les différents noyaux des nerfs de la respiration, de la digestion et de la circulation, pour donner naissance aux formes respiratoires, vasculaires et digestives de l'émotivité et de l'angoisse.

Ainsi, il y a deux types principaux d'émotivité et d'angoisse : l'une est due à l'excitation qui part du cerveau par une représentation mentale (elle-même excitée par un réflexe cénesthésique ou sensoriel quelconque) qui descend vers les noyaux optostries et le bulbe où suivant la répartition qu'elle choisit dans les noyaux de ses nerfs moteurs, va déterminer les constituants somatiques de l'émotion et de l'angoisse. C'est l'angoisse et l'émotivité d'origine psychique, mentale, c'est souvent celle des hystériques, des psychonévrosés, des psychasthéniques, des neurasthéniques constitutionnels, des émotifs héréditaires.

L'autre prend sa source plus particulièrement dans les viscères altérés par quelque trouble morbide lésionnaire ou fonctionnel et plus spécialement, dans les viscères digestifs. Ici l'excitation remonte par la voie sympathique et pneumo-gastrique jusqu'au bulbe, y détermine l'affre et l'angoisse, se réfléchit dans ses différents noyaux pour retourner parfois directement à la périphérie, ou plus souvent continuer son chemin ascendant vers le cervelet, les centres thalamiques et de là jusqu'à l'écorce cérébrale. C'est en ce point seulement qu'elle acquiert les caractères conscienciėls et que la représentation mentale de l'émotion et de l'angoisse détermine l'anxiété et les constituants psychologiques de l'émotivité, la peur, la colère, la tristesse, la joie, la sympathie, l'antipathie, le scrupule, la phobie, l'obsession, l'impulsion.

Dans un grand nombre de cas, ces deux mécanismes opposés, l'un ascendant, l'autre descendant, s'associent, le cercle vicieux se complète ; des ébranlements cénesthésiques ascendants vont du bulbe au thalamus et au cortex pour sensibiliser ce dernier qui à son tour renvoie au bulbe et aux viscères des réactions vaso-motrices, sécrétoires, trophiques, etc. Cette double pathogénie en cercle vicieux est la plus habituelle dans la pratique et quelle que soit la raison qui ait donné naissance aux premiers phénomènes d'émotivité et d'angoisse, qu'ils aient débuté par la périphérie ou par la corticalité, tous les syndromes d'émotivité et d'angoisse tendent à l'extension et évoluent, s'ils ne sont pas arrêtés dans leur progression, en se généralisant pour se transformer en véritables maladies, en véritables névroses.

Dans la marche que suivent les excitations à travers les voies nerveuses, il faut distinguer deux chemins différents : il y a d'une part, nécessité d'une excitation sensitive ou sensorielle centripète, souvent cénesthésique, d'origine interne, dans le domaine du pneumo-gastrique et du sympathique. Une fois arrivée dans un ou plusieurs centres, elle se transforme et se réfléchit en excitation motrice, sécrétoire ou trophique. En supposant qu'elle ne soit pas inhibée, cette transformation est inévitable à partir d'un certain degré d'excitation ou d'excitabilité du système nerveux dont nous avons étudié les causes à l'étiologie. Cependant, la réaction motrice, sécrétoire ou trophique, peut être avortée, suspendue ou déviée. L'avortement et la suspension se font par les mécanismes de l'inhibition volontaire si le point de départ est cortical ou réflexe, si le point de départ est sous-cortical. Ces trois modes de réponses motrice, sécrétoire, trophique, à l'excitation céenestho-sensitivo-sensorielle sont équivalentaires et peuvent se remplacer l'un l'autre, mais il n'est pas possible que l'un d'eux ne se produise en réponse à une excitation sensitive donnée. C'est ainsi que naissent dans les névroses et dans les syndromes émotifs et anxieux, les troubles moteurs, sécrétoires et trophiques que j'ai énumérés à la symptomatologie.

Parmi les réactions motrices, il faut faire une large place à celles qui s'expriment par la *mimique* ou mouvements physionomiques. De même que chaque émotion se traduit par sa mimique propre, dont l'expression a été si bien étudiée par Darwin, de même chaque syndrome émotionnel et anxieux se traduit par une mimique et un faciès adéquats.

Parmi les troubles trophiques consécutifs à l'ébranlement sensitif, sensoriel ou cénesthésique anormal, se trouvent toutes les maladies ou syndromes de la nutrition, qui portent sur le trophisme intime des tissus ou qui se groupent en troubles fonctionnels classés sous le nom de diabète, goutte, obésité, maigreur, lithiase, asthme, migraine, etc... Ainsi ces troubles ou maladies de la nutrition nous apparaissent *dans ce cas* comme des manifestations nerveuses secondaires intimement liées à des altérations dynamiques nerveuses des arcones sensitivo-moteurs et qui prennent plus particulièrement naissance à la suite de l'ébranlement vago-sympathique dont les noyaux sont au bulbe, c'est l'ébranlement ascendant. Mais, d'autre part, ces troubles trophiques élémentaires ou systématisés, peuvent aussi naître des ébranlements d'origine corticale, auquel cas ils sont descendants. C'est ainsi que nous pouvons nous expliquer la naissance des maladies de la nutrition d'origine psychique, à la suite d'émotions, de préoccupations, de surmenage, surtout dans les professions où ces causes sont banales. (Voyez compléments page 159 : *f) Stigmates nutritifs*).

L'importance de la région bulbaire dans l'origine et la répartition de ces phénomènes ne peut pas échapper, mais il ne faut pas y voir le centre solitaire de l'anxiété et de l'émotivité. C'est un aboutissant fatal et un point d'entrecroisement inévitable des trois voies d'excitation cérébrale descendante, périphérique ascendante, et cénesthésique. Seule l'angoisse ou plus exactement l'affre est inséparable du bulbe car elle est liée à l'ébranlement fonctionnel des noyaux du pneumo-gastrique. Elle est plus exactement l'affre bulbaire. Mais c'est dans le cerveau que se précise la conscience de l'angoisse sous la forme d'anxiété.

On voit que cette conception par une autre voie, nous a menés à des conclusions très voisines de celles qui ont été l'aboutissant des recherches de Bonnier sur la topographie fonctionnelle du bulbe.

D'autre part enfin la névrose d'angoisse présente incontestablement tous les caractères symptomatiques d'une maladie du grand sympathique, caractères qui ont été récemment énumérés par Laignel-Lavastine dans son étude intéressante sur les « sympathoses » (1).

## SIGNIFICATION GÉNÉRALE DE L'ANGOISSE

Il résulte de cette étude pathogénique que l'angoisse doit être considérée, en médecine interne, comme un signe révélateur, annonciateur de troubles organiques, fait bien mis en lumière par Londe (*loc. cit.*). C'est le cri d'alarme de l'organisme, parfois excessif et disproportionné à sa cause, comme chez les névropathes, parfois au contraire précurseur de graves complications ou même de *la mort subite*, car les maladies à lésions ou à trouble fonctionnel graves sont celles qui produisent la mort subite quand elles l'annoncent par l'angoisse. Aussi celle-ci avertit-elle aussi bien du simple mal être qui suit le surmenage organique, que de la véritable défaillance organique ; elle prélude ainsi à l'évolution de toutes les anomalies fonctionnelles.

(1) LAIGNEL-LAVASTINE : Les sympathoses. — *Presse médicale*. N° 77, 20 septembre 1913 et *Traité de médecine et de thérapeutique*. *Pathologie du grand sympathique*, fasc. XXXVI. Baillière, éditeur (*sous presse*).

Ce symptôme de grande signification, méconnue en général, méritait donc une étude monographique complète.

On peut se poser la question de savoir si l'angoisse-névrose doit être conservée, puisqu'en somme toute angoisse n'est que symptomatique ou syndromatique. Mais je me suis attaché à montrer tout d'abord que la même question peut être posée à propos de chaque névrose connue, puisque chacune n'est autre chose qu'un syndrome. Aussi je réponds hardiment qu'en pathogénie cette conservation de la névrose d'angoisse ne se justifie pas, mais qu'il n'en est pas de même en clinique. Outre qu'il faut bien utiliser la terminologie connue et usuelle, de son temps pour grouper sous une étiquette un certain nombre de faits cliniques de même aspect, — cette terminologie étant un point de départ tacitement accepté par le lecteur, — il est bien évident qu'en clinique la névrose d'angoisse se présente comme une entité aisément reconnaissable par sa fréquence, par sa grande extension symptomatique, par ses rapports avec la constitution émotive, par son pronostic et son évolution, et qu'elle est toute désignée pour rester le syndrome majeur et comme le centre d'un groupement, autour duquel gravitent des syndromes et symptômes anxieux mineurs et secondaires.

---

# CHAPITRE VIII

## *ÉVOLUTION DES ÉTATS ÉMOTIFS ET ANXIEUX*

### CONDITIONS GÉNÉRALES D'ÉVOLUTION

Il n'y a pas de troubles nerveux plus fréquents de par le monde que ceux que nous étudions sous la rubrique d'émotivité et d'angoisse. Il ne faudrait pas croire que c'est seulement dans les grandes villes qu'ils sévissent. C'est chez une paysanne du département du Var que j'ai relevé l'une des formes les plus complètes et les plus marquées de la névrose d'angoisse. Elle touche indifféremment toutes les classes sociales. Elle est de tous les pays et de tous les temps. On reconnaît sa description dans les ouvrages les plus anciens. Des hommes illustres, des savants, des artistes, des empereurs, des rois ont été atteints de névrose d'angoisse et d'hyperémotivité. Louis XI, Henri III, Jean-Jacques Rousseau, Pascal, Musset, Chopin et cent autres parmi les hommes illustres, en sont des exemples. Les confessions de J.-J. Rousseau en contiennent des indices aisément reconnaissables.

J'ai montré précédemment que si les races méridionales du bassin méditerranéen lui payaient un lourd tribut mais sous une forme plus bruyante et superficielle, les peuples nordiques des deux mondes en sont atteints à un égal degré. La littérature médicale de tous les pays est probante à cet égard. La jeunesse n'en garantit même pas ; bien au contraire, elle semble plus touchée que la vieillesse.

**Evolution d'après l'âge.** — D'une façon générale, en effet, on peut dire que l'émotivité et la tendance à l'anxiété s'atténuent en général avec l'âge, mais encore est-il de nombreuses exceptions. Dans l'ensemble de sa courbe évolutive, l'hyperémotivité à la condition d'une prédisposition constitutionnelle, tend à évoluer en s'accroissant de l'enfance à l'âge adulte et en décroissant de l'âge mûr à l'extrême vieillesse. La courbe de l'hyperémotivité suit donc fidèlement celle de la capacité d'émotion normale. Le trouble fonctionnel se modèle sur le dessin de la courbe de la fonction normale d'émotion, mais il en exagère les variations.

On sait que les fonctions d'émotion sont très développées chez l'enfant mais dans leurs modalités les plus simples, c'est-à-dire sous la forme de réflexes, et d'instincts, de besoins primordiaux. A la naissance, l'enfant n'a pas encore acquis le plein développement de ses centres corticaux et du faisceau moteur volontaire pyramidal, qui est le frein essentiel des manifestations réflexes et instinctives. Aussi les petits enfants expriment-ils sans contrainte toutes leurs impressions par une mimique grossière, naïve, simpliste et parfaitement adéquate à la défense et à la conservation, mais, peut-on dire, entièrement automatique, c'est-à-dire sans intervention de la conscience. La mimique de l'enfant est extrême et désordonnée ; elle est impulsive et mobile. Tous ses états affectifs sont immédiatement perceptibles puisqu'il n'a pas les moyens d'en contrôler ni d'en contenir l'expression réflexe. C'est sur l'enfant que l'analyse physiologique de l'émotion doit être faite, car elle est débarrassée de toute l'ornementation que la complexité fonctionnelle et éducatrice du cerveau y ajoutent chez l'adulte. On peut comparer à ce point de vue l'enfant à l'animal et particulièrement au chien de Goltz privé par vivisection de son écorce cérébrale et conservant son bulbe, son cervelet, son thalamus.

A mesure qu'il avance en âge, l'inhibition réflexe instinctive, émotionnelle, s'accentue. Cependant, les grands enfants, les adolescents, les jeunes gens et les femmes qui, même adultes, restent encore psychiquement si longtemps infantiles, conservent les caractères de l'émotivité infantile. La rougeur, la pudeur, la timidité, la spontanéité, la mobilité, le primesaut, l'enthousiasme et le découragement, l'instabilité, la superficialité des impressions, sont des qualités sensitives et affectives qui restent de l'enfance.

A l'âge adulte et à l'âge mûr, la réfrénation, le refoulement des expressions émotives atteignent leur apogée, si ce n'est chez ceux dont le système nerveux est rendu hyperexcitable par des causes morbifiques.

Dans la vieillesse, ce n'est pas par inhibition que la régression de l'émotivité s'accentue, mais c'est à la fois par une insensibilité d'habitude, par une philosophie plus avertie, moins impressionnable et plus égoïste, c'est encore par le déficit cérébral, la baisse des interrelations neuroniques, l'affaiblissement de la circulation et de la nutrition du cerveau. L'émotivité baisse, la fonction s'estompe parce que l'organe est anatomiquement diminué. Mais dans la dureté, l'égoïsme, la sécheresse, l'indifférence du vieillard, il faut faire souvent la part d'anomalies de l'émotion déviée par de longs processus fonctionnels, qui arrivent à leur aboutissant terminal. L'hyperémotivité est encore une fonction qui nécessite quelque vitalité. L'hypo-émotivité, phénomène plus grave au point de vue social, et l'émotivité déviée, évoluent sur des organismes moins riches, plus dystrophiques et sont souvent le propre de la sénilité.

Considérées dans leur évolution d'ensemble, l'hyperémotivité et l'anxiété suivent une marche analogue. Elles prennent naissance souvent aux grandes époques physiologiques de la vie, à la puberté physiologique et à la puberté sociale, c'est-à-dire à l'âge du premier coït, aux périodes de lutte et de combats professionnels, c'est-à-dire de surmenage ; à l'âge critique, et à la suite de toutes les grandes secousses physiques, chocs ou maladies. C'est ainsi qu'il faut bien comprendre que l'influence des phases sexuelles, bien qu'incontestablement agissantes, n'est pas spécifique comme beaucoup tendent à le croire. La puberté, le premier coït, la première passion, sont à la fois des chocs physiques, physiologiques et émotionnels. S'ils sont heureux ils ont moins de chances d'avoir une répercussion fâcheuse et durable. Mais le premier succès, la première récompense, les premiers gains importants, la première notoriété agissent de même. Aucune différence spécifique dans l'un et l'autre cas. La couleur et la tonalité de l'émotion est de la même espèce que les événements. Sont-ils favorables, le choc émotif se traduit en exaltation, en euphorie, en puissance comme il devient la tristesse, l'anxiété, le doute, le scrupule, s'ils sont fâcheux ou déplorables. Cependant, parfois l'excès même de l'un ou de l'autre peuvent donner naissance à une réaction morbide antagoniste. C'est ainsi que l'excès de joie peut déterminer, quoique à titre exceptionnel, des névroses émotives du type dépressif, hypocondriaque et anxieux, ou la folie mélancolique et même la mort subite (excitation inhibitoire paradoxale).

Chaque étape de la vie apporte donc ses émotions et ses formules morbides d'émotion ; si celles de la puberté, du mariage, de la fondation de la famille sont à la fois pleines de doute et d'espérance, celles de l'âge critique chez la femme, de la sénilité chez le vieillard sont marquées de la désespérance, de l'impuissance, des regrets. A la ménopause, la femme souffre mortellement de la perte de sa jeunesse, de sa beauté et de l'amour. Elle a derrière elle les images passées de la joie, les fêtes et l'adulation ; devant elle, la maladie, les rides, l'abandon et la mort. Le vieillard, malgré son indifférence, redoute parfois le futur et interroge avec angoisse l'au-delà. Chez quelques-uns, les émotifs constitutionnels, la vieillesse et la crainte de la mort, parfois mélangées aux remords du passé, font de ces dernières étapes des heures de terreur et de damnation (Louis XI, etc.).

**Sexe.** — J'ai eu l'occasion de dire déjà qu'il n'y a pas de sexe devant l'hyperémotivité. Les hommes sont aussi émotifs que les femmes mais d'une autre manière, et il y a autant de types affectifs, actifs, passifs ou apathiques dans un sexe que dans l'autre. Mais l'émotivité de la femme a des caractères distincts ; elle est souvent, sinon toujours, plus altruiste, plus désintéressée et plus généreuse, mais aussi plus désordonnée, plus dangereuse, ou moins supportable par l'entourage. Chez les hommes d'une intellectualité supérieure, l'émotivité est plus cérébrale. Chez la femme, pourrait-on dire, en langue profane, elle est plus près du cœur. En général, l'homme masque mieux ses émotions que la femme et peut-être aussi les ressent-il plus profondément. Ce refoulement systématique permet d'affirmer que la froideur apparente, la maîtrise de soi n'est qu'une défense volontaire imposée aux hyperémotifs par leur émotivité même. Inversement, bien des femmes sans cesse en état de vibration émotive, ne ressentent en réalité, rien de profond. Tout territ, tout éraille sur leur sensibilité exquise, mais rien n'y grave et tout s'efface. Cette émotivité affichée, mais rudimentaire, est presque spéciale aux hystériques chez qui elle est comme une attitude mythomaniaque; mais ce n'est pas dire que toutes les femmes émotives soient ainsi. Les apparences extérieures ne peuvent donc servir toujours à reconnaître la qualité et la quantité absolue de l'émotivité. Bien des femmes au masque mobile et sans cesse expressif, sont moins sensibles que d'autres froides et impassibles. Les cas les plus marqués d'hyperémotivité que j'aie pu observer étaient chez des hommes, des intellectuels de marque le plus souvent. Des hommes sont bien femmes sur ce point, et sont plus fils de la femme que fils de l'homme. Il n'est pas exceptionnel d'observer dans les familles que la fille est moins sensible que le fils et que celui-ci tient de sa mère une émotivité excessive, alors que parfois la fille a l'énergie, la fermeté de caractère, le rationnalisme et le sens pratique de son père.

**Evolution suivant l'intellectualité et la profession.** — C'est parmi ces fils de la femme que se recrutent les artistes, les intellectuels de marque et les hommes de génie. Et c'est une étrange constatation que le génie qui appartient presque constamment au sexe masculin, soit indirectement si marqué de l'influence féminine. C'est que les qualités d'originalité, c'est-à-dire d'imagination, tiennent de près à l'affectivité, mais que, d'autre part, le génie nécessite une puissance intellectuelle qui oriente la force imaginative dans une direction logique. Cette puissance est l'apanage des hommes supérieurs, on ne la trouve pas au même degré chez les femmes les plus remarquables, à qui cependant les qualités imaginatives ne font pas défaut. Le développement de la capacité émotive est donc une condition déterminante du génie; mais de ce que les hommes de génie ou de grand talent sont généralement des hyperémotifs, des inquiets, des anxieux, il n'en résulte pas que les malades de l'émotivité et les angoissés soient, par définition, des hommes de génie. C'est une condition presque nécessaire, mais elle n'est pas suffisante. Nous verrons d'ailleurs plus loin que les anomalies de l'émotivité peuvent évoluer parallèlement avec une imbécillité ou une inintelligence marquée, ainsi que cela se voit fréquemment chez certains professionnels de l'art, ou du moins de certains arts inférieurs comme la musique. L'art nécessite, en effet, un développement assez marqué de la sensibilité et de l'émotivité, mais si c'est une de ses conditions essentielles, une grande intellectualité également développée dans tous ses constituants ne lui est pas indispensable contrairement au génie. Et cela est particulièrement exact pour les musiciens, moins pour les peintres et sculpteurs et ceux qui se consacrent aux autres arts plastiques. Il semble que la sensibilité limitée à un appareil, c'est-à-dire à la sensorialité, de l'oreille, de l'œil, leur soit presque suffisante; mais non pas certes chez les très grands maîtres qui sont de véritables génies, parce qu'en dehors de leur sensorialité particulière, ils possèdent une intelligence généralisée et puissante. Bien des musiciens, surtout parmi les exécutants et les virtuoses, malgré leur capacité émotionnelle très développée, et parfois malgré l'intensité de leurs troubles morbides émotionnels, restent profondément inintelligents et même sont souvent de véritables débiles. De par ailleurs, leur insondable vanité, leur puérilité, leur ignorance asinaire, sont d'autres signes de leur débilité mentale.

## ÉVOLUTION CHEZ LES CONSTITUTIONNELS

Il faut distinguer dans l'hyperémotivité et l'anxiété plusieurs types d'évolution, suivant qu'il s'agit d'individus constitutionnellement prédisposés à l'émotion, ou d'individus d'émotivité moyenne. Ceux-ci sont, le plus souvent, restés des abortifs de l'évolution émotionnelle par suite des conditions de leur éducation première qui s'est faite dans un milieu normal à ce point de vue, ou hors de la famille (pupilles de l'Etat, pensionnaires de lycées, d'établissements d'éducation, etc...). Ce qui sépare les uns des autres lorsqu'ils sont soumis aux causes émotivantes, c'est que les constitutionnels tendent vers la chronicité de leur état ou vers des retours répétés. Les non-constitutionnels, au contraire, ou du moins ceux qui ont été élevés hors des milieux émotivants, voient leurs réactions se limiter à quelques atteintes qui se produisent à la suite de chocs émotionnels, traumatiques, morbides ou toxiques fréquents.

Ceux-ci manifestent déjà leur sensibilité émotive dès les premières années de l'enfance. Ce sont eux qui fournissent les cas de terreur nocturne infantile à la moindre émotion, ou sous l'influence d'une fatigue passagère. Il est exceptionnel qu'ils traversent la puberté sans quelques troubles nerveux qui s'expriment au moins par des pleurs ou des colères faciles, de l'irritabilité, de la tristesse et parfois même ils présentent de véritables ébauches de psychose ou de délire systématisé.

La mélancolie infantile, le scrupule, le doute, ne sont pas rares à la puberté, chez les sensitifs affectifs précoces. Il n'est pas exceptionnel non plus, de voir une religiosité morbide se développer à propos des premières pratiques religieuses. Dans la suite de la vie, des retours fréquents d'une des formes quelconques d'hyperémotivité se produisent dans toutes les circonstances émotivantes qui ont été étudiées à l'Etiologie : fatigue physique ou intellectuelle, surmenage professionnel, émotions, préoccupations, deuils, infection, intoxication, alcoolisme, morphinisme, etc... Cependant ces circonstances émotivantes étant données, il n'est pas toujours possible de prévoir l'apparition certaine d'une rechute. On voit parfois des émotifs constitutionnels rester insensibles à des causes ordinairement émotivantes et traverser sans fléchissement des périodes difficiles. D'après mes observations, il semble bien qu'il y ait là une loi plus générale qu'on peut exprimer ainsi : *Tout se passe comme si après une période de crise, s'établissait une autre période de non-réceptivité émotive.*

Ainsi alterneraient des phases d'excitabilité et d'inexcitabilité émotive ; la pratique en montre des exemples innombrables. Je voyais encore récemment une jeune femme émotive constitutionnelle, dont la première crise sérieuse remontait à l'âge de 18 ans, époque où une brouille familiale la plongea dans une névrose dépressive anxieuse. Mariée plus tard, elle ne fut pas heureuse et divorça après les péripéties les plus pénibles. Cette période troublée se prolongea pendant près de quatre ans. Elle résista parfaitement au point de vue nerveux et émotif. Quelques années plus tard, sous l'influence d'un choc moral de très faible importance, elle fit une crise de névrose émotive et anxieuse d'une durée de deux ans. Certains, au contraire, paraissent avoir une sensibilité plus générale et plus diffuse à toutes les causes émotivantes, leurs paroxysmes sont plus fréquents mais moins prolongés et dans l'ensemble de leur existence, la somme des périodes d'émotivité morbide est presque équivalente en durée à celle de la normalité.

Chez d'autres enfin, les alternatives sont très espacées, et l'on ne trouve d'atteintes chez eux, qu'aux grandes périodes physiologiques : à la puberté, après la grossesse, à l'âge critique. Un grand nombre présentent au cours de leur existence quatre ou cinq crises de durée variable. Mais d'une façon générale, on peut affirmer que plus les crises se multiplient et se rapprochent, plus on est près de l'état constitutionnel émotif. Dans cette situation, il existe toujours une petite hyperémotivité habituelle qui s'exalte passagèrement sous forme de paroxysme de durée variable, mais dont deux ou trois au moins prennent de l'importance et durent plusieurs années. La pratique montre donc que toutes les formes de périodicité existent, mais dans son ensemble, la loi de l'intermittence reste vraie.

Une comparaison toute naturelle s'impose donc entre ces névroses hyperémotives et anxieuses et les cyclothymies. On peut affirmer que tous les émotifs constitutionnels sont des cyclothymiques au petit pied, avec une nuance cependant, qui est la suivante : Les cyclothymiques, tels qu'ils ont été décrits par Kahlbaum, puis par Hecker et Deny, présentent successivement des phases d'émotivité avec *dépression* ou avec *excitation*. C'est une sorte de névrose périodique imitant ce qu'est, en psychose, la folie périodique (1). Au contraire les hyperémotifs simples, qu'ils soient constitutionnels ou non, présentent, théoriquement du moins, des alternatives d'émotivité morbide et d'*émotion normale*. Il est admis qu'entre leurs poussées paroxystiques ou leurs longues périodes de névrose émotive, ils retrouvent l'état normal. C'est une affirmation qui me paraît discutable, ou que l'on doit accepter en la tempérant par l'observation suivante : Entre les émotifs d'occasion et les grands émotifs constitutionnels, s'étagent des types intermédiaires. Parmi eux, les plus proches de la normalité, c'est-à-dire les moins constitutionnels, ont des crises courtes, rares, fortement motivées, et reviennent ensuite à un état sensitif et affectif physiologique. Au contraire, les autres plus

(1) Cette opinion n'est pas d'accord avec celle de l'école de Kræpelin, Willmanns, qui appellent cyclothymie les formes frustes de la psychose maniaque dépressive.

constitutionnels, présentent un certain degré d'excitation dans les périodes où ils paraissent normaux. On retrouve donc ici, entre l'émotion normale et la cyclothymie, une gradation de cas calquée sur celle qui existe entre les cyclothymiques et les malades atteints de psychose périodique.

**Loi de la périodicité.** — Pour comprendre mieux les rapports qui existent entre les folies circulaires, les névroses cyclothymiques, et l'hyperémotivité simple, il faut rappeler que la variation périodique de l'excitation nerveuse est une loi physiologique générale. A l'état normal, il y a chez l'homme sain, une cyclothymie physiologique. Au cours de la journée même, les différents travaux fonctionnels passent par des minima et des maxima d'excitabilité, d'excitation et de rendement fonctionnel. D'autre part, des périodes de plus grande ampleur existent aussi dans la semaine, le mois, les saisons, l'année. Cette loi de la variation périodique de l'excitabilité se retrouve non seulement dans la totalité des fonctions organiques et par conséquent des fonctions nerveuses, mais elle se spécialise comme on le sait en physiologie, pour le nerf, le muscle cardiaque, etc., qui dans certaines phases de leur vie fonctionnelle restent réfractaires à l'excitation, ou tout au moins retardent longuement l'effet d'une excitation d'abord apparemment inefficace. Certains médicaments ou certains agents extérieurs sont susceptibles de modifier cette qualité générale du système nerveux, de l'augmenter ou de la réduire. D'autre part, le système nerveux tout entier est soumis aux lois habituelles de l'action et de la réaction. Le fonctionnement nerveux passe, sous l'influence de la fonction même, par une série de variations et atteint à un moment donné un maximum de rendement pour décroître ensuite. Toutes les fonctions nécessitent une mise en train préalable, et n'atteignent pas d'emblée le rendement optimum. Si l'on suit l'ensemble des variations fonctionnelles de l'homme normal au cours des vingt-quatre heures, on constate que l'optimum n'est pas au réveil, mais vers le milieu de la journée, après le premier repas. Il décroît ensuite au fur et à mesure qu'on approche des heures de repos et de sommeil. Ce schéma est modifié chez tous les névropathes émotifs, dont la mise en train nycthémérale est considérablement retardée. Tous à un degré plus ou moins accentué, ont constaté le mauvais rendement de leur travail matinal. Il est classique qu'après le long repos de la nuit, ils soient plus fatigués que le soir au coucher. Ils passent du sommeil à la veille par des transitions insensibles et mettent ainsi plusieurs heures à se réveiller. Ils se lèvent difficilement, sont sans énergie, sans décision, sans lucidité cérébrale, et toujours plus émotifs et plus anxieux, jusqu'au premier repas important de la journée. Ce n'est guère que vers deux ou trois heures de l'après-midi qu'ils retrouvent une part de leur activité qui fléchit de nouveau vers cinq à six heures, pour se relever considérablement après le repas du soir. C'est, le plus souvent, de neuf heures à onze heures qu'ils atteignent enfin l'état d'excitation normale et *même souvent le dépassent*, d'où leur noctambulisme et parfois leur insomnie. L'excitation est chez eux très proche de *l'hyperexcitation.* Ainsi, dans le nycthémère, les minima et les maxima de l'énergie fonctionnelle nerveuse des émotifs sont accentués.

La même règle se retrouve à l'examen des variations de l'excitabilité réflexe fonctionnelle qui se produit hebdomadairement, mensuellement, saisonnièrement. Chez la femme émotive, les fonctions périodiques sont également outrées; pendant la phase menstruelle, les femmes sont plus déprimées ou excitées, et souffrent de différents malaises somatiques: migraines, gastralgie, entéropathie. De même, beaucoup d'entre elles passent avant leurs règles par une période d'irritabilité, d'hyperexcitation verbale, très manifeste. Ces réactions ne sont que l'exagération des phénomènes normaux. Physiologiquement, avant les règles, la femme présente quelques heures d'excitation et d'irritabilité, ou de tristesse et de larmes, qui se dissipent en quelques heures ou une journée après la cessation des menstrues. Chez certaines hyperémotives, les règles s'allongent, traînent pendant huit jours et sont précédées et suivies de huit à dix jours de malaise et de nervosisme. Aussi, ces malheureuses névropathes n'ont-elles guère plus de huit à dix jours d'équilibre et de sociabilité chaque mois.

De même aux changements de saison, l'état normal subit quelques variations à peine appréciables, dont les plus connues et les plus manifestes sont celles du printemps. Ainsi, dans le domaine pathologique, les névroses émotives et les psychoses circulaires présentent des fréquences plus élevées à l'automne et au printemps. D'après mes observations, et la pratique de ma clientèle, c'est aux mois de mars et avril que les rechutes ou les premières crises de névrose d'angoisse et d'émotion se montrent le plus souvent.

Il ne faudrait pas que le lecteur puisse croire que de pareilles modifications extérieures, en apparence si subtiles, puissent être insuffisantes à souligner les états morbides émotionnels. Je rappelle que nous étudions ici les fonctions de sensibilité générale du système nerveux et leurs réactions réflexes morbides. Or, la sensibilité nerveuse est exquise et produit des réactions d'autant plus marquées que les excitations ont été relativement plus faibles. La loi de la sommation des excitations ou loi de l'avalanche, n'est vraie que pour les plus faibles d'entre elles ; les trop fortes excitations extérieures ou intérieures ou déterminent l'inhibition ou sont imperçues par le système nerveux, comme sont imperçues par les appareils sensoriels, les vibrations trop rapides, trop intenses ou trop lentes. Toute cette pathologie est faite de nuances étiologiques et pathogéniques, et c'est pourquoi j'étudie ici des nuances dans le déterminisme.

**Durée des périodes morbides.** — Au sujet de la durée de chacune des crises hyperémotives ou anxieuses, on ne peut *a priori* rien affirmer. Cependant, en règle générale, et sauf le cas de patients ayant de très fortes tendances constitutionnelles ou qui rentrent dans la classe des anciens dégénérés, il semble bien que les premières crises soient d'abord rapides et n'excèdent pas deux à six mois. Les crises de l'adolescence ou de la première jeunesse aux environs de la vingtième année, oscillent souvent de 4 à 9 mois. C'est entre 25 et 35 ans que la durée est maximale ; elle varie de 2 à 4 et même 6 ans. A partir de cette époque, il y a une tendance marquée à la diminution de durée de chaque nouvelle crise s'il s'en présente. Un an, 6 mois, 15 mois, sont des chiffres qu'on rencontre fréquemment.

Il semble bien que la maladie s'épuise en vieillissant, comme du reste s'épuise aussi dans la sénilité, la capacité émotive, alors qu'au contraire dans l'aliénation mentale l'anxiété montre une prédilection pour l'âge mur. Krœpelin a établi que la mélancolie apparaît vers 45 ans et on connaît bien, d'autre part, la théorie de l'involution sénile acceptée comme cause de la mélancolie par Krœpelin, Serieux, Roque de Fursac, Capgras.

Cependant, entre chacune de ces atteintes, l'état de retour à l'intégrité n'est pas absolu, du moins dans les dernières crises. Bien souvent, on peut constater un petit résidu d'émotivité, à la vérité très atténué, mais qui généralement se localise à quelques espèces d'émotion : soit émotivité professionnelle, soit émotivité sentimentale, génitale, artistique ou toute autre. Il est rare qu'elle se diffuse dans toutes les variétés d'émotivité.

A chaque atteinte, la qualité des réactions émotives peut varier. D'une façon générale, il est exceptionnel que l'anxiété se montre d'emblée, c'est l'hyperémotivité simple qui prédomine d'abord, à moins de tendance constitutionnelle marquée, car l'on trouve parfois l'anxiété, le scrupule, le doute, la phobie chez les enfants. La capacité anxieuse semble plus marquée au moment des crises liées à l'évolution génésique, à la puberté, à la fin de l'adolescence, à l'âge critique; plus souvent elle ne débute qu'aux crises de l'âge moyen, entre 30 et 40 ans.

A mesure que l'hyperémotivité vieillit elle tend à se cérébraliser et laisse toujours quelques *résidus de phobisme, d'obsession, de scrupule, de doute* plus ou moins manifestes, même entre les crises. Chez d'autres, au contraire, la crise est stéréotypée, elle se présente toujours avec la même formule et les mêmes manifestations somatiques. Et cela explique la chronicité de certaines pseudo-organopathies. Parmi celles-ci, les plus fréquentes dans la jeunesse sont les digestives : troubles gastriques ou intestinaux douloureux; gastralgies, à la puberté, souvent accompagnées de fausses cardiopathies, palpitations, pseudo-hypertrophie cardiaque de croissance, troubles génitaux, pseudo-métrites, pseudo-ovarites, leucorrhées. Dans l'enfance, les manifestations pseudo-cardiaques et digestives gastralgiques sont donc les plus ordinaires. Le retentissement psychique prend la forme du scrupule religieux et du remords qui n'est que le doute dans le passé, tandis que la phobie plus rare à cet âge est le doute dans l'avenir et l'anxiété, le doute dans le présent.

A l'âge adulte, de 25 à 35 ans, on voit apparaître les formes somatiques, pseudo-pulmonaires (toux, oppression), et les formes hépatiques (cholémie, constipation, entéro-colite). Chez les adultes les plus jeunes, les malaises nerveux se traduisent en ordre d'évolution par de l'irritabilité, de l'impatience, de la colère, plus tard, par un malaise général indéterminé, des affres, des oppressions générales ou spéciales et enfin, de l'angoisse et de l'anxiété. Au point de vue psychique : la tristesse, la mélancolie, le pessimisme, l'indifférence, l'hypocondrie, l'obsession et la phobie apparaissent. Déjà à cette période, se montrent les signes de l'émotivité génésique, accompagnée de son doute, c'est-à-dire de l'impuissance qui est la tare émotionnelle la plus fréquente dans la jeunesse et après la quarante-cinquième année.

Enfin, après l'âge mûr, toutes les manifestations émotives et pseudo-organopathiques, s'associent à de véritables organopathies alors évoluées, et viennent obscurcir le diagnostic du médecin hésitant entre le trouble fonctionnel et la lésion. C'est ainsi que les réactions émotives se mélangeant avec l'hypertension de la sclérose rénale, peut donner naissance à un mélange de vraie et de fausse angine de poitrine, d'arythmie, de palpitations, de dyspnée mixte, etc. Il est parfois très épineux de séparer la part fonctionnelle de la part lésionnaire des troubles émotionnels révélés par l'examen clinique chez les malades qui passent par les transitions successives des maladies évolutives. C'est ainsi que dans l'âge critique de l'homme, suivant l'expression de Maurice de Fleury, il faut faire la part d'une hyperémotivité dite neurasthénique, mais aussi des manifestations d'insuffisances organiques qui sont bâtardes, à la fois lésionnaires et fonctionnelles.

## ÉVOLUTION CHEZ LES NON-CONSTITUTIONNELS

Les règles de l'évolution de la névrose ou des syndromes hyperémotifs et anxieux qui viennent d'être exposées à propos des malades héréditairement prédisposés, restent les mêmes, à l'intensité près, chez les hyperémotifs accidentels. Mais chez ceux-ci, les premières crises se manifestent nettement d'une façon tardive, et généralement à l'âge adulte. Elles sont le plus souvent confondues avec les neurasthénies de surmenage professionnel. L'étude que nous avons faite de la symptomatologie permettra de les différencier. Contrairement à ce qui est classique, qu'ils soient constitutionnels ou non, les patients ont la même propension à ajouter aux troubles somatiques et bulbaires des réactions psychiques que bien des neurologues encore, s'imaginent propres aux dégénérés. Il n'en est rien. On voit des individus parfaitement sains et équilibrés au point de vue nerveux, parfois même remarquablement doués au point de vue de l'énergie, de la volonté, du contrôle de soi-même, verser dès la première atteinte de névrose d'angoisse ou de syndrome anxieux, dans l'obsession, le scrupule, le doute, la phobie, et y rester pendant toute la durée de la crise. Il n'est pas rare non plus de voir ces patients se transformer et évoluer à partir de la première crise tardive, comme de véritables constitutionnels, parce que leur mode d'existence et leur profession les entretiennent dans un surmenage continu. C'est ainsi que bien des littérateurs, des artistes, des savants, des financiers, journalistes, professeurs font leur première crise d'hyperémotivité et d'angoisse au moment de la période de lutte la plus intense de leur vie, entre la trente-cinquième et la quarantième année, et restent atteints pendant de nombreuses années parce qu'ils ne se soignent pas d'une façon suffisante. Ils n'abandonnent pas leurs affaires, et par des moyens incomplets s'améliorent mais restent des subaigus ou des chroniques sujets à des retours plus marqués au moment de grandes émotions nouvelles, de surmenage, de fatigue ou de maladies incidentes. Lentement la constitution émotive se crée tardivement dans l'individu, comme elle s'est créée dans la race chez les constitutionnels par la répétition des causes d'épuisement nerveux, et des synergies morbides diverses qui apparaissent à cet âge.

Chez quelques patients, la première grande crise apparaît dans les dernières années de la vie, dans la vieillesse, ou même dans la sénilité. Il est bien exceptionnel qu'on ne puisse retrouver quelque trace d'une hyperémotivité légère antérieure, se présentant avec les intermittences habituelles. Par l'interrogatoire, on peut toujours reconstituer des ébauches préalables et des crises atténuées dont le patient a gardé quelque souvenir. Le plus souvent, ces crises se produisent chez les intellectuels surmenés, ou par le désarroi moral d'une retraite qui leur semble toujours prématurée à la fin d'une carrière bien remplie. Le diagnostic de ces états avec les psychoses séniles, ou avec les encéphalopathies artérielles n'est pas sans difficulté, et d'autant que beaucoup de prétendues psychoses de la vieillesse ne sont que des manifestations de lésions cérébrales diverses (artérite, syphilis, hémorragies, scléroses névrogliques, etc.).

Cependant, on voit souvent chez les parents d'émotifs qu'on a soignés dès leur jeunesse, apparaître des crises d'hyperémotivité et d'anxiété tardives, qui obéissent à la loi générale que j'ai étudiée, à propos des troubles nutritifs. De même que le père d'un jeune goutteux peut n'entrer dans la goutte qu'à la fin de sa vie, ainsi la neurasthénie, l'anxiété, l'hyperémotivité parues de bonne heure chez le fils, peuvent apparaître seulement à la fin de la vie chez le père à la condition qu'il se soit soumis aux causes déterminantes habituelles.

Je ne crois pas utile de répéter ici ce que j'ai dit au sujet de la transformation des névroses émotives en psychoses : ce sont des syndromes très divers d'origine, qui n'ont de lien que par l'apparence symptomatique, mais ne me paraissent pas avoir de relation de continuité. Je ne pense pas que les hyperémotifs soient plus propres que d'autres à devenir des lypémaniaques, des maniaques excités ou de véritables circulaires. Mais les hyperémotifs sont si nombreux qu'il n'y a pas empêchement de coïncidence et de même qu'il n'est pas indispensable d'entrer dans la folie périodique par la cyclothymie, il n'est pas non plus nécessaire que la mélancolie ait été précédée à longue échéance, de névrose émotive et d'anxiété. Je viens d'observer le cas d'un vieillard devenu mélancolique sans anxiété alors qu'il avait fait à 20 ans et à 35 ans deux crises d'une année d'hyperémotivité avec troubles circulatoires et angoisse. Ce que l'on peut affirmer, c'est que *dans la majeure partie des cas* l'hyperémotivité avec ou sans anxiété ayant fourni cinq à six crises précises et de longue durée au cours de la vie ne se termine pas par une psychose. Il faut enfin remarquer que le pronostic des syndromes anxieux liés à une cause organique précise, reste celui de cette cause, et que sa persistance ou la formation de cercles vicieux entretenant la réversibilité des excitations angogènes aggravent naturellement le pronostic.

En résumé, nous pouvons distinguer dans les différentes formes d'évolution que je viens d'étudier :

1° Des *formes accidentelles*, évoluant de quelques mois à un an chez des individus faiblement prédisposés et dues le plus souvent à du surmenage, à de violentes émotions, à des préoccupations.

2° Des *formes récidivantes*, à *rechutes rares*, et de durée variée de six mois à deux ou trois ans. Au cours de sa vie le patient peut avoir deux à quatre atteintes : à la puberté, entre 20 et 30 ans, puis au début et à la fin de l'âge mûr.

3° Des *formes chroniques* ou *sub-aiguës larvées*, avec de courtes poussées plus marquées ou des formes chroniques assez intenses avec paroxysmes rares, qui sont surtout propres aux constitutionnels.

4° Des *formes cyclothymiques* où entre les crises on retrouve non pas l'état normal, mais un certain état d'excitation. Cette forme permet de distinguer deux types principaux d'émotifs : les *excités* d'une part et les *déprimés* mélancoliques ou hypocondriaques d'autre part ; mais cette classification est fort artificielle car, l'hyperémotivité et l'anxiété peuvent se présenter avec une certaine fermeté dans le caractère, une non-passivité, qui se mélange au même moment avec de l'asthénie, de l'hypocondrie. Il est très rare de se trouver en présence d'une forme pure et lorsque le fait se produit, il est plus vraisemblable qu'il s'agit de petits circulaires ou de prochains systématiques. D'autre part, il ne faut pas oublier que les phases d'hyperémotivité sont souvent précédées d'une légère excitation ou de faiblesse irritable au cours de laquelle se produit aisément un surmenage suivi lui-même d'une réaction dépressive inévitable. Il ne faut donc pas confondre ces excitations et ces dépressions secondaires à l'évolution des névroses émotives, avec celles de la folie maniaque dépressive dont l'alternance est la base. Il faut conserver, du reste, le schéma directeur suivant : il existe dans les névroses et dans les psychoses des formes cliniques symétriques mais qui sont d'une nature et d'une gravité bien différentes. Il faut donc opposer et non pas assimiler la névrose d'angoisse à la mélancolie anxieuse, l'hyperémotivité active à la manie aiguë, et la cyclothymie-névrose à la cyclothymie-psychose, c'est-à-dire aux formes variées de la psychose périodique.

## L'ÉVOLUTION DES CRISES

D'une façon générale, chacune des crises anxieuses qui apparaît dans l'état interparoxystique sub-aigu, évolue en trois phases :

*Première phase*. — La crise est annoncée ou bien par un état d'excitation préalable avec sensation de grande puissance au travail, infatigabilité, qui n'est que la période d'état de la fatigue et du surmenage nerveux préalables, sorte de faiblesse irritable. En même temps, on observe une émotivité diffuse ou des troubles de l'émotivité par insuffisance, car ainsi que nous le verrons plus loin, l'hyperémotivité est parfois remplacée par une inémotivité, une indifférence consciente et dont le patient souffre. Dans ces cas peu fréquents ils sont insensibles, durs, dans la majorité de leurs réactions affectives, ou excessifs, attristés et larmoyants sans raison pour un nombre restreint d'émotions sur lesquelles ils sont sensitivés. L'état général et l'état somatique qui jusque-là étaient bons, semblent s'altérer quelque peu. A l'appétit marqué, au fonctionnement intensif du tube digestif, succèdent quelques troubles plus ou moins brusques dans leur apparition : anorexie, langue blanche, absence de la soif, oubli de boire aux repas ou au contraire sécheresse buccale et polydipsie, diminution des urines, sueurs, constipation, et souvent perte de poids accentuée. Puis l'état émotionnel se constitue progressivement, ou bien éclatent quelques ébauches de paroxysme diffus. Mais l'inquiétude vague n'est pas encore de l'angoisse, l'irritabilité est encore légère ou se réduit à de l'humeur et de l'impatience. L'ennui, la tristesse, le spleen, la dépression, la mélancolie, une sensibilité affinée à toutes choses, l'émotion à la lecture, dans les journaux, dans le roman, de faits sans intérêt immédiat pour le patient, deviennent intenses et anormales. Cette phase peut durer quelques semaines, quelques jours, avec ou sans rémission ; puis éclate le paroxysme définitif qui ouvre la seconde phase.

*Deuxième phase*. — Un des paroxysmes décrit au début de ce livre, soit complet, soit au contraire limité à quelques réactions organiques, éclate la nuit le plus souvent. Il est pris ordinairement pour une indigestion, une intoxication alimentaire ou chimique, ou même criminelle s'il est à type digestif avec vomissements, diarrhée. S'il y a de la toux, des sécrétions catarrhales, des tremblements, de la frilosité des sueurs il devient dans l'esprit du malade la grippe sans fièvre, et, suivant une expression triviale, la grippe tombée sur l'estomac ou l'intestin, pour expliquer les troubles gastriques qui ne manquent guère en même temps. Avec une oppression respiratoire marquée ce sera l'asthme, l'urémie, l'acétonémie. Si les troubles circulatoires prédominent on parle d'angine de poitrine, de syncopes, de cardiopathie, d'asystolie. Les douleurs l'emportent-elles? Suivant leur forme, on pense aux rhumatismes, aux névralgies faciale, intercostale, sciatique, parfois à l'ataxie locomotrice, à la colique néphrétique ou hépatique. Le vertige, au contraire, avec ou sans chute, rappelle la maladie de Menière ou une affection d'estomac. Des douleurs sur le trajet du colon seront l'entéro-côlite, dans la région du cecum, l'appendicite. La toux, l'amaigrissement, l'anorexie, la sueur feront suspecter la tuberculose. Bref, il est absolument exceptionnel que le diagnostic exact soit soupçonné à ce moment, et constatons le fait avec regret, même plus tard.

En général, ces paroxysmes répétés pendant une durée variable, quelques semaines à quelques mois, évoluent soit en s'espaçant si la marche est favorable et rapide, soit en se rapprochant jusqu'à un véritable état de mal. Certains font des crises subintrantes pendant quelques jours, mais ordinairement, dans les formes courantes, les paroxysmes ne reviennent qu'à la faveur d'une émotion nouvelle, d'une fatigue, d'une contrariété, d'une dispute, d'un trouble organique, d'une modification barométrique ou de la tension électrique de l'air, d'un orage, etc... A certains patients il suffit d'un nuage, à d'autres, de l'évacuation insuffisante de l'intestin, plus encore, d'un simple gaz qui pour des raisons de convenance ne peut pas être éliminé. Parfois, un lavage d'intestin met fin à de grandes crises, et cependant l'entérocolite n'est là qu'un symptôme secondaire mais qui devient lui-même cause de cercle vicieux.

Pendant toute la durée de la deuxième phase on voit apparaître et s'installer les troubles nutritifs parallèles : les uns maigrissent, d'autres plus nombreux engraissent. L'asthme, le rhume des foins, la glycosurie, l'oxalurie, l'albuminurie, des crises de goutte de toutes formes, des poussées hémorroïdaires, des migraines, la dyspepsie, l'entérite apparaissent souvent au même moment. C'est ainsi que tout trouble nutritif peut s'installer alors et persister pendant toute cette phase pour s'atténuer et reparaître en même temps que les autres symptômes nerveux. Il est exceptionnel qu'une certaine fatigue, une impuissance motrice, le dégoût ne viennent pas s'ajouter à l'état nerveux préalablement décrit, aux angoisses, aux phobies et au véritable subdélire affectif qui existe à un degré léger dans la crise paroxystique. Sauf les cas exceptionnels de grand diabète, l'oligurie, l'urobilinurie, l'indicanurie associées à l'élévation de la densité urinaire, et à la richesse en urée (sauf chez les urémiques) en acide urique, sont révélées par l'analyse d'urine. Cette phase d'état dure donc un temps variable de quelques semaines à quelques mois, avec des hauts et des bas, sans que l'amélioration se décide. Celle-ci apparaît enfin dans le stade suivant, alors que le patient désespéré de la persistance de son état constate avec regret les dégâts physiques et moraux déjà produits : le vieillissement, le jaunissement du teint, les traits tirés, le rictus naso-génien, l'amincissement, la sécheresse, la chute des cheveux, la calvitie, l'altération des dents, des ongles, la sécheresse et la desquamation de la peau, le tassement et le voûtement du corps, l'allure vieillie, le faciès sombre, découragé, le regard triste, terne et fuyant. Au point de vue moral, c'était déjà le dégoût, l'indifférence, l'impuissance, le désir de la retraite professionnelle, de la disparition, de la mort, du suicide. L'obsession, le doute, le scrupule, les phobies sont les manifestations psychiques coutumières de cette période.

*Troisième phase.* — Mais subitement se produisent quelques transformations : le sommeil s'il était troublé, ce qui n'est pas constant, devient meilleur, plus régulier, moins léger, les troubles digestifs s'atténuent, un peu d'appétit reparaît, il y a dans la journée quelques instants de détente, où le patient oublie ses souffrances et cesse d'être obsédé de son état. Peu à peu réapparaît le goût à la lecture, à la profession ; une certaine excitation diffuse se manifeste, le malade se reprend à causer d'autre chose que de ses malaises. Les cheveux cessent de tomber, ils reprennent quelque brillant, un peu de force revient, les yeux s'éclairent, le teint est moins jaune et moins pâle, déjà l'espoir renaît dans le cœur du malheureux lorsqu'une rechute se produit et le plonge dans la plus noire désespérance. Et ainsi pendant de longues semaines, quelquefois de longs mois s'organise une lente guérison par rechutes. On voit alors disparaître dans l'ordre où ils se sont montrés, tous les troubles émotionnels ; les premiers parus sont les derniers à disparaître. Ainsi si la première crise paroxystique était une angoisse vasculaire de la mort avec oppression asthmatiforme, les dernières crises paroxystiques se réduisent à quelques attaques d'oppression ou de dyspnée inspiratoire, mais qui, chose curieuse, sont débarrassées de l'angoisse ou du moins de l'anxiété. Il ne reste plus, suivant le terme de Bonnier, que l'affre bulbaire. Il est remarquable que le patient ne se rende pas compte de son amélioration et qu'il oublie les bonnes journées aussitôt qu'il retombe dans son mal antérieur. L'hyperémotivité diffuse s'atténue aussi, elle se restreint à quelques types d'émotion propres à l'individu ; de longues heures, des journées, des semaines se passent sans obsession, sans angoisse. Puis les phobies perdent de leur fatalité, le patient les surmonte, il se plaît même à les vaincre. Le phobisme, c'est-à-dire la propension du cerveau à faire de la phobie ou de la peur morbide avec toute sensation ou tout sentiment quelconque, disparaît en se limitant d'abord. La nutrition générale s'améliore, les urines redeviennent normales, abondantes, le sucre, s'il y en avait, disparaît ou diminue ; le malade retourne à son poids et à son volume normal ; la faim, l'appétit sont meilleurs et plus réguliers, les troubles gastriques s'éteignent, en même temps que le faciès redevient calme et perd son aspect exagérément mobile, et sa mimique anxieuse ou grimaçante. Alors si le malade reprend entièrement goût à l'existence, il se complaît de nouveau dans les sensations de l'euphorie et de la vie normale comme un véritable convalescent. Tout lui sourit, tout l'intéresse, et rapidement il oublie si bien les longues périodes qu'il vient de traverser, qu'avec une incroyable inconscience, il conteste au bout de quelques mois qu'il ait jamais été aussi malade ou tout au moins aussi désespéré.

Telle est dans son ensemble l'évolution des syndromes émotifs et anxieux considérés dans l'individu. Il est indispensable, avant de passer à l'étude du pronostic clinique, de suivre l'évolution de ces troubles dans la famille et dans la société.

## ÉVOLUTION DE L'ÉMOTIVITÉ ET DE L'ANXIÉTÉ DANS LA FAMILLE

L'émotion est la réaction des centres nerveux contre les milieux ambiants. C'est donc elle qui règle les échanges affectifs dans les groupements humains. Le premier et le plus simple de ces groupements est la famille, dans laquelle l'échange des émotions normales et des émotions morbides ou l'inter-émotivité est donc inévitable. Les facteurs de l'inter-émotivité familiale sont, comme je l'ai dit, l'imitation, la suggestion par la parole et les actes, la communauté des habitudes, de l'alimentation, des professions, et la similitude ou même l'identité du terrain nerveux. Aussi peut-on observer dans chaque famille, des caractères propres ou en quelque sorte spécifiques de l'émotion, et de l'hyperémotivité. On observe ainsi des groupements familiaux dont tous les membres se font remarquer par leurs anomalies émotionnelles : ce sont, dit-on, des originaux, des « maniaques », des singuliers, des étranges. Inversement, si le père et la mère sont d'émotivité normale, il est rare que leurs enfants ne soient pas à leur exemple. Les habitudes émotionnelles sont communicatives au premier chef. Le calme, la placidité, la bonhommie se propagent aussi bien que l'impatience, l'instabilité ou la mauvaise humeur. Cette influence est particulièrement manifeste chez les enfants et les femmes et personne n'est sans avoir remarqué que ces êtres essentiellement plastiques s'adaptent rapidement à la tonalité émotionnelle de leur milieu. C'est la raison qui justifie le souci du milieu éducatif de l'enfant. Cette contagion de la tonalité émotionnelle ambiante est surtout manifeste chez les émotifs, et nous verrons, au traitement, l'importance prophylactique de ce fait. Mais c'est pour ces raisons aussi, que la pénétration d'un anormal de l'émotivité dans un groupement familial supposé normal, peut modifier rapidement l'émotivité antérieure si son adaptation ne se fait pas à ce nouveau milieu. Si le père et la mère ont les mêmes altérations émotives, les enfants les présenteront souvent aussi et d'autant plus qu'il est exceptionnel que la famille reste unie sous les chocs désagrégeants des émotivités antagonistes. Si les deux époux sont également irritables, colériques, intolérants, impulsifs, rancuniers, boudeurs, les heurts et la désunion se produisent fatalement au bout de quelques années et l'incompatibilité d'humeur est l'excuse ordinaire des divorces ou des séparations plus ou moins complètes qui suivent fatalement ces unions mal assorties. Ces désastres amènent à leur tour chez les enfants de nouvelles réactions émotivantes dont la durée se prolonge parfois toute la vie.

C'est dans ce désordre familial que l'on voit naître ces enfants anormaux par l'émotivité excessive produite à la fois par l'hérédité et la contagion. Enfants gâtés, enfants terribles, enfants mal élevés qui se signalent de bonne heure par des anomalies de caractère. Exigence, colère, trépignements, méchanceté envers les animaux, fugues; et plus tard, à la puberté : vocations inattendues irrésistibles, engouement étrange et excessif, liaisons dangereuses, tout cela n'est qu'expression d'hérédité émotionnelle anormale, de contagion et de culture familiale.

En avançant en âge, ces enfants qui n'ont pas appris la maîtrise de soi ni le contrôle moral, sont ceux dont on dit qu'ils « tournent mal », et finissent quelquefois dans les maisons de correction. Le moins qu'il arrive est qu'ils restent étranges toute leur vie. Qu'ils soient paresseux, cancres inertes ou élèves turbulents, insupportables, désorganisateurs des classes qu'ils fréquentent, bourreaux de leurs maîtres, « mauvais petits diables », insubordonnés, révolutionnaires, têtes brûlées ou casse-cou, ils ne sont pas entièrement responsables de l'état émotionnel qui commande à ces multiples réactions. Leurs parents et leurs tares héréditaires, l'éducation reçue, sont les grands facteurs de ces désordres originels. Chez les jeunes filles et les jeunes femmes, cette orientation héréditaire développée par la contagion, quoique contenue plus souvent par une éducation aujourd'hui mieux comprise et par l'action moralisatrice d'une religion modérée, explique cependant les tendances aventureuses, le goût excessif aux lectures romanesques, la prétention bientôt de faire sa vie et de goûter à toutes les joies, les fugues, les mariages précoces, les unions mal assorties, les passions excessives ou déplacées pour les personnalités les plus en vue. Romanciers à la mode, poètes analystes, tarabiscoteurs de sentiments, exploiteurs des sensations étranges, fumeurs d'opium, morphinomanes, mangeurs de hachich, cocaïnomanes extravagants, acteurs, chanteurs en vedette, héros de scandales retentissants, sont l'objet des sollicitations ou de l'adoration exaltée de ces nerveuses. Les femmes déviées dans leur émotivité, les femmes à séduction, à enlèvements, à grossesses clandestines, à avortements pseudo-appendiculaires, sont les mêmes qui, par coquetterie excessive, s'endettent et deviennent bientôt adultères : impropres aux soins de leur maison, de leurs enfants, de leur mari, veuves ou divorcées aguichantes, elles finissent souvent leur vie troublée d'aventurières dans la cocaïnomanie, l'éthéromanie et l'alcoolisme des fumeries d'opium.

Bien que les grandes villes et les capitales ne manquent pas de ces femmes à scandales et à catastrophes, il va sans dire que l'hyperémotivité familiale ne mérite pas toujours une description de tableaux aussi noirs. Il est heureusement beaucoup d'émotifs et d'anxieux chez qui l'hyperémotivité ou les déviations émotionnelles ne portent que sur certains points, et sont compensés par les avantages psychiques d'une sensibilité affinée au point de vue littéraire, artistique, scientifique. Parfois aussi, quelques membres de la famille, par leur influence propre, contrebalancent l'excessivité des autres et certains enfants qui semblaient voués à une évolution émotionnelle fâcheuse, s'amendent sous l'influence d'une direction ferme qui oriente leur émotivité vers une activité féconde. Ainsi, c'est le hasard des contacts familiaux et de l'éducation ou des fréquentations extérieures qui fait que des enfants d'abord remarquablement doués et précoces, évoluent mal, au point de vue psychique, ou au contraire se redressent moralement et psychiquement. On peut même affirmer que des signes d'émotivité, d'excitabilité, chez des enfants bien doués, sont souvent des prémices heureux d'une intelligence remarquable ou même géniale. Il y a peu d'espérance à fonder, au contraire, sur les enfants hypoémotifs, apathiques, indifférents, peu sensibles. Mais l'inverse reste vrai, et après la puberté ou à l'âge adulte, des enfants prodiges, des virtuoses précoces, des lauréats de toutes les distributions de prix et de concours, avortent dans leur évolution, se transforment subitement en cancres, en paresseux, en anormaux, en amoraux, et terminent fort mal dans la médiocrité, la misère et parfois le déshonneur, une évolution d'abord si prometteuse et si brillante.

On voit donc qu'il y a plus d'un rapport entre l'évolution émotionnelle juvénile et la fameuse dégénérescence mentale illustrée par les théories de Morel et de Magnan. Il faut bien se rendre compte, en effet, que nous n'étudions ici qu'une des formes des anomalies émotives : l'hyperémotivité généralisée, accompagnée de para-émotivité anxieuse, mais elle est loin de renfermer tous les troubles de l'émotivité ; il en est d'autres qui ne rentrent pas dans le cadre que j'ai choisi. C'est d'abord l'insuffisance d'émotion, ou sous-émotivité, et ensuite toutes les émotivités déviées. Or, il est très exceptionnel que ces différentes altérations de l'émotion ne s'associent pas, bien que l'une d'entre elles soit principale. C'est ainsi qu'il existe un état de tempérament inémotif. Là, il faut ranger les apathiques, froids, sans ardeur, égoïstes, qui peuvent même souffrir de leur insensibilité si elle est consciente, autant que les hyperémotifs ont la notion pénible de leur exaltation émotive. Parfois, singularité imprévue, ces deux modes se mélangent ou se succèdent. Les sentiments d'incomplétude et de désintérêt sont, nous le savons, à la base de la psychasthénie de P. Janet. L'insensibilité générale de certains de ces malades s'étend au domaine viscéral et leur cénesthésie est diminuée ; ce sont des hypocénesthésiques, qui ne se sentent jamais malades, même lorsqu'ils le sont réellement, et manifestent toujours un optimisme et une euphorie injustifiés. Les tuberculeux sont souvent ainsi à leurs dernières heures. Contrairement aux anxieux phobiques, les hypoémotifs sont imprudents et téméraires parce qu'ils ne sentent pas le danger. De là à la fanfaronnade, il n'y a qu'un pas. Cette hypoémotivité se traduit dans la famille par une indifférence aux sentiments d'affection. Ils sont incapables d'aimer, ils fuient l'amour ou n'en sont pas émus. Les célibataires volontaires qui n'éprouvent aucun désir de fonder une famille renferment des inémotifs de cette sorte. Les nomades, les déracinés, les individualistes ne sont que des hypoémotifs. Ils attendent tout de leur première famille, exigent tout d'elle et de la société, pour ne leur rendre rien. L'hypoémotivité a un retentissement social, moral, religieux, elle explique l'indifférence aux intérêts collectifs, l'abstentionnisme politique ou religieux, l'arrivisme, l'insociabilité, et à un degré de plus l'absence de sens moral, ou du moins l'incomplétude ou l'invalidité morale.

Il n'est pas exceptionnel qu'au cours de l'évolution des névroses émotionnelles et anxieuses, se produise un changement dans le type de l'émotivité ou un mélange d'émotivités morbides diverses. Alors l'hyper, l'hypo, la para-émotivité se succèdent, se pénètrent, suivant les formules les plus imprévues. Mais cependant, il y a malgré ces diversités, une tendance générale chez chaque individu, qui penche davantage et plus constamment vers l'une ou l'autre des formes.

## ÉVOLUTION ÉMOTIONNELLE ANORMALE DANS LA SOCIÉTÉ

Faire l'histoire de l'émotivité morbide considérée au point de vue social, ce serait vouloir expliquer la psychologie de l'univers entier, car l'émotivité règle les rapports sociaux et nationaux ou du moins les conditionne par des réactions dont toutes ne sont pas, malheureusement, conscientes et légitimement pondérées. Dans le heurt des émotivités diverses, les individus s'influencent et ce contact, ce frottement est à la fois une cause de contention et d'exaltation affective d'où naissent les mentalités collectives, celles des nations, des partis, des sectes, des castes, des professions. L'esprit de corps, le sectarisme, le parti pris, l'entraînement grégaires, sont dans la psychologie des foules, des manifestations d'émotivité collective. Les foules sont soumises à la loi de la contagion de l'émotion. Aussitôt qu'ils sont réunis, les hommes perdent leur personnalité et deviennent automatiques. Par l'imitation des gestes, de la mimique, par la suggestion du verbe, il se crée une unanimité d'opinion. La personnalité est annihilée, submergée, elle disparaît pour être celle du troupeau mené souvent par un berger qui seul garde son libre arbitre, et n'ayant pas, lui, abdiqué, reste le seul directeur autocrate. Il semble dans ces cas, que les foules subissent une désagrégation psychique analogue à celle qu'on trouve dans le sommeil naturel ou provoqué, et dans le somnambulisme. Chacun des deux psychismes, le conscient et le sub-conscient, travaille isolément et perd le contact avec l'autre. Aussitôt qu'il y a émotivité collective, c'est la sub-conscience qui dirige chacun sous le contrôle, la volonté et la gouverne d'une seule conscience, celle du berger, du meneur. C'est dire que la psychologie des foules est calquée sur celle des somnambules et que les actes collectifs n'ont pas plus de valeur, en déterminisme et en libre arbitre que ceux d'un médium endormi par un magnétiseur.

A un degré plus faible, un automatisme partiel est déterminé dans les individualités éparses pour qui la contagion et la propagation des opinions collectives, se font par les conférences, les congrès, les livres, les articles de presse. Cette prétendue unité mentale qui réunit sous l'influence des campagnes de presse les mêmes adeptes et les mêmes partisans disséminés, s'explique par des faits d'émotivité morbide, de contagion psychique, d'automatisme psychique, et presque de somnambulisme à l'état de veille. Et c'est pourquoi il ne faut jamais accepter, sans se ressaisir par un contrôle et une réflexion personnelles dans l'isolement, le recueillement, la méditation, de suivre les opinions et les décisions moyennes si unanimes et si légitimes qu'elles paraissent au premier abord. Il n'y a pas de libre arbitre collectif. Peu d'hommes dans le tumulte des enthousiasmes ou des désespérances unanimes, peuvent défendre leur sub-conscience d'un entraînement grégaire qui est inévitable parce qu'il est physiologique. Etant donné que par définition même, les foules sont composées de médiocrités et de non-valeurs, on doit penser, *a priori*, que les jugements, les décisions et les déterminations collectives et que tout le poids d'une « opinion générale » sont le plus souvent sans fondement et représentent justement ce qu'il ne faut pas croire et ce qu'il ne faut pas faire.

L'émotion sous toutes ses formes conduit donc le monde, puisqu'elle domine les relations sociales. Les anomalies de l'émotivité, l'hyper ou l'hypoémotivité et surtout les déviations émotives, expliquent bien des mouvements collectifs, bien des orientations générales, politiques, religieuses, révolutionnaires, bien des alliances et bien des guerres.

Les anormaux de l'émotivité sont donc légion, nous les coudoyons chaque jour : ce sont les trop gais ou les trop tristes, les larmoyants, les geignards, les préoccupés, les confiants, les entreprenants, les inventeurs, les chimériques, et d'une façon plus générale encore, les excités et les déprimés. Parmi les premiers on reconnaît les mobiles, les changeants, les téméraires, les impulsifs ; ils voisinent avec les taquins, les criards, les tâtillons, les sytématiques indiscrets, les fâcheux, gaffeurs et importuns. A côté d'eux, il faut classer les tenaces, les entêtés, les contradicteurs et les contrariants, les processifs, les autoritaires, les persévérants, dans le mal le plus souvent, les mauvais, les malveillants, les hargneux qui sont souvent des bilieux, les ironistes, les sarcastiques et les venimeux, malheureusement plus fréquents que les bons qui se cachent ou les bourrus bienfaisants.

Les déprimés parmi les émotifs sont les timides, les humbles, les effacés, les trop modestes, les obséquieux, les cauteleux, les serviles. Tout proches sont les timorés, les craintifs, peureux, les hésitants, les perplexes, les douteurs, les découragés, les renfrognés, les renfermés, qui font contraste avec les audacieux, les effrontés, les imprudents, les téméraires, les cyniques qui sont d'autres paraémotifs.

Les altérations de l'émotivité dans certains domaines, la religion, la métaphysique, produisent les adorateurs, les mystiques, les fétichistes ; dans le domaine génésique : les érotiques, sadiques, masochistes et invertis. Les opinions extrêmes affichées dans les classes sociales insuffisamment éclairées, dans le peuple, ou d'une instruction rudimentaire comme chez les instituteurs ou les bas politiciens, sont l'expression d'un déséquilibre émotionnel dans l'interprétation d'idées qui se rattachent à la politique, à la sociologie, à l'économie sociale. A ce groupe il faut rattacher les délirants politiques du socialisme, de l'anarchie, de l'internationalisme, du communisme. Tous ces utopistes, ces niveleurs de la société par le bas, ces médiocrates, ces copartageurs des richesses que leur paresse, leur impotence intellectuelle, leur nullité ou leurs vices les empêchent d'acquérir, sont le plus souvent des anormaux de l'émotivité sociale. Préparés par la débilité, ou l'alcoolisme, la tuberculose, la misère, ils sont conduits inconsciemment à des systématisations délirantes par des meneurs parfaitement éclairés sur l'inconsistance des systèmes qui leur servent uniquement à draîner les suffrages de leurs naïfs électeurs.

Emotifs morbides encore que les originaux excessifs dans la toilette, dans les habitudes, les mœurs, la profession. Parmi eux se rencontrent les maniaques du public, c'est-à-dire les gens à manies, à tics, et aussi ceux qui mobiles, instables, fébriles dans leurs mouvements sont des désordonnés et des touche-à-tout, antagonistes des systématiques ordonnateurs qui ont la manie de l'ordre, du rangement, de la propreté excessive dans leur froideur et leur raideur compassée. Les premiers sont souvent imprévoyants, gaspilleurs, prodigues ou magnifiques ; les seconds jaloux, envieux, avares, sordides et mesquins.

Les exagérés de l'art, les maîtres incompris, les cubistes, les décadents, et tous ceux qui, comme Alcibiade, font parler d'eux en coupant la queue de leur chien ; les chefs d'Ecoles aux rites compliqués, aux dogmes transcendants, obscurs et tortillés, qu'ils soient croyants ou mystificateurs, n'en sont pas moins souvent des vaniteux débiles ou des demi-délirants.

Faut-il énumérer encore les anormaux de l'émotivité amoureuse, les jaloux, jusqu'à l'homicide, les tortionnaires, les brutaux, les violents, les autoritaires de la passion, les excessifs de l'adoration et les fétichistes, les prêtres de l'amour qui font de la femme leur sacerdoce ou ceux qui se sacrifient ou sacrifient leur avenir, leur famille, leurs biens à d'indignes femelles.

Les femmes aussi ont leurs exaltées de l'émotivité amoureuse, celles qui recommencent d'éternelles expériences sans jugement et sans bénéfice, celles que l'impulsion ou l'obsession, plus que la lubricité, poussent dans une curiosité inassouvie à la recherche de sensations toujours incomplètes, toujours fuyantes.

C'est encore parmi les émotifs morbides qu'on rencontre les mythomanes du talent, du génie et de la haute intellectualité. Des véritables individualités de génie ceux-ci n'ont que les mauvais côtés. S'il faut de l'émotion et s'il y a souvent de l'émotivité chez les êtres d'élite, d'autres qualités, de jugement, de volonté, de censure équilibrent l'excès de sensibilité et la draînent vers les énergies créatrices.

Les prodiges de la verbalité, les avocats d'un jour de causes scandaleuses, les logorhéïques grandiloquents de la tribune politique, les banquiers magnifiques et banqueroutiers, les pseudo-savants à découvertes trop répétées et retentissantes, les faiseurs d'or, les alchimistes, les mages industrieux, les pseudo-guérisseurs humanitaires, les faux talentueux de carrière sont des émotifs morbides. Les assimilateurs des travaux obscurs et consciencieux, les frelons des travailleurs modestes, les démarqueurs et les pillards de mémoires scientifiques orphelins, les bas critiques malveillants et avides, les malhonnêtes vulgarisateurs scientifiques, littéraires, oncles adoptifs de travaux dont les auteurs seront à jamais anonymes, tous ces soufflés de l'effort d'autrui, tous ces voleurs de gloire, sont des malades de l'affectivité sociale. Ces parasites du talent, ont une exagération de leur moi, un véritable délire cénesthésique à tendance mégalomane ; on les reconnaît aisément à la façon dont ils mettent toujours en avant leur « je », leur « moi », leur personnalité encombrante dans leurs moindres écrits et dans chacune de leurs paroles. Leur vanité et leur puffisme ne sont donc pas éloignées du délire de la satisfaction et des grandeurs qui est la forme psychosique de leur névrose.

Toute cette description ne vise que les cas excessifs, franchement morbides et non pas les simples manifestations des divers caractères. Ceux-ci du reste se retrouvent dans les diverses formes de l'émotivité morbide, mais déformés et agrandis.

## ÉVOLUTION DU RÉFLEXE AUX TROUBLES NEURO-TROPHIQUES

Si nous faisons un retour en arrière pour prendre une notion d'ensemble sur l'évolution des névroses et syndrômes d'émotion et d'anxiété, nous pouvons constater qu'il existe dans cette pathologie une série d'étapes progressives qui vont du réflexe élémentaire aux troubles réflexes neuro-trophiques, et ce n'est là qu'une marche analogue à celle qui existe dans l'évolution physiologique.

J'ai montré comment, en avançant en âge, l'homme tendait à étendre sa réflectivité de la moëlle au cerveau.

1° Dans l'enfance, on ne trouve que des phénomènes réflexes qui correspondent à des fonctions d'instinctivité plus que de véritable émotion. A ce point de vue, l'enfant n'est qu'un être médullaire et bulbaire. En avançant en âge, il devient thalamique. Il a, pour exprimer ses émotions, des gestes simples de retrait ou de projection des membres, des cris, des larmes, le rire, sans contrôle, sans inhibition, sans contrainte psychique. Ses réactions morbides intenses et faciles sont alors la fièvre, les convulsions, les érythèmes. Déjà, cependant, son caractère est inscrit. Les petites filles et les petits garçons sont déjà aimables ou irritables, colères, violents ou doux, et l'axe de leur affectivité s'établit dès ce moment. On peut prévoir que l'enfant sera un adulte affectif, actif, passif ou apathique.

2° Dans l'adolescence et dans la prime jeunesse, les fonctions de réflectivité médulo-bulbaires simples s'étendent, deviennent plus thalamiques (opto-striées), prennent le caractère d'émotions réflexes moins automatiques, mais encore sub-conscientes, spontanées, peu réfléchies. C'est l'âge des impulsions irrésistibles, des enthousiasmes, des témérités redoutables, des folies qu'on regrette. En pathologie c'est l'époque des grandes réactions violentes, des grosses angines, des grandes hyperthermies, des troubles réflexes digestifs, cardiaques, intensifs.

3° A l'âge adulte, apparaissent les symptômes de véritable émotion psychique, avec leur retentissement viscéral. Ici les excitations centripètes montent toujours jusqu'au cerveau qui contrôle, inhibe, exalte et déforme, qui réduit leur expression mimique, mais qui ne peut empêcher leur retentissement et leur réflexion sur les vaisseaux, le cœur, l'estomac, les viscères, les poumons, etc... Déjà même, dans les émotions violentes, à plus forte raison dans les troubles morbides, se constituent l'angoisse et l'anxiété.

4° En avançant en âge ou en évolution, les excitations sensorielles et sensitives générales étendent leurs territoires fonctionnels. A la participation cérébrale constante, aux réactions psychiques nombreuses, s'ajoutent les réactions trophiques dont j'ai expliqué le mécanisme à la pathogénie, et au point de vue pathologique, on voit apparaître dans les grandes émotions ou les chocs émotifs, dans tous les ébranlements nerveux fonctionnels ou toxiques, des troubles nutritifs analogues à ceux qui caractérisent le neuro-arthritisme traditionnel.

Ainsi donc, une évolution pathologique émotionnelle est

calquée sur l'évolution physiologique de l'émotion que je viens de résumer, et, dès que l'excitabilité anormale du système nerveux apparaît, nous trouvons des syndromes de plus en plus complexes dans leur constitution et qui se succèdent dans l'ordre de complication suivant :

1° Syndromes de pure réflectivité médullaire et bulbaire ;

2° Syndromes d'excitabilité ou d'émotivité réflexe sub-consciente avec malaise, affre, peu d'anxiété et pas de réactions secondaires, ni obsession ni phobies ;

3° Syndromes d'émotivité consciente avec affre, anxiété, paroxysmes et pseudo-organopathie ;

4° Syndrome d'émotivité anxieuse complet avec grands paroxysmes, troubles organiques et nutritifs ou syndromes ango-splanchno-trophiques ;

5° Enfin, lorsque des troubles psychiques divers (obsession, phobie, impulsion, etc.) se seront associés aux premières réactions purement organiques pour nous donner les formes psychiques à phobies, à scrupules, à doute, avec troubles de la nutrition associés, nous nous trouverons en présence des types les plus complets dans lesquels on décèle des troubles réflexes, des troubles organiques, viscéraux, des troubles nutritifs, des troubles psychiques créant une affectivité spéciale, de l'anxiété, du doute, de la phobie, de l'obsession du scrupule, etc. C'est la névrose dans son état le plus complet, que l'on pourrait appeler névrose ango ou affecto-trophique, mais c'est en même temps un mélange si complexe de troubles nerveux ou nutritifs, qu'on ne saurait plus dire si elle est une maladie nerveuse avec troubles nutritifs, ou une maladie nutritive avec troubles nerveux.

Cette rapide esquisse de l'évolution physiologique et pathologique des phénomènes d'irritabilité nerveuse résume en même temps celle que l'on trouve en clinique sur les individus qui parcourent sans être arrêtés par un traitement convenable, toutes les phases de leur évolution.

---

# CHAPITRE IX

## *PRONOSTIC GÉNÉRAL*

### ÉVOLUTION FAVORABLE

En laissant de côté ici le pronostic propre aux maladies qui peuvent causer des syndromes d'émotivité anxieuse secondaires et qui ont été énumérées dans notre étude étiologique, on peut affirmer que le pronostic de la névrose émotive et anxieuse est favorable si elle n'évolue pas sur un terrain à tendances héréditaires et constitutionnelles par trop marquées. Il s'agit là du pronostic mesurant le danger de mort, qui est toujours nul, hors la possibilité du suicide, aussi exceptionnel dans la pure névrose d'angoisse, qu'il est fréquent dans la vraie mélancolie anxieuse.

Mais la répétition des crises qui peuvent se reproduire cinq six fois et davantage au cours de la vie, l'intensité de la souffrance morale qui tient autant à l'obsession, à l'angoisse, aux phobies, qu'à la conscience de la diminution psychique qui les accompagne, assombrissent dans une certaine mesure ce pronostic favorable quant à la vie.

Cependant on ne peut pas *a priori* généraliser car la diminution intellectuelle, sociale et professionnelle, est très variée suivant les cas. C'est ainsi que des patients sans cesse en proie à leurs obsessions et à leurs malaises, incapables d'en détourner leur attention, doivent abandonner leurs occupations au moins pendant la période d'acuité et se mettre au repos dans les meilleures conditions d'alimentation, d'aération et d'entourage et même peuvent être amenées à a cepter l'isolement. D'autres, au contraire, qui se plaignent cependant tout autant, conservent l'intégrité absolue de leur psychisme supérieur. La distraction, à moins qu'ils ne soient plongés dans une phase passagère d'acuité, atténue ou efface la symptomatologie. Bien des patients avouent que leurs heures de travail professionnel, à condition toutefois qu'ils y trouvent encore un intérêt, sont les meilleures de leur journée. D'autre part, et contrairement aux neurasthéniques, bien souvent leur sommeil reste excellent et tous leurs symptômes circulatoires, respiratoires, digestifs y disparaissent. « Que ne puis-je toujours dormir, me disait l'un d'entre eux, et combien il est pénible dès le matin d'être plongé avec le réveil dans l'angoisse obsédante. » Ainsi tout ce qui accapare l'attention du sujet, c'est-à-dire tout ce qui détourne le psychisme supérieur, de l'observation et du contrôle des sensations intérieures, atténue ou fait disparaître la symptomatologie. Cette notion ne devra pas être perdue de vue au traitement, et l'on remarque, en effet, que le travail ou la distraction, des entreprises nouvelles, peuvent dans la période terminale de la maladie, agir comme déterminants de la guérison.

Il semble donc bien qu'il n'existe pas dans la névrose d'émotivité et d'angoisse, l'impotence intellectuelle, la fatigue de l'attention, l'asthénie psychique, l'amnésie, le ralentissement de l'association des idées que l'on constate dans la véritable neurasthénie, dans l'hypocondrie, dans la mélancolie. Mais les syndromes hyperémotifs et anxieux ne restent pas toujours isolés, peuvent s'associer à l'asthénie, à l'hystérie et dans le premier cas plus que dans le second, réduire considérablement la capacité professionnelle. Le pronostic s'aggrave donc ici d'autant. La transformation et la diminution de la personnalité est quelquefois très manifeste, surtout dans les périodes aiguës ou à la suite de paroxysmes. On ne peut pas douter que la responsabilité soit considérablement atténuée au cours d'une crise paroxystique qui produit le désarroi mental, la panique et la fugue, ou chez les patients qui présentent comme phénomène secondaire de l'émotivité anxieuse, l'obsession, l'impulsion, le doute, le scrupule et le tic. Pour quiconque a soigné quelques-uns de ces malades et les a suivis au cours de leur évolution, cette diminution de la responsabilité ne peut pas être contestée. Il n'est pas douteux non plus que tout patient de cet ordre dans les périodes d'acuité, peut être amené à cesser toute occupation qui nécessite la maîtrise absolue de soi-même : officier, mécanicien, médecin, chirurgien, juge, ou toute situation de directeur, de chef sur qui pèsent des responsabilités graves.

Cependant, les périodes sont courtes où le malade devient réellement impropre à remplir ses occupations habituelles. Chez beaucoup d'entre eux, s'il y a persistance ou prolongation inaccoutumée de cet état, c'est que sont apparus les phénomènes psychiques réactionnels des crises paroxystiques. Il est tout naturel qu'un individu qui a été pris de tremblements, de pseudo-angine de poitrine, d'oppression, de vertiges pseudo-syncopaux, dans un endroit public ou pendant qu'il occupait des fonctions publiques, redoute de voir réapparaître de semblables phénomènes et qu'ainsi il en provoque automatiquement la venue par suggestion lorsqu'il va se retrouver dans les mêmes conditions, sur les mêmes lieux, devant les mêmes personnes. C'est ainsi que j'ai vu des professeurs ne plus oser faire leurs classes, des avocats ne plus s'approcher qu'en tremblant de la barre où ils avaient eu leur premier malaise, un député pris d'agoraphobie dans un immense hémicycle, s'enfuir sous les gradins accrochant son écharpe à tous les clous et à toutes les solives et laissant sur place sa serviette bourrée de papiers importants. Le jour de son mariage, un autre de mes clients qui avait la phobie des lieux fermés ou claustrophobie, avec angoisse de la mort par syncope (forme vasculaire vaso-motrice pseudo-syncopale avec thanatophobie), ne pouvait attendre la fin de la messe de mariage et s'enfuyait laissant là la nouvelle mariée, sa belle famille, ses invités. Il faut du reste soupçonner la névrose d'angoisse avec phobie, obsession et doute, chez tout individu qui subitement commet des actes de cette nature, tout à fait incompréhensibles, et qui ne cadrent pas avec l'équilibre mental antérieur. Pendant la guerre des cas de ce genre, incompris, ont amené des fugues, des désertions, des rébellions terminés par d'injustes sanctions. Il est évidemment des professions dans lesquelles des troubles semblables ne peuvent pas se produire sans les plus grands dangers. Un mécanicien conducteur de trains, un pilote aviateur, s'ils sont atteints de troubles de ce genre, ne doivent reprendre leur profession qu'après la traversée de la phase aiguë. Un chirurgien, un officier, un général, un amiral, pris dans l'inexorable engrenage de la phobie et de l'obsession font courir de grands risques à ceux qu'ils doivent diriger. Pendant la guerre des exemples incompréhensibles d'incurie, d'incapacité ont pu s'expliquer ainsi. Les anxieux peuvent être des subalternes mais non pas des chefs que les responsabilités troublent et accablent. Dans les rôles secondaires et hors des phases d'acuité ils peuvent être excellents à cause de leur conscience scrupuleuse. Mais le doute, l'hésitation, l'incapacité d'agir à temps deviennent le propre des émotifs anxieux, surtout lorsqu'ils vieillissent.

Cependant, parfois, une rééducation rapide peut se produire si le malade se confesse et demande du secours au lieu de cacher soigneusement son état, ce que font beaucoup d'entre eux. En règle générale, l'acuité de cette poussée paroxystique se dégrade au bout de quelques mois sous l'influence d'un traitement bien conduit, du repos, parfois de l'isolement et surtout si l'on n'essaye pas au début de lutter et de vaincre les obsessions. Ce combat, inopportun à ce moment, devient utile plus tard, lorsque toute la symptomatologie s'est atténuée.

Chez les émotifs constitutionnels, une fois la période d'acuité des phénomènes somatiques calmée, il peut rester pendant un temps variable, mais parfois fort long, une tendance vague à la phobie, au doute, à l'obsession. Le malade ne redevient jamais entièrement confiant. Le phobisme fait partie désormais de sa constitution mentale et à un degré plus ou moins marqué, intervient toujours quoique faiblement dans toutes ses déterminations. C'est ainsi qu'on connaît des personnes qui après une longue et pénible crise, appelée souvent à tort neurasthénie, restent quelque peu timorées, pusillanimes et ne retrouvent jamais leur caractère antérieur. Le pronostic est meilleur au contraire chez les courageux, qui se défendent, qui ne veulent pas accepter leur maladie, et se battent héroïquement avec celles de leurs manifestations qui risqueraient de les déviriliser. Mais, je le répète, ces cas péjoratifs sont, en réalité, exceptionnels hors d'une constitution émotive héréditaire bien avérée.

En général on peut dire que les formes qu'on rencontre dans la clinique courante sont toujours pénibles, parfois prolongées, mais guérissent le plus souvent. La guérison est d'autant plus rapide que le patient a été touché moins souvent et plus tard dans la vie pour la première fois et qu'il a eu entre les crises de plus longues intervalles. Le pronostic est meilleur s'il s'agit d'émotivité ou d'anxiété liée à une véritable neurasthénie de surmenage. Il est moins bon au contraire, parce que le mal est plus foncier, plus tenace, si l'on constate en même temps des signes d'hystérie, et la durée dans ces cas en est souvent plus longue avec des rechutes plus fréquentes.

On sait, d'autre part, que les syndromes hyperémotifs et anxieux de la névrose traumatique sont très solidement ancrés et que ceux qui évoluent en même temps qu'une grande maladie de la nutrition, goutte, obésité, diabète, rhumatismes, migraine, lithiase biliaire et rénale, asthme, etc., suivent l'évolution et le pronostic de ces maladies générales et s'amendent par le traitement qui les améliore ou les guérit. Le médecin qui sera interrogé par les patients ou leur famille peut donc affirmer, que les états d'hyperémotivité et d'anxiété simples et non vésaniques guérissent, en règle générale, après une évolution de durée variable, et qu'ils ne sont jamais spontanément capables de mener à la mort.

Cependant, il est nécessaire de faire quelques réserves que je développerai dans le paragraphe suivant. Ce sont les cas où l'évolution n'est pas favorable par suite de troubles trophiques intenses, ou par suite d'une évolution mentale consécutive, qui montre bien qu'il y avait eu erreur d'interprétation et de diagnostic. C'est, en dehors de l'expérience clinique, l'évolution des malades et l'interrogatoire des parents qui renseignent sur le véritable pronostic des syndromes hyperémotifs et anxieux de la pratique quotidienne. Or, dans ces états, il est presque plus utile de pouvoir déterminer avec précision la durée de la maladie, sa marche probable, l'époque de la guérison ou de l'amélioration, que de connaître tous les tenants et aboutissants scientifiques de la question. Aussitôt que les patients sont renseignés sur la nature de leurs souffrances, la première question qui leur vient est de savoir quand ils seront guéris, car la maladie leur est insupportable et ils souhaitent ardemment d'en être débarrassés. J'ai eu l'occasion d'observer plusieurs centaines de cas légers ou marqués de cette espèce, et c'est sur cette statistique que je me base pour affirmer que presque tous les cas guérissent dans une durée qui varie en général de trois mois à deux ans. La moyenne des rechutes m'a paru être de deux à quatre dans le courant d'une vie, mais beaucoup d'entre elles pourraient être évitées si les médecins étaient mieux renseignés sur ces troubles nerveux, et s'ils étaient aussitôt reconnus, classés et traités comme il convient, c'est-à-dire par une prophylaxie, une hygiène, un mode de vie propre à éviter les rechutes après une première atteinte.

Pour répondre à l'interrogation du patient sur la marche probable de son cas, rien n'est plus intéressant que l'interrogatoire des parents. Ceux-ci, surtout si l'on peut les interroger à part, fournissent toujours des renseignements précieux sur la psychologie affective du patient dans sa jeunesse, et, d'autre part, ont souvent souffert eux-mêmes de troubles analogues. C'est ainsi que la mère de famille ou le père, un oncle, un aïeul, avouent avoir présenté des crises analogues plusieurs fois au courant de leur vie. De la reconstitution de leur évolution propre, on peut tirer quelques conclusions applicables au patient qui vient consulter. « J'étais ainsi dans ma jeunesse ou à telle période de ma vie, affirment-ils, j'ai été soigné à telle époque, par tel moyen et par tel médecin. J'ai été guéri à la suite de tel événement (voyage, bains de mer, naissance d'enfant, mariage, succès d'affaires, de profession, etc.). « Il ne m'en est rien resté dans le cours de la vie », disent les uns. « J'ai eu une rechute quelques années plus tard », dans certaines conditions qu'ils développent, affirment les autres. Bref, le médecin tirera de cet interrogatoire les documents les plus utiles, pour déterminer l'évolution ultérieure du patient qui a bien des chances de se conduire de la même manière que ses parents, à moins que par suite de la consanguinité ou de la multiplication des mêmes tares par des procréateurs également touchés, la tendance aux troubles émotifs et à l'anxiété se trouve accrue. Il est parfois très difficile de reconstituer le diagnostic chez certaines personnes qui n'ont pas eu de manifestations phobiques, anxieuses, et si la névrose d'émotivité est restée chez elles à l'état fruste, sous une forme pseudo-organopathique. A ce moment, il faudra se rappeler que certaines affections nerveuses de l'estomac, telle que la gastralgie, de l'intestin, telle que l'entéro-colite muco-membraneuse, la constipation, la diarrhée, de l'appareil respiratoire tels que l'asthme et l'asthme des foins, et circulatoires telles les palpitations, la pseudo-angine de poitrine, sont des formes larvées de la névrose que nous étudions ici.

Enfin, il faut signaler en passant que chez certains individus peu intelligents ou peu observateurs, et dans certains milieux sociaux inférieurs, ces troubles n'ont pas l'importance et le retentissement qu'ils prennent dans la vie des intellectuels, des affinés, des artistes, des savants, chez les hystérisables et chez tous ceux qui par une éducation insuffisamment énergique, se laissent aller et cultivent, en quelque sorte, leur maladie dont ils prolongent ainsi beaucoup la durée. Contrairement à ce que l'on pourrait croire, beaucoup de femmes du peuple, de paysannes et de domestiques, sont touchées de ces troubles. Les ouvriers atteints de sinistrose en présentent de nombreux exemples. Pendant la guerre de 1914, nous avons pu en observer de nombreux cas chez les soldats mis en état de dépression nerveuse par le surmenage physique et sensoriel, les détonations formidables et répétées, les spectacles d'horreurs inouïes qui se sont déroulés sous leurs yeux. On les appelait à tort psychasthéniques, neurasthéniques, psycho-névrosés, et parfois aussi simulateurs. Or, chez les personnes appartenant aux classes sociales inférieures, il y a de très grandes difficultés d'obtenir des précisions sur les symptômes observés, et surtout dans le domaine psychique. Aucune d'entre elles ne peut définir l'anxiété d'une façon synthétique, et ne le traduit que par de vagues approximations ou des états d'âme secondaires : « Je me sens mal à mon aise, je ne sais pas ce que j'ai, je n'ai goût à rien, je m'ennuie, » telles sont les formules sous lesquelles il faut soupçonner et creuser. Ces gens ont aussi très souvent la honte et la pudeur de leurs sentiments affectifs, mais se plaignent plus volontiers de leurs troubles somatiques et se croient cardiaques, dyspeptiques, etc... Il y a quelques années, pendant une villégiature d'été en Bretagne, je pus me rendre compte qu'une paysanne gardeuse de vaches, était atteinte d'un vertige mental obsédant continu, de claustrophobie, de doute religieux, et de paroxysmes anxieux avec oppression et tachycardie. Aux yeux des gens de son pays elle n'était qu'une idiote, une débile, dont on expliquait par l'imbécillité l'étrange habitude qu'elle avait de coucher sur la paille à la porte d'une écurie. D'après mes observations, comme d'après celles qu'on pourra trouver dans le livre de Belbèze sur la « neurasthénie rurale », les troubles nerveux de l'émotivité doivent être encore plus fréquents dans le peuple, chez les ouvriers des villes et les travailleurs des champs, que dans les classes aisées des villes, parce que leurs causes d'intoxication, de surmenage, et leurs tares héréditaires sont plus fréquentes. S'ils n'ont pas les maladies de la nutrition du riche, la goutte, le diabète, l'obésité, *morbus dominorum*, ils ont les maladies de la nutrition par cachexie, par usure, la maigreur, l'émaciété, le surmenage musculaire, la tuberculose et surtout l'alcoolisme.

## EVOLUTION PÉJORATIVE

Si le pronostic général reste donc dans l'ensemble favorable, il faut cependant mettre à part un certain nombre d'états dont la bénignité est moindre et qui peuvent évoluer d'une façon plus fâcheuse par l'un des trois mécanismes suivants :

1° Certaines formes d'hyperémotivité et d'anxiété sont symptomatiques de certaines psychoses ou de maladies organiques du cerveau. C'est ainsi que, comme nous l'avons vu, des méningites tuberculeuses chroniques, des méningites syphilitiques, la paralysie générale, l'artério-sclérose cérébrale à forme hémorragique ou ischémique, le ramollissement cérébral, les artérites syphilitiques ou paludéennes diffuses, l'urémie cérébrale subaiguë, sont parfois précédées pendant un temps variable d'état d'émotivité anxieuse, d'ango-syndromes ou d'affecto-syndromes qui peuvent simuler pendant un certain temps de véritables névroses, mais ne tromperont pas longuement les médecins observateurs et avertis.

Les psychoses qui sont souvent précédées ou mélangées d'ango-syndromes sont la mélancolie simple, la mélancolie anxieuse, la manie, la folie périodique, et les paranoïas ou folies systématiques : délire de persécution, délire de grandeur, démence, etc... Certaines démences précoces ou séniles s'annoncent aussi par des crises de tristesse avec dépression, anxiété, indignité. J'ai déjà expliqué plus haut de quelle façon il faut, à mon avis, comprendre les relations qui existent entre les syndromes-névroses, d'émotivité et d'anxiété, et les syndromes-psychoses. Je crois que c'est à la faveur des erreurs qui se produisent pendant les premières phases d'évolution des psychoses qu'il faut expliquer certaines conclusions dogmatiques. Il ne faut pas dire que les névroses d'hyperémotivité et d'angoisse peuvent, dans certains cas, se transformer en psychoses, mais bien que les psychoses dans leur phase de début, sont confondues avec des névroses. On ne pourrait pas dire davantage que la neurasthénie se transforme en paralysie générale, mais bien que les méningo-encéphalites syphilitiques s'extériorisent au début par une symptomatologie neurasthénoïde.

2° Le passage à la chronicité est la seconde forme d'évolution péjorative qui peut se produire dans la névrose d'émotivité anxieuse. En règle générale, cette évolution ne se montre que chez les émotifs constitutionnels fortement tarés héréditairement, ou chez ceux qui présentent les caractères d'une hystérisation incontestable. Cette chronicité peut suivre la guérison des périodes paroxystiques et la maladie s'établit alors, réduite à un petit train de symptômes modérés, interrompue de temps à autre par une rechute paroxystique de quelques jours. Il reste seulement une tendance marquée au phobisme, à l'anxiété, à l'interrogation scrupuleuse, à l'obsession sous les influences d'émotion, de fatigue, de froid, ou des maladies dépressives intercurrentes. La névrose d'angoisse tend donc dans ces cas à évoluer chroniquement et sans éclat. Cette évolution peut durer quatre, cinq, six, huit ans, rarement du reste, elle atteint de si longues durées. Elle finit par s'user en laissant après elle quelques résidus psychiques, quelque petite anomalie du caractère, quelques manies, quelque tic, quelque étrangeté peu inquiétante. Mais il est exceptionnel que ces formes n'aient pas disparu ou ne soient pas en période de disparition définitive après la cinquantième ou la cinquante-cinquième année, sauf le cas où de nouvelles causes morbides nées à cette époque : artério-sclérose, urémie, déchéance sénile, en prolongeraient alors l'évolution. Les cas qui se prolongent, et j'en ai vu quelques-uns, jusqu'à l'extrême vieillesse, ne sont pas de la névrose d'angoisse pure, mais une association avec l'hystérie. J'ai vu ainsi quelques vieilles femmes de plus de quatre-vingts ans qui avaient présenté des syndromes d'hyperémotivité et d'anxiété depuis l'âge adulte pendant le reste de leur vie. Elles étaient en réalité des hystériques. Nous en étudierons le diagnostic au chapitre suivant.

Il faut insister aussi sur ce fait que la prédominance de l'Obsession, de la Phobie, de l'Impulsion, est un élément péjoratif, lorsqu'elles se développent au détriment des autres symptômes qu'elles effacent au point qu'elles restent presque seules. Le pronostic devient alors celui, toujours fâcheux au point de vue social et professionnel de l'Obsession, de la Phobie, de l'Impulsion, et il se modèle sur l'intensité, l'extension, la variété, la chronicité de ces troubles psychiques.

3° Enfin, la plus ordinaire mais la plus évitable des évolutions fâcheuses des maladies émotionnelles est celle qui s'accompagne de troubles de la nutrition. Ainsi que je l'ai répété bien souvent, il y a un lien étroit entre l'hyperémotivité et l'anxiété et les troubles trophiques généraux. Il est exceptionnel qu'un malade de la nutrition, un diabétique, un goutteux, un obèse, un migraineux, etc... ne devienne rapidement un névropathe, un hyperémotif, un anxieux. Mais inversement, un névropathe, un hyperémotif, un anxieux, devient rapidement et fatalement obèse ou maigre, glycosurique ou diabétique, goutteux ou rhumatisant, migraineux ou lithiasique, dyspeptique, entéritique, hémorroïdaire, asthmatique, eczémateux, etc...

On sait d'autre part, l'importance que les atteintes bulbaires, qu'elles soient lésionnaires, comme l'a montré Claude Bernard, ou qu'elles soient fonctionnelles, comme c'est le cas le plus ordinaire, ont dans le déterminisme du diabète, de l'obésité, de la maigreur, de la polyurie, de l'albuminurie, etc. Le bulbe, qui contient les origines sensitives et motrices du pneumo-gastrique, nerf principal de la nutrition viscérale et de la circulation, est le lieu de passage ou d'aboutissant d'une foule d'excitations réflexes qui irradient de ses différents centres dans les centres voisins C'est, nous l'avons vu à la pathogénie, par la physiologie bulbaire, par les lois de l'irradiation qui ont été si brillamment exposées par Bonnier à propos de sa « Centrothérapie nasale », que s'expliquent les groupements symptomatiques nutritifs qui se forment au cours des névroses anxieuses.

Aussi, à une certaine période d'évolution, les hyperémotifs et les anxieux, et quelle que soit l'origine de leur état, ne manquent-ils guère de faire des troubles trophiques, des maladies de la nutrition, par excès ou par défaut, c'est-à-dire par pléthore, ou par cachexie. Ainsi, l'obésité chez eux peut précéder ou suivre la maigreur et l'une et l'autre, comme le diabète, sont parfois compliquées de la tuberculose. La tuberculisation secondaire a l'émotivité anxieuse accompagnée de dépression, de misère physiologique de troubles digestifs chroniques est cependant exceptionnelle. Le nombre des névropathes anxieux est considérable et cependant cette évolution bacillaire n'est fréquente que dans le peuple par l'alcoolisme. Dans les classes riches les maladies cachectisantes et consomptives suivent parfois le chagrin. J'en ai vu quelques exemples chez des femmes douloureusement affectées pendant la guerre par la perte d'êtres chers ou à la suite d'ébranlements exceptionnels.

Je ne sais pas si l'on peut accepter pour la tuberculose les explications de Bonnier, qui admet qu'il existe dans le système nerveux, et particulièrement dans le bulbe, des centres qui règlent l'attaque et la digestion, la phagocytose des microbes pathogènes, entre autres du bacille de Koch. Il appelle cette fonction la diaphylaxie et la tuberculose est pour lui une maladie nerveuse, caractérisée par une véritable dyspepsie phagocytaire, des globules blancs. Cette manière de voir n'est pas seulement que curieuse, elle cadre assez bien avec l'observation des faits cliniques, car un certain nombre de névropathes dyspeptiques, maigres, hyperémotifs et anxieux, évoluent vers la tuberculose, et d'autre part, les tuberculeux, ainsi que je l'ai dit, sont souvent des hyperémotifs. On ne peut pas se dissimuler non plus, que l'infection tuberculeuse soit bien différente dans son mode d'attaque et d'évolution, des autres grandes infections microbiennes. Pendant longtemps l'organisme se débilite, se trouble fonctionnellement, sans qu'il soit possible encore de déceler une invasion microbienne. Il semble bien qu'il y ait une pré-tuberculose nerveuse, une sorte de débilité nerveuse préparatoire qui pour les classiques est déjà consécutive à l'infection larvée.

Ainsi, l'évolution vers les troubles de la nutrition par cachexie ou par pléthore, maigreur ou obésité, diabète ou goutte, apporte un élément de pronostic fâcheux aux syndromes d'anxiété. Mais, d'autre part, la thérapeutique reste maîtresse de la situation, à la condition de porter son action à la fois sur l'élément nutritif et l'élément nerveux. C'est ainsi qu'en soignant dès les débuts les patients qui entrent dans la pathologie fonctionnelle nutritive par l'hyperémotivité ou l'anxiété, on leur évite de devenir des glycosuriques, des obèses, des goutteux. Inversement, on ne peut guérir complètement des goutteux, des diabétiques, des obèses, de leurs troubles nutritifs, qu'à la condition de soigner parallèlement leurs troubles nerveux. La notion acquise à l'Etiologie, qu'un certain nombre de ces névroses sont entretenues par des erreurs de régime, doit nous tenir loin des conceptions diététiques outrancières dans le traitement des grandes maladies de la nutrition. De même que l'excès d'alimentation est néfaste à ces patients, la sous-alimentation ou les régimes tristes systématiques et prolongés, entretiennent leurs maladies, en faisant persister ou en aggravant le trouble nerveux, et en déréglant ainsi le mécanisme nutritif. Et c'est pourquoi la question des régimes, aussi bien dans les maladies de la nutrition que dans les maladies de l'émotion, est du plus haut intérêt, et que les erreurs y sont plus redoutables.

**Pronostic pathogénique.** — J'ai laissé dans l'ombre le pronostic des formes secondaires d'angoisse dues à une intoxication, une infection, une lésion protopathiques. Il est évident que ces états d'anxiété ne guérissent qu'autant que l'éthylisme, l'opiomanie, la lésion tuberculeuse, syphilitique, l'appendicite, ou la maladie réflexopathique, dyspepsie, entérocolite, rein flottant, qui les entretient sont améliorées ou guéries. En dehors du pronostic de l'émotivité anxieuse considérée en elle-même il y a donc celui de la cause première si elle est assez importante pour jouer un rôle capable de l'emporter sur la prédisposition héréditaire.

---

# CHAPITRE X

## *LE DIAGNOSTIC DIFFÉRENTIEL*

Il est sans difficulté de reconnaître l'hyperémotivité et l'anxiété chez les patients qui s'en plaignent directement ; mais ce n'est pas le cas le plus ordinaire. En effet, beaucoup d'entre eux accordent peu d'intérêt à leurs malaises psychiques et laissent volontiers dans l'ombre toutes leurs anomalies cérébrales et mentales pour attacher plus d'importance au contraire à leurs troubles somatiques. C'est là une des raisons de la confusion originelle entre les maladies organiques et toutes les névroses. Enfin, certains, tout en ressentant les étrangetés de leur état psychique sont incapables de les analyser et de les traduire et ne les révèlent point si le médecin ne va pas obstinément à leur recherche. Il n'est guère que les grands névropathes d'une condition sociale et d'une éducation supérieures qui savent exprimer leurs états d'âmes morbides et trouver les termes qui conviennent à les définir. Et ceux-ci pèchent par excès autant que les premiers pèchent par défaut. Ainsi, pour la part de diagnostic qui est en quelque sorte apportée par le malade, le problème ne sera limité qu'à la discussion d'un certain nombre de maladies organiques portant spécialement sur la digestion, la circulation et la respiration et, d'autre part, sur l'ensemble des névroses. Du côté du médecin, les problèmes à examiner seront par ordre les suivants :

1° L'établissement du diagnostic général de l'émotivité morbide qui ne sera pas seulement l'hyperémotivité décrite ici surtout, mais encore la sous-émotivité ou l'émotivité altérée (paraémotivité).

2° La séparation de l'angoisse-syndrome et de l'angoisse-névrose : le patient ayant été reconnu comme un émotif, il faut savoir si l'émotivité anormale est primitive et doit être considérée comme la cause des troubles somatiques existants ou bien, au contraire, si les troubles émotionnels et l'anxiété ne sont eux-mêmes que des symptômes secondaires à d'autres modifications fonctionnelles ou organiques qui les tiennent sous leur dépendance.

3° S'il s'agit d'émotivité et d'anxiété syndromatiques, c'est à une maladie générale de la nutrition ou à une altération organique qu'elles pourront être rattachées. A un degré moindre, c'est-à-dire s'il s'agit d'émotivité et d'anxiété-symptômes, ce sont de simples synergies morbides, des réflexopathies ou même des réflexes élémentaires de la plus grande banalité qui sont à leur origine.

4° Si le patient se présente au contraire avec toute la symptomatologie synthétique d'une névrose, on devra discuter avec soin les éléments qui permettront de la rattacher à la névrose d'angoisse de préférence à la neurasthénie, la cyclothymie, la psychasthénie ou à une psychose.

5° Enfin, l'étude diagnostique sera complétée par la recherche des variétés et des espèces, par l'interprétation des troubles fonctionnels, c'est-à-dire par le diagnostic pathogénique et par la prévision de l'évolution, soit le diagnostic pronostique.

Dans un chapitre séparé, nous réserverons l'étude des erreurs de diagnostic les plus fréquentes.

## DIAGNOSTIC GÉNÉRAL DE L'ÉMOTIVITÉ MORBIDE ET DE L'ANXIÉTÉ

Le public étant généralement ignorant des relations qui existent entre les prétendues maladies organiques et les troubles psychiques, le médecin a peu de chance, à moins d'une recherche systématique, d'être orienté par le patient vers le diagnostic spontané de maladie émotionnelle ou de névrose d'angoisse. Ses investigations doivent donc être attentives et tout d'abord éclairées par la connaissance de l'habitus, du faciès, de l'attitude, de la mimique et de l'expression verbale qui permettent à un bon observateur de déceler l'émotivité anormale et l'anxiété.

**Faciès ; expression.** — La coloration du visage, le teint, sont des plus caractéristiques ; le teint est pâle, ivoirin, parfois et passagèrement jaunâtre et même sub-ictérique. Nous avons vu que les cholémiques sont des nerveux impressionnables et souvent anxieux.

Chez certains, le coloris de la face varie d'un instant à l'autre et passe de la rougeur à la pâleur suivant la nature des émotions agréables ou désagréables qui les agitent.

*La pâleur* qui peut aller jusqu'à la verdeur, est un signe de très haut intérêt en physiologie générale et qu'on retrouve du reste, dans la fatigue, le surmenage, après l'insomnie, dans l'insuffisance alimentaire, les intoxications, à la suite des émotions violentes, pendant la colère ou la peur, c'est-à-dire dans toutes les conditions essentielles que nous avons énumérées à l'étiologie de la névrose d'angoisse. Elle est due à la vaso-constriction des vaisseaux capillaires de la face, mais elle s'étend le plus souvent à tout le corps, ainsi qu'on peut le vérifier sur le patient déshabillé, ou sur les modèles d'atelier que l'on voit aussi rougir parfois, de la face et du corps tout entier, à la suite d'une émotion.

Cette pâleur, sauf certaines exceptions, ne signifie donc pas qu'il y ait en même temps anémie, et c'est là une notion de quelque intérêt, car l'examen des muqueuses gingivales et conjonctivales évitera au médecin de prescrire à ces patients un régime anti-anémique, riche en viande, qui, chez les adultes au moins, ne serait pas toujours indiqué.

La pâleur est stable, mais fait place aisément à la rougeur passagère, sous l'influence d'une émotion.

Tandis que les simples hyperémotifs ou les para-émotifs sont pâles, les inquiets, les scrupuleux, les anxieux, sont plus souvent de teint jaune avec reflet et transparence verdâtre. Il faut faire exception pour les cas de cholémie constitutionnelle ou de coloration ethnique ou climatérique de la peau, encore que la constitution bilieuse et l'origine ethnique ne soient pas sans prédisposer considérablement à l'hyperémotivité et aux tendances anxieuses.

*L'expression du visage* est naturellement très variable suivant l'état affectif qui prédomine chez le patient au moment de l'examen. Mais de toute façon, ce qui reste frappant pour l'observateur, c'est justement l'expressivité des traits, leur mobilité souvent et l'intensité des caractères mimiques. Il est exceptionnel que le malade soit suffisamment maître de soi-même pour cacher sous un masque immobile une impressionnabilité qu'il contient par une véritable éducation volontaire. Cette impavidité, dans certaines circonstances, peut par son excès même suffire à éveiller les soupçons, car, ainsi que je l'ai dit plus haut, ce sont ceux dont l'impressionnabilité est la plus marquée et la plus pénible qui cherchent, à la condition d'être des actifs et des volontaires, à la masquer sous une cuirasse d'indifférence.

Il suffit donc d'indiquer ici en général au médecin que les impressionnables, les hyperémotifs et les anxieux se reconnaissent déjà à l'extrême mobilité de leurs traits, ou plus rarement à une glaciale expression de froideur. Il n'est pas besoin de passer en revue la longue liste des visages d'expression douloureuse, au front plissé de souci ou de mélancolie, aux sillons nasogéniens profondément creusés, aux coins de bouche descendant en plis amers, aux sourcils dessinant les plissements de l'omega mélancolique, et qui sont la marque de toutes les dépressions psychiques et organiques. Par opposition, les visages trop gais, sans cesse soulevés de grimaces, de rires sardoniques, d'ironie, de sarcasme, de critique, appartiennent cependant encore aux émotifs combatifs, irritables, excités.

Chez les femmes on trouve des visages éternellement et exagérément rieurs et qui, souvent dans le même moment, renversent leur expression pour devenir tristes et larmoyants. On a longtemps cru en médecine que ce passage soudain du rire aux larmes était le propre des hystériques. Ce n'est qu'un signe d'émotivité morbide et d'instabilité émotionnelle sans autre étiquette, car l'instabilité de la tonalité affective, se retrouve chez bien des impressionnables organiques ou fonctionnels et chez tous les nerveux.

Mais à côté de ces caractéristiques mimiques poussées à l'extrême, il en est, et c'est le fait le plus banal, qui gardent les marques d'une simple impressionnabilité, preuve de la prédisposition à l'émotivité fonctionnelle, plus que de son altération déjà définitive. C'est ainsi que loin des grands accès, les candidats à l'émotivité se reconnaîtront aisément à une expression sympathique ou antipathique très marquée de la physionomie. Normalement, en effet, on trouve chez les impressionnables une mimique sympathique qui se traduit par un certain charme de la physionomie. Ce charme, du reste, n'exclut pas la laideur ou l'irrégularité des traits. Il est le témoin de l'émotivité euphorique des impressionnables lorsqu'ils sont dans le calme, la quiétude, la sérénité. Il se transforme si la tonalité affective change, en une expression revêche désagréable, antipathique, qui accentue et révèle la laideur ou du moins l'irrégularité des traits. Chacun a remarqué combien certains visages peuvent être presque dans le même moment, charmants, attirants ou désagréables et repoussants. Ces visages sur lesquels tout s'inscrit, tout se lit, sont ceux des émotifs et des candidats aux troubles de l'émotivité.

*Les gestes* sont également significatifs. Si quelques émotifs anxieux sont rigides, compassés, figés dans une attitude empruntée et gênée, la majorité, au contraire, se fait remarquer par l'abondance et le tumulte des gestes, du verbe, par la mobilité ininterrompue des mains et des membres. Certains de nos consultants, véritables touche-à-tout, ne peuvent s'empêcher de faire connaissance avec tous les objets qui sont à la portée de leurs mains, sur la table du médecin. Quelques-uns ne peuvent rester longuement assis, arpentent fébrilement la pièce, pour s'asseoir de nouveau et repartir encore. D'autres, embarrassés, toussent, râclent de la gorge, promènent leurs doigts sur leur visage, frottent leurs yeux, leur nez, leur front par un geste machinal, caressent leurs cheveux, leur barbe, leur moustache, si ce sont des femmes arrangent leurs cheveux, leur voilette, changent vingt fois de posture, mais ne peuvent se décider à l'immobilité. Du reste, l'impatience est le fait de tous les émotifs, de même que l'inexactitude ou l'exactitude méticuleuse et intraitable. Il n'est pas de médecin qui n'ait remarqué l'irrégularité de certaines femmes à leurs heures de rendez-vous, comme l'impatience de certains hommes qui ne peuvent pas attendre quelques minutes chez le médecin sans discussion avec les domestiques ou sans claquer bruyamment les portes. Cette mauvaise éducation apparente n'est, en réalité, que la preuve d'un nervosisme et d'une hyperémotivité morbides, car leur impatience se double d'une pénible anxiété.

*Le verbe* des émotifs est caractéristique, variable et nuancé comme les états de leur affectivité si changeante. Souvent agréable, prenant, captivant, il s'altère, durcit, explose dans l'irritation, s'assombrit ou s'éteint dans la tristesse ou l'inquiétude. La voix rogue, quinteuse, acariâtre, rude, âpre, entrecoupée, sifflante, hachée, éteinte, exprime les états émotionnels désagréables ou tristes; la voix douce, harmonieuse, timbrée, modulée, abondante, tumultueuse, est celle des états émotionnels euphoriques, ou des passions satisfaites.

*L'attitude.* — Quel médecin n'a pas remarqué dans son cabinet et à propos d'une première consultation, l'hésitation, le tremblement, le balbutiement, l'embarras de la parole, la voix blanche, la voix rugueuse, couverte, le hemmage, la rougeur ou la pâleur, le tremblement, l'anhélation, la respiration suspirieuse ? A l'auscultation du cœur, les palpitations et l'éréhisme cardiaque, les intermittences, la vitesse anormale du pouls, et même l'élévation passagère de la pression artérielle sont d'autres signes d'une impressionnabilité extrême et de la subangoisse. Chez la femme, on trouve aussi la sudation des mains, des aisselles, les besoins subits d'uriner, les borborygmes, la toux, la sécheresse de la bouche, l'oppression et bref, tous les symptômes au petit pied, que l'on trouve dans la névrose. C'est que la consultation est, pour beaucoup de patients, une circonstance émotivante et surtout pour les névropathes, qui viennent demander conseil pour de simples malaises nerveux qu'ils prennent le plus souvent, pour de graves manifestations morbides. Pour beaucoup d'entre eux, la décision de venir jusqu'au cabinet médical a nécessité un véritable combat et ce n'est pas sans anxiété qu'ils attendent le verdict, pour eux toujours redoutable.

Mais, si la timidité, l'embarras, la crainte, la rougeur passagère et tous les autres symptômes énumérés plus haut, sont des signes d'hyperémotivité incontestables, dans certaines conditions plus rares à la vérité, celle-ci prend un tout autre aspect. Certains cachent leur embarras sous une audace et une agressivité incommensurables. Et ceci nous amène aux autres formes de l'émotivité morbide qui ne sont plus l'hyperémotivité. Bien que cette dernière soit l'essentiel de notre sujet, elle peut toujours et elle est en réalité dans la pratique, souvent mêlée à d'autres troubles émotionnels qui doivent être rangés dans la sous-émotivité et dans la para-émotivité. C'est ainsi que l'excès d'assurance, la témérité, l'indiscrétion, l'indifférence émotionnelle, le cynisme, l'égoïsme, le narcissisme, l'infatuation, l'ostentation, la prétention souvent injustifiée, la confiance exagérée, dont on retrouve si aisément la trace dans les gestes ou la conversation de ceux qui nous entourent, sont, quoiqu'opposés aux précédents, des signes incontestables d'altération émotionnelle. Ces mentalités para-émotives se traduisent dans la mimique et les gestes et ne doivent pas être perdus de vue par un médecin psychologue. Il ne s'agit pas, bien entendu, dans l'appréciation de ces signes, de simples nuances, car il ne faut pas oublier que nous ne restons pas ici dans le simple domaine de l'émotion, ou dans l'étude du caractère, mais bien dans celui de l'émotivité morbide. Et il est nécessaire que tous les signes énumérés plus haut, soient suffisamment accentués pour n'être plus normaux.

*Le style.* — Je ne crois pas utile de rappeler ici les signes que j'ai énumérés à la symptomatologie, à propos des caractéristiques de l'écriture, chez les émotifs. Mais la construction verbale et le style doivent nous arrêter quelque peu. On a dit avec juste raison, que « le style c'est l'homme », et il s'agit ici aussi bien de celui de l'écriture que du style verbal. Les hyperémotifs s'expriment, en général, dans une langue facile et agréable. La facilité d'élocution doit être considérée comme une manifestation intensive d'hyperaffectivité sociale. Les hypoémotifs au contraire parlent peu ou mal comme parfois les émotifs timides ; les paraémotifs bafouillent. Ceux-ci sont muets et ceux-là ânonnent. Ainsi, dans une conversation quelques phrases, comme sur une lettre, sur une carte de visite, quelques lignes, quelques mots peuvent suffire à révéler le degré d'émotivité, et plus encore, un texte de quelque ampleur, un discours, un volume. En règle générale, le style analytique est celui de la raison raisonnante, et celui qui lui est le plus opposé, c'est-à-dire le style périodique, est celui de la passion. Le style des émotifs est objectif, tout en expression, en descriptions, en peintures, en observations sensorielles, en périodes touffues ou même redondantes. Celui des froids rationnalistes plus bref, haché même, est fait de généralités, d'abstractions, de spéculations, en phrases simples, courtes et lucides ; il est plus dépourvu de détails et d'observation, de visions picturales, d'ornements. Cependant, les dons de l'observateur n'excluent pas ceux du penseur, car ainsi que je l'ai dit plus haut, chez les intellectuels supérieurs, la supériorité est faite du mélange du sentiment et de la raison.

**Signes physiques.** — A côté de ces signes physionomiques, le médecin pourra récolter quelques autres signes physiques. Les hyperémotifs et les anxieux sont, ainsi que je l'ai dit, déjà des malades de la nutrition lorsque leur évolution est suffisamment ancienne, ou ils sont à la veille de le devenir. Si dans la jeunesse, ils sont parfois remarquablement maigres et de teint cholémique, à l'âge adulte cette maigreur peut s'accentuer encore ou être remplacée par une obésité de tous degrés. On peut affirmer inversement que presque tous les individus atteints d'une maigreur, d'une adiposité ou d'obésité caractérisée, ont des troubles hypo, hyper ou paraémotionnels, et que l'anxiété est chez eux une réaction banale. D'autres portent les stigmates de troubles nutritifs plus marqués encore : les déformations de la goutte et du rhumatisme, la boiterie de la sciatique, l'attitude raide du lumbago, la grimace contractée de la migraine, l'accablement et l'asthénie des névroses dépressives, de l'hypocondrie, de la neurasthénie. La calvitie, la couperose, l'acné, l'eczéma, l'urticaire, les irrégularités du teint, l'infiltration des tissus, l'altération des dents, la coloration violâtre des muqueuses, sont des symptômes physiques de toute banalité chez les patients qui souffrent en même temps d'une hyperémotivité anormale et d'anxiété.

*L'attitude asthénique* que j'ai décrite dans les maladies de la nutrition (1) est ordinaire chez eux, le dos est voûté, la tête penchée en avant, les genoux fléchis, le bassin légèrement renversé en arrière. Cette attitude est caractéristique à leurs périodes de fatigue, de dépression et d'émotion triste. A ce moment, les patients baissent la tête et comme les ataxiques, regardent le sol ou leurs pieds, en marchant. Dans la rue, ils longent les murs, et traînent leur mélancolie attristée. Mais dans

(1) Voyez HECKEL. *Obésité*. Masson. Nouvelle édition (*sous presse*).

leurs périodes d'excitation ils se déplacent rapidement paraissant toujours extrêmement affairés ou pressés, et s'en vont par le milieu des chaussées, les yeux au ciel, le nez au vent. Chez les cyclothymiques, ces attitudes contrastées peuvent s'observer par périodes alternantes et jusque dans la même journée, et c'est le matin, le plus souvent, que prédomine la dépression.

**Signes psychiques**. — Au cours de l'interrogatoire, et à la faveur de l'échange d'idées qui se fait entre le patient et le médecin pendant la consultation, toute la mentalité émotionnelle peut aisément se déceler. Il va sans dire que les préoccupations hypocondriaques, l'anxiété au sujet de la santé, seront faciles à reconnaître chez les hyperémotifs qui exagèrent la valeur de leurs sensations et les mesurent toujours dans le sens péjoratif. Mais le médecin aura tout avantage à laisser causer le patient, ou même à l'inciter à sortir du sujet direct de la consultation, pour se faire une opinion sur les caractéristiques affectives du consultant. Il devra déterminer si au point de vue individuel, familial, social, celui-ci ne présente pas des signes d'exagération émotionnelle, c'est-à-dire d'hyperémotivité, ou, au contraire, si des anomalies hypoémotives ou paraémotives, prédominent chez lui. Ce travail de psycho-analyse, est indispensable pour éviter des erreurs de diagnostic et ne pas laisser échapper les débuts d'une psychose redoutable, la mélancolie, la manie, ou d'une maladie lésionnaire du système nerveux : la paralysie générale progressive, par exemple. Aussi est-il utile souvent de sortir du sujet direct de la consultation, pour permettre au patient d'exposer quelques idées personnelles sur des questions sentimentales, ce qui peut laisser transparaître au moins des originalités, et parfois de véritables systématisations délirantes. A ce propos, il faut remarquer qu'il n'est pas d'émotif, même parmi les simples névrosés, qui n'ait de propension à systématiser, ne fût-ce au moins que sur le territoire de la médecine et de la physiologie. Même chez les hyperémotifs qui n'ont aucune tendance à la folie, on trouve toujours de véritables délires d'interprétation sur la nature, les causes et le traitement de leur maladie. La plus ordinaire de ces systématisations est celle qui porte sur l'action des régimes et des médicaments prescrits par le médecin et qui sont toujours la cause des malaises ou des rechutes observées par le patient. La façon de concevoir la maladie dont il est atteint, le rôle joué d'après lui, par tel ou tel régime : végétarien ou carné, l'influence de prétendues fermentations, d'auto-intoxication par la viande ou par l'acide urique est, pour certains patients, la principale cause de la chronicité de leur maladie. Le médecin doit combattre toutes ces erreurs, toutes ces conceptions fausses qui sont souvent le fruit de lectures journalistiques ou d'affirmations légères de médecins incompétents.

**Interrogatoire.** — Aussi, l'interrogatoire du médecin devra-t-il être dans ces cas une partie très importante de l'examen. L'anamnèse portera en détail sur l'histoire personnelle du patient en procédant par étapes de dix ans, où l'on fera une part égale à l'étude des troubles du psychisme et des troubles somatiques décrits à la symptomatologie dans la première partie de ce volume. Il portera de plus, sur les antécédents familiaux ou collatéraux, en insistant dans les mêmes directions. Si le patient est un adulte et qu'il ait déjà des enfants, on se renseignera sur la santé psychique et physique de ceux-ci. La connaissance des goûts, des habitudes, du mode d'activité, des anomalies du caractère, des tendances psychiques et émotives est indispensable, le fonctionnement digestif, circulatoire, respiratoire sera minutieusement épluché chez le patient et chez les divers membres de sa famille. On songera à déceler ces habitudes toxicomaniaques si répandues aujourd'hui : opiomanie, cocaïnomanie, éthylisme, usage de l'éther, du chloral, toutes intoxications qui jouent un rôle considérable dans la naissance de l'émotivité déviée et de l'angoisse. Ces différents éléments de diagnostic ayant été ainsi colligés, on procédera alors à l'examen somatique suivant une technique que je résume rapidement.

**Examen somatique.** — Il va sans dire que l'examen physique sera ici ce qu'il doit être toujours : méthodique et complet. On doit passer en revue tous les appareils et toutes les fonctions chez tout individu qui présente des signes d'émotivité et d'anxiété, de façon à pouvoir établir s'il s'agit de phénomènes nerveux primitifs ou secondaires. Mais quelques investigations révèleront les signes qui sont particuliers à la maladie que nous étudions ici. Je rappelle brièvement ceux qu'il faut rechercher, chez ces névropathes, soit pour confirmer le diagnostic de névrose ou de syndromes émotifs et anxieux, soit pour orienter le diagnostic pathogénique et établir les bases du traitement.

**1° Respiration.** — Il est nécessaire de prendre quelques précisions, d'abord sur la perméabilité respiratoire et la perméabilité nasale, de façon à mettre de côté les causes d'obstruction rhinite hypertrophique, polypes, déviation de la cloison, etc... qui peuvent être cause d'une imperméabilité à l'air donnant lieu à une confusion avec l'anxiété respiratoire. La toux, les troubles de la voix, nécessitent parfois un examen laryngien et une inspection rapide de la trachée. Chez les adultes, il est indispensable de penser aux troubles récurrentiels, à l'anévrysme de l'aorte ou à l'aortite qui s'accompagnent à la fois de troubles vocaux et d'anxiété. L'examen de l'appareil pulmonaire : inspection, auscultation, percussion, attirera ensuite toute l'attention du médecin, qui devra posséder les éléments les plus complets pour accepter ou repousser les diagnostics d'asthme, emphysème, et surtout de *tuberculose pulmonaire dans ses différentes formes*, active, évolutive ou fibreuse, cicatricielle, la tuberculose larvée expliquant souvent une émotivité et une angoisse persistantes, ayant tout l'air d'une névrose. Il est en effet indispensable, pour établir le diagnostic d'oppression nerveuse, de déterminer qu'il n'y a pas de lésion réelle de l'appareil respiratoire, ou de séquelle ancienne telle que pleurésie, ganglions trachéo-bronchiques, etc...

**2° Circulation.** — On n'attachera pas plus d'importance qu'il ne convient à une auscultation précise et détaillée du cœur. Depuis l'introduction dans la clinique journalière des appareils qui permettent d'apprécier exactement les pressions artérielles, veineuses, la pression différentielle, c'est-à-dire la puissance cardiaque, et en les confrontant avec la diurèse et la viscosité sanguine, suivant les excellentes méthodes de Martinet, nous devons attacher un intérêt moindre aux subtilités de l'auscultation orificielle. Ce qu'il importe de savoir, ce n'est pas tant si un orifice est insuffisant ou rétréci, que de juger comment le cœur se comporte en présence de cette lésion. Le pronostic cardiaque dépend, en effet, de la puissance myocardique fonctionnelle, et non pas de la nature ou du siège de la lésion. Il va sans dire qu'il ne faut pas exagérer ces tendances et qu'il ne faudrait pas négliger de dépister une aortite, une maladie d'Hogdson, un rétrécissement mitral.

Mais d'autre part, il ne faut pas perdre de vue que l'appareil circulatoire peut être déficient, sans aucune lésion, simplement par baisse ou altération de son dynamisme nerveux, et cette pathologie fonctionnelle s'ébauche à peine aujourd'hui sous l'influence des remarquables travaux d'Alfred Martinet (1). Or, les maladies émotionnelles sont susceptibles de produire des altérations fonctionnelles circulatoires qui sont ici du plus haut intérêt. Ainsi donc, après un rapide coup d'oreille aux quatre orifices et à la région précordiale, de façon à ne pas laisser inaperçus quelques souffles, ou quelques troubles du rythme : arythmie réelle, ou intermittences si fréquentes chez les névropathes, on accordera la plus grande attention à la mesure des tensions artérielles par tout appareil moderne tel que l'oscillomètre de Pachon. Je ne crois pas utile de revenir ici sur ce que j'ai répété ailleurs, que l'hypertension et l'hypotension peuvent également s'accompagner d'émotivité et d'angoisse. D'autre part, l'une ou l'autre et parfois alternativement les deux, existent toujours chez tout individu névropathe, et surtout s'il est atteint d'une maladie nutritive. Il n'y a pas d'obèse, de diabétique, de goutteux, de migraineux, de lithiasique, d'asthmatique, d'hémorroïdaire, etc., qui ait ces deux tensions normales. D'autre part, dans la première période de la vie et jusqu'à l'âge mûr, tous les névropathes sont le plus souvent des hypotendus, sauf toutefois dans leurs périodes d'excitation quand ce sont des cyclothymiques ou des hystériques. Enfin, il suffit parfois de régler cette pression artérielle par le régime, l'exercice, l'hydrothérapie, par un traitement approprié pour voir les symptômes nerveux et notamment l'anxiété circulatoire s'améliorer ou disparaître.

Il va sans dire que ces modifications de la pression doivent être appréciées dans le détail et que le médecin sur ce point de pathologie, possédera la documentation la plus complète. Pour distinguer entre les lésionnaires et les fonctionnels, les artério-scléreux rénaux et les simples pléthoriques, pour ne pas confondre les hypotendus simples avec les hypovisqueux, si souvent atteints de névropathie et d'angoisse, il sera bon de

(1) Voy. Alfred Martinet : *Les maladies circulatoires*, Masson, 1913. *La biométrie*, Masson, 1916.

prendre avec le viscosimètre de Hess-Martinet, la viscosité du sang et de la confronter avec la quantité d'urine émise dans les 24 heures. Dans l'artério-sclérose rénale, il y a le plus souvent hypertension artérielle, élévation de la pression maxima et minima, hypoviscosité sanguine et insuffisance relative de la diurèse, c'est-à-dire que malgré une quantité d'urine apparemment abondante et souvent égale à un litre et demi ou à deux litres par 24 heures, la puissance diurétique du rein est diminuée étant donnée l'élévation de la pression différentielle. On sait que chaque centimètre de cette pression en hauteur de mercure doit donner 200 à 250 centimètres cubes d'urine par 24 heures, et ainsi un patient qui aurait 22-11 de tension, soit 11 de pression différentielle, devrait éliminer, si son rein était normal, 2 litres et demi à 2 litres 3/4 d'urine. Je n'insiste pas davantage sur ces notions ni sur celles que fournira la viscosité, elles doivent être connues du médecin et faire partie de ses connaissances générales pour préciser le diagnostic d'espèce. Elles sont indispensables pour éclairer la pathogénie des troubles nerveux émotionnels, et surtout de l'anxiété chez les adultes, artério-scléreux ou non, qui peuvent faire de l'insuffisance rénale ou hépatique. Nous savons que ces deux défaillances organiques sont une cause déterminante banale de l'hyperémotivité et de l'anxiété.

Les femmes émotives et anxieuses appartiennent souvent à la classe des *hyposphyxiques* de Martinet. Celles-ci ont des troubles circulatoires et des troubles fonctionnels, des organes génitaux, du foie, des surrénales, de l'hypophyse, des ovaires, de la glande thyroïde. Elles sont, pourrait-on dire, des opodystrophiques chez qui les troubles nerveux et nutritifs sont si intimement liés aux troubles circulatoires, à l'hyper-viscosité sanguine et aux troubles de la diurèse, qu'aucune amélioration ne saurait être obtenue sans un diagnostic précis de leur hyposphyxie. Je conseille donc au lecteur d'étudier avec soin dans les ouvrages de Martinet toute cette question d'une grande importance en clinique.

Enfin, dans le but d'établir le diagnostic différentiel entre les lésions organiques de l'appareil circulatoire, les véritables maladies cardiaques accompagnées d'angine de poitrine grave et les pseudo-cardiopathies nerveuses, qui sont la monnaie courante des névroses émotionnelles, il est de toute évidence que la récolte des documents circulatoires est du plus haut intérêt.

**3° Digestion.** — Dans l'examen du tube digestif, on ne négligera pas de vérifier l'état de la langue qui est blanche, saburrale, étalée, avec empreintes dentaires chez les dénourris volontaires par idée fausse systématique sur l'alimentation et les régimes. L'interrogatoire aura du reste soigneusement déterminé de quel type est l'alimentation du malade, car la suralimentation et la sous-alimentation peuvent produire également l'émotivité par faiblesse nerveuse et l'anxiété par auto-intoxication.

On examinera avec soin l'estomac et surtout chez les patients qui s'en plaignent, dans le cas de maigreur excessive ou de dénutrition ; on procédera à une radioscopie, de façon à éliminer avec certitude l'ulcère, le cancer des orifices, on constatera souvent l'aérophagie, le spasme, la chorée gastriques, l'évacuation tardive de l'estomac, et la ptose sous-ombilicale de la grande courbure qui est une banalité chez les anxieux maigres.

Le clapotement gastrique, la sensibilité exagérée au niveau du creux épigastrique ou du plexus solaire, seront appréciés par une palpation abdominale totale et complète.

On remarquera la couleur jaunâtre des téguments, le pannicule souvent lardacé, d'autres fois réduit chez les maigres à une épaisseur insuffisante. On observera les troubles de la circulation abdominale, les petites varicosités qui sont disposées dans les téguments à la limite du thorax et de l'abdomen. Le palper de ce dernier montrera les parois molles, sans résistance musculaire, pâteuses, faciles à déprimer et permettant de sentir dans la profondeur, les battements aortiques et l'expansion systolique du trépied cœliaque, un peu au-dessus de l'ombilic. On découvrira par le palper ou la percussion les spasmes intestinaux, la corde colique, la distension cæcale, et tous les points douloureux que le malade interprète comme des signes de lésion, d'ulcère ou de cancer ; ils ne sont souvent que des topoalgies psychiques tenaces, mais sans gravité. On ne laissera pas inaperçue la région de l'appendice, car, ainsi que nous le verrons plus loin, il est souvent utile de pouvoir déterminer s'il y a ou non appendicite. Toute épine inflammatoire peut exciter des réflexopathies avec angoisse, simulant la névrose ou la créant chez les constitutionnels. Chez la femme, ce diagnostic sera complété par le toucher vaginal, et la palpation bi-manuelle ou digito-manuelle.

Enfin, dans bien des circonstances, il faudra achever d'éclairer le diagnostic par l'examen macroscopique, et l'examen chimique des résidus de l'alimentation. Un examen coprologique sera souvent utile dans le cas de diarrhée, de constipation, d'entéro-colite muco-membraneuse, symptômes accompagnés ou non de troubles nutritifs, d'obésité ou de maigreur, de lithiase intestinale, etc.

**4° Organes génitaux.** — Toutes les névropathies peuvent être entretenues, chez la femme particulièrement, par les affections locales de l'utérus, de la trompe, des ovaires, du péritoine, etc. Les réactions de cette pathologie locale sur l'appareil nerveux tout entier sont très connues, depuis les travaux de Dalché, Battuaud, Stapfer, Monteuis, etc. Bien des émotives et des anxieuses ne sont que des génitales méconnues, atteintes d'affections utérines, salpingiennes, de pelvi-péritonite, de cellulite pelvienne, de fibromes, avec ou sans hémorragie. Inversement, nous l'avons vu, les troubles émotifs primitifs, les névroses, peuvent altérer la sécrétion des glandes génitales, faire disparaître ou rendre plus fréquentes les périodes menstruelles, créer des dysménorrhées douloureuses avec fausses membranes, les fausses métrites avec écoulements leucorrhéiques, les douleurs fixes des différentes régions génitales, le vaginisme, et enfin l'impuissance. Celle-ci, plus fréquente chez l'homme, sera parfois soupçonnée, à la constatation de la ptose scrotale, du varicocèle douloureux, de la spermatorrhée, de l'hypospadias. Depuis longtemps déjà, les rapports entre ces diverses manifestations génitales et les névroses ou tout au moins la neurasthénie, ont été établis.

**5° Interprétation des analyses d'urines.** — Il est à peine besoin de dire qu'il est de la plus haute importance de pratiquer extemporanément, pendant la consultation même, un examen rapide des urines qui permettra souvent de déceler au moins l'albuminurie et la glycosurie. Cet examen superficiel sera complété plus tard par une analyse chimique détaillée. Le médecin y trouvera des indications précieuses, non seulement sur la diurèse, la capacité filtrante du rein, et par conséquent, dans une certaine mesure, son fonctionnement circulatoire, mais encore des documents sur l'état de nutrition du patient. Je ne puis pas entrer dans le détail des connaissances qui permettront ainsi de juger que le patient est trop ou insuffisamment nourri, que sa formule nutritive générale est celle de la dénutrition ou de l'hyperassimilation. Cependant voici quelques documents utiles :

On apportera la plus grande attention à l'appréciation de l'acidité dont l'excès signifie souvent suralimentation carnée ou surmenage physique. Le résidu fixe est augmenté chez les végétariens et les hypernourris, diminué chez les hyponourris consommant peu de légumineuses. Les éléments minéraux sont abondants chez les gros mangeurs de légumes. L'urée est diminuée chez les petits mangeurs de viande ou les insuffisants épithéliaux du rein ; l'acide urique est accru chez les intellectuels dont le cerveau est suractif, chez les mangeurs de riz, de lentilles, de haricots, de chocolat, chez les buveurs de thé, chez les cholémiques. Il est réduit chez les consommateurs de légumes verts, de fruits, qui sont petits mangeurs de viande et de légumineuses. L'excès de phosphates et d'acide phosphorique signifie une perte par dénutrition et autophagie des cellules nerveuses et de leurs noyaux, ou bien un excès du phosphore alimentaire chez les mangeurs d'œufs, de viande, de légumineuses, ou, erreur d'interprétation fréquente, chez ceux qui prennent des médicaments phosphatés.

Les pigments biliaires, l'urobiline sont généralement en excès chez les névropathes émotifs et anxieux, et surtout chez ceux qui sont cholémiques ; l'indican est abondant chez les constipés, les entéro-coliteux, les cholémiques, les mangeurs de viande, les hépatiques. L'acétone se retrouve en dehors du diabète, chez les émotifs dyspeptiques, chez les insuffisants hépatiques et chez les obèses.

La représentation graphique, en une courbe, des différents chiffres fournis par chaque élément urinaire, permet d'établir si dans l'ensemble la nutrition de l'individu est au-dessus ou au-dessous de la normale. Si la courbe est au-dessus de la normale, il s'agit d'un gros mangeur, d'un petit, dans le cas contraire. Ainsi, on peut classer immédiatement les névropathes émotifs et anxieux, d'un simple coup d'œil, dans la classe des sous ou des sur-alimentés, ou du moins dans celle des sous ou des sus-assimilateurs. Cette notion est du plus haut intérêt au point de vue du traitement et de l'édification du régime.

**6° Examen des réflexes.** — La percussion du réflexe rotulien est, je l'ai dit, caractéristique chez la majorité des émotifs. L'exagération est patente et se rencontre dans la proportion de 80 0/0 des cas. Mais cependant, elle peut manquer. Il faut alors rechercher les autres réflexes et notamment les sensoriels. L'examen des réflexes oculaires divers, lumineux, à la distance, au contact, etc... sont du plus haut intérêt, car ils permettront d'accepter ou d'éliminer les signes d'Argyll-Robertson, du tabès dorsalis, de la paralysie générale, des méningites, etc....

En général, les hyperémotifs ont des réactions pupillaires marquées. Le plus souvent de la mydriase pendant les périodes de dépression, et du myosis pendant les périodes d'excitation; sous l'influence de la projection brusque d'un faisceau lumineux, la pupille se mobilise brutalement. Souvent les anxieux sont photophobiques, et d'autre part, sursautent au moindre bruit et ne peuvent supporter autour d'eux, même une conversation bruyante, le bruit des enfants, etc.

L'examen des réflexes tendineux sera complété par celui du tendon d'Achille, dans le but d'éliminer les maladies de l'axe cérébro-spinal, par celui des réflexes cutanés qui montreront l'existence d'une certaine hyperesthésie ou parfois dans l'anxiété marquée de l'hypoesthésie et enfin par la vérification du réflexe oculo-cardiaque, de sens varié et peu significatif.

Les diverses recherches séméïologiques et diagnostiques qui viennent d'être énumérées auront donc permis au médecin de faire rapidement le tour des principales réactions psychiques et somatiques du patient et il aura pu, dès ce moment, déterminer avec certitude qu'il s'agit bien d'un hyperémotif, d'un anxieux, présentant à la fois des troubles psychiques et somatiques. Il lui reste à connaître maintenant si ces troubles sont primitifs ou secondaires, s'il s'agit d'une maladie essentielle et d'une véritable névrose par exaltation morbide d'un état constitutionnel, ou bien, au contraire, s'il s'agit de syndromes émotifs ou anxieux, secondaires à d'autres affections ou maladies, à des lésions organiques ou à une maladie nutritive générale. Nous allons donner les éléments de reconnaissance dans ces deux hypothèses.

## 1° DIAGNOSTIC POSITIF DE L'ÉMOTIVITÉ-NÉVROSE ET DE L'ANXIÉTÉ-NÉVROSE

Pour les besoins de l'exposition, il faut schématiser quelque peu et pousser à l'extrême les caractères distinctifs de chaque espèce. Dans la pratique, on n'oubliera pas que les cas mixtes et de transition sont les plus ordinaires.

L'émotivité et l'anxiété-névroses peuvent d'abord donner lieu à discussion diagnostique parce qu'elles simulent une maladie organopathique par les troubles somatiques. Mais elles comportent en même temps de nombreux signes psychiques et le plus souvent ceux-ci se sont présentés de bonne heure. En règle générale, la prédominance et la précession dans l'évolution du patient, de troubles psychiques et de troubles pseudo-mentaux : anxiété sans angoisse, tendances scrupuleuses, phobies, esprit de doute atténué, se présentant soit à l'état de paroxysmes, soit d'une façon sub-continue et donnant une teinte générale à la mentalité du patient, tels sont les caractères essentiels de la névrose à ses débuts, et qui sont apparents déjà dans l'enfance et à la puberté.

Les manifestations somatiques au cours de cet état peuvent exister ou manquer. Si elles manquent, le diagnostic reste en général limité, et l'on dit simplement : doute, phobie, scrupule, anxiété, suivant la manifestation qui se présente, mais on n'établit pas alors de rapports suffisants avec l'hyper, l'hypo ou la paraémotivité, et surtout, on ne donne pas d'unité aux diverses manifestations fonctionnelles toujours très atténuées que présente le patient, puisqu'on ne sait pas les réunir à son état psychique, pour constituer une maladie d'ensemble. Ainsi, le plus souvent, les manifestations pseudo-organopathiques ne viennent s'ajouter que plus tard aux premières tendances psychiques que je viens d'énumérer.

Chez l'enfant constitutionnel de l'émotivité, on trouve donc une mentalité émotive très développée et une orientation scrupuleuse, dubitative ou anxieuse, avec ou sans paroxysme somatique, avec ou sans forme larvée pseudo-organopathique. En avançant en âge, ces manifestations somatiques vont s'accentuant à chaque choc émotionnel nouveau, à chaque infection, intoxication, surmenage et l'adulte se présente alors comme un faux malade de l'estomac, de l'intestin, du cœur, du poumon, etc. surtout si ses tendances et ses réactions psychiques n'ont pas évolué et ne se sont pas développées parallèlement. Mais, je le répète, toutes les formes intermédiaires existent; certains patients présentent un développement progressif parallèle des deux sortes de troubles : psychiques et physiques; d'autres une alternance, d'autres enfin, après avoir été surtout psychopathes dans leur jeunesse, pseudo-organopathiques à l'âge adulte, redeviennent psychopathes à l'âge mûr ou dans la vieillesse, et peuvent, sous l'influence d'altérations cérébrales artérielles, évoluer vers des psychoses ou des pseudo-psychoses lésionnaires.

En résumé, la prédominance, la précession des manifestations psychiques, leur retour fréquent, et la multiplicité, l'ubiquité des réactions somatiques pseudo-organopathiques, semblent plutôt le fait de la névrose qui dans ses formes pures garde chez eux l'apparence d'une entité psychonevropathique.

## 2° DIAGNOSTIC POSITIF DE L'ÉMOTIVITÉ-ANXIÉTÉ SECONDAIRE OU SYNDROMATIQUE

Dans cette deuxième variété souvent les manifestations cardiaque, respiratoire, circulatoire, génitale occupent la première place et appellent l'attention du médecin. Le patient passe surtout pour un dyspeptique chronique ou sub-aigu, un cardiaque à palpitations, à intermittences, à syncopes, un dyspnéïque, un asthmatique, un constipé, un diarrhéïque, un entéro-coliteux, etc... Et il est difficile de décider si son organopathie n'a pas été l'origine d'un cercle vicieux. Le côté psychique de son état passe au second plan. Il n'y a qu'une ébauche non d'anxiété, mais d'inquiétude, non de doute, mais d'hésitation, non de phobie systématisée mais de craintivité diffuse. La maladie est intermittente; il semble bien que la santé redevienne à peu près normale entre ses crises plus espacées que dans la névrose. Des causes précises, marquées violentes dans leur action l'ont déterminée. On peut remonter aisément à une émotion, à un surmenage intensif et prolongé. Il y a une véritable discordance entre l'état passager de diminution nerveuse du patient et sa constitution parfois robuste, généreuse, énergique. Cependant, le malade est souvent un sensitif, mais encore maître et directeur de sa sensitivité, et qui ne cherche pas à cultiver son état. Il se rend compte de l'anomalie de sa condition nerveuse, souhaite ardemment sa guérison et fait tous ses efforts pour se guérir avec l'aide du médecin dont il suit aveuglément et courageusement les conseils. Et la distinction entre ces deux types de malades, ceux qui sont atteints de névrose constitutionnelle et ceux qui sont des émotifs anxieux accidentels et intermittents est de la plus haute importance pour le pronostic et le traitement. En effet, l'expérience montre bien que les névrosés tout en se plaignant de leur situation, la cultivent dans une certaine mesure, sont, sans le vouloir, rebelles à leur traitement, s'entêtent volontiers dans leur conception un peu délirante de leur maladie, et sont plus rebelles à la suggestion, à la psychothérapie, à l'obéissance au régime, à l'application de la thérapeutique physique, des médications, etc...

Suivant l'importance des symptômes, leur diffusion à un ou plusieurs systèmes fonctionnels, et l'intensité des réactions psychiques, on peut admettre que les formes secondaires syndromatiques de l'émotivité et de l'anxiété se présentent comme des syndromes d'une certaine hiérarchie déjà, ou comme des symptômes isolés, de petite envergure et qui ne sont pas autres que ceux qui sont décrits dans toute notre pathologie classique, sous le nom de « troubles ou symptômes réflexes ».

Je vais rapidement énumérer dans ces deux groupes, les principaux cas cliniques qui se présentent dans la pratique journalière, et leurs éléments de diagnostic différentiel.

**Discussion diagnostique des syndromes anxieux.** — Ces syndromes se produisent par différents mécanismes qui relèvent tous soit d'une excitation mécanique réflexe partant d'un organe malade, par inflammation, congestion, petites altérations spécifiques (tuberculose, syphilis) ou non (infections banales, intoxications), se répercutant jusqu'au bulbe et se projetant de là dans le cerveau, soit d'une excitation directe le plus souvent par intoxication (alcool, opium, plomb) et dyscrasie (sucre, acétone, etc., etc.), des cellules nerveuses du cerveau, du bulbe, de la moëlle. Suivant les centres essentiellement touchés, ainsi que je l'ai exposé à la pathogénie, c'est l'émotivité ou l'anxiété qui domine, celle-ci n'étant que la preuve d'un ébranlement du pneumogastrique supérieur dans le bulbe, ou de ses centres de projection corticaux. Ainsi, hors de la névrose d'émotivité et d'angoisse, des syndromes émotionnels et anxieux se rencontrent dans toutes les intoxications et auto-intoxications et dans les maladies organiques qui peuvent produire l'excitation des terminaisons nerveuses viscérales et particulièrement des pneumogastriques. Ce seront donc les organes innervés par le pneumo-gastrique et le symphatique atteints de troubles et de lésions, qui pourront, quand les conditions générales le permettent, produire des réactions d'anxiété et d'angoisse. Par syndromes émotifs et anxieux (affecto-syndromes ango-syndromes) il faut entendre des entités cliniques d'une certaine hiérarchie symptomatique, qui présentent à la fois les troubles psychiques, les troubles viscéraux, les paroxysmes et l'état mental, décrits dans le premier chapitre de ce livre. Je résumerai pour chaque espèce les éléments essentiels du diagnostic.

a) **Chez les insuffisants des fonctions (avec ou sans lésion)**, chez les *artério-scléreux*, les *brightiques*, les *urémiques* en préparation, avec ou sans albuminurie et déjà à la période des petits signes de Dieulafoy, chez les *hépatiques* fonctionnels, les cholémiques, les cirrhotiques (cirrhose de Laënnec, de Hanot), l'insuffisance hépatique et rénale est une cause d'auto-intoxication incontestable, et dès les débuts même du trouble, l'imprégnation du système nerveux par un sang chargé de toxines, se traduit par une hyperémotivité, puis une anxiété, d'abord diffuse et indifférente, sorte de cri d'alarme de l'organisme intoxiqué.

Après quelques mois ou quelques années, la symptomatologie se précise, des syndromes anxieux apparaissent, puis des paroxysmes à formes cardiaque, respiratoire, digestive, génitale, etc. C'est l'époque des pseudo-angines de poitrine, des palpitations, des arythmies, des dyspepsies, qui sont souvent confondues avec celles des autres véritables névroses, se mélangent lentement de troubles lésionnaires réels, et sont la cause d'erreurs fréquentes de diagnostic et de pronostic. Aussi pourrait-on décrire les syndromes émotionnels et anxieux pré-scléreux, pré-cirrhotiques, pré-urémiques, comme on a décrit des neurasthénies sous ces appellations. D'autre part, ces symptomatologies psycho-splanchniques continuent à progresser au cours de ces maladies évolutives et révèlent alors non des troubles fonctionnels mais des altérations lésionnaires graves. Ce mélange de troubles purement fonctionnels et d'altérations lésionnaires chez le même malade, doit apprendre au médecin que les procédés psychothérapiques ne doivent jamais perdre leurs droits, même chez les lésionnaires qui présentent toujours au moins 50 o/o d'élément psychique (et curable) dans leur symptomatologie. Une part des syndromes émotionnels et anxieux des maladies de la nutrition est comprise dans la rubrique des intoxications hépatico-rénales, car il n'y a guère de maladies de la nutrition qui ne comportent une participation du foie et du rein dans les dernières phases de leur évolution.

b) **Dans les maladies organiques.** — 1° On les trouve à titre d'épisode dans les maladies organiques du tube digestif, de *l'estomac*, dans la gastrite alcoolique sans qu'il soit facile de définir si c'est le système nerveux ou l'estomac réagissant par réflexe qui souffre le plus de l'alcool; dans l'ulcère plus que dans le cancer et surtout dans ses formes chroniques, anémiques ou chlorotiques.

Les affections organiques de l'intestin, telles que l'*appendicite aiguë* et surtout *chronique*, la *tuberculose intestinale*, la dysenterie chronique, les ulcérations coliques, comportent, comme l'entérocolite muco-membraneuse, qui appartient davantage à la névrose, des réactions paroxystiques anxieuses très nettes avec tristesse subite, oppression, tremblement, mais qui rentreraient peut-être mieux dans la classe suivante, des simples symptômes réflexes.

Les *hémorroïdes* s'accompagnent souvent d'une anxiété marquée et il existe une véritable affre rectale qui est des plus pénible, au cours des crises prolongées. Les hémorroïdaires sont du reste, souvent des émotifs et des anxieux, car ce sont des hépatiques et fréquemment des cholémiques. L'installation définitive des hémorroïdes est longtemps précédée par un état de nervosisme variable qui prend parfois les allures d'une véritable neurasthénie ou d'une simple émotivité. Le ténesme rectal qui se rencontre dans une foule d'affections du rectum ou des organes génitaux, de la prostate, de l'utérus, qui est un symptôme banal de la fissure rectale, comporte toujours une certaine part d'affre rectale. Le rectum est du reste, comme les organes génitaux, un centre organique d'émotivité, d'affre et d'anxiété, de réflexes cardiaques, de lipothymies, de syncopes, etc.

D'autre part, tous les malades à troubles fonctionnels de l'ensemble du tube digestif, estomac, intestin, foie, etc..., ne sont souvent, bien souvent pas autres, sous le nom de dyspeptiques chroniques, que des patients atteints de manifestations symptomatiques de la névrose d'émotivité et d'angoisse, et qui passent pour des dyspeptiques neurasthénisés ou des neurasthéniques avec dyspepsie. Le médecin possède tous les éléments nécessaires de ces diagnostics différentiels qu'il suffit de signaler.

2° *Les syndromes émotifs et anxieux des cardiaques* se rencontrent, petits ou grands, dans les myocardites, la dilatation des cavités cardiaques, l'asystolie, l'hyposystolie, les états lipothymiques ou syncopaux, dans les affections aortiques et péricardiques. L'angoisse cardiaque et péri-cardiaque *sous le nom d'angine de poitrine* est un des symptômes les plus ordinaires des maladies circulatoires, mais quand elle est due à une maladie cardiaque l'angoisse peut se manifester ailleurs que dans le cœur. Toutes les cardiopathies sont susceptibles de déclancher des troubles psychiques, des préoccupations hypocondriaques au premier chef, des phobies, et de véritables névroses secondaires. C'est dans l'artério-sclérose cardiaque et dans les aortites rénales ou syphilitiques que l'angoisse et surtout la forme angineuse sont les plus marquées. Il était classique que l'angine de poitrine était surtout symptomatique des affections artérielles du cœur; on sait aujourd'hui qu'elle se retrouve aussi dans les autres et dans toute insuffisance cardiaque particulièrement dans celle du cœur gauche tout entier (insuffisance auriculo-ventriculaire gauche). Souvent, les troubles digestifs, intestinaux, des cardiaques ne sont pas circulatoires comme on tend à le croire, mais purement nerveux et relèvent de l'émotivité anxieuse directe, c'est-à-dire bulbaire, ou indirecte, c'est-à-dire psychique, qui s'associe à ces maladies. Ces observations légitiment le développement que j'ai donné plus haut à l'étude diagnostique précise des troubles de la circulation, dans tous les cas d'émotivité et d'anxiété.

3° *Les maladies de l'appareil respiratoire* sont à l'origine d'un certain nombre de syndromes d'émotivité et d'anxiété. L'asthme, l'emphysème, la bronchite chronique, la dilatation des bronches et la *tuberculose* évoluent rarement sans produire de névrose ou de syndrome d'anxiété. Les paroxysmes anxieux, l'angine de poitrine, les troubles gastriques se rencontrent fréquemment chez les asthmatiques, les emphysémateux et les *tuberculeux*. Chez ces derniers il ne faut pas négliger de rechercher les formes frustes, à peine décelables par des examens répétés, en s'entourant de tous les moyens de diagnostic actuels (radioscopie, cuti-réaction, bactérioscopie, inoculation au cobaye). Les formes non évolutives, fermées, sclérosantes, la pleurite larvée du sommet avec un bon état général et de l'embonpoint entretiennent souvent un syndrome d'émotivité, une anxiété, une neurasthénie inexplicables en apparence. Une part de cette symptomatologie relève des manifestations de l'insuffisance hépatico-rénale, de l'artério-sclérose ou de l'émotivité constitutionnelle qu'on trouve chez les uns et les autres.

4° Enfin, des syndromes d'anxiété et d'émotivité se rattachent *aux maladies* de l'*appareil génital* et plus encore chez la femme que chez l'homme. Chez ce dernier, la blennorragie et la syphilis doivent être soupçonnées dans la jeunesse et l'âge adulte. Dans l'âge mûr, l'hypertrophie de la prostate, le rétrécissement de l'urètre, les cystites sont à l'origine d'un certain nombre de syndromes anxieux et émotionnels qui sont souvent confondus dans un diagnostic vague avec la neurasthénie ou la mélancolie. Dans ces différents cas, la part de l'infection et de l'intoxication est égale à celle du choc psychique. Chez la femme, les métrites, salpingites, ovarites, pelvites, blennorrhagiques ou qui font suite à des avortements ou des accouchements, sont parfois la cause d'une véritable névrose anxieuse ou de syndromes anxieux paroxystiques. Le mélange de l'entéro-colite muco-membraneuse avec la symptomatologie de ces maladies a fait l'objet de plusieurs travaux, et nous savons bien que cette entérite n'est, le plus souvent, qu'une manifestation émotionnelle ou une réflexopathie.

*c*) **Rappel diagnostique dans les syndromes nutritifs et endocriniques**. — En dehors des névroses, c'est dans les maladies de la nutrition et dans celles des glandes à sécrétion interne que l'on rencontrera le plus souvent des états d'émotivité anxieuse. Dans la pratique de la clientèle de ville, surtout si elle touche à des milieux sociaux élevés, plus de 50 o/o des cas d'anxiété, d'émotivité et de pseudo-névrose d'émotivité et d'angoisse, relèvent des troubles nutritifs et endocriniques. Mais il faut faire ici, avant d'entrer dans le détail, quelques distinctions pathogéniques. Il va sans dire que tous les classements didactiques sont des moyens artificiels de représenter brièvement un nombre considérable de faits. Il ne faut donc pas attacher une grande valeur à leur rigidité : ce sont des cadres d'attente qui permettent de mettre un peu d'ordre dans des observations confuses par la variété et la multiplicité de leurs aspects. Aussi, le médecin expérimenté, qui s'est dégagé des visions un peu étriquées de la médecine traditionnelle et qui a quelque philosophie de son art, n'attache-t-il qu'une importance médiocre à ces artifices taxinomiques qu'excuse seule la complexité des manifestations pathologiques. Quiconque a pris par l'étude et l'observation répétée d'un grand nombre de cas de névroses ou de maladies de la nutrition, cette notion, qu'ils sont un véritable kaléïdoscope de cas touchant à la fois à toutes les espèces, ne sera pas surpris du peu d'importance que j'attache au classement, cependant commode, sinon toujours précis, des espèces.

Dans la pratique journalière, il est souvent malaisé de reconnaître si l'émotivité et l'anxiété représentent un syndrome majeur ou mineur ou une névrose, et si, le diagnostic de cette dernière étant établi, les troubles nutritifs dont elle peut s'accompagner à un moment donné, sont l'indice d'une évolution neurotrophique, ou si la névrose ou le syndrome n'étaient, par rapport au trouble nutritif, que des manifestations annonciatrices mais étroitement dépendantes. Au demeurant, il importe peut-être peu lorsqu'on se trouve en présence d'un émotif anxieux atteint en même temps de diabète, d'obésité et de goutte, de savoir quelle a été la filiation entre ces différents états. A ce moment, en effet, il s'agit d'attaquer tous les syndromes que l'on peut reconnaître par l'ensemble des armes thérapeutiques que l'on possède. Mais ce qui doit rester d'essentiel dans l'esprit du médecin, et quelle que soit la conception qu'il puisse en avoir, c'est le lien clinique et pathogénique qui existe entre ces troubles nerveux et ces troubles nutritifs. Ce lien, est, j'ai le regret de le dire, complètement méconnu. Tout le savoir classique sur ce point se résume en ces lois pragmatiques : les arthritiques, c'est-à-dire les malades de la nutrition sont des nerveux, et, d'autre part, les nerveux deviennent souvent des arthritiques. Tel est l'essentiel du schéma traditionnel. Il serait bon d'y ajouter les quelques notions suivantes qui sont d'intérêt pratique.

Les patients qui se présentent au médecin avec des syndromes nutritifs majeurs : goutte, diabète, rhumatismes, obésité, maigreur, asthme, migraines, lithiase; ou mineurs : rhume des foins, bronchite dyscrasique, rhino-pharyngite, hémorroïdes, eczéma, herpès, psoriasis, urticaire, varices, albuminurie dyscrasique, acné, couperose, séborrhée, alopécie, dyspnée « sine materia », arythmie, intermittences, palpitations, gastralgie, pyrosis, vomissements acétoniques, entéralgie, spasmes, constipation, cholémie, hypertension, hypotension, hyposphyxie, hypersphyxie, congestion, catarrhe des muqueuses, etc... tous ces malades, dis-je, doivent être systématiquement examinés au point de vue nerveux, car ils présentent souvent, pour ne pas dire constamment, des signes de l'émotivité et de l'anxiété telles qu'elles ont été étudiées dans cet ouvrage.

D'autre part, tous les névropathes, hystériques, cyclothymiques dégénérés et particulièrement la grande classe des vulgaires neurasthéniques, sont souvent porteurs d'une des affections énumérées ci-dessus, parmi les troubles nutritifs majeurs et mineurs. On sait qu'on a déjà décrit une neurasthénie arthritique opposée à la neurasthénie névrose, et même encore une neurasthénie uricémique, décrite par d'autres sous le nom de goutte nerveuse larvée. Au fond, nous ne devons voir dans ces classements divers des mêmes malades, qu'une preuve de ce lien qui existe entre le fonctionnement nerveux et nutritif, entre le trouble nerveux et nutritif, et que j'ai exprimé ailleurs en disant que les maladies de la nutrition ne sont que des syndromes neurotrophiques (1).

(1) Heckel, *Culture physique*. Masson, 1913. Chapitre : Maladies de la nutrition, p. 550.

Mais il y a plus encore : aujourd'hui les travaux sur les troubles des glandes à sécrétion interne, nous ont appris qu'elles sont toujours intéressées dans les maladies de la nutrition et les maladies nerveuses. La pratique quotidienne montre aisément qu'il n'y a pas de maladie de la nutrition sans trouble fonctionnel des glandes à sécrétion interne, et qu'inversement, les altérations organiques de la thyroïde, des ovaires, du testicule, de l'hypophyse, des surrénales, du pancréas, du foie, sont toujours accompagnées de grands troubles nerveux et de véritables bouleversements nutritifs.

Malheureusement, au point de vue pratique nos connaissances sur les troubles des sécrétions internes sont encore absolument insuffisantes et, au point de vue classique tout au moins, la thérapeutique en est à peu près limitée à l'opothérapie. Je ne puis sans sortir du sujet qui nous occupe, exposer l'histoire et l'évolution de l'Endocrinologie ; mais cependant comme il est indispensable que le lecteur ait sur ce point des documents précis, je le renvoie à ce que j'en ai résumé dans ma nouvelle édition de mon Traité sur l'obésité (1).

Il me semble que c'est surtout par l'intermédiaire des altérations sécrétoires neurogènes de toutes glandes, que s'établit le mécanisme des principaux sydromes nutritifs. Ces anomalies de la vie glandulaire externe et interne sont vraisemblablement d'une importance primordiale et se révèlent dans la clinique des maladies de la nutrition par une association de syndromes endocriniques que l'observation attentive permet de soupçonner constamment.

C'est ainsi que des syndromes thyroïdiens que je ne veux pas désigner même sous le nom d'insuffisances ou d'excès de sécrétion (car il est bien vraisemblable que ces termes expriment une erreur), se rencontrent chez les obèses dont certains ressemblent étrangement à des myxoœdémateux et s'améliorent par l'iode et la thyroïde. D'autres parmi eux, présentent en même temps la série des signes basedowiens, tachycardie, tremblements, légère exophtalmie, nervosisme extrême ; les goutteux ont souvent une symptomatologie thyroïdienne analogue ; leur émotivité, leur anxiété, sont

(1) Heckel, *Obésités*. Nouvelle édition complètement remaniée. Masson, éd. (sous presse).

banales et les diabétiques sont, d'autre part, polyuriques, tachycardiques, infiltrés, frileux, tout comme des goutteux, des thyroïdiens, des basedowiens. Les troubles fonctionnels ovariens sont monnaie courante chez les obèses, les goutteuses, les diabétiques. La maladie de Basedow et le myxœdème s'annoncent parfois par un arrêt des règles, de la polyurie, de la glycosurie ; le rhumatisme thyroïdien est aujourd'hui classique et l'opothérapie hépato-thyroïdiennne améliore considérablement certains goutteux. La surrénale semble bien avoir une part dans l'hyposthénie musculaire de tous les neuro-arthritiques et peut-être même dans les dépressions neurasthéniques, dans les diverses cyclothymies. La participation de l'hypophyse et de la surrénale se retrouve dans l'hypertension, l'hypotension, l'hyposphyxie. Les eunuques sont souvent diabétiques et goutteux, leur adiposité est légendaire, leurs troubles oculaires et vocaux ne sont pas moins caractéristiques, et parfois leur débilité mentale est presque thyroïdienne.

L'importance de l'action de la thyroïde dans la nutrition de la peau et la richesse de la symptomatologie dermatologique chez les neuro-arthritiques, le rôle vraisemblable de la thyroïde, de la surrénale ou de l'adrénaline dans les phénomènes vaso-moteurs cutanés, dans le dermographisme, l'urticaire, dans la sécheresse ou l'onctuosité des téguments, la vitalité des poils et des ongles, l'influence favorable de l'opothérapie thyroïdienne sur ces diverses manifestations, sont autant d'indices de la participation de toutes les glandes à sécrétion interne dans la pathogénie des syndromes nutritifs pour lesquels il faudrait créer le néologisme de syndromes crino-neuro-trophiques.

Il n'est pas besoin de rappeler longuement l'influence du pancréas dans le diabète. Le foie joue un rôle non moins important dans le diabète que dans la goutte, mais surtout comme organe à sécrétion interne.

D'autre part, Martinet en étudiant les hyposphyxiques, chez qui on trouve à la fois des troubles nutritifs, circulatoires et nerveux, a bien montré qu'ils n'étaient que des débiles polyglandulaires et que l'opothérapie combinée était le meilleur traitement qui leur convînt.

On pourra remarquer qu'en général la symptomatologie caractéristique des troubles des sécrétions internes, s'exprime à la fois par des désordres nerveux et des désordres nutritifs qui peuvent aller jusqu'à la cachexie et qui, s'ils commencent de bonne heure dans l'enfance, arrêtent complètement l'évolution anatomique et physiologique. Ces dystrophies infantiles : le rachitisme, la maladie de Barlow, les diverses ostéopathies, les achondroplasies, le scorbut, le myxœdème, l'athrepsie, sont des états de cachexie qui présentent toutes les allures des réactions polyglandulaires diversement synergiques. Il ne paraît donc pas possible de démêler l'intrication étroite qui existe entre les troubles nerveux endocriniques et nutritifs, et jusqu'à présent aucun classement ne semble capable de mesurer la pénétration réciproque des uns et des autres.

Au point de vue du diagnostic clinique, le médecin doit donc ne jamais séparer dans ses observations quotidiennes, les manifestations nutritives des manifestations nerveuses et endocriniques. Il doit chercher toujours chez le nerveux les signes nutritifs et endocriniques et chez le malade de la nutrition les signes névropathiques. S'il le peut ensuite, il doit établir les relations pathogéniques qui existent entre les uns et les autres, de façon à disposer ses moyens thérapeutiques dans le but de les combattre également tous.

Il doit donc se souvenir que tout malade qui se présente à lui avec les symptômes d'émotivité morbide et d'anxiété est peut-être un diabétique, un goutteux, un basedowien, un asthmatique, un lithiasique, un obèse en préparation. Il doit chercher les ébauches symptomatiques qui peuvent se montrer déjà et l'examen d'urine précis et détaillé pourra l'éclairer aussi bien que l'interrogatoire qui lui décélera les parentés morbides et les tares de la famille. C'est ainsi que derrière le diagnostic de neurasthénie arthritique accompagnée d'adiposité, il pourra quelquefois trouver la névrose d'angoisse annonçant l'obésité. C'est ainsi encore que la neurasthénie uricémique lui apparaîtra souvent comme un ensemble de réactions nerveuses avec émotivité et anxiété où les troubles endocriniques polyglandulaires, expliquent la richesse de la symptomatologie. On trouve, en effet, dans l'uricémie, tous les signes d'un fonctionnement défectueux de la thyroïde (engraissement ou maigreur, infiltration des tissus, frilosité, alopécie, migraine, constipation, entéro-colite, diarrhée, tachycardie, asthme, du foie (uréogénèse, glycosurie, cholémie, idiosyncrasie aux intoxications, prurits), du pancréas (diabète, maigreur ou adiposité, stéatolyse, troubles solaires, stéatorhée, etc..), de l'ovaire, du testicule, des surrénales.

Bref, il suffit d'examiner ces malades en détail et avec un esprit d'investigation dirigé dans ce sens pour reconnaître l'insuffisance de la théorie hépatique moderne de l'uricémie et pour se rendre compte aussi des avantages qu'on trouve à soigner cet ensemble de syndromes glandulaires par la polyopothérapie et les moyens d'action agissant surtout sur le système nerveux (diététique et physicothérapie).

Les échecs qu'on essuie au point de vue du traitement dans un certain nombre de cas de névroses ou de maladies de la nutrition sont souvent dus à la négligence d'un des côtés de cette double pathogénie neurotrophique. Et c'est pourquoi j'ai déjà, dans un autre volume, insisté beaucoup sur le diagnostic précoce des évolutions nutritives, en montrant qu'il fallait découvrir l'obésité dès sa phase d'adiposité. Les mêmes observations peuvent être faites pour le diabète et la goutte.

C'est ainsi qu'on remarquera chez certains adipeux des pseudo-précipités de la liqueur de Fehling, qui laissent parfois le médecin hésitant. La réaction chimique n'est pas nette, la liqueur ne vire pas franchement au rouge, elle est seulement brune et orangée ou légèrement verdâtre et l'ébullition la transforme en un vert foncé. Les chimistes ont expliqué d'une façon plus ou moins satisfaisante ces précipitations anormales. Elles ne sont pas dues seulement à la présence d'urates en excès, mais à des corps encore mal déterminés, qui annoncent souvent quelques mois ou années à l'avance le sucre urinaire.

Le diagnostic précoce de la goutte n'est pas sans difficulté chez un malade qui présente une émotivité anormale ou de l'anxiété, et d'autant plus qu'on voit parfois décrire sous le nom de neurasthénie goutteuse, un syndrome nerveux mixte dans lequel il y a autant de névrose d'angoisse que d'asthénie. La constatation habituelle dans ces cas de douleurs lombaires, de lumbago, de sciatique, de migraine, de fausse angine de poitrine, de névralgie intercostale, fait ordinairement porter le diagnostic de rhumatisme goutteux ou de pseudo-rhumatisme neurasthénique, suivant la tendance d'esprit des médecins. C'est qu'il est des malades, et ce sont les plus fréquents, dont on ne saurait dire avec exactitude, s'ils sont plus neurasthéniques que rhumatisants, plus goutteux que névropathes. Entre la migraine ophtalmique ou ophtalmoplégique avec vomissements et alternant avec des crises de goutte au gros orteil et la céphalée neurasthénique, il y a toutes les nuances de forme. Entre le lumbago violent, subit, accompagné parfois de gravelle, et la rachialgie neurasthénique, on trouve toute une série de types intermédiaires. Entre l'anxiété diffuse à localisation précordiale de l'émotif anxieux et l'angine de poitrine grave, avec athérome aortique chez le vieux podagre, on trouve une série de transitions. C'est dans la clinique quotidienne que l'artifice des classements se montre dans toute sa débilité. Le médecin ne doit pas se laisser prendre aux délimitations de ces cadres qui ne sont utiles qu'aux débutants ou aux élèves. Il doit dans chaque cas chercher à faire le bilan de toutes ces participations névropathiques, trophiques, endocriniennes,' rétablir par l'interrogatoire et le passé du malade leur filiation, de façon à y remédier par une thérapeutique éclectique sans s'occuper outre mesure de l'allure bâtarde du diagnostic inomminé qu'il est obligé d'accepter.

*d*) **Dans les intoxications et infections.** — Je n'insisterai pas sur les conditions diagnostiques dans les intoxications aiguës de la rage, du tétanos, des fièvres éruptives, de la suette, dans le paludisme, etc., les symptômes associés rendant le diagnostic aisé. Mais plus importante est la recherche des intoxications d'habitude si souvent larvées : Je rappelle que dans les grandes villes, les capitales, beaucoup de cas psychiques singuliers, inexplicables chez des gens de bonne société, hommes ou femmes, sont dus à un éthylisme soigneusement caché au médecin et à tous, quelquefois même inconscient, et aux vices pharmacomaniaques modernes : cocaïnisme, éthéromanie, chloralomanie, veronalomanie. Mais il faut songer souvent à l'habitude de fumer l'opium qui détermine deux anxiétés : celle de l'excès de pipes, et celle de l'état de besoin (*nien*). Le médecin moderne doit être très documenté sur les signes de ces intoxications (1).

(1) Voy. R. Dupuy. *Les Opiomanes*. Alcan, 1912.

## DIAGNOSTIC AVEC LES MALADIES NERVEUSES ORGANIQUES

La paralysie générale progressive, les méningites aiguës et chroniques, et certaines maladies bulbaires, comme la paralysie labio-glosso-laryngée, les lésions en foyer, des pédoncules cérébraux, de la protubérance, peuvent déterminer des syndromes émotionnels et anxieux, à la vérité incomplets et n'imitant que grossièrement ceux que nous avons étudiés jusqu'ici si ce n'est toutefois dans la paralysie générale.

C'est au début de la *paralysie générale* que l'on voit quelquefois apparaître un état intermédiaire entre la neurasthénie et la névrose d'angoisse ou la mélancolie. Les formes dépressives qui marquent le début de la paralysie générale, laissent parfois quelque hésitation. Tous les cliniciens connaissent ces pseudo-psychonévroses, qui ne sont que la manifestation des altérations syphilitiques des méninges, du cortex et des artères du cerveau. Mais comme ces processus lésionnaires sont de lente évolution, en général, la durée de ces troubles nerveux en se prolongeant, peut laisser croire à leur bénignité. J'ai eu l'occasion de vérifier quelques erreurs de diagnostic de ce genre, qu'un examen plus approfondi aurait pu éviter. Les troubles de la mémoire sont rapidement plus marqués, l'impuissance professionnelle est plus grande que dans la névrose d'angoisse et n'est pas proportionnée à l'anxiété qui est souvent légère. Les troubles pupillaires, le tremblement de la langue, la notion de la syphilis antérieure, l'épreuve de Wassermann, et avant tout, le soupçon et la connaissance de l'erreur de diagnostic possible, éviteront la confusion de la petite anxiété diffuse de la paralysie générale (sauf le cas toutefois de tabès bulbaire associé) avec la véritable névrose d'angoisse.

La *méningite tuberculeuse* débute parfois par une période d'émotivité, d'irritabilité, de mauvaise humeur, d'anxiété avec troubles respiratoires, mais l'évolution rapide laisse apparaître d'autres phénomènes : le coma ou la douleur cérébrale, les paralysies oculaires et des membres, etc... La *méningite tuberculeuse chronique* ne comporte que très rarement un syndrome d'émotivité anxieuse. Elle est du reste elle-même une rareté clinique.

Je n'insisterai pas longuement sur l'émotivité et l'anxiété qu'on rencontre parfois dans les *lésions artérielles spécifiques ou non du cerveau* dans l'*artério-sclérose cérébrale*, dans les *tumeurs* cérébrales, dans l'urémie chronique à forme cérébrale, et dans les tumeurs ou les *lésions en foyer*, hémorragie, ictus de la calotte, des pédoncules, de la protubérance, du bulbe. Ici, il ne s'agit plus d'une grande entité et de symptômes à la fois émotifs, et anxieux, du domaine cérébral et du domaine viscéral. On reconnaît bien l'émotion facile de ces organiques cérébraux dont le prototype se trouve chez les hémiplégiques et les ramollis du cerveau. S'ils s'émeuvent parfois à la suite d'une idée, et s'ils ont la larme à l'œil à tout propos et hors de tout propos, ils ont surtout la mimique de l'émotion plus que l'émotion corticale réelle et la simple mise en position émotive des muscles qui servent à la mimique suffit à déterminer chez eux un ictus émotif moteur. C'est ainsi que le rire et les pleurs spasmodiques se produisent chez eux sans objet psychique réel.

Il n'y a que de si grossières analogies entre ces symptômes émotifs et les syndromes et les névroses que nous étudions ici, qu'il ne me semble pas utile d'entrer dans les détails d'une discussion diagnostique complète.

Il n'y a guère que dans la *paralysie glosso-labio-laryngée* que l'on trouve parfois comme signe de début pendant quelques semaines ou quelques mois, des crises isolées d'anxiété somatique à formes respiratoire, cardiaque, digestive. Il y a souvent accélération du pouls, angoisse violente, crises d'oppression, faiblesse de la respiration, accompagnés d'anesthésie des régions buccales, pharyngienne et laryngienne, mais les phénomènes paralytiques, les troubles de la parole, la paralysie des lèvres du voile du palais et du pharynx, les contractions fibrilaires et plus que tout, la diminution et l'abolition des réflexes, viennent très rapidement montrer la véritable nature de la maladie. On sait que ces lésions paralytiques des noyaux du bulbe peuvent se rencontrer à titre secondaire dans la sclérose latérale amyotrophique, dans la paralysie infantile, dans les ictus bulbaires apoplectiformes, dans l'artérite syphilitique du bulbe, dans la sclérose en plaques et dans la paralysie pseudo-bulbaire, due à un double ramollissement des centres ou des faisceaux corticaux de projection des centres bulbaires.

**Résumé de l'étude diagnostique syndromatique.** — En résumé dans la pratique, le médecin devra porter essentiellement son attention et par ordre d'importance sur les diagnostics suivants lorsqu'il se trouvera en présence d'un cas d'angoisse qu'il soupçonnera d'être symptomatique :

1° Il cherchera d'abord avec soin à dépister la tuberculose, et pensera chez les enfants à la méningite subaiguë, et 2° chez tous à la tuberculose pulmonaire, 3° plus rarement à la tuberculose rénale et intestinale, fréquentes et masquées. Il insistera sur l'auscultation fine et se mettra à l'abri des causes d'erreurs par tous les moyens existants actuellement ; il s'attachera surtout à dépister les formes larvées non évolutives et scléreuses, fermées, dont les cicatrices sont souvent une épine irritative et réflexogène. Il n'oubliera pas que les tuberculeux et les prédisposés à la tuberculose sont des émotifs, des névropathes, des anxieux, et que chez l'enfant comme l'adulte son invasion peut s'annoncer par des modifications marquées et durables du caractère.

2° Il éliminera ensuite l'*éthylisme* et il en cherchera les stigmates, chez tout patient anxieux, de tout milieu, de toute profession et quelles que soient ses dénégations.

3° Puis il cherchera les signes de la *morphinomanie*, les traces de piqûres, d'abcès ; ceux de la cocaïnomanie, perforation de la cloison nasale ; il vérifiera l'état des pupilles (opium, morphine, cocaïne), l'odeur du malade (fumeurs d'opium, éthéromane), la parole lente (chez les chloralomanes, véronalomanes) ; l'obnubilation, l'amnésie, la somnolence sont d'autres signes.

4° La recherche de la syphilis et de ses lésions nerveuses, tabes et paralysie générale aura ensuite toute sa sollicitude ; le système nerveux lésé par de petites gommes, des artérites latentes, un processus de méningite chronique (paralysie générale) réagit fréquemment par des états d'anxiété aigus, paroxystiques ou chroniques. Il songera au tabes commençant par le bulbe, où les paroxysmes sont fréquents, comme dans la paralysie glosso-labio-laryngée, d'un diagnostic caractéristique.

5° Si le malade a atteint l'âge mur il envisagera l'hypothèse de l'angoisse et de l'émotivité qui révèlent le début ou la période d'état des grandes évolutions fonctionnelles arrivées à la période d'insuffisance organique : artério-sclérose diffuse, avec ses manifestations cardiaques recherchées par une auscultation soigneuse des orifices et surtout de l'aortique, urémie fruste ou franche, insuffisance du foie, sclérose rénale, mal de Bright, etc. Il faut les soupçonner à partir de la quarante-cinquième année chez des patients devenus sans autre explication émotifs et anxieux, comme il faut à cet âge songer aussi à la venue de la mélancolie. Je renvoie pour le diagnostic de cette maladie à l'excellente monographie de Masselon (1).

6° Enfin tout ce travail de déblaiement étant fait, il portera son attention sur la recherche des états de nutrition morbide, dépistera non seulement la grande obésité, mais la petite (adiposité ou embonpoint marqué), poids au-dessus de la normale : on doit peser, *habillé normalement* (4 kilos de vêtements) le chiffre de kilos indiqués par le chiffre de la hauteur de taille moins 100. Il cherchera le *diabète* qui s'annonce si souvent et pendant longtemps par des signes psychiques, des changements de caractère (l'avarice), de l'émotivité, de l'anxiété ; l'acétonémie est caractérisée par la céphalée (simulant le casque neurasthénique), la cyanose, l'anxiété souvent respiratoire, et l'odeur de pommes reinettes. La goutte se cache parfois derrière un prétendu rhumatisme, quelquefois aigu, pris même pour le véritable rhumatisme aigu, derrière la sciatique, le lombago, la migraine, la lithiase rénale complète ou fruste (gravelle, boue urique). Elle est une grande cause d'émotivité et d'angoisses paroxystiques. Il en est de même de l'oxalémie si souvent confondue avec la neurasthénie, les dyspepsies et le rhumatisme ; on y songera. J'insiste à peine sur la venue du rhumatisme déformant au début, la rétraction palmaire et toutes les petites manifestations dites arthritiques (terme sans signification), hémorroïdes latentes, varices eczéma, asthme, rhumes des foins, etc., qui sont des effets ou des causes de troubles nutritifs et qui dans la pratique sont liées si souvent avec l'émotivité anxieuse.

Ces différentes possibilités de diagnostic ayant été examinées

(1) MASSELON. *La mélancolie*. Alcan.

ou éliminées, le médecin pourra alors admettre le diagnostic d'angoisse-névrose.

## DIAGNOSTIC DIFFÉRENTIEL ENTRE LES NÉVROSES

Nous avons jusqu'ici examiné trois hypothèses successives :

1° Le malade présente-t-il des symptômes d'émotivité et d'anxiété ?

2° Le malade étant supposé atteint d'un état émotif et anxieux, celui-ci se rattache-t-il à un syndrome produit par des maladies organiques ou des troubles nutritifs ?

3° Nous allons maintenant envisager la troisième hypothèse, le malade présente toute la symptomatologie d'une grande névrose, quelle est cette névrose et pouvons-nous admettre qu'il s'agit de la névrose d'émotivité anxieuse ?

En réalité, il n'y a pas de névrose qui peu ou prou ne présente de troubles émotifs. On peut même affirmer que l'émotivité sous ses différentes formes : sous-émotivité, hyperémotivité et paraémotivité, est l'élément le plus constant de toutes les névroses. Mais celles-ci se distinguent entre elles par l'adjonction d'autres symptômes propres à chacune. Ainsi donc nous pouvons déjà prévoir que nous allons trouver dans l'hystérie, la neurasthénie, la cyclothymie, la maladie de Basedow (si toutefois, sacrifiant à la tradition, nous continuons à la considérer comme une névose et non comme une maladie de la nutrition), les psychonévroses, la psychasthénie, des anomalies variées de l'émotivité. Je laisse de côté l'épilepsie qui n'est presque plus considérée aujourd'hui comme une simple névrose, mais qui a déjà subi le démembrement qui menace du reste toutes les autres, car pour beaucoup d'auteurs il n'y a plus d'épilepsie-névrose et il ne reste que des épilepsies-syndromes. Mais en attendant que ce travail soit fait pour les états neurasthéniques (qui deviendront plus tard les asthénies-syndromes), la cyclothymie et l'hystérie déjà presque entièrement démembrées, je continuerai à conserver cette épithète générale qui me servira à désigner des malades précisés dans notre esprit par les descriptions antérieures des classiques, et par les déterminations quotidiennes de la clinique hospitalière et de la clinique urbaine. Il aurait pu sembler inutile de discuter ces diagnostics différentiels pour les psychonévroses et la psychasthénie. En effet, sous le nom de psychonévrosés et de psychasthéniques, Janet, Déjerine et Gauckler, Dubois, ont décrit des variétés et des sous-variétés d'émotifs plus ou moins proches, à la limite, du groupe des anciens dégénérés ou de celui des psychosiques. Il n'est pas douteux que beaucoup des malades que j'ai décrits dans cet ouvrage, soient les mêmes au degré près, que ceux qui ont été visés dans les études de Déjerine, Janet et Dubois. Ce sont les mêmes patients regardés sous un autre angle et d'un autre point de vue. En tant que troubles nerveux, l'anxiété et l'émotivité peuvent, en effet, se présenter comme des symptômes cardinaux chez un malade pour qui tout s'explique par ces manifestations ; tout pivote autour d'elles, et s'il en était guéri, il ne resterait rien de son état pathologique.

Chez d'autres, au contraire, l'émotivité et l'anxiété sont des symptômes accessoires, secondaires, qui paraissent et disparaissent au cours d'un état névropathique caractérisé par d'autres troubles; asthénie, mélancolie, hypocondrie, etc., chez le neurasthénique; suggestibilité, crédulité, mythomanie, pithiatisme, spasmes, contractures, paralysie, anesthésie, délire, etc... chez l'hystérique ; troubles somatiques, viscéraux, nutritifs chez le Basedowien; alternances de signes dépressifs et d'une euphorie injustifiée, d'une excitation enthousiaste et d'une indifférence de contraste chez le cyclothymique; sentiment d'incomplétude, d'insuffisance psychique, troubles fonctionnels viscéraux chez le psychasthénique; prédominance de l'obsession, de la phobie, du scrupule, de la fugue chez les anciens dégénérés. Dans tous ces états neuro-psychiques, l'émotivité et l'anxiété sont des ornements de la maladie nerveuse essentielle, mais ils ne la constituent pas, peuvent s'effacer et disparaître sans nuire à l'existence de son entité. Dans le premier cas nous serons en présence de la véritable névrose d'émotivité et d'angoisse, dans le second d'affecto ou d'ango-symptômes secondaires à d'autres grandes névroses essentielles.

*Observation importante.* — Avant d'entrer dans le détail du diagnostic différentiel de ces névroses, je rappelle que le fait de découvrir chez un anxieux les signes d'une névrose : constitution émotive, causes psychiques, prédominance de troubles dynamiques nerveux, psychiques, somatiques, absence d'autres causes organiques, amélioration psychothérapique, ne signifie pas absolument qu'il n'y ait pas sous roche une cause organique déterminante, petite, minuscule et méconnue. Il est même vraisemblable qu'il en est assez souvent ainsi. Ainsi faut-il bien s'attacher au diagnostic des états organiques frustes et comprendre que l'entité névrose d'angoisse doit être conservée en clinique, plus qu'en pathogénie, bien qu'il existe incontestablement une vraie névrose d'angoisse purement psychique mais difficile à affirmer sinon dogmatiquement du moins en clinique.

## Éléments du diagnostic entre la névrose d'émotivité et d'angoisse et les états neurasthéniques.

Il est des formes de neurasthénie dont le diagnostic avec la névrose d'angoisse n'est pas sans difficulté, du moins au premier abord. Et c'est pour cette raison que lors des premières descriptions d'Hartenberg, de Hecker, de Freud, beaucoup de médecins peu documentés sur la neurologie contestèrent l'autonomie de cette nouvelle entité « la névrose d'angoisse » puisqu'elle n'était en somme qu'une sorte de neurasthénie. Cependant, rien n'est moins exact. Le besoin de séparer ces deux entités s'était fait déjà sentir puisque certains auteurs ont cru bon d'isoler sous le nom de *neurasthénie bulbaire* un syndrome qui n'est pas autre que la maladie que nous étudions ici. C'est à la même idée de distinction que répondit Krishaber, lorsqu'il créa sa *névropathie cérébro-cardiaque*. Sa description était limitée seulement aux formes psychiques et cardio-vasculaires des crises paroxystiques de la névrose d'angoisse. L'appellation de neurasthénie bulbaire opposée à la cérébrasthénie et à la myélasthénie, ne peut être acceptée que dans les cas où l'anxiété n'est qu'un symptôme de deuxième ordre au cours d'une neurasthénie qui présente l'ensemble de ses stigmates habituels.

Oubliant un instant ici que la neurasthénie est faite surtout de syndromes asthéniques de diverses hiérarchies, plus qu'une entité pathogénique vraie, je ne donnerai le diagnostic différentiel que dans son ensemble, sans vouloir séparer les différentes formes d'asthénies ou d'états neurasthéniques. Je vise ici seulement cette névrose banale, la neurasthénie commune, liée soit à des surmenages répétés ou à des troubles nutritifs du système nerveux, ou à l'association de ces deux pathogénies essentielles qu'on retrouve dans la neurasthénie arthritique commune.

La neurasthénie a des stigmates dont le plus caractéristique est la sensation de fatigue obsédante, pénible, s'étendant aussi bien au domaine psychique que physique. Il y a impuissance, incapacité cérébrale en même temps que faiblesse et impuissance musculaire. Rien de semblable souvent dans la névrose d'angoisse où la force et l'endurance physiques, comme la capacité intellectuelle et cérébrale peuvent être remarquablement conservées. Je répète que j'ai vu la névrose d'angoisse chez des boxeurs très vigoureux et qu'elle est extrêmement fréquente chez des intellectuels capables d'une production cérébrale considérable.

Le neurasthénique est insomnique fréquemment, l'émotif anxieux très rarement hors des poussées aiguës sévères, puisqu'il oublie dans le sommeil, qui est pour lui le paradis, l'obsession de son anxiété constante. Il y a là chez l'anxieux un contraste singulier et caractéristique, bien qu'à titre exceptionnel on puisse trouver l'insomnie chez les anxieux dans les périodes où une préoccupation réelle vient s'ajouter à leurs anxiétés ordinairement sans motif extérieur.

Le neurasthénique est atteint de sa céphalée si spéciale, casque, étau, cercle de fer, calotte de plomb sur l'occiput, sensibilité superficielle du cuir chevelu, alternant souvent avec la rachialgie, autre stigmate. On trouve parfois, chez l'anxieux, non la céphalée mais la migraine avec vomissements lorsqu'il est arrivé à la phase des troubles nutritifs. Si l'on voit apparaître parfois un pseudo-lumbago, des douleurs rhumatismales, des névralgies crurales ou sciatiques chez les anxieux émotifs, c'est qu'alors des troubles nutritifs réels, des myalgies goutteuses, de la goutte musculaire ou névritique, viennent s'ajouter à ces névroses, ou c'est qu'un état asthénique vient la compliquer. Normalement la rachialgie ne fait pas partie du syndrome anxieux, alors qu'au contraire, les douleurs de la région dorsale ou lombaires sont le sujet ordinaire des plaintes des neurasthéniques qui ne manquent pas de les appeler rhumatismes.

Les troubles gastro-intestinaux asthéniques constituent la base de la dyspepsie des neurasthéniques, et de ce côté il y a plus analogie qu'identité avec les troubles somatiques de la névrose d'angoisse. Cependant, dans la neurasthénie il y a surtout atonie, ralentissement de la traversée digestive, constipation. Chez l'émotif anxieux, au contraire, angoisse pendant la période digestive et surtout oppression, affre épigastrique, éructations, aérophagie, spasme œsophagien, gastralgie, borborygmes. Plus de spasmes, de contractures, de douleurs, d'anxiété, chez l'émotif pur. Plus d'atonie, d'immobilité gastrique, de dépression motrice et sécrétoire, de lourdeur gastrique, de somnolence, de fatigue chez les neurasthéniques.

Le vertige neurasthénique est un autre stigmate qui a tout à fait les caractères autrefois décrits pour le vertige rotatif, nauséeux ou nautique. Le vertige des anxieux est à caractère mental. Lasègue l'avait bien décrit en montrant qu'il est accompagné d'angoisse précordiale, de lipothymie, de défaillance, de brouillard, avec dédoublement de la personnalité, obnubilation psychique... Bien des auteurs ont mêlé dans la description de la neurasthénie le vertige des émotifs anxieux.

Les stigmates circulatoires de la neurasthénie sont les palpitations, l'arythmie, les intermittences, phénomènes souvent réflexes et d'origine gastro-intestinale.

Ceux de la névrose d'angoisse sont la pseudo-angine de poitrine, les pseudo-lipothymies, l'anxiété vasculaire avec refroidissement des membres, l'angoisse précordiale, la sensation de trémulation cardiaque. Le neurasthénique a souvent de la bradycardie dans le decubitus dorsal, de la tachycardie en position verticale, de l'hypotension artérielle, des vertiges en passant de la position debout à la position couchée.

L'émotif anxieux est plus souvent tachycardique, rarement bradycardique ; toutes les manifestations de son angoisse circulatoire sont généralement sans effet, sur la régularité du rythme cardiaque. Dans la neurasthénie dite « uricémique », les intermittences cardiaques sont d'une grande fréquence avec sensation de décrochement du cœur. Elles peuvent être vraies ou fausses, elles sont souvent curables par le colchique, celles des émotifs par l'opium, la valériane qui est un bon sédatif cardiaque, et quelquefois par le bromure. Au contraire, les troubles cardiaques des neurasthéniques s'améliorent considérablement sous l'influence de la strychnine, comme ceux des uricémiques s'exaltent sous l'influence de la caféine et de la digitale.

Les troubles génito-urinaires sont un autre stigmate de la neurasthénie ; c'est une impuissance par dépression et asthénie, des érections incomplètes, des pertes séminales, par atonie des vésicules. L'émotif anxieux, au contraire, est frappé d'une impuissance dont le caractère psychique est évident, car c'est une impuissance élective qui ne se produit que vis-à-vis de la partenaire qui détermine l'émotion amoureuse sentimentale et non pas envers une autre qui n'excite que le désir. On sait que l'impuissance des jeunes gens vigoureux dès la dix-huitième année, est un signe précoce de l'émotivité morbide et de la prédisposition à l'anxiété, au doute et au scrupule. L'uricémie et les états d'auto-intoxication arthritique dans les maladies nutritives : goutte, obésité, diabète, entraînent aussi toutes les variétés d'impuissance qu'on trouve à la fois dans la neurasthénie et dans la névrose d'angoisse. Les impuissances les plus banales de la consultation quotidienne, relèvent le plus souvent des maladies de la nutrition évoluées chez des névropathes et elles ne sont curables que si le traitement remédie aux troubles nerveux, aux troubles endocriniques et aux troubles de la nutrition qui sont à son origine.

Après cette comparaison des stigmates essentiels, le lecteur voudra bien se reporter à l'étude des stigmates propres à la névrose d'angoisse, et il remarquera que la majorité de ceux que j'ai décrits ne se retrouvent pas dans la description de la neurasthénie.

**Comparaison de l'état mental des neurasthéniques et de celui des anxieux.** — Le neurasthénique est perpétuellement fatigué, impropre à tout effort physique, et c'est ainsi qu'il devient clinomane. L'émotif anxieux peut être extrêmement actif si son anxiété est modérée, car dans l'activité son angoisse s'atténue. Hors de ses périodes d'anxiété, l'émotif peut remplir les devoirs de sa profession et même s'y complaire si sa névrose est presque pure et ne se mélange pas de neurasthénie. Contrairement aux neurasthéniques, il peut conserver longtemps son énergie volontaire, si ce n'est dans le champ étroit de sa phobie ou de son obsession. Il peut prendre des décisions, concentrer son attention, sauf sur ces territoires particuliers dont l'abord lui est interdit par son émotivité ou son anxiété. Il peut être causeur, brillant, agréable, sauf si son obsession est intense au point de concentrer toute son attention, mais ce ne sont là que des instants passagers au cours de ses paroxysmes. Cette situation est bien différente de celle du neurasthénique qui est sans volonté, sans décision, sans force d'attention, ni de concentration. Son vouloir s'émiette dans l'indifférence et l'hésitation stérile.

Au point de vue intellectuel, les nerveux anxieux sont peu touchés si on les compare aux neurasthéniques. Ceux-ci ont perdu presque toujours la plus grande part de leur mémoire, ou du moins, ils ont une véritable asthénie de sa puissance d'évocation. Il est exceptionnel que les émotifs anxieux soient assez concentrés sur leur obsession ou leur phobie pour se désintéresser de tout. Cela existe cependant dans les formes spleenitiques, ou dans les poussées intenses de phobisme, et d'obsession. Mais entre ces crises passagères, ils peuvent retrouver toutes leurs qualités intellectuelles et Jean-Jacques Rousseau qui est un des plus incontestables types d'émotif anxieux, a été rarement, si l'on en croit ses « Confessions » et le dire de ses contemporains, diminué dans sa puissance productrice, qui a été considérable autant que brillante, variée et néfaste. Il suffit du reste, pour se convaincre de cette conservation de l'intelligence, de savoir que dans les grandes villes, et notamment à Paris, la majorité des intellectuels et l'élite de chaque groupe de savants, d'artistes, de politiciens, de philosophes, de financiers, de brasseurs d'affaires, etc. a souffert ou souffre d'émotivité morbide et d'anxiété, en même temps que de troubles nutritifs et endocriniques (arthritisme).

L'affectivité du neurasthénique est essentiellement concentrée sur soi-même et son émotivité s'éveille volontiers pour tout ce qui le menace. C'est un obsédé de l'égoïsme. Le patient anxieux est hyperémotif autant pour les autres que pour lui-même ; son émotivité est altruiste autant qu'égoïste ; tout l'émeut, il est pantophobique et pantoémotif, et ne devient égoïste qu'à la condition d'être devenu très cœnestopathe. Le neurasthénique qui est hyperémotif et presque toujours pour lui-même est souvent sous-émotif ou indifférent pour les autres.

Les phobies et l'anxiété qui existent à titre de symptômes secondaires dans la neurasthénie n'ont pas le même caractère que dans la névrose d'angoisse. Elles prennent peu d'envergure, restent au second plan, se limitent à quelques sujets précis de nature hypocondriaque. Ce sont le plus souvent des noso-phobies. On observe souvent des neurasthéniques qui n'ont jamais d'angoisse ; elle survient chez les vieux neurasthéniques tardivement. L'anxiété est superficielle, passagère, cérébrale plus que somatique. L'angoisse et l'affre physique sont aussi rares chez le neurasthénique que fréquentes chez l'émotif anxieux. Celui-ci, au contraire, est imprégné d'un phobisme qui s'étend à tout. Tous les faits de sa vie psychique et physique sont assaisonnés d'anxiété, de phobie, de doute et de scrupule, et à certains moments, elles prennent une tension aiguë ; leur potentiel s'accumule pour se détendre en quelque sorte en un paroxysme critique.

Enfin, si une crise neurasthénique progresse dans son ensemble comme une crise de névrose anxieuse, l'évolution de la neurasthénie au cours de l'existence de l'individu, n'a rien de commun avec celle de la névrose d'angoisse. La neurasthénie réelle apparaît d'une façon plus tardive dans la vie et davantage sous l'influence des surmenages physiques ou intellectuels, la névrose d'angoisse et d'émotivité plus souvent sous celle d'une émotion sentimentale. Ses retours sont plus fréquents, plus faciles. Elle est parfois juvénile. La neurasthénie peut, il est vrai, s'intercaler entre deux crises de névrose d'angoisse. Elles peuvent alterner ou enfin se mélanger.

En effet les différences tracées dans cette étude diagnostique ne doivent pas nous laisser perdre de vue qu'il existe des cas cliniques nombreux où des syndromes d'émotivité, d'anxiété, et de troubles nutritifs, dits « arthritiques », sont mélangés de telle façon qu'il est difficile de reconnaître les classements dont j'ébauche ici les linéaments séparatifs. Ce sont là les formes mixtes qui sont cliniquement des plus banales.

## Diagnostic différentiel avec l'hystérie

Le médecin qui assiste pour la première fois à une crise d'anxiété paroxystique pense souvent à la crise d'hystérie avec laquelle elle n'a cependant que des analogies grossières. Il est donc nécessaire de dire quelques mots de ce diagnostic parce qu'il existe encore dans bon nombre d'esprits une confusion créée par les descriptions de l'hystérie classique de l'Ecole de Charcot, et dans laquelle entraient des phénomènes émotifs relevant justement de la névrose d'angoisse ou de la psychasthénie.

Il y a, en effet, quelque analogie entre les troubles nerveux de l'aura hystérique et les crises paroxystiques d'anxiété. Dans l'aura des baillements, des pleurs, de la constriction épigastrique, de la strangulation, des vertiges, des bourdonnements d'oreille, de l'oppression (suffocations et vapeurs d'autrefois) peuvent laisser place à l'hésitation.

Il y a encore dans l'hystérie du tremblement, de la toux, des phénomènes dyspeptiques : vomissements, gastralgie, que l'on peut rencontrer dans les attaques frustes, et qui sont des troubles émotionnels somatiques analogues à ceux de la névrose d'angoisse. Mais nous ne devons pas oublier que les réactions émotionnelles sont des symptômes ou des syndromes communs à toutes les maladies psychiques et à toutes les névroses ; elles ne constituent pas une entité. C'est le matériel d'accessoires commun, dans le théâtre des névroses à toutes les pièces qui s'y jouent. Et les troubles émotifs que l'on rencontre dans l'hystérie à titre de symptômes secondaires, ne sont pas différents de ceux qu'on trouve ailleurs. Dans la maladie de Basedow, par exemple, dans la cyclothymie, la neurasthénie, la psychasthénie, dans certaines formes atténuées de l'épilepsie, ces troubles sont calqués sur ceux des psychoses légères. Il n'y a donc pas d'émotivité propre à l'hystérie, mais il y a des phénomènes émotionnels, psychiques et somatiques dans l'hystérie, qui peuvent prêter à confusion avec ceux des autres névroses. Cependant au cours même des paroxysmes, l'hystérique se distingue de l'émotif anxieux. Il est exceptionnel qu'une crise ne laisse transparaître à un moment quelques-uns des stigmates de l'hystérie : ébauche de convulsions, de mouvements cloniques, pleurs avec sanglots, larmes abondantes, délire, en dehors même *des stigmates* de la sensibilité, de la sensorialité, de la motricité. Mais c'est surtout par l'examen de la situation interparoxystique qu'on peut faire le diagnostic différentiel.

Il n'est pas douteux que dans ce qui a été conservé de l'hystérie, après la discussion de la Société de Neurologie de 1908, l'émotivité n'ait une grande part, et que malgré les efforts faits dans ces dernières années, le reste de sa symptomatologie soit entièrement discutable, puisqu'aujourd'hui, comme au temps de Lassègue, l'hystérie est encore comme « la corbeille à papiers dans laquelle on jette ce qu'on ne sait où placer ». Cependant, il y a dans l'hystérie en dehors du fond émotif, un état mental particulier par où elle se distingue des autres névroses. On sait, en effet, que les troubles trophiques et les troubles vaso-moteurs qui étaient une grosse part de l'hystérie, en ont été rejetés, de même que la majorité des troubles viscéraux. Les altérations de la sensibilité sont aujourd'hui considérées comme produites par la suggestion de l'examen médical. Mais les contractures et les paralysies tendent à y être conservées. Les grandes crises avec mouvements cloniques sont évidemment caractéristiques de l'hystérie. Mais beaucoup d'hystériques n'ont pas de grandes crises convulsives et il ne reste alors que l'examen de l'état mental pour décider du diagnostic. Enfin, il ne faudrait pas penser que les petites « crises de nerfs » réduites parfois à de simples trépignements, qu'on rencontre chez toutes les femmes émotives, et qui passent pour un indice d'hystérie, permettent de rejeter la névrose d'émotivité et d'angoisse, car parfois ces deux états peuvent s'associer sur un même patient.

Il résulte donc de cet examen rapide que la névrose d'angoisse et l'hystérie se distingueront surtout par la mentalité différente qu'elles déterminent chez le patient :

La suggestibilité de l'hystérique est poussée au plus haut degré, et c'est même là un terme de définition pour Babinski ; l'auto-suggestibilité est caractéristique chez l'hystérique. D'après Dupré et Logre, l'hystérique est mythomane, elle a une véritable tendance constitutionnelle, consciente ou non, volontaire ou non, à l'altération de la vérité et à la fabulation. Le mensonge hystérique est une maladie de l'imagination. Celle des hystériques est une imagination vaniteuse, ostentatoire, théâtrale, et la caractéristique du mensonge hystérique c'est qu'il ne sert pas à l'individu et parfois même lui nuit. L'hystérique ment aussi dans sa symptomatologie viscérale, et reproduit mal, inconsciemment et à son détriment des symptômes organiques.

Les anciennes observations sur le caractère des hystériques restent donc vraies dans l'ensemble ; la vanité, l'agitation, l'irritabilité chez la femme, la crédulité, l'amplification, les hallucinations, la difficulté de fixer l'attention, la dissimulation, le mensonge, les tendances au suicide simulé, pour une mince contrariété, la sensualité, non pas seulement génésique mais une gourmandise morbide, parfois la dipsomanie, la pharmacomanie restent, en effet, des caractères généraux de l'hystérie. Il y a moins de tumulte et moins de brillant, plus d'humilité, plus de désespérance et de sombre tristesse, aucun théâtralisme, aucune expansivité chez l'émotif anxieux qui souffre souvent dans le silence et le secret, se débat désespérément contre ses troubles et fait tous ses efforts pour qu'ils restent inaperçus. L'émotif anxieux pur cache sa névrose comme une tare, l'hystérique étale la sienne avec impudence, indiscrétion. L'émotif anxieux est rarement euphorique, contrairement à la femme hystérique qui rit souvent d'une façon réflexe, sans motif apparent ou du moins suffisant, et s'il pleure c'est le plus souvent à la suite d'un spectacle ou d'une idée émotionnante. Il y a bien exagération de la réaction émotive, mais le motif affectif existe. La femme hystérique pleure sans raison et par crises, parfois des larmes ou des urines terminent le paroxysme hystérique. Les réactions psychiques de l'hystérique sont sans systématisation et sans tenue directrice. L'instabilité est sa caractéristique et l'hystérique passe dans le même instant de la joie inconsidérée à la tristesse excessive, du rire aux larmes, car ses états affectifs sont sans profondeur. L'émotif anxieux au contraire, garde une tonalité générale triste, pessimiste, profondément convaincue, et la suggestion thérapeutique a aussi, par contre, moins de prise sur lui. Quand il devient instable ce n'est pas spontanément mais bien parce-qu'il est balloté au gré des causes modificatrices extérieures, et qu'il s'harmonise à elles.

Ces indications générales suffiront à séparer ces deux névroses qui dans certaines circonstances peuvent cependant se mélanger. Parfois même la neurasthénie, l'hystérie et la névrose d'angoisse s'associent, et il semble bien que la sinistrose de Brissaud et toutes les névroses traumatiques soient constituées de cette trinité.

Mais il n'en reste pas moins que le diagnostic de certaines formes frustes et avortées d'hystérie est fait de nuances avec la névrose d'angoisse et ces difficultés se reproduisent toujours dans les cas mixtes et dans les cas-limites. Il faut reconnaître, du reste, que la définition de l'hystérie étant aujourd'hui encore assez vague et inconsistante, il y a là une autre raison pour expliquer les hésitations du clinicien.

## Diagnostic différentiel avec les autres névroses

Je n'insisterai pas longuement sur les diagnostics différentiels de moindre intérêt, tel que celui de la névrose d'angoisse avec la cyclothymie, la maladie de Basedow, ni avec les psychoses, la mélancolie, la folie à double forme, les délires systématiques qui relèvent de la psychiatrie. Je dirai quelques mots du diagnostic avec la psychasthénie et les obsessions et phobies essentielles.

*La cyclothymie* se reconnaîtra à l'alternance en longues ou courtes périodes des phénomènes d'excitation et de dépression. Les longues périodes durent des semaines, des mois, mais quand elles sont brèves, c'est dans la même journée ou dans la même semaine que le patient passe de l'hypocondrie à l'optimisme, de la satisfaction au mécontentement, de l'orgueil à l'humilité, de l'ambition à l'effacement, de la gaité à la tristesse. Les périodes d'euphorie et de satisfaction succèdent à celles d'amoindrissement, de négation, de tristesse, de timidité, d'une façon subite, après quelques heures d'évolution ou parfois quelques journées. Parfois des cycles doubles ou triples existent en même temps, double alternance quotidienne et mensuelle par exemple. Il y a rarement transition ménagée entre les deux états, la dépression est plus habituelle le matin, mais peut se reproduire au coucher du soleil où le patient devient inquiet et presque anxieux. Il y a donc instabilité périodique, non seulement de la personnalité, mais en même temps de l'affectivité, et de la couleur émotionnelle. C'est pendant les périodes de dépression que le névrosé cyclothymique ressemble à l'émotif anxieux, car comme lui à ce moment, il souffre d'inquiétude, d'anxiété psychique, de phobisme, d'obsession, de scrupules, d'angoisse somatique et de différents troubles viscéraux.

Les cyclothymiques sont essentiellement des psychasthéniques et des psychonévrosés dont l'émotivité oscille souvent dans la même journée du maximum au minimum, mais qui sont très distincts des délirants systématisés et des vrais circulaires, car ils n'ajoutent pas à la simple névrose de grossières interprétations systématiques délirantes. Ils n'évoluent pas comme dans les paranoias vers l'expansion ambitieuse, religieuse ou érotique ou vers la dépression hypocondriaque, l'auto-accusation ou la persécution. D'autre part, leur euphorie ne va pas jusqu'à l'excitation ni l'agitation maniaques, et leur dépression n'atteint pas celle de la mélancolie anxieuse, de la stupeur ou de la catatonie. Mais leur instabilité excessive les rend étranges et de relations sociales et familiales difficiles.

*La maladie de Basedow* est accompagnée toujours de troubles émotionnels très marqués, d'instabilité émotive, d'anxiété, de crises d'angoisse somatique, oppression, palpitations, fausse angine de poitrine, arythmie, gastralgie, diarrhée ; de phobies, d'obsessions, d'irritabilité très marquée du caractère, etc... Les formes frustes et incomplètes seules, qui sont du reste les plus fréquentes, peuvent laisser quelque hésitation, surtout si le patient présente de par ailleurs des troubles nutritifs : obésité ou adiposité marquée, douleurs rhumatoïdes, état uricémique, goutte fruste, etc... J'ai déjà expliqué comment dans la pratique on trouve des cas intermédiaires entre la maladie de Basedow, la névrose d'angoisse, avec état uricémique, maigreur ou obésité, goutte ou diabète. En réalité, la maladie de Basedow se présente donc souvent comme une maladie neuro-trophique ou plutôt comme un syndrome neuro-endocrino-trophique. Et dans les formes mixtes, décomplétées ou frustes, on ne saurait poser d'autre diagnostic que celui de ces différents syndromes nerveux, endocriniens et nutritifs, sans faire pencher la balance plutôt en faveur de l'un que de l'autre. Ces états cliniques indéterminés sont d'une très grande banalité dans les classes riches des grandes villes, dans certaines professions sédentaires et où le surmenage nerveux et les fautes d'alimentation sont de règle, et particulièrement dans la race sémitique. Parfois, la signature de la maladie de Basedow se retrouve dans un symptôme accentué : l'exophtalmie, la tachycardie, l'émotivité, mais qui restant isolé perd tout caractère significatif. Les états thyroïdiens, le myxœdème, l'instabilité thyroïdienne, l'intoxication thyroïdienne médicamenteuse qui comportent aussi de l'anxiété se sépareront facilement de l'anxiété-névrose.

*L'épilepsie* moins encore que l'hystérie ne peut être confondue avec les états essentiels d'émotivité et d'anxiété. Ce n'est pas qu'il n'existe au cours des auras qui précèdent les crises ou qui parfois les constituent à elles seules, quelques symptômes tels que le tremblement, le baillement, la dyspnée, les palpitations, les vertiges, des troubles sensitifs ou sensoriels qui pourraient prêter à confusion. Mais la grande attaque avec ses trois phases, tonique, clonique et stertoreuse vient montrer un jour ou l'autre la nature de ces réactions réflexes et les distinguer de celles de la névrose d'angoisse. Cependant, je rappelle qu'il existe des cas de psychonévrose assez indéterminés, qui laissent penser à la fois aux formes larvées et frustes de l'hystérie et de l'épilepsie, sans grandes crises, sans perte de mémoire, sans incontinence d'urine. Parfois, les crises réelles sont systématiquement nocturnes et passent inaperçues : le jour, il reste des troubles nerveux indéterminés avec participation émotive, mais ces cas-limites sont sujets à caution et relèvent plus souvent de l'hystérie pseudo-épileptique (ancienne hystéro-épilepsie) que de l'épilepsie vraie. L'émotivité et l'anxiété qui marchent avec ces symptômes sont du reste accessoires et ont le caractère de ceux que j'ai décrits dans l'hystérie. Enfin, l'évolution si caractéristique des états épileptiques vers la démence, ou tout au moins vers la déchéance mentale, est bien spéciale à l'épilepsie.

Les équivalents épileptiques : fugue, angine de poitrine, asthme, impulsions, peuvent, sans grandes crises comitiales, être mélangés d'hyperémotivité et d'anxiété. Mais c'est sans raison valable que de pareils groupements symptomatiques ont été rangés, par certains neurologues, dans l'épilepsie et par les trophologues dans la goutte (Lancereaux). Ce sont des cas mixtes, des formes de psychonévrose indéterminée qui sont appelés vraisemblablement à être classés un jour dans d'autres cadres. Rien du reste ne s'oppose à ce qu'un épileptique soit anxieux surtout lorsque son épilepsie est d'origine bulbaire.

**Maladies mentales.** — Enfin, le médecin devra songer à séparer les syndromes anxieux et la névrose d'angoisse des psychoses, telles que la mélancolie, la psychose périodique, la psychose maniaque dépressive et les délires systématiques dans leur début, car c'est seulement dans cette période qu'il pourrait y avoir confusion ; l'évolution délirante de ces maladies mentales est, en effet, caractéristique. Il suffit d'y songer, et je renvoie pour la discussion détaillée aux ouvrages spéciaux de psychiatrie et à l'excellent livre de MM. Devaux et Logre, sur les « Anxieux » (1).

### Diagnostic avec les obsessions, impulsions et phobies essentielles

Nous avons vu que les états émotifs et anxieux, que la névrose d'angoisse et d'émotivité, que la neurasthénie et toutes les psychonévroses sont susceptibles de déterminer à titre de symptômes secondaires, l'obsession, le scrupule, la phobie, la fugue, l'impulsion. Mais cette façon de comprendre ces troubles psychiques comme des signes mineurs et accessoires, d'étiologie et de pathogénie diverses n'est pas acceptée. Pour les classiques il y aurait une obsession-maladie, une phobie-maladie, une impulsion-maladie, c'est-à-dire des cas où ces troubles psychiques sont primitifs et essentiels et constituent toute l'entité. Ce sont les malades qu'on appelait autrefois dégénérés, qui présentent dès l'apparition de leur conscience, c'est-à-dire dans la seconde enfance, l'un ou plusieurs de ces symptômes qui ne les quittent guère durant toute leur vie. L'obsession, la phobie sont ainsi l'essentiel de leur état : elles sont suivies d'angoisse et d'anxiété et sont elles-mêmes liées à une aboulie primitive et constitutionnelle. La place de ces malades serait entre l'aliénation et la psychonévrose, et je rappelle à ce propos, que pour les médecins français, les psychonévroses ne contiennent pas, comme pour les Allemands, les vésanies et les psychoses ; c'est le groupe dans lequel on tend à introduire aujourd'hui les états neuras-

(1) Devaux et Logre. Les *Anxieux*. Masson, 1916.

théniques et ce qui reste de l'hystérie. Il faudrait y classer aussi la névrose d'angoisse et d'émotivité que je viens de décrire, après Freud, Hartenberg, etc., et en séparer les ango et affecto-syndromes qui peuvent être d'origine secondaire, fonctionnelle et organique, et appartiennent à la clinique pratique quotidienne. Quoi qu'il en soit le diagnostic séparatif de ces accidents avec les états d'angoisse est que dans les formes pures de la névrose d'angoisse il n'existe ni obsession ni phobie du moins au début, mais seulement des crises d'angoisses paroxystiques d'apparence spontanée. Le passé des obsédés et des phobiques est aussi tout autre, il est psychopatique depuis l'enfance. Chez eux le développement des troubles somatiques est restreint ou nul, enfin leurs obsessions peuvent être sans angoisse contrairement aux malades atteints de névrose d'angoisse. Mais ces diverses psychopathies sont difficiles à séparer dans leurs formes mixtes d'association qui sont des plus fréquentes. Ainsi s'explique-t-on que Freud, Régis etc., aient conservé à l'obsession et à la phobie une certaine autonomie.

### Diagnostic avec la psychasténie

Tout proche des psycho-névroses et riche comme elle en réactions émotives et anxieuses, se trouve la psychasthénie décrite par M. Janet, et dont les exemples abondent incontestablement dans la clientèle privée. Elle est constituée : 1° par le sentiment d'incomplétude dans les opérations intellectuelles, dans l'émotion et dans la conscience de la personnalité d'où un certain dédoublement ; 2° par les troubles de la volonté, de l'émotion et des sentiments ; 3° par des troubles viscéraux. Elle est donc très proche des psycho-névroses de Dubois, par le mode des représentations mentales, l'allure imaginative et psychique du mal, l'influence pathogène considérable de l'éducation première. Elle se complique de perturbations dynamiques du système nerveux et des viscères, qui sont éminemment modifiables par la suggestion ; mais la psychasthénie et les psychonévroses se séparent par leur nature et leur évolution de l'aliénation mentale. C'est la richesse et la diffusion de la symptomatologie dans des domaines où n'atteint pas la névrose d'anxiété, qui permettront de distinguer cette dernière de la psychasthénie. Cette séparation se fera parfaitement à la lecture de l'excellent ouvrage de Pierre Janet, sur les obsessions et la psychasthénie. Celle-ci est plus étendue, plus riche, plus compréhensive, que la névrose d'émotivité et d'angoisse, car on ne trouve pas dans cette dernière névrose, les symptômes du rétrécissement du champ de conscience, les troubles de la volonté et de l'intelligence, l'impuissance à l'action, l'incomplétude dans la perception personnelle, l'incomplétude morale, et la perte continuelle et constante de la notion du concret qui sont toujours très développées chez le psychasthénique et sont l'essentiel de son état.

Il serait du reste difficile de pousser plus loin une analyse séparative qui est d'autant plus délicate que les neurologistes et les psychiâtres sont loin d'avoir définitivement déterminé les caractéristiques précises des psychonévroses et de la psychasthénie. Ils n'ont même pas pu jusqu'à présent se mettre d'accord pour savoir si la neurasthénie était une névrose ou une maladie mentale. Pour Déjerine, il y a deux psycho-névroses : la neurasthénie et l'hystérie. Pour Dubois, de Berne, est psycho-névrose toute maladie dont l'origine est psychique. Raymond ajoutait une troisième psychonévrose, la psychasthénie de Janet ; Bernheim en exclut la neurasthénie dont il fait une maladie mentale, mais y ajoute des syndromes spasmodiques de différents ordres. Krafft-Ebing et Schule étendent le classement en y introduisant la mélancolie, la manie, les paranoïas, les démences.

Je pense que tous ces auteurs ont surtout pris comme modèles dans l'étude de ces manifestations voisines, les cas les plus étendus et les plus complets de chacune et ont décrit de grandes entités synthétiques, un peu théoriques qui débordent les faits cliniques. Il n'y a pas, en réalité, de névroses, mais il y a des réactions fonctionnelles du système nerveux qui suivant qu'ils intéressent des petites ou des grandes portions de chaînes neuroniques, restent des symptômes réflexes restreints ou des syndromes plus vastes et compréhensifs, mais de toute origine et de toute signification. Quand la participation des centres supérieurs de la conscience et de la subconscience, est primordiale, que cette participation soit essentielle et primitive ou qu'elle soit secondaire, alors se constituent de véritables maladies qui tiennent leur importance hiérarchique et leur caractère d'entité, de leur extension simultanée au domaine psychique et au domaine somatique tout entier. Avec un pareil développement clinique, elles sont d'une reconnaissance aisée, d'un classement plus facile et c'est à ce moment qu'on peut les appeler névroses. Si donc j'ai sacrifié à l'usage, en me servant souvent de ce terme, c'était pour désigner plus aisément des malades qui ont reçu dans notre tradition professionnelle, une étiquette qui doit permettre de les faire reconnaître aisément au lecteur. Mais ma pensée est que le classement des névroses est aussi artificiel que celui des anciennes constellations qui furent découpées sur le planisphère céleste suivant le contour d'animaux fantastiques qui les ont désignées depuis, pour la meilleure satisfaction de nos tendances imaginatives et poétiques.

---

## CHAPITRE XI

### *DES PLUS FRÉQUENTES ERREURS DE DIAGNOSTIC CAUSÉES PAR LA NÉVROSE D'ANGOISSE ET LES SYNDROMES D'ÉMOTIVITÉ ANXIEUSE*

La névrose et les syndromes d'émotion anxieuse sont généralement méconnus dans le monde médical et dans le grand public. Ils donnent lieu constamment à des erreurs d'interprétation et, par suite, de traitement, qui sont pour les patients la cause de grands dommages. Ces erreurs se répartissent d'une façon fort différente suivant qu'il s'agit des formes paroxystiques, ou de l'état mental inter-paroxystique ou enfin des pseudo-organopathies qui dérivent de cette origine émotive.

### Erreurs dans les paroxysmes

En règle générale, *les paroxysmes* sont pris, si les symptômes nerveux prédominent (agitation, oppression, tremblements), pour une forme abortive ou une aura de crise hystérique, une « crise de nerfs » sans autre spécification, ou pour d'autres accidents sans caractère précis (voir page 17). Les crises paroxystiques circulatoires, respiratoires et digestives sont considérées comme diverses formes d'angine de poitrine, comme de l'asthme ou de l'emphysème, des indigestions ou des empoisonnements médicamenteux ou alimentaires. Ces dernières erreurs ancrent dans l'idée des patients que les médications ou les régimes qu'ils font parfois au moment où apparaissent ces prétendues intoxications digestives, sont la cause de leurs malaises. La conviction qui s'en établit dans leur esprit gêne bien souvent l'action du médecin et devient la cause de véritables délires interprétatifs, et souvent, d'une diététophobie ou d'une pharmacophobie irréductibles. Or, nous verrons plus loin quelle importance prend au point de vue du pronostic et du traitement, la conception délirante que les malades se font des actions des aliments ou des régimes, aussi bien que des médicaments qu'on leur propose, et de l'influence de ces interprétations sur la persistance de leurs troubles.

Parfois les paroxysmes de ces différents types chez les adultes qui savent masquer la cause de leurs maux, c'est-à-dire leur émotivité, entraînent à des confusions plus singulières encore, et c'est ainsi que sur des crises avec dyspnée, sueurs, arythmie cardiaque, vomissements, j'ai vu porter le diagnostic d'urémie. Dans d'autres cas où la participation hépatique était marquée par une cholémie intense, des douleurs sous-hépatiques qui, en réalité, étaient celles d'une colopathie nerveuse, et à cause de la gastralgie, des vomissements, on avait pensé à une lithiase biliaire fruste. La colique néphrétique peut être simulée par des douleurs abdominales vésicales, accompagnées de rachialgie ou de lombalgie, de paresthésie cutanée, avec angoisse respiratoire, tachycardie, etc... Les formes douloureuses sont prises pour des névralgies ou des rhumatismes diffus, et bien de ces malades qui ne sont que de simples émotifs sont condamnés ainsi, à la suite de quelques crises paroxystiques à répandre pendant des mois ou des semaines l'odeur de l'essence de Wintergreen ou des différents baumes qui en contiennent, et dont ils enduisent consciencieusement leurs membres, leurs articulations ou leurs reins douloureux.

Bref, dans la pratique courante, le diagnostic de crise paroxystique anxieuse essentielle, c'est-à-dire appartenant à la psycho-névrose d'anxiété ou d'émotivité, ou secondaire, c'est-à-dire se présentant comme un syndrome émotif et anxieux consécutif à un trouble organique ou fonctionnel relevant d'une cause première souvent obscure, n'est porté que d'une façon exceptionnelle et seulement par des médecins compétents en neurologie ou en psychiâtrie. Encore, leur diagnostic est-il un sujet de contestation de la part de ceux qui ignorent tout de cette entité clinique, et qui trouvent plus aisé, surtout vis-à-vis du patient, d'adopter le diagnostic vers lequel celui-ci penche tout naturellement, et qui est, en général, organopathique.

Le mieux qui puisse arriver dans ces circonstances, c'est que le médecin reconnaisse dans ces manifestations des accidents nerveux indéterminés, car le traitement qui en découle peut être alors effectif. Mais les malades n'acceptent pas sans répugnance que les troubles somatiques qu'ils éprouvent puissent être d'origine nerveuse, c'est-à-dire dans leur opinion, toujours imaginaires. Ils sont humiliés dans leur amour-propre et craignent de passer pour pusillanimes, ou exagérés, et se défendent avec mauvaise humeur de ce qu'ils croient une insinuation masquée de folie.

## Erreurs sur les troubles inter-paroxystiques

*Les troubles inter-paroxystiques,* s'ils sont purement nerveux, sont généralement confondus avec la neurasthénie. S'ils sont viscéraux, ils sont pris pour toutes les affections organiques quelconques des viscères, du thorax ou de l'abdomen. Le médecin et le patient se laissent trop souvent influencer par la symptomatologie locale et le diagnostic perdant toute vision d'envergure se localise autour de l'organe qui semble le plus intéressé ou qui réunit, semble-t-il, la plus grande quantité des symptômes. Il s'agit là, du reste, d'une erreur générale que l'on retrouve dans toutes les névroses et dans un certain nombre de psychoses. Il serait utile qu'on enseignât aux élèves, dès leurs premières années de clinique, qu'à côté de la symptomatologie organique, il est une symptomatologie pseudo-organique qui peut être psychique ou mentale, épithètes qui n'ont pas, je le rappelle, la même signification.

C'est l'appareil digestif qui supporte les plus importantes et les plus habituelles de ces erreurs. Les prétendues maladies de l'estomac, du foie, du gros et du petit intestin, de l'appendice, qu'on trouve dans la clientèle privée, relèvent dans la proportion de 95 o/o de maladies psychiques ou mentales méconnues. C'est une vérité incontestable pour les médecins qui ont une grande pratique de la médecine de ville où les véritables affections organiques de l'estomac, de l'intestin, de l'appendice, du foie, sont exceptionnelles, hors des cas d'ulcères, de syphilis, d'alcoolisme, etc... Il est bon de rappeler en passant qu'une autre erreur peut se produire encore à propos des troubles digestifs : c'est que tout en les considérant comme d'origine nerveuse, on les regarde parfois comme bénins quand on ne voit pas qu'ils sont le début d'une maladie non pas psychique, mais mentale. C'est ainsi que la mélancolie, la psychose périodique, la paralysie générale, les délires systématiques, débutent très souvent par des accidents digestifs qu'il ne faut pas prendre pour les manifestations dyspeptiques anodines des psychonévroses. Et c'est pourquoi, pour parfaire ses diagnostics, le médecin ne saurait se passer de connaissances au moins élémentaires, de psychiâtrie.

Les états d'émotivité et d'anxiété, lorsqu'ils prennent l'allure pseudo-organopathique. avec de faibles manifestations psychiques sont dénommés le plus souvent dans les formes pulmonaires : tuberculose, grippe, coqueluche, adénopathie-bronchique, asthme, rhume des foins, suivant la prédominance de l'oppression, de la toux, de l'amaigrissement, des sueurs et l'accompagnement des troubles gastriques et intestinaux. Du côté de la circulation, l'éréthisme vasculaire, l'hypertension artérielle variable et instable, signes de spasme vasculaire sont pris pour la véritable artériosclérose. Dans leurs formes digestives, on les étiquette : gastropathie ou entéropathie nerveuses, ptose, cholémie, lithiase biliaire, congestion du foie.

A ce propos on ne saurait croire combien des gens s'imaginent ou répètent après opinion médicale qu'ils sont atteints de congestion du foie. Encore faudrait-il qu'ils en aient eu les causes étiologiques révélées par un interrogatoire précis, plus que par une prétendue hypertrophie qui, on le croirait, court les rues. Cette justification du diagnostic par la recherche étiologique est trop souvent négligée. Dans certains cas même, on voit l'erreur mener à des confusions pires encore, mais du domaine chirurgical. C'est ainsi que j'ai vu porter par des chirurgiens distingués... en chirurgie, le diagnostic d'appendicite, de pérityphlite, de péritonite localisée, de salpingo-ovarite, de gravelle et pyélonéphrite, pour des manifestations qui sont restées identiques après opération, et qui n'étaient que l'expression de pseudo-organopathies émotives et anxieuses. Ces erreurs sont monnaie courante et il n'est pas un médecin occupé, qui ne puisse en constater chaque jour plusieurs exemples.

Je crois avoir suffisamment appelé l'attention des lecteurs sur la fréquence et la banalité des fautes de cette espèce, pour me contenter maintenant de n'entrer dans le détail des diagnostics différentiels que pour quelques uns d'entre eux qui sont moins classiques et qui vont à l'encontre du dogme traditionnel. Je ne puis en effet, avoir la prétention de discuter à propos de ces pseudo-organopathies, toute la pathologie organique qu'elles peuvent sans restriction simuler.

## Pseudo-tuberculose émotive

En plusieurs points de cet ouvrage, j'ai mis en valeur l'union de la tuberculose et de l'hyper-émotivité, et j'ai montré que les vrais tuberculeux sont toujours des émotifs et souvent anxieux et que certains émotifs dystrophiques deviennent sur le tard des tuberculeux pulmonaires, intestinaux, génitaux, etc. Mais de plus, des émotifs anxieux qui ne sont pas tuberculeux, présentent parfois un ensemble symptomatique qui simule assez bien la tuberculose par la coexistence de troubles dépressifs généraux : perte des forces, amaigrissement, sueur, toux, diarrhée. On sait, du reste, que cette pathomimie est un caractère général des psycho névroses et qu'on le retrouve aussi bien dans la psychasthénie de Janet, dans notre traditionnelle neurasthénie, dans l'hystérie que dans la cyclothymie et la névrose d'angoisse. Beaucoup de ces troubles chez l'ensemble des psycho-névrosés sont susceptibles comme dans l'hystérie, quoi qu'à un moindre degré, d'apparaître par suggestion et de disparaître par persuasion. Ces phénomènes pathoïdes qui semblent liés de très près, dans leur origine, à l'émotivité elle-même, peuvent pousser la ressemblance avec les lésions organiques jusqu'à laisser dans le plus grand embarras les meilleurs cliniciens. Mon attention a été particulièrement appelée par la pseudo-tuberculose émotive que l'on rencontre souvent dans toutes les formes de l'émotivité morbide et particulièrement dans la névrose d'angoisse. Je crois qu'il faut y rattacher beaucoup des prétendues tuberculoses abortives, où les phtisiologues ont remarqué depuis longtemps une hyperémotivité accentuée. On comprend que le plus grand intérêt pratique s'attache à élucider un semblable diagnostic. Il semble qu'il n'y ait pas de place pour l'erreur si l'on recherche avec soin dans un cas de pseudo-tuberculose pulmonaire les signes physiques obtenus par l'auscultation, la percussion, l'examen des vibrations, etc. En réalité, pour éviter une erreur dans les cas douteux, il faut avoir recours à la radioscopie, à l'examen microscopique des crachats, à l'ophtalmo-réaction, à la cuti-réaction ou plutôt à l'ensemble de preuves fournies par ces différents procédés, car :

1° *L'auscultation* des émotifs est troublée par une pénétration incomplète de l'air dans les alvéoles, par des spasmes de tout l'arbre aérien qui diminuent le murmure respiratoire et lui donnent à l'auscultation les mêmes caractères suivant les cas, que ceux qu'on trouve dans la respiration granuleuse, dans la respiration faible, dans l'inspiration rude, brève ou entrecoupée, dans l'inspiration prolongée, et même dans le silence respiratoire si fréquemment observé à l'auscultation des sommets pulmonaires des neuro-arthritiques et surtout en arrière, et qui n'est souvent qu'une inhibition respiratoire.

2° A la *percussion*, le choc sur la paroi thoracique, surtout s'il est vigoureux et sec, produit un spasme musculaire du plan pectoral superficiel, et dans le parenchyme pulmonaire des zones d'alelectasie passagère au point frappé par le doigt du médecin qui percute. Au contraire par une percussion légère ou une friction cutanée, Abrams a vu le poumon atelectasié redevenir sonore, et plus clair à la radioscopie. Il se passe dans tous les points superficiels et profonds du thorax qui contiennent des fibres musculaires lisses et sous l'influence d'un choc brusque, ce qui se produit aussi dans le choc précordial (réflexe d'Abrams) où il y a rétraction spasmodique du myocarde et dilation pulmonaire. Aussi, la tonalité de percussion est-elle modifiée, le son semble s'élever dans un des deux sommets et les vibrations sont amoindries en ce point, contrairement à ce qui se passe dans le début de la tuberculose, où la germination s'accompagne de condensation pulmonaire et d'exagération des vibrations (signe déjà plus tardif), en même temps que de diminution de la sonorité. Parfois, au contraire, surtout dans les périodes où la réflectivité générale semble diminuée (diminution du réflexe patellaire et des réflexes sensoriels), la percussion trouve des poumons plus sonores, au point que l'on peut penser à un emphysème passager. Mais dans le cas de pseudo-organopathie les vibrations vocales sont en même temps augmentées. Si la toux qui peut être purement émotive et spasmodique, ou provenir d'une trachéite goutteuse, d'un catarrhe naso-pharyngo-laryngé, si une affection gastrique déterminant des rales bronchiques (Hayem, Londe) viennent se joindre à ces signes physiques le diagnostic devient plus épineux. La cholémie, la lithiase biliaire produisent de l'oppression anxieuse, des douleurs scapulaires et intercostales, de la pleurésie sèche biliaire, et même de la congestion pulmonaire (Godelier). Des sueurs, de l'amaigrissement, de la fièvre, peuvent aussi se produire au même moment (Voyez Stigmates, page 161).

Enfin, pour mettre le comble à l'embarras, *normalement* la sonorité, les vibrations, ne sont pas identiques, dans le poumon droit et le gauche. Le sommet droit est plus sonore, plus obscur, plus vibrant que le gauche. Il est plus vaste que le gauche d'1/5 à 1/6. Testut a trouvé cette variation de volume oscillant entre 1/3 et 1/14 pour la totalité du poumon. Les dimensions antéro-postérieures et transverses sont moindres à gauche, ou, de plus, la sonorité du bloc pulmonaire est coupée par la masse cardiaque. Le poumon droit s'étale en lamelle sous le sternum. Or la sonorité pulmonaire est fonction du rapport de la masse squelettique du thorax avec la masse du parenchyme, en même temps que de la perméabilité et de la béance à l'air de ses cavités broncho-alvéolaires. Ces rapports sont plus petits à gauche et au sommet où il y a plus d'os et moins de caisse de résonnance, par suite des dimensions moindres de la cage et par un moins grand nombre de bronches qu'à droite. Ces particularités expliquent du reste la différence de sonorité des bases et des sommets. A propos de ces variétés de la sonorité normale il faut rappeler la sonorité anormale ou amphorique trouvée parfois au début de la tuberculose sur le sommet malade, qu'on explique d'une façon peu satisfaisante par un relâchement pulmonaire (? Florand et Flurin) (1) et qui laisse croire que c'est le côté opposé qui est submat.

(1) Florand et Flurin. *Les Bronchites*. Masson, 1914.

Autant de difficultés à résoudre chez le patient soupçonné d'être atteint de fausse tuberculose nerveuse.

3° Toutefois, pour un observateur précis et rompu avec la pratique de la fine auscultation, il apparaît rapidement des symptômes contradictoires qui mettent l'esprit en éveil. C'est ainsi qu'il y a souvent dissociation entre l'état organique général et l'état pulmonaire local. Chez un patient que l'on suit pendant de longues années et chez qui on assiste à des poussées d'émotivité, ce n'est pas toujours au moment où se produisent de l'amaigrissement, de la fatigue, que les signes pulmonaires sont les plus marqués. On les surprend parfois, au contraire, dans certaines périodes où l'état nerveux est mauvais, ainsi que l'indiquent l'émotivité, l'état des réflexes, mais où l'état général est bon en apparence (poids et adiposité normaux, conservation des forces, disparition de la toux qui existait auparavant, etc.). D'autre part, si l'on relève avec soin la topographie des anomalies d'auscultation et de percussion chez le sujet et qu'on les suive pendant un certain temps, on s'aperçoit rapidement de l'instabilité de ces signes. C'est ainsi que suivant les jours, on est prêt à affirmer ou à infirmer avec une conviction chaque fois définitive, le diagnostic de tuberculose pulmonaire au début.

Il faut ajouter à ces notions générales que ces divers signes physiques de percussion et d'auscultation peuvent être variables non seulement sur le même sommet et se déplacer au cours des jours en hauteur ou en largeur de quelques centimètres ou travers de doigts, mais que de plus, ils peuvent alterner d'un côté à l'autre et cela en l'espace de quelques heures ou jours ; le soir la sonorité est généralement meilleure.

C'est ainsi qu'on peut porter d'abord le diagnostic de sommet douteux d'un côté, et que quelques semaines ou quelques mois plus tard, on a la conviction d'avoir fait erreur de latéralisation sur la fiche d'observation du patient, car c'est le côté opposé à celui qui avait été d'abord noté qui est incontestablement malade cette fois. Toutefois, il faut être mis en garde contre une autre cause d'erreur qui est la suivante : toutes les psychonévroses sont susceptibles de se présenter avec des manifestations uni-latérales. On a décrit ainsi des hémi-neurasthénies, et bien des émotifs ont de l'hémi-anxiété, ou du moins, ne présentent d'angoisse somatique que sur des organes non-médians. C'est ainsi que certains sujets se plaignent d'oppression thoracique gauche, de troubles cardiaques anxieux, d'anxiété stomacale et iliaque gauche, d'asthénie gauche, d'impatience dans la jambe gauche, de méralgie paresthésique gauche, tandis que d'autres, au contraire, sont droitiers ou médians, c'est-à-dire bilatéraux, dans leurs expressions symptomatiques réflexes, anxieuses. Bonnier avait déjà signalé une syptomatologie bulbaire unilatérale et d'autre part l'existence de centres viscéraux inégalement répartis dans les deux hémisphères cérébraux, a tenu lieu d'explication à certains auteurs qui pensent qu'une psycho-névrose peut atteindre plus l'un des hémisphères cérébraux, que l'autre. C'est, d'autre part, un fait incontestable dans la pratique, que certains malades distribuent unilatéralement, mais systématiquement toujours dans le même côté, leurs manifestations. Cette notion est aussi vieille que la médecine, on la trouve chez Hippocrate, Gallien, les médecins arabes et jusqu'à nos jours. Par suite la constance de certains phénomènes pulmonaires dans l'un des deux poumons plutôt que dans l'autre, ne sera pas un signe pathognomonique d'une épine lésionnaire.

Aussi, pour éviter de grossières et dangereuses erreurs de pronostic, le médecin doit-il bien connaître cette pseudo-tuberculose émotive qui simule fonctionnellement et physiquement, la tuberculose pulmonaire. Cliniquement, il doit revenir sans cesse sur son examen dans des séances répétées pour confronter ses premières observations. Il doit se servir de préférence d'une percussion digitale légère et uni-digitale. Je rappelle qu'il faut percuter des points exactement symétriques sur les deux poumons, tenir compte des deux côtés d'un pareil relâchement ou d'une pareille contraction des muscles pectoraux ou dorsaux, placer le doigt plessimétrique (c'est-à-dire le doigt qui est placé sur le thorax) toujours parallèlement aux arcs costaux et ne pas faire cette erreur fréquente de percuter d'un côté sur la côte ou le cartilage, de l'autre côté dans l'espace intercostal. Il faut percuter d'abord légèrement, de façon à ne pas produire des spasmes musculaires réflexes dans les muscles ou dans l'appareil bronchique terminal; il faut percuter avec le même doigt sur le même doigt de l'autre main, plus encore, sur la même phalange, de préférence, avec le médius droit sur la deuxième phalange du médius gauche. Il faut percuter aussi avec la même force aux mêmes points symétriques et essayer ensuite sur ces points d'une percussion faible, d'une percussion forte et d'une percussion intermédiaire. Il faut avoir soin de faire épouser au doigt plessimétrique la forme exacte de la région que l'on percute. Pour cela, il faut l'appuyer de façon à ce qu'il n'y ait pas d'intervalle ou de couche d'air interposée entre le doigt et la paroi thoracique. Bref, il faut chercher à homogénéïser les tissus du doigt et du thorax. Encore ne faut-il pas comparer la percussion d'un côté pendant l'inspiration avec la percussion du côté opposé faite pendant l'expiration, car la sonorité est plus grande dans le premier cas que dans le second.

La discordance ou la contradiction des signes sera minutieusement analysée. On a appelé souvent l'attention sur la tuberculose pulmonaire débutant par les bases, mais le début clinique ou apparent par les sommets est la règle ordinaire, et si des signes ou des prétendues lésions sont soupçonnés dans l'apex, on doit retrouver au-dessous une gradation de lésions moins avancées. D'autre part, l'élévation du ton de percussion avec diminution ou altération de la respiration, mais qui s'accompagnerait de diminution des vibrations, ferait penser à un processus de symphyse ou tout au moins à l'existence d'adhérences qu'il ne faut pas accepter sans signes de certitude : dépression inspiratoire des espaces intercostaux ou sus-claviculaires, douleur à la pression, modifications de la voix, etc.

Toutes les contradictions cliniques et physiques et les anomalies de cet ordre nécessiteront le contrôle radioscopique : la recherche de l'éclairement à la toux des zones d'opacité, des ganglions bronchiques surtout unilatéraux, l'étude du calibre bronchique en position oblique, de la mobilité diaphragmatique. Ces signes cependant ne sont pas pathognomoniques surtout s'ils sont isolés et devront être confrontés avec les symptômes de l'état général, avec l'évolution et le passé du patient.

C'est par la connaissance de cette pseudo-tuberculose émotive, qu'il faut expliquer la prétendue fréquence de la tuberculose abortive, accompagnée, comme le prétendent les phtisiologues, d'une émotivité et d'un nervosisme qu'ils ont eux-mêmes signalés. C'est par elle encore qu'il faut excuser ces erreurs retentissantes dont la pratique de la clientèle révèle la fréquence, et faites même par les phtisiologues les plus distingués. Il y a vraiment parmi les névropathes émotifs, un bien grand nombre de pseudo-tuberculeux qui ont guéri, après, disent-ils, avoir été condamnés par un « célèbre professeur » qu'ils nomment !

La confusion est parfois portée à l'extrême par de vraies ou de fausses hémoptysies. Je laisse de côté ici celles des hystériques et des pathomimes, qui les produisent en piquant avec une aiguille le pharynx, le rhino-pharynx, le palais ou les gencives. Je veux parler d'hémorragies de la trachée, des bronches, ou du lobule pulmonaire, qui sont spontanées et non bacillaires. Je ne veux pas rouvrir ici un éternel débat, et bien qu'en général toute hémoptysie doive être d'abord considérée comme tuberculeuse, je crois aujourd'hui. non pas par érudition comme autrefois, mais parce que j'ai dû me rendre à l'évidence, qu'il y a des hémoptysies non bacillaires, qui se présentent avec des apparences déconcertantes pour les médecins les plus avertis. Lancereaux, dont l'expérience clinique et le savoir étaient hors de conteste, avait dû, à la fin de sa carrière, se ranger à cette opinion, sur laquelle il a longuement insisté dans son livre sur la goutte (1). Mais pour lui comme pour moi, il n'y a pas un grand écart entre l'hyperémotif anxieux et le goutteux, et les hémoptysies des goutteux sont pour lui des troubles nerveux vaso-moteurs de l'appareil pulmonaire. Il n'y a rien là de surprenant et les malades atteints d'émotivité anxieuse, avec ou sans troubles nutritifs secondaires, font fréquemment des hémorragies spontanées de différents organes, non seulement à l'âge mûr lorsqu'ils sont hypertendus, mais dans la jeunesse, et l'enfance où leurs épistaxis sont fréquentes. Au cours de l'entéro-colite muco-membraneuse ils font des hémorragies intestinales, les femmes des méno et des métrorragies avec ou sans lésion de l'appareil génital, les hommes des hémorragies vésicales sans autres suites. Les hémorragies pharyngées, œsophagiennes et rectales sont d'autant plus faciles chez eux qu'ils sont souvent atteints d'hypertension veineuse et d'insuffisance hépatique. L'hémoptysie peut se produire à la place des hémorroïdes suspendues spontanément ou par un

(1) Lancereaux. *La goutte*. Baillière, 1906.

traitement intempestif. Les névropathes qui ont des troubles du domaine vago-sympathique ou des modifications de la circulation vaso-motrice, sont souvent atteints, sous l'influence du froid, de rhino-pharyngo-laryngites qui descendent dans la trachée, (et l'on peut observer alors un anneau inflammatoire descendant semé de suffusions sanguines) et de trachéites hémorragiques tussigènes d'une ténacité désespérante, qui ne cèdent guère qu'aux injections intra-trachéales d'huile mentholée et goménolée.

Mais pour accepter un semblable diagnostic, d'hémoptysie vaso-motrice non tuberculeuse chez un pseudo-tuberculeux présentant un ensemble de symptômes qui laissent place au doute, il faut s'entourer de tous les documents cliniques et scientifiques nécessaires, et ne conclure qu'à bon escient. Ce diagnostic pourra être admis après des investigations complètes et répétées, et surtout si le patient ou des membres de sa famille ont présenté des hémorragies spontanées soit du poumon, soit de tout autre organe. L'apparition d'hémorrhagie hors du poumon, d'hématurie vésicale, d'hémorroïdes par exemple, ou d'une manifestation goutteuse articulaire ou ab-articulaire, vient quelquefois aider le médecin et lui montrer par une autre preuve l'existence chez le patient de la névrose vaso-motrice hémorragique qui se rencontre si souvent chez les neuro-arthritiques émotifs et anxieux et particulièrement chez les goutteux, les diabétiques, les hépatiques, les cholémiques, les lithiasiques.

Cette discussion diagnostique doit donc nous faire accorder le plus grand intérêt à l'étude de tous les petits signes de la tuberculose à ses débuts, que Grancher a si bien mis en valeur et sur lesquels Rénon est revenu dans ses diverses publications (1). A vrai dire, depuis, la valeur de ces signes a été contestée comme symptômes de début de la tuberculose évolutive. Ils ne seraient que l'expression des résidus cicatriciels de tuberculose non pas débutante mais guérie, ou scléreuse et non évolutive. D'autre part, Ferrannini (2) a récemment fait connaître les lésions des sommets, non tuberculeuses, dues à l'inhalation des suies et des fumées

(1) L. Rénon. *Diagnostic précoce de la tuberculose pulmonaire*, et *Traitement de la tuberculose*, Masson.

(2) Ferrannini. Lésions non tuberculeuses des sommets pulmonaires (*Riforma medica*, nos 5 et 6, février 1915).

des villes, des usines, des appareils de chauffage et d'éclairage, à d'autres impuretés qui déterminent les même signes, que la tuberculose ; ces lésions sont d'assez grande fréquence.

La connaissance de la pseudo-tuberculose émotive, ne doit pas, d'autre part, pousser les médecins, à la voir chez tout tuberculeux au début, et à le faire bénéficier du doute. *Bien au contraire, le médecin devant de semblables signes locaux et généraux, doit penser d'abord et toujours à la tuberculose.* Lorsque l'hypothèse de pseudo-tuberculose tendra à s'établir dans son esprit, il devra la combattre pied à pied, argument par argument, éviter l'erreur qui peut venir de l'association d'une tuberculose légère ou abortive, tendant spontanément à la sclérose, coïncidant avec ou réveillée par une névrose dépressive, mais il ne doit accepter le diagnostic névropathique que contraint et forcé par l'évidence de ses investigations consciencieuses et répétées. C'est, qu'en effet, s'il est redoutable de jeter la perturbation chez un patient ou les membres de sa famille, en affirmant dès le début, une maladie aussi redoutée que la tuberculose, et s'il faut craindre le contre-coup émotionnel, le traumatisme moral et la désespérance d'un semblable diagnostic lorsqu'il n'est pas justifié, ce n'est pas une responsabilité moindre que de rassurer avec légèreté et de pousser à l'indifférence thérapeutique, un tuberculeux au début de son évolution, alors qu'il est encore curable, à la condition de combattre sa lésion avec la plus grande énergie.

A cette question se rattache celle de savoir s'il faut avertir ou non le tuberculeux, généralement névropathe, de la maladie dont il est atteint. Après la lecture des chapitres précédents, la réponse ne doit pas faire de doute pour le lecteur. Il est inutile, il est dangereux, il est d'une cruauté injustifiée, de faire une semblable révélation au malade. Je ne l'ai jamais faite et je n'ai eu qu'à m'en louer. Il suffit pour rendre le malade attentif et obéissant à son traitement, de lui affirmer qu'il est dans un état de débilité et de dépression physique qui peut le rendre la proie de n'importe quelle infection, y compris la bacillose. Cette menace est suffisante, souvent même auprès de la famille dont il vaut mieux cependant avertir un des membres, le plus discret, si on le juge capable de ne pas laisser, par ses paroles, ses gestes ou sa conduite, transparaître la vérité aux yeux de l'intéressé. Faire autrement, c'est vouloir exalter l'émotivité, l'inquiétude, et pousser celle-ci jusqu'à la plus sombre désespérance; c'est réduire, en même temps que la puissance digestive, la capacité d'assimilation, c'est l'annihiler par l'anorexie, créer l'insomnie, et c'est laisser échapper de la boîte de Pandore les deux puissantes guérisseuses qu'Epiméthée y avait laissées : l'Illusion et l'Espérance.

## La fausse appendicite des émotifs anxieux

La fréquence de la véritable endémie appendiculaire qui s'est révélée aux chirurgiens dans le monde entier depuis quelque quinze ans, s'éclaire singulièrement par la connaissance de la pseudo-appendicite d'un grand nombre de névropathes émotifs et anxieux.

On sait avec quelle banalité l'appendicite sévit aujourd'hui. Cette endémie qui ne semble pas avoir encore atteint son apogée, n'est parfois que l'expression d'une illusion collective, qui touche à la fois les chirurgiens et les malades des classes élevées de la société.

Je ne conteste pas le diagnostic de l'appendicite vraie, il n'est pas douteux qu'il en existe et qu'on en meurre. Mais le diagnostic de l'appendicite chronique sans crise est plus difficile et plus contestable et la majorité des malades qui en sont porteurs ne présentent à l'examen macroscopique ou microscopique de leur organe, extirpé par le bistouri, aucune altération, si ce n'est de vagues scléroses, des allongements et des atrophies parfois hypothétiques, ou des hémorragies, des étranglements produits par les mors des pinces hémostatiques. Je n'accuse certes pas les chirurgiens d'improbité professionnelle, mais de suggestion collective, de contagion psychique et aussi d'ignorance de la pathologie médicale. Le nombre de reséqués d'appendice, de « balafrés de Plombières et de Chatel-Guyon », suivant le mot de Dieulafoy, opérés pour des douleurs de la région appendiculaire ou pour des troubles généraux réflexes dits d'auto-intoxication ou d'auto-infection, et qui n'ont tiré aucun bénéfice réel de l'intervention, est vraiment très grand. Encore que quelques-uns, tant les hystériques que les neurasthéniques et anxieux, plus sensibles à tous les modes de suggestion, aient trouvé parfois durant les semaines de repos post-opératoire la disparition de leurs symptômes nerveux, ou l'échange avec de nouveaux, nés de l'auto-suggestion émotionnelle à la suite de l'intervention qui devait nécessairement les guérir !

Les malades qui ont les signes de ces pseudo-appendicites sont ceux que j'ai décrits tout au long dans ce volume. Ils présentent une série d'autres troubles intestinaux tels que les douleurs cœcales, la constipation ou la diarrhée, les névralgies et les contractures du membre inférieur droit, les vomissements, les vertiges, les troubles gastriques, l'entéro-colite muco-membraneuse, les pseudo-annexites ou métrites, l'amaigrissement, le sub-ictère, l'anorexie, qui font penser aux chirurgiens à un foyer chronique d'auto-infection appendiculaire. Il suffit de parcourir en connaissance de cause, les observations publiées dans ces vingt dernières années par tous les chirurgiens pour retrouver dans leurs descriptions de l'appendicite sub-aiguë ou chronique, la plus grande partie de la symptomatologie des névroses émotives et anxieuses.

Mais les médecins n'étaient-ils pas excusables de rattacher à l'appendicite, tout un ensemble de troubles gastriques, intestinaux, nerveux ? En jouant du réflexe ou de l'auto-intoxication, ne pouvait-on expliquer par une appendicite sans crise aiguë, l'appétit capricieux d'un dyspeptique, ses vomissements faciles, le teint pseudo-cancéreux d'un autre, la constipation ou la diarrhée opiniâtres, les membranes intestinales, les douleurs, les troubles psychiques d'une femme névropathe atteinte en même temps de troubles utéro-annexiels. Les observations de Walther, de Brun, Jalaguier, Delagenière, Siredey, Comby, Soupault et tant d'autres après eux, ne nous permettent pas de douter qu'il puise exister une véritable appendicite chronique produisant des synergies morbides proches ou éloignées. Je n'en conteste pas l'existence, mais seulement la légitimité dans les cas où on les opère habituellement, et je me contente de mettre en éveil la conscience des chirurgiens, en rappelant qu'il existe trois types de pseudo-appendicite émotive, qui peuvent calquer à s'y méprendre, de réelles appendicites lésionnaires, et qui sont comme elles de forme aiguë, sub-aiguë et chronique. Or, dans la pratique le diagnostic d'appendicite légitimant une opération, se réduit le plus souvent à la constatation d'un point douloureux aux environs de ceux qui ont été décrits par Mac Burney, Lange et tant d'autres depuis, et à la recherche d'une induration ou d'un cordon appendiculaire. Cette zone douloureuse et ce prétendu cordon, souvent trouvés dans les abdomens lardacés de malades surnourris et obèses, d'un palper difficile et hypothétique, sont trop aisément acceptés comme la preuve d'une épine inflammatoire expliquant tous les symptômes nerveux psychiques ou somatiques, digestifs ou circulatoires, intestinaux ou ovariens qui existent de par ailleurs chez le patient. Ce diagnostic localisateur rappelle trop la gastro-entérite de Broussais à laquelle était asservie la pathologie médicale tout entière. Je possède une centaine d'observations de clients des deux sexes, opérés dans une période de quinze ans par les meilleurs chirurgiens de Paris ou de l'étranger, dont je connaissais parfaitement l'histoire clinique médicale et pour qui l'hypothèse du mimétisme psychopathique d'une lésion organique *n'ayant* pas même été soulevée le résultat opératoire a été sans suite bienfaisante ou a eu des suites psychiques déplorables. Ces malades n'ont même pas été débarrassés des troubles locaux ou immédiatement voisins, ni de la constipation, ni de la diarrhée, ni de l'entéro-colite ni des troubles gastriques, ni des troubles nerveux autres, ni de la mentalité qui était à l'origine de toute cette pseudo-pathologie organique, et sur lesquels la suggestion opératoire et le régime lacté et le repos post-opératoire n'ont souvent eu qu'une action suspensive très courte, de quelques semaines à quelques mois. En général, la névrose avec les mêmes réactions somatiques ou d'autres, a repris son évolution, ne laissant dans l'esprit du chirurgien que le regret d'une opération qu'il croit incomplète et la nécessité d'intervenir pour enlever autre chose : un ovaire, un utérus, épine restante d'une infection tenace.

Je n'ai pas besoin de rappeler que le spasme de la paroi abdominale, simulant la défense musculaire, et le spasme intestinal simulant le cordon appendiculaire induré, que les douleurs de toute la région des colons et de la masse intestinale dans son ensemble, sont des symptômes ordinaires chez les névropathes anxieux. Il faut se souvenir que les topoalgies sont chez eux monnaie courante, que les matières fécales accumulées par la constipation dans le cœcum peuvent simuler un empâtement, un plastron et produire chez ces nerveux : vomissements, fièvre, douleurs, disparaissant par un laxatif. J'ai été parfois appelé au milieu de la nuit par des névropathes qui présentaient des crises réflexes paroxystiques à grand fracas, avec fièvre, vomissements, douleurs dans la fosse iliaque droite, tachycardie, oppression, syncopes ou lipothymie, vertiges, alors que cet ensemble symptomatique était dû à la présence de muco-membranes accumulées ou d'un simple gaz intestinal. Des patients sont pris au cours de leur consultation d'une douleur péri-appendiculaire, d'une anxiété respiratoire très marquée, avec vertige, nausées, pâleur de la face, pincement du nez, et qu'un gaz expulsé par tapotement du cœcum fait disparaître aussitôt. De plus, il est nécessaire de se rappeler qu'à côté de la fièvre réelle, les névropathes peuvent présenter des poussées de déséquilibre de la température avec tachycardie, que d'autres, pendant de longues semaines, de nombreux mois, font de la température diurne sans qu'on puisse y trouver d'autres explications que leur état névropathique.

Aussi, le groupement de tous les symptômes qui passent pour être pathognomoniques d'une lésion appendiculaire, peut-il être exactement reproduit par tous les psycho-névrosés et particulièrement par ceux qui présentent de l'anxiété, de l'hypocondrie, et qui, sous l'influence d'une douleur localisée, exagèrent une symptomatologie d'appendicite dont la connaissance est aujourd'hui répandue dans tous les milieux. Enfin certains ajoutent souvent à leur douleur, de la contracture, une véritable indigestion émotive avec vomissements, etc. J'appelle donc l'attention sur ces faits, non pas pour contester l'existence d'une véritable appendicite aiguë, sub-aiguë ou chronique, mais pour rappeler la nécessité de discuter chaque fois l'hypothèse de pseudo-appendicite névropathique, qui n'est le plus souvent même pas examinée, et d'accepter avec moins de précipitation une intervention souvent trop hâtive.

## Diagnostics complémentaires

Le médecin n'aura pas encore terminé son œuvre diagnostique après avoir établi, comme nous venons de le faire, les points essentiels et directeurs qui font l'objet des paragraphes précédents. Il doit compléter ses recherches en établissant le diagnostic pathogénique de l'espèce clinique qu'il a reconnue, chercher à savoir quelles sont les causes habituelles des paroxysmes ou de la chronicité, si elle s'est établie; juger à ce propos des fautes de traitement, délimiter dans chaque cas ce qui appartient à des troubles organiques réels ou à des troubles dynamiques surajoutés, établir la liste des complications psychiques ou somatiques.

Il devra chercher encore à déterminer si son malade est un émotif et un anxieux constitutionnel ou accidentel, s'il semble affecté de son état, s'il en fait un sujet d'obsession constante, s'il l'accepte philosophiquement comme un modus vivendi nouveau, s'il tend à s'accoutumer, en somme, à sa situation ou, ce qui est le plus souvent le fait des accidentels, s'il cherche à la modifier.

Au point de vue du pronostic et du traitement, il est, en effet, important de séparer les constitutionnels qui se soumettent et les accidentels à étiologie précise, qui se défendent. Ces derniers sont des affaiblis psychiques passagers, qui ne veulent pas accepter leur amoindrissement et courent en quelque sorte à leur réhabilitation physique et psychique de toutes leurs forces et de toute leur énergie. Les autres, les émotifs constitutionnels, les anxieux d'habitude de tempérament et de caractère, ont toléré, en quelque sorte, un concordat de leur faillite psychique, et se soumettent en acceptant de faire bon ménage avec leur maladie. Ce sont encore eux, le plus souvent, qui systématisent à l'excès et avec une tenacité irréfragable, les interprétations médicales qu'ils établissent de leur maladie. Ils considèrent comme valable le jugement qu'ils ont pris avec une assurance qui n'a d'égale que leur ignorance, sur le mécanisme de leurs troubles et les relations qu'ils ont fatalement dans leur esprit, avec le régime qu'on leur propose ou les médicaments qu'on leur recommande et qu'ils ne manquent pas, à chaque changement fréquent de médecin, d'accuser de leurs rechutes ou de la chronicité de leur état.

Ces investigations secondaires seront du plus grand intérêt, non seulement pour l'établissement du pronostic, mais surtout, comme nous allons le voir, pour celui du traitement.

## CHAPITRE XII

### *TRAITEMENT*

Dans l'exposé thérapeutique que le lecteur va aborder maintenant, je ne ferai point, suivant l'usage, la compilation des moyens curatifs qui ont été essayés dans les diverses névroses ou dans les symptômes nerveux les plus fréquents. On ne trouve pas, en effet, de documents complets dans la littérature neurologique actuelle, s'appliquant particulièrement à la thérapeutique de la névrose d'angoisse ou des syndromes qui lui ressemblent. J'ai montré d'autre part l'efficacité douteuse de celle que Freud a proposée après Brauer sous le nom de méthode *cathartique* basée sur la psycho-analyse ; je suis donc autorisé à exposer surtout ici les moyens thérapeutiques que j'ai édifiés au jour le jour, suivant les besoins de ma pratique quotidienne, et le lecteur n'y trouvera que ceux que j'ai éprouvés par l'usage et que j'ai préférés après des essais variés.

*Le traitement pathogénique*, d'autre part, ne sera pas abordé ici pour les angoisses symptomatiques. Il est de toute évidence que ce traitement des causes adjuvantes ou déterminantes est cependant de premier intérêt. On trouvera celui de l'émotivité constitutionnelle à la fin de ce chapitre (prophylaxie). Je ne puis développer comme il conviendrait le traitement détaillé des causes si diverses des syndromes d'émotivité anxieuse qui prennent l'aspect de la véritable névrose, c'est-à-dire de la tuberculose ouverte ou fermée, latente ou en évolution, etc., ni de l'alcoolisme dans les milieux sociaux différents, depuis l'alcoolisme élégant et caché du riche jusqu'à celui si banal et grossier des classes ouvrières, ni du saturnisme, du paludisme, des toxicomanies, de l'habitude de fumer l'opium entre autres, de la morphinomanie, de la haschichomanie, etc. Le développement de la thérapeutique pathogénique dans l'anxiété symptomatique des affections digestives, des dyspepsies surtout, des affections organiques diverses, nous entraînerait hors du sujet, quoi qu'il y ait beaucoup à y ajouter en dehors des notions classiques.

Je me contenterai donc de développer surtout le traitement de l'état de névrose d'angoisse et d'anxiété émotives, lorsqu'il est acquis et développé, d'insister quelque peu sur celui des états nutritifs qui leur sont si intimement liés à titre de cause ou d'effet et leur servent de support aussi souvent que la constitution émotive.

Je me laisserai donc guider par les nécessités de la pratique dans mon plan d'exposition qui restera essentiellement clinique. Suivons donc dans cet exposé thérapeutique, les nécessités auxquelles le médecin sera soumis dans la cure de malades qui ne se présentent à lui que dans trois conditions, soit : 1° dans les paroxysmes ; 2° dans le traitement général d'un état nerveux inter-paroxystique qui passe souvent pour une névrose quelconque et la neurasthénie ou l'hystérie entre autres ; 3° dans les localisations pseudo-organopathiques de ces états émotifs et anxieux ou dans les manifestations nutritives, dites généralement neuro-arthritiques, qui s'associent à l'état nerveux inter-paroxystique ou aux pseudo-organopathies frustes ou éclatantes.

## MOYENS THÉRAPEUTIQUES APPLICABLES AUX MANIFESTATIONS PAROXYSTIQUES

Nous savons par l'étude séméïologique, que les paroxysmes sont complets ou incomplets, francs ou rudimentaires, et qu'ils s'orientent suivant quatre types principaux : psychique, respiratoire, digestif, circulatoire. Ils prennent, de plus, parfois l'allure d'une intoxication à symptômes variés, qui passe parfois pour médicamenteuse et alimentaire, et d'autres fois comme l'expression d'une maladie générale telle que la grippe.

Un traitement général est applicable à tous ces cas, qui doit être à la fois pharmaceutique, physicothérapique et psychothérapique. De plus, les symptômes caractéristiques de chaque forme paroxystique nécessitent un traitement approprié à chacune d'elles :

**Traitement applicable à toutes les formes paroxystiques.** — Le médecin appelé le plus souvent d'urgence, et parfois dans la nuit, pour donner ses soins à un patient atteint de l'un des nombreux troubles que nous avons étudiés jusqu'ici, et les ayant rattachés à un état d'anxiété et d'émotivité dont il ne sait pas encore s'il est un syndrome ou une psycho-névrose, emploiera d'abord les moyens suivants. Ils sont propres à écourter ou à arrêter l'évolution de la crise, à rassurer le patient et à le mettre en état de subir un examen plus complet pour déterminer une pathogénie exacte.

Que le patient soit atteint de manifestations respiratoires : dyspnée, oppression violente, pseudo-asthme ou pseudo-angine de poitrine, ou bien de manifestations circulatoires : palpitations violentes avec angoisse cardiaque, sensation de mort prochaine, étau, griffe thoracique, douleurs violentes sur le trajet des intercostaux et propagées à la face interne du bras, sensations syncopales, retrait du sang, refroidissement des extrémités, ou bien encore digestive : nausées, vomissements, diarrhée, douleurs abdominales, symptômes de fausse indigestion, douleurs gastriques, crampes, pyrosis, etc., la première indication est d'atténuer ses souffrances. Il faut donc d'abord calmer les phénomènes physiques douloureux, éteindre l'angoisse et donner confiance au patient. Pour cela il faut lui affirmer avec énergie, ce qui n'est du reste que l'expression de la vérité, que pour pénibles qu'ils soient, ces symptômes sont sans gravité et qu'ils n'ont rien de commun avec les maladies organiques qu'ils peuvent simuler, et dont le pronostic grave ne contribue pas peu à terroriser le malade.

L'expérience qu'il peut avoir de ces malades, le fait d'en avoir observé souvent, permettra au médecin averti d'avoir l'attitude calme et affirmative qui convient dans ces cas et qui fera un heureux contraste avec l'affolement habituel aux assistants de ces manifestations plus bruyantes que redoutables, et qui contribue dans une large mesure à augmenter ou à perpétuer l'anxiété du malade.

Il est de la plus haute importance de ne pas employer tout

d'abord, quelle que soit l'expression de souffrance du patient, la classique injection de morphine qui ne serait de circonstance que dans les réelles organopathies simulées par les émotifs anxieux, soit la véritable angine de poitrine, l'asthme authentique, la colique hépatique ou appendiculaire, etc. Il n'est pas besoin de répéter combien les hyperémotifs ont de propension à la morphinomanie et c'est un cas de conscience pour le médecin d'en semer le germe à propos d'une erreur de diagnostic.

*L'éther*, au contraire, rendra les plus grands services et pourra être employé en inhalation dans les formes dyspnéïques, en injections dans les formes pseudo-syncopales avec troubles vasomoteurs, et angoisse de la mort. Les dangers de l'éthéromanie sont, en effet, bien moindres que ceux de la morphinomanie. En ingestion, quelques gouttes d'éther (X à XX) sur un morceau de sucre, ou encore quelques perles d'éther ou de liqueur d'Hoffmann, rendent les plus grands services dans l'oppression, la pseudo-angine de poitrine, les douleurs gastriques. Dans les formes intestinales avec ou sans diarrhée ou entéro-colite muco-membraneuse, une demi-cuillerée à café ou une cuillerée à café entière d'*élixir parégorique* dans un demi-verre d'eau sucrée, donne d'excellents résultats, de même qu'un mélange de 20 gouttes de *laudanum* avec 20 gouttes de *liqueur d'Hoffmann*. J'ai employé parfois avec succès l'*éther amylvalérianique* que Brissaud prescrivait contre les crises d'anxiété paroxystiques sous forme de perles qu'on trouve dans le commerce. L'usage de ces perles comme des perles d'éther est recommandable chez les patients qui redoutent des malaises au dehors et qui peuvent toujours en avoir avec eux en cas de besoin. Les autres préparations à base de valériane, telles que le suc frais, l'extrait, ou l'intrait, ou plutôt le *valérianate d'ammoniaque* sont d'autant plus actifs que le produit jouit davantage, dans l'esprit du patient, d'une réputation bien établie d'agent antinerveux et calmant. Il agit peut-être plus sûrement par l'excitant diffusible ammoniacal qu'il contient, car l'acétate d'ammoniaque associé à une potion de Todd dans une infusion chaude est très efficace dans les formes vasculaires lipothymiques.

Comme sédatif de l'angoisse et surtout de l'anxiété et de l'émotivité j'accorde une certaine valeur à la *diethylmalonylurée*, déjà employée dans les préparations de véronidia et de véronal comme hypnotique à dose relativement élevée. Mais son emploi comme anti-éréthique est autre. On prescrit *le jour*, le matin et à midi une dose de 8 à 10 centigrammes, soit au maximum 20 centigrammes en prises espacées pendant des périodes de 4 à 10 jours. Le calme nerveux apparaît alors, la cessation de l'anxiété et une certaine inémotivité qui se prolonge quelques jours. Cette action peu connue n'est pas égale chez tous les patients, mais chez certains elle est remarquable. L'action est rapide (1/4 d'heure, par voie buccale), sans malaise, mais peut produire de l'excitation si la dose n'est pas assez forte. Ce médicament à cause de son efficacité réelle mériterait une étude complète, surtout sur son emploi sous-cutané. Dans les formes dyspnéiques simulant l'asthme, on obtient parfois de bons résultats par la pulvérisation intra-nasale en nuage très fin, d'une solution faible d'*adrénaline* et d'*atropine* ; ces solutions sont également la base de diverses spécialités qui contiennent malheureusement parfois, supplément inutile et dangereux, de la cocaïne ; elles ont été importées d'Amérique contre le rhume des foins et l'asthme vrai.

Si l'anxiété prédomine et se prolonge on sera autorisé à employer les préparations à base *d'opium* qui en est le remède héroïque. On préférera *l'extrait thébaïque* ou le laudanum à doses progressives suivant la méthode de Ballet dans la mélancolie ou la psychose périodique. Dans une certaine mesure la *codéine* surtout associée à l'éther, peut remplacer l'opium. Le mélange dans une tasse de thé d'une cuillerée à entremets de sirop de codéine avec une cuillerée à entremets de sirop d'éther réussit assez vite à calmer la crise paroxystique anxieuse. Le *dial* ou acide *dialylbarbiturique* est un bon sédatif à très faibles doses mais peu renouvelées. Les *bromures* et la *belladone* seront aussi essayés.

Toutes ces médications pharmaceutiques agissent peut-être autant par leur action suggestive que par leur puissance pharmaco-dynamique. On peut mettre en lumière cette action suggestive en remplaçant le médicament par un autre, ou simplement par de l'eau distillée, des pilules de « mica panis », des cachets de farine, tous simulacres qui, dans bien des cas, ainsi que l'injection sous-cutanée d'eau isotonique, ont produit une sédation tenant en réalité à la présence du médecin, à la confiance du malade, à la suggestion, à la psycho-thérapie. Cependant, l'action topique d'un médicament porté sur la muqueuse pituitaire à la condition qu'il soit à dose extrêmement faible, agit aussi par action réflexe sur le bulbe, par l'intermédiaire du nerf trijumeau. Celui-ci propage son excitation aux noyaux voisins du haut-pneumogastrique et qui sont, comme on le sait, le centre bulbaire de l'angoisse respiratoire, circulatoire et digestive. L'action des vapeurs de « sels anglais » est de cet ordre. Un faible dosage est nécessaire dans ces cas, surtout quand il s'agit d'agents tels que l'adrénaline, qui agissent sur la vaso-motricité ou tels que l'atropine ou la cocaïne, qui agissent sur les terminaisons nerveuses et les noyaux. Il ne faut donc pas que l'attaque bulbaire soit trop puissante au risque d'augmenter sans cela l'anxiété, et c'est ce qui se produit particulièrement par la cocaïne, qui possède une qualité angoissante des plus manifestes.

L'action des topiques locaux externes ou internes, suivant les cas, c'est-à-dire d'emplâtres, de cataplasmes de ouataplasmes, de révulsifs, de compresses chaudes ou froides, de même que l'absorption d'infusions odorantes de température assez élevée, de thé léger, aromatisé de quelques gouttes de cognac, est également utile et agit autant par voie réflexe que par modification circulatoire ou par excitation tonique du système nerveux général. C'est ainsi qu'on peut employer des applications de compresses chaudes ou froides au devant du cœur dans les cas d'angoisse avec palpitations, de pseudo-angine de poitrine, de pseudo-lipothymie, et d'infusions dans toutes les formes, surtout digestives. La pulvérisation d'un jet de *chlorure d'éthyle* de quelques gouttes d'*éther*, la friction avec un *baume odorant*, la percussion ou le massage des parois thoraciques dans la région pulmonaire ou cardiaque, dans la région de l'estomac, l'expulsion d'un gaz intestinal ou gastrique, suffisent parfois à calmer le patient aérophage. Dans les formes entéropathiques de la névrose d'angoisse, un simple *lavement* interrompt parfois une longue crise nocturne d'oppression réflexopathique.

Tous les procédés qui sont susceptibles de modifier la circulation générale ou locale sont utilisables dans les formes vasomotrices de la crise d'angoisse. C'est ainsi qu'il suffit parfois de faire tremper au patient ses mains qui semblent se refroidir dans une cuvette d'eau chaude pour arrêter une crise lypothymique. La constriction circulaire du membre par un lien produit parfois le même résultat, et il y a quelque analogie dans ce mode de traitement avec celui qu'on employait traditionnellement pour enrayer les auras hystériques périphériques.

**Suggestion indirecte et psychothérapie.** — Mais à côté de ces procédés dont l'action, du reste, fréquemment efficace, est mixte, puisque tous les agents médicamenteux sont en même temps des agents de suggestion, le médecin doit employer ceux qui peuvent agir sur l'état psychique du malade à l'aide des différents moyens suivants :

Tout d'abord, quels que soient les moyens de cure qu'il emploie, il devra éviter une apparente indifférence. Par son attitude, sa fermeté, l'assurance qu'il semble avoir dans la thérapeutique qu'il emploie, il doit mettre aussitôt le patient en confiance, et ne pas laisser s'établir dans l'esprit de celui-ci le moindre doute sur la disparition rapide des symptômes. L'hésitation, le doute scientifique, ne sont plus de mise dans ces circonstances. Pour éviter que les troubles s'installent désormais et se répètent par autosuggestion et par phobie, il faut que le malade sache qu'il a en main des moyens curatifs d'une efficacité incontestable. Ensuite, et en attendant l'effet prochain des médicaments employés, le médecin remontera le malade par quelques paroles mesurées, et évitera d'en prononcer de maladroites qui seraient ultérieurement méditées et pourraient devenir la source de nouvelles anxiétés. C'est ici que l'affirmation par erreur, d'une organopathie réelle à la place d'une pseudo-organopathie, peut être néfaste et cristalliser désormais, dans une forme stéréotypée, des accidents qui se renouvelleraient longtemps. Aussi, les différents moyens directs et indirects de suggestion verbale, de persuasion, seront-ils utilisés d'autant plus aisément que les affirmations de bénignité sont ici réellement sincères.

L'influence de l'action inhibitrice de la psychothérapie verbale est incontestable puisque suivant les lois bien connues de l'idéo-dynamisme, toute idée peut devenir sensation, sensation viscérale ou mouvement, mais toute idée contraire peut également la neutraliser et inhiber un mouvement, une sensation générale ou viscérale, une sécrétion, etc.

Aussi, rien n'est-il plus néfaste que d'émettre avec autorité dans ces circonstances, la nuit, au milieu d'une famille affolée par les affirmations angoissées du malade annonçant qu'il va mourir et faisant ses adieux, un diagnostic erroné, de maladie du cœur, du poumon, d'une urémie, d'une appendicite, etc. La méconnaissance de la névrose d'angoisse est telle que des médecins ont prononcé devant de jeunes malades au-dessous de 30 ans, non syphilitiques, le diagnostic d'aortite, pour expliquer une oppression pseudo-angineuse ; celui d'aortite abdominale ou d'anévrysme de l'aorte sous-diaphragmatique dans une crise d'angoisse nocturne, avec battements aortiques très violents. Il est bon de se rappeler à ce propos qu'il s'agit là d'aorte pulsatile, véritable palpitation aortique parfois généralisée à toute l'aorte dans les moments d'émotion, mais surtout à ses branches viscérales efférentes et notamment au trépied cœliaque. Cet éréthisme vasculaire du domaine aortique peut s'étendre à toutes les branches artérielles de l'abdomen ; mais il existe aussi dans les branches thoraciques, et fait toujours partie du complexus clinique des palpitations banales ; il s'accompagne toujours d'un deuxième bruit clangoreux à l'auscultation du deuxième espace intercostal droit. Il ne faudrait pas énoncer dans ces cas le diagnostic d'artériosclérose même s'il y a hypertension (voir pages 132 et 137).

C'est ainsi que des affirmations intempestives et erronées sont devenues la cause constituante de pseudo-organopathies qui ne se seraient pas développées sans la parole imprudente du médecin. Des maladies du foie chez de jeunes patients, sans étiologie possible, sans alcoolisme, sans lithiase, sans excès alimentaires, des dyspepsies, des entéropathies, des cardiopathies, des asthmes, des emphysèmes, qui ne sont, en réalité, que des fantômes de maladies, embarrassent nos consultations quotidiennes à la ville, et n'ont pas d'autre origine que ces imprudences de langue et ces insuffisances de connaissances techniques.

## TRAITEMENT PATHOGÉNIQUE DANS L'ÉTAT INTER-PAROXYSTIQUE

Entre les paroxysmes le médecin aura d'abord à déterminer la nature de l'état émotif et anxieux qu'il aura diagnostiqué chez le patient, et son classement dans le cadre de la névrose ou des syndromes. Nous allons examiner surtout la première hypothèse, le traitement de l'angoisse symptomatique étant naturellement celui de la maladie qui lui a donné naissance.

Il est nécessaire de distinguer deux espèces de névrose, suivant qu'elle évolue chez des constitutionnels ou des patients qui l'ont vue apparaître à la suite de surmenages physique ou émotif intenses, ou parallèlement à une maladie générale nutritive telle que la goutte, l'obésité, le diabète, l'asthme, les lithiases, etc.

Mais chez les névropathes constitutionnels ou accidentels comme chez les malades de la nutrition on doit établir tout d'abord des règles d'hygiène générales, en rapport avec les possibilités professionnelles ou matérielles du patient, après s'être renseigné sur son degré d'activité physique et intellectuelle, sur l'espèce de son régime, les erreurs de traitement qu'il peut faire, les mauvaises habitudes ou les vices d'éducation, les passions funestes, alcoolisme, morphinomanie, opiomanie, éthéromanie, cocaïnomanie. Dans maintes circonstances, on sera donc appelé à employer les uns ou les autres des agents d'hygiène générale ou de physicothérapie suivants :

### HYGIÈNE GÉNÉRALE DIÉTÉTIQUE ET PHYSICOTHÉRAPIE

#### 1° LE REPOS

La réglementation du mode de vie dans tous ses détails s'impose tout d'abord et contrairement à l'opinion courante, doit être déterminée avec précision, car elle n'est pas quelconque, ainsi que le prouvent les insuccès fréquents. C'est affaire de nuance dans l'estimation des causes pathogéniques et dans le diagnostic des espèces. C'est ainsi qu'il est aussi néfaste parfois de prescrire le repos, l'alitement, à certains névropathes chez qui l'inactivité musculaire et la sédentarité est cause de la sensitivation émotive, que de recommander l'exercice sous le prétexte qu'il réussit aux premiers, aux émotifs anxieux qui le sont devenus en réalité, par excès de travail intellectuel ou surmenage physique et émotionnel. Les mêmes recommandations du reste sont de mise pour la prescription du régime alimentaire qui *a priori*, ne peut pas être systématiquement et sans distinction des cas un régime de suralimentation ou de sous-alimentation, ou encore un régime qualitatif carné ou végétarien, lacté ou féculent. Autant d'espèces que de cas. Cependant, on peut sur ces différents moyens thérapeutiques, donner quelques notions générales qui suffiront à mettre le médecin en situation d'en déduire les variations particulières.

*a*) **Sédation du système nerveux par le repos. Indications générales.** — Le procédé thérapeutique général qui vient tout naturellement à l'esprit devant les symptômes d'excitation réflexe et la douleur physique ou psychique, qui se retrouvent dans toutes les formes des états émotifs et anxieux, est évidemment d'employer comme dans toutes les autres névroses, le repos relatif ou systématique du système nerveux, compliqué ou non de la cure d'isolement ou d'alitement, telle qu'elle a été employée dans la neurasthénie, par Weir-Mitchell.

Il semble que le meilleur moyen de juger si le repos est recommandable dans un cas donné est d'en faire l'essai. C'est une erreur, pour deux raisons principales : la première est que chez les névropathes pour aboutir, il faut éviter les tentatives inutiles et les insuccès pour parer au découragement et à la perte de confiance qui sont si redoutables chez des patients facilement inconstants et inconsistants dans l'application de leur traitement ; il faut donc réduire la période de tâtonnements. La seconde est que dans toutes les névroses la mise brusque au repos, c'est-à-dire la suppression de diverses excitations ambiantes, la rupture des habitudes organiques, et l'inoccupation nouvelle de l'esprit laissent place à une dépression qui peut être durable et facilite l'auto-observation du sujet, par conséquent l'obsession, la phobie, etc. Il y a donc là un échec à éviter.

Si le malade est récemment entré dans une émotivité morbide qui va s'accentuant, si l'anxiété n'est pas encore établie, ou si elle est faible et les crises paroxystiques encore espacées, autrement dit, si la maladie est dans sa phase d'établissement ou d'augment, il faut prescrire le repos, à moins de contre-indications générales que nous analyserons plus loin. L'intensité de l'anxiété, sa constance ou sa fréquence considérables, le type d'évolution de la maladie et d'autant plus qu'elle semble d'une marche plus courte et plus aiguë, sont des indications certaines du repos absolu et parfois de l'isolement. Le fait, au contraire, qu'elle est plus traînante, plus sub-aiguë, plus constitutionnelle et indéterminée dans ses causes, qu'accidentelle et dépendant d'un surmenage, invitera le médecin à recommander le repos relatif.

**Repos absolu, cure d'alitement. Isolement.** — Le repos absolu avec alitement, associé souvent à quelques jours de cure lactée, moyen sinon de désintoxication générale, du moins de repos digestif, est de mise chez les surmenés intensifs, chez les suralimentés habituels, chez ceux qui ont été atteints à l'âge adulte ou à l'âge mûr pour la première fois. Dans ces cas, il est préférable de ne lui donner d'abord qu'une durée courte, quelques jours, une semaine, qui seront prolongés ou non suivant les réactions du patient. Le régime lacté ou la diète précédés d'une purgation saline n'excéderont pas deux journées et seront suivis d'une diététique que nous examinerons plus loin dans un paragraphe spécial. L'alitement complet est recommandable dans tous les cas récents où l'émotivité constitutionnelle est restreinte ou nulle, et où on a l'espoir de couper court par une intervention active à l'évolution ultérieure traînante d'une longue névrose.

Pendant cette cure de repos avec alitement, qui en aucun cas ne saurait excéder trois semaines de durée et suivant les tendances, les goûts et les réactions du patient, on s'occupera de l'isoler complètement ou incomplètement de son milieu familial ou social habituel, ou au contraire, de le distraire, de permettre certaines occupations : jeux sédentaires, lectures, conversations à certains moments de la journée. Ceux de qui l'anxiété augmente dans la solitude et l'inoccupation, qui sont souvent des émotifs constitutionnels ou des hystériques, seront autorisés à recevoir les visites des personnes étrangères à leur milieu familial, qui les irrite généralement, alors que les étrangers les distraient et détournent leur attention de l'obsession anxieuse, de la phobie, de la rumination scrupuleuse et des manifestations somatiques : oppression, douleurs gastriques, palpitations, malaises divers qui les reprennent dans la solitude. Chez d'autres l'anxiété marquée se calme dans le repos, le silence, la solitude, et dans ce cas l'isolement est indiqué.

**Repos relatif.** — Dans tous les autres cas il sera préférable de diminuer l'intensité du travail professionnel et de recommander l'usage des repos intercalaires au cours de la journée. C'est ainsi que je recommande le repos allongé ou même la sieste, *avant* et après les repas.

Le repos en decubitus dorsal une demi-heure *avant* chaque repas, met le système nerveux en état de bonne préparation digestive. Beaucoup de surmenés compromettent leur digestion et font naître ainsi l'anxiété digestive en se fatiguant avant les repas. Pour ceux-ci, les exercices ou les sports à jeun, ou l'activité professionnelle jusqu'à l'heure des repas est toujours néfaste. Beaucoup d'émotifs anxieux se trouvent fort bien de dormir une demi-heure ou une heure après le repas de midi, ou dans l'après-midi à l'heure du goûter. Le repos allongé et le sommeil sont au premier chef désintoxicants pour la cellule nerveuse, pour les tissus et les viscères. L'imprégnation générale de l'organisme par des toxines chez les névropathes surmenés nécessite une coupure dans l'activité quotidienne, qui interrompt la production des toxines, facilite leur élimination ou leur destruction par les organes de défense. Il ne faut pas oublier non plus que par suite de l'accumulation de ces actions à la fin de la journée ou dans la soirée, l'auto-intoxication et la fatigue fonctionnelle vont s'accumulant en progression croissante. Certains patients se plaignent que la sieste après le repas les laisse fatigués, alourdis et obnubilés. Cela est l'indice de la dyspepsie et souvent d'un régime alimentaire mal réglé en quantité, généralement trop copieux, ou en qualité c'est-à-dire trop riche en pain, en féculents et souvent accompagné de boissons trop abondantes. Chez les personnes très occupées au point de vue physique ou intellectuel et dont la journée écrasante n'est qu'une succession d'efforts et de fatigues, l'usage du repos intercalaire dans la journée, même de peu de durée, suffirait à éviter bien des neurasthénies ou des névroses autres de surmenage.

**Sommeil.** — La durée du repos nocturne ne doit pas être excessive, contrairement à ce qu'on pourrait croire, et l'expérience montre qu'il n'y a pas grand avantage surtout si le malade a dormi au cours de la journée, à le faire coucher de bonne heure, à moins qu'il ne s'agisse d'un enfant ou d'un adolescent. Beaucoup de névropathes émotifs et anxieux, comme du reste les neurasthéniques, dorment mieux s'ils se couchent après avoir terminé la digestion du dîner, c'est-à-dire vers onze heures du soir. Ils évitent ainsi l'insomnie de 2 heures ou de 4 heures du matin et la fatigue secondaire du réveil. Le sommeil écrasant qui touche beaucoup d'entre eux après le dîner, est un sommeil dyspeptique, une véritable narcolepsie.

Huit heures de sommeil ininterrompu, de onze heures à sept heures du matin, valent mieux qu'une nuit commencée à 9 heures du soir et interrompue dans la deuxième partie de la nuit ou les premières heures du jour. Certaines crises gastralgiques qu'on voit paraître dans ce dernier cas, ne se produisent pas avec le coucher tardif, et bien des crises paroxystiques nocturnes de pseudo-angine de poitrine, de palpitations, de tremblements ou d'anxiété respiratoire sont liées au coucher précoce.

Pendant la phase ascendante et la phase d'état des troubles nerveux, l'heure du lever ne sera pas matinale, surtout chez les femmes. C'est seulement à partir du moment où les symptômes principaux auront disparu et où une amélioration générale et progressive se montre, qu'on permettra la reprise du lever normal entre sept et huit heures du matin. Mais, en règle générale, les névrosés et les psychonévrosés, à moins qu'ils ne soient en parfait équilibre et hors de toute crise, éprouvent vivement l'asthénie matinale qui vient du manque d'aliments solides, depuis la veille. Aussi ne faut-il pas leur demander de grands efforts le matin et leur accorder de se lever entre huit et neuf heures. Cette habitude sera corrigée dans la suite. L'expérience montre que dans les phases aiguës, on entretient l'acuité du nervosisme en soumettant le patient à la règle des bien portants, c'est-à-dire en plaçant le lever aux environs de sept heures du matin. Cette sévérité inopportune entraîne pour le reste de la journée une fatigue qui compromet l'heureuse influence du reste du traitement.

Il est bon de rappeler ici que le besoin de sommeil est d'autant plus intense que l'alimentation est plus riche et abondante, et que souvent la fatigue matinale, tient à un excès d'alimentation ou à sa qualité qu'il faut régler. Lorsque l'évolution de la maladie touche à ses dernières périodes et que le patient est débarrassé de son émotivité et de son anxiété, on avancera progressivement les heures du lever, car le fait pour le patient d'être le seul de sa famille qui ne suive pas la règle générale, entretient parfois chez lui l'idée de maladie, l'obsession de son état et la pérennité de certains malaises. Mais on conservera longtemps encore après la guérison, l'habitude de couper les travaux de la journée par une heure de repos ou de sieste allongée.

*b*) **Contre-indication générale du repos.** — Au contraire, le repos absolu ou relatif est contre-indiqué chez les nerveux ér[illegible]ifs et anxieux, sédentaires et surnourris, sauf le cas cependant où l'évolution de leur névrose et l'existence de troubles organiques circulatoires, digestifs, hépatiques, rénaux, auraient déterminé une acuité considérable de l'émotivité et de l'anxiété. En dehors de ces passages critiques, la thérapeutique qui convient est, au contraire, une diététique convenable à l'état général du patient et une activité physique de modes très variés. De même le repos dans les périodes subaiguës ou chroniques, dans les formes latentes, larvaires, frustes ou atténuées, n'est d'aucune utilité, surtout s'il était complet, systématique et avec alitement. Celui-ci serait particulièrement néfaste aux obèses, aux goutteux, aux pléthoriques, aux uricémiques, aux neuro-arthritiques en général. Encore faut-il ajouter que certains d'entre eux, tels que les migraineux, les goutteux en période de crise, les diabétiques menacés d'acétonémie ou d'acétonurie, qu'ils soient ou non en même temps pléthoriques ou obèses, doivent d'abord calmer par le repos les manifestations nerveuses douloureuses ou toxiques. Mais une fois l'éréthisme nerveux atténué, on doit reprendre l'esprit général du traitement du neuro-arthritisme, qui est de combattre les troubles digestifs, circulatoires et, d'une façon générale, la sédentarité, par l'emploi des exercices méthodiques, des sports bien réglés, combinés à une diététique appropriée à chaque espèce.

c) **Association du repos et de l'exercice.** — Dans bien des circonstances, on devra employer à la fois ces deux moyens : repos avec alitement pour produire la sédation du système nerveux, calmer l'anxiété et l'émotivité, disposition de coupures au cours de la journée de travail ; à certaines heures, mise en activité de l'appareil neuro-musculaire pour modifier l'état de la nutrition, de la circulation, et remédier aux vices métaboliques, dans la névrose d'angoisse qui accompagne la goutte, l'obésité, le diabète, etc., ou dans les syndromes anxieux qui se compliquent secondairement de troubles nutritifs.

De même, on n'accordera pas une place trop considérable au repos systématique dans les cas d'émotivité et d'anxiété évoluant sur un terrain hystérique et chez certains psycho-névrosés ou psychasthéniques, dont les manifestations sont surtout auto-suggestives plus que vraiment organopathiques. Beaucoup de ces malades se trouvent mieux d'une certaine activité physique et intellectuelle ; des occupations attachantes, des distractions répétées leur sont indispensables. L'activité inlassable et la production intensive de certains névropathes résultent de l'observation faite par eux-mêmes qu'ils sont gagnés par l'ennui, l'anxiété, les phobies, les doutes, la mélancolie, aussitôt qu'ils restent psychiquement inactifs.

## 2° LE RÉGIME ALIMENTAIRE

L'usage des régimes est de première utilité chez les névropathes émotifs puisque nous savons que le mécanisme de cette émotivité dépend souvent d'une baisse de la tonicité générale ou de l'auto-intoxication par divers mécanismes. D'autre part, beaucoup de ces patients font de graves fautes d'alimentation qui jouent un rôle de première importance dans l'établissement et la persistance de leur état. Aussi, au cours de la consultation, le premier soin du médecin, surtout s'il se trouve en présence d'un patient remarquable par sa maigreur ou au contraire par son embonpoint, doit-il être de se renseigner sur la nature du régime employé.

Il est indispensable, à ce moment, d'entrer dans les détails les plus circonstanciés, de ne pas se contenter d'une simple énumération des mets absorbés, mais encore d'en connaître le volume ou le poids. Il faut calculer approximativement si pour sa taille, son poids et son activité, le patient s'alimente suffisamment.

On sera parfois obligé d'engager une lutte énergique contre les déplorables habitudes d'inanition relative qui existent chez tous les dyspeptiques nerveux, hyperémotifs et anxieux. J'ai déjà expliqué comment leurs malaises digestifs les amenaient à restreindre la masse de leur alimentation et le choix des aliments. Ils en arrivent à éliminer tout ce qu'ils croient ou pensent indigeste, accusant chaque jour l'un de leurs aliments d'être la cause de leurs troubles digestifs et de leurs troubles généraux. Ils font de véritables délires d'interprétation sur les origines de leurs malaises. Nous verrons plus loin qu'ils se conduisent de même quand il s'agit pour eux d'utiliser les médicaments ou les médications physicothérapiques prescrites par le médecin.

Celui-ci ne se laissera pas prendre à la ressemblance qui existe entre certains troubles de la névrose d'angoisse et ceux que détermine l'insuffisance alimentaire chronique. On sait d'abord que le poids de l'individu et sa maigreur apparente ne permettent pas toujours de reconnaître l'inanition, car il y a des faméliques, surtout parmi les végétariens qui restent gras ou même le deviennent davantage à mesure qu'ils restreignent leur régime. Il existe, en effet, une obésité avec inanition relative, qui se produit par déséquilibre de la désassimilation.

Je rappelle en passant que les signes de l'alimentation insuffisante sont : la langue blanche au réveil avec étalement et empreinte des dents, l'état nauséeux et le vomissement facile, surtout le matin, la disparition de l'appétit et de la sensation de la satiété, la sensation d'être rassasié après quelques bouchées, le ballonnement digestif, l'aérophagie, le ralentissement de la traversée digestive, le clapotement gastrique, l'atonie gastrique et la distension de l'estomac avec ptose, les douleurs au creux épigastrique, la sensibilité du plexus solaire, la sensation de plénitude tardive de l'estomac à la fin des digestions, alors qu'en réalité il est vide à l'examen aux rayons X, la constipation, les muco-membranes, l'entéro-colite, la diminution du volume du foie, la baisse de la pression artérielle, et comme réactions psychiques toutes celles qu'on trouve dans les névroses en général, y compris celles qui font partie de la névrose d'angoisse et entre autres l'émotivité et l'anxiété immédiatement avant et après les repas. Beaucoup de ces signes se retrouvent aussi dans la suralimentation.

**Les délires d'interprétation diététique.** — La conviction de certains malades insuffisamment nourris étant que leurs troubles nerveux psychiques, leurs crises paroxystiques, sont entretenus par un état d'auto-intoxication alimentaire ou d'uricémie, le médecin doit s'attendre à des discussions sans nombre d'autant plus renouvelées que l'instabilité des symptômes est caractéristique des psychonévroses, et que le patient cherche toujours à leur donner une explication extérieure. « C'est, disent-ils, ce régime qui me produit de l'auto-intoxication », mots qu'ils répètent tous, depuis l'introduction en France des idées erronées et tendancieuses des médecins suisses sur le prétendu régime anti-fermentatif, végétarien, ou hydro-carboné. Pour d'autres ce sont les œufs qui, maintenant, par la contagion de théories à la mode, et parce que quelques médecins en ont cité des exemples authentiques, passent pour un véritable poison. A d'autres, vous ne feriez pas toucher aux viandes, sauf à celles qui sont blanches, ou aux poissons sans éternelles discussions. Une véritable diététophobie a pris naissance dans ces dix dernières années, qui n'est basée que sur des hérésies au point de vue technique, et qui exprime une ignorance générale du public et de quelques médecins, en matière d'alimentation.

Ces idées fausses sont, à mon avis, la cause d'une augmentation considérable des cas de névropathies diverses à type digestif, d'obsessions et de phobies alimentaires et représentent plus de 50 o/o des cas de la pathologie digestive des grandes villes. C'est un spectacle étrange pour le médecin pondéré, expérimenté et rompu à toutes ces questions, que celui de ces familles nombreuses aujourd'hui qui pratiquent un végétarisme excessif au point de devenir une véritable obsession, presque un délire. En essayant de réagir contre ces erreurs déplorables il réussit plus sûrement à passer lui-même pour ignorant plus qu'à convaincre, redresser et guérir.

Ces exagérations sont du même ordre quoiqu'en sens inverse,

que celles contre lesquelles combattirent nos aînés, il y a quelque trente ans, qui durent réagir énergiquement contre la suralimentation et les exagérations quantitatives et qualitatives de régimes trop abondants, trop riches et trop arrosés de vins généreux. Il s'est même créé dans ces dernières années, un pseudomouvement scientifique empirique, par journaux d'hygiène alimentaire, propageant des idées de végétarisme excessif, d'exercices sans réglementation ou avec une réglementation absurde, d'ascétisme, d'éducation de soi-même, qui conseille un véritable mode de vie dite « physiologique ou naturelle et éthique ». Il est en réalité, entretenu par des commerçants peu scrupuleux, des professeurs d'exercices physiques, des épiciers marchands de légumes décortiqués, des restaurateurs qui débitent les cuisines les plus insolites où l'on trouve, sous prétexte de préparations naturistes, à la place de légumes méconnaissables, des légumineuses avariées, des farines nutritives, condensées, et d'autres produits alimentaires sophistiqués dont beaucoup sont de fabrication et d'origine allemandes et rejetées par l'analyse des adjudications d'Etat. Ainsi ces malheureux inanitiés atteints des différents délires de l'alimentation, sont dupés par une armée d'exploiteurs qui entretiennent leur suggestion par le journal, le livre, la conférence, le magasin ou le restaurant ou même la maison d'hygiène et de régime. Cette religion végétarienne des profanes a des adeptes qui sont presque toujours des débiles, ou au moins des psychonévrosés et des hystériques, et des prêtres ou des apôtres qui se recrutent ou parmi les sots ou parmi les chevaliers d'industrie et les escrocs.

Cette véritable folie collective qu'a créée l'idée fausse d'alimentation naturelle, de naturisme ou de naturalisme, si elle n'était la cause de maladies incurables et de la déchéance physique des enfants élevés dans de semblables régimes, pourrait fournir une longue série d'anecdotes comiques. Je veux en rapporter seulement trois pour l'édification et la distraction du lecteur.

**Observations.** — I. — C'est d'abord le cas du secrétaire du groupement naturiste le plus important de la capitale, qui, à la suite de la publication de mon ouvrage sur la Culture physique, tint à me montrer sur lui-même les admirables résultats qu'il avait obtenus par son végétarisme associé à des exercices de son cru. Ce personnage notoire dans ce milieu, propagandiste acharné des idées les plus saugrenues, sorte de don Quichotte halluciné, répandait autour de lui par centaines les régimes les plus extraordinaires, et a été certainement la cause indirecte de la tuberculisation ou de la mort de nombreux adeptes recueillis dans les milieux peu éclairés. Grand, voûté, maigre, chétif, le faciès ascétique, famélique, le teint gris, le cheveu absent ou réduit à un lanugo atrophique, il tint absolument à me montrer l'anatomie la plus cachectique qu'il m'ait été donné de voir dans ma carrière. Son poids qui aurait pu être de 75 kilos environ atteignait 42 kilos. Aux membres supérieurs et inférieurs, il restait le squelette dont les pièces étaient réunies par quelques rubans musculaires dont l'atrophie rappelait ces reproductions bien connues des fakirs pendant la grande famine des Indes. Dans l'abdomen excavé, je trouvai un long estomac clapotant au niveau de la vessie. C'était un spectacle lamentable que celui de cet aliéné contractant devant le miroir les restes de ses pauvres muscles émaciés, pour me montrer l'excellence de sa méthode athlétique et diététique, et m'assurant qu'autrefois où son poids était de 70 kilos, il mangeait comme chacun mais était atteint de migraines hebdomadaires. « Depuis l'emploi de mon système, me dit-il, je suis complètement débarrassé de mes malaises digestifs, je ne sens presque plus ma digestion, et j'espère devenir un véritable corps céleste ». « Vous êtes près du but » aurais-je pu lui répondre, en cessant tout à fait de manger, vous souffririez moins encore de vos digestions, et vous atteindriez, soyez-en sûr, à la subtilité séraphique même. » Cet aliéné qui n'était pas inoffensif, jouit encore, dans certains milieux, d'une considération suffisante pour qu'on ait dû s'occuper de faire échouer sa canditature à la présidence d'un Congrès de diététique extra-médical fondé par des journalistes plus convaincus que documentés.

II. — A la même époque, sévissait le régime d'un étranger protagoniste des exercices physiques et connu dans le monde entier par un petit manuel traduit en plusieurs langues et vendu à millions d'exemplaires. Sa prétendue méthode qui n'est qu'un maladroit maquillage de celle de Ling, sans idée originale, qu'un piétinement des croyances d'il y a un siècle sur cette question, ne suffisant pas à sa gloire, il y avait ajouté un nouveau titre en prônant un mode d'alimentation basé uniquement sur l'emploi de la banane sous toutes les formes culinaires possibles. Comme preuve de son honnête conviction et surtout de son ignorance, il présentait le produit de son élevage, son propre fils, un des plus beaux échantillons de rachitisme que j'aie pu voir. Il poussa même l'inconscience et la conviction jusqu'à le montrer dans un cercle médical qui admira de confiance. Un confrère cependant trouvait le sujet un peu malingre sous ses muscles artificiellement soufflés, un autre remarqua que « ces académies d'athlètes sont véritablement bien osseuses ». Mais pour leur excuse, il faut dire que la majorité d'entre eux n'ont jamais vu dans leur nudité que des cadavres ou des malades, et ont peu d'occasion d'examiner des académies athlétiques.

III. — Voici autre un exemple du délire végétarien, ici autrement grave puisqu'il s'agit d'un médecin jouissant d'une certaine notoriété dans une grande ville. Il est l'auteur d'un livre, résultat de théories et d'hypothèses, qui ne doivent rien à l'expérience. Ce livre que j'avais parcouru traînait encore sur une table et son titre singulier fut noté par un de mes malades qui s'intéresse aux choses de la médecine et qui est quelque peu émotif et suggestible. Sa santé autrefois mauvaise s'était améliorée à l'aide d'un régime alimentaire assez généreux et d'exercices méthodiques bien réglés. Le résultat de cette lecture se traduisit par une demande de consultation à l'auteur du livre, qui est attaché à un sanatorium et n'a pas assez d'occasions de contrôler par une pratique suffisante ses hypothèses médicales. Quelques mois après, je vis revenir chez moi mon client et les membres de sa famille, dans un tel état de maigreur et de cachexie, que j'hésitai d'abord à les reconnaître. C'était la suite de l'application d'un régime végétarien absolu qui devait faire, disait-on, merveille contre une constipation familiale. Le régime avait été du reste, progressif : de la viande ont était passé aux légumes, de ceux-ci aux pruneaux désucrés et ensuite uniquement aux salades. Ce passage de mes clients du groupe des anthropoïdes à celui des léporides, se traduisit chez chacun par une perte d'une douzaine de kilos en quelques semaines. C'était de l'émaciation puisqu'aucun d'entre eux n'était gras auparavant. Tous les ravages ordinaires de l'état famélique se retrouvaient sur les corps efflanqués de ces malheureuses victimes de l'erreur médicale. La constipation qui était modérée était devenue hermétique. L'anémie, les vertiges, les bruissements d'oreilles, l'incapacité physique et professionnelle absolue, l'insomnie, la frilosité, l'anorexie, la tristesse, la mélancolie, l'anxiété, s'étaient développées sous l'œil obnubilé de l'observateur sans altérer un instant la solidité de ses convictions. Mais fait extraordinaire et que je ne m'expliquais pas tout d'abord, c'est que ces malheureux étaient tous atteints d'un ictère qui était au maximum chez mon client, auteur innocent de l'expédition chez le médecin végétarien. Je ne trouvai comme élément explicatif qu'une sensibilité marquée du foie et de la base pulmonaire droite, sur la nature de laquelle je n'eus du reste, aucune pathogénie satisfaisante. Il a fallu plus de six mois de régime normal et une villégiature pour réparer tant bien que mal ce désastre, et encore chez l'un d'eux des séquelles définitives en sont restées. Il me semble que tout commentaire affaiblirait ces observations dont tous les médecins occupés ont pu voir des exemples.

Mais à côté de ceux chez qui les névroses émotionnelles et anxieuses sont entretenues par une inanition chronique, fruit d'interprétations erronées, de régimes médicaux intempestifs, d'imitation familiale ou de tendance personnelle, il existe un nombre aussi grand de patients qui versent dans ces troubles nerveux par suralimentation et sédentarité. Alors que les premiers ont des troubles neurotrophiques, cachectiques, par dénutrition nerveuse, hypotonie, inhibition, etc., ceux qui composent le groupe des neuro-arthritiques gros mangeurs, sont surtout les victimes de la surexcitation des extrémités terminales nerveuses dans le tube digestif. Ils souffrent secondairement du système nerveux tout entier par l'apport surabondant des calories et par l'action des aliments puissamment dynamogéniques, tels que les viandes, les gibiers, les préparations culinaires excitantes, et surtout par l'usage des riches boissons alcooliques. Ici, c'est tout d'abord l'abus de l'Excitation qui mène à l'épuisement nerveux secondaire, puis à l'asthénie et à l'atonie digestive. Ces divers processus d'auto-intoxication se mélangent à la surexcitation fonctionnelle ; ainsi les organes, les systèmes, après une phase d'euphorie et d'excitation vitale, tombent dans la défaillance, l'insuffisance fonctionnelle et l'auto-intoxication a grand retentissement organique. C'est le cas de tous les grands malades de la nutrition des classes riches, qui commencent d'abord par être de simples obèses, goutteux, diabétiques, asthmatiques, pour devenir ensuite des urémiques, des hépatiques, des artérioscléreux, des cardiaques, etc.

Aussi, dans le premier cas s'impose le relèvement du régime, dans le second sa restriction, suivant quelques principes généraux dont je vais esquisser les grandes lignes.

### 1° Régime alimentaire des névropathes dénourris

Toutes les fois que par l'examen et l'interrogatoire le médecin pourra constater chez le nerveux émotif les signes de l'insuffisance alimentaire, il devra tout d'abord y remédier par l'édification d'un régime qui aura pour but d'abord la rééducation fonctionnelle de l'appareil digestif tout entier, puis l'adoption d'un régime suffisant à entretenir la tonicité nerveuse du patient et propre à corriger, s'il est nécessaire, les troubles métaboliques primitifs ou secondaires.

Je ne puis ici entrer dans le détail des connaissances diététiques générales qui sont nécessaires au médecin. Elles sont, du reste, difficiles à acquérir dans les ouvrages classiques qui sont insuffisants ou erronés en général sur ce point particulier, et où on ne trouve guère que des lieux communs traditionnels, des préjugés et des erreurs. Toute cette partie de la médecine moderne est entièrement à remanier. Peu de médecins, en effet, ont eu la décision de rompre avec une tradition surannée et avec des habitudes qui ne sont assises que sur des hypothèses, pour édifier leurs connaissances sur des expériences cliniques déduites de prévisions physiologiques solidement établies. Le lecteur trouvera dans mes volumes antérieurs sur l'obésité, et dans la partie de mon « Traité de Culture Physique » que j'ai consacrée à l'emploi des régimes associés à l'exercice comme moyen curatif des maladies de la nutrition, l'essentiel de ce qu'une expérience quotidienne, et des essais variés dépourvus de tout esprit systématique m'ont appris. Je me réserve de développer ultérieurement ces notions premières de diététique dans un ouvrage particulier. Je vais résumer cependant en quelques aphorismes, ce qui me paraît essentiel à la compréhension de notre sujet.

**Généralités sur la Diététique.** — *a*) *Les régimes alimentaires* sont des moyens d'action remarquablement puissants qui agissent non seulement sur le fonctionnement ou les troubles fonctionnels des organes digestifs, mais encore et surtout sur le métabolisme tout entier, et sur les différentes fonctions du système nerveux. A côté de ces actions principales, d'autres sont secondaires, mais cependant effectives, telles que celles sur la circulation périphérique et centrale.

Il existe deux types de régimes principaux suivant que le patient est à l'état normal ou que son état physiologique est troublé.

*b*) *Le régime normal* est un régime mixte faiblement animal et fortement végétal (légumes et fruits), varié à l'extrême en qualité et en mode de préparation et dont la quantité doit être suffisante à entretenir chez l'adulte un poids peu variable, une tonicité nerveuse et une puissance fonctionnelle physiologiques et entre autres manifestations une tonicité circulatoire s'exprimant par une tension artérielle dont le chiffre à l'oscillomètre de Pachon est de 14 à 16 pour la pression maximum, en moyenne 15, de 8 à 10 pour la pression minimum, en moyenne 9. La quantité d'urine éliminée par un pareil régime et en fonction de cette tension, est en moyenne de 20 centimètres cubes par kilo de poids corporel actif (graisse non comprise).

*c*) *Les régimes d'exception, qualitatifs* ou *quantitatifs* sont tous ceux qui sont employés dans le but de corriger des troubles organiques ou métaboliques, particulièrement des troubles digestifs, circulatoires, sécrétoires rénaux, ou portant sur l'assimilation ou la désassimilation.

Ces régimes *anormaux systématiques* ont une caractéristique pratique particulière. *Ils sont ou devraient être d'usage transitoire*, pendant 3 à 4 semaines au plus. C'est une vérité fondamentale et méconnue.

En résumé, les régimes normaux le sont en fonction des variables normales de sexe, d'âge, de taille, de poids, d'activité, d'assimilation, de désassimilation, d'usure, de conditions climatiques : chaleur, froid, humidité. Quand ces circonstances intérieures ou extérieures varient d'une façon notable en déterminant les oscillations fonctionnelles ou les maladies, le régime doit varier parallèlement. Il est donc toujours, normal ou anormal, adapté aux variations fonctionnelles du patient.

*d*) En dehors de très rares exceptions et dans certains états critiques aigus, qui sont rares dans les circonstances cliniques que nous étudions ici, il n'y a guère à considérer dans un régime que *l'élément quantitatif*. Contrairement aux règles diététiques modernes, *les restrictions qualitatives du régime constituent une erreur considérable*. Il est inexact qu'il y ait une échelle de digestibilité des aliments, qu'il y en ait de légers et d'indigestes ; la capacité digestive pour un aliment déterminé est essentiellement psychique, personnelle, spécifique, mais avec une inconstance complète dans le temps; à diverses époques ou à quelques journées de distance, on peut constater sur ce point les plus grandes variations. La prétendue indigestibilité est une illusion dogmatique; elle est le résultat d'une suggestion, d'une tradition professionnelle; les médecins se la passent et l'ont apprise à leurs malades. Il suffit, pour rendre un aliment ou un mode de préparation indigeste, de le signaler au patient atteint de dyspepsie. Ne l'oublions pas, une idée, une représentation mentale suffit à exciter ou à inhiber une sécrétion, un mouvement, une sensation viscérale. Sur ce point, mon opinion est maintenant solidement établie après quelques expériences faites à leur insu sur les malades de ma clientèle privée : l'indigestibilité est une propriété non de l'aliment mais du patient, et on peut la lui inculquer par suggestion.

*e*) L'effort du médecin doit donc surtout porter sur la détermination précise à l'aide de plusieurs critères, *de la quantité d'aliments à prescrire*, dans le régime normal ou dans les régimes systématiques appliqués aux maladies.

*f*) *Les régimes ne doivent pas être des modes alimentaires adaptés à la défaillance organique ou à la défaillance fonctionnelle des viscères digestifs*. Si dans certaines périodes et dans certains cas il est nécessaire d'employer un régime restrictif au point de vue quantitatif ou qualitatif, ce ne peut être qu'à titre de repos organique pendant une période très courte. On doit retourner aussitôt à une méthode diététique dont le principe directeur est de combattre la défaillance fonctionnelle par une rééducation fonctionnelle progressive.

*g*) Il résulte de ces premières notions que les régimes adaptés à des conditions morbides passagères, c'est-à-dire les régimes systématiques, ne peuvent être que transitoires et appliqués pendant un temps très court. *Tout régime qui n'a pas donné en quelques semaines 2 à 3 environ des signes manifestes d'amélioration, doit être rejeté, remplacé par un autre régime ou par un retour au régime normal.*

*h*) *Les aliments* qui constituent les régimes doivent répondre à trois fonctions organiques principales :

1° Ils doivent suffire au *remplacement* et à l'*usure* moléculaire vitale à l'état normal, ou *augmenter* ou *diminuer la masse* corporelle, suivant que celle-ci est excessive ou déficiente.

2° Ils doivent encore fournir aux cellules organiques les principes *énergétiques* et notamment le glycose nécessaire aux divers fonctionnements, aux échanges.

3° Ils doivent, enfin, exercer par l'excitation sensorielle gustative et olfactive une excitation dynamogénique réflexe. Cette *dynamogénie excito-réflexe*, cette qualité excitante, nerveuse, de l'aliment et du régime, est indispensable non seulement pour produire la mise en branle de la motricité et de la sécrétion glandulaire du tube digestif et des glandes annexes, mais encore pour produire une tonicité euphorique et cénesthésique utile aux fonctions digestives, aux fonctions métaboliques et aux fonctions nerveuses. Tous les régimes doivent donc être établis en tenant compte de ces influences nerveuses et psychiques, si bien mises en lumière par les recherches de Pavlow et qui font de la gourmandise et de la préparation culinaire soignée, des adjuvants utiles à la digestion et à la nutrition.

Aussi *les régimes tristes* composés d'aliments mal préparés, insipides, dénués de condiments, d'aliments carnés, de viandes, d'œufs, composés uniquement de légumes ou *de pâtes*, annihilent-ils rapidement la sécrétion, la motricité, l'euphorie psychique et la cœnesthésie normale. Ils s'accompagnent d'une baisse générale de la tonicité cardio-vasculaire qui s'exprime par une baisse des pressions artérielles; ils déterminent l'inexcitation nutritive, la tristesse et l'hypocondrie. L'anémie floride si fréquente chez les végétariens est une autre conséquence des régimes tristes dont la seule excuse est d'être utilisés pendant une très courte durée (une semaine ou deux) pour ramener à la normale les organes hypersténiques, hypersécrétants par abus d'excitation chez les gros mangeurs.

*i*) Au point de vue du *rendement nutritif* il faut savoir que l'augmentation ou la diminution d'une ration alimentaire ne reste pas proportionnelle pour toutes les rations.

Etant donné un régime quantitativement moyen qui répond aux besoins nutritifs et maintient l'équilibre entre l'usure et le remplacement, son augmentation progressive ou sa diminution graduée ne produiront pas une augmentation de l'assimilation ou de la désassimilation parallèle et proportionnée. Si l'on diminue la quantité d'aliments, après une légère perte de poids, l'équilibre tend à se rétablir avec ce nouveau régime préalablement insuffisant : *l'organisme apprend à économiser ou à mieux utiliser les aliments qu'on lui distribue avec parcimonie.*

*La restriction alimentaire modérée augmente donc la puissance d'assimilation et le coefficient d'utilisation.* Inversement, si l'on hausse la quantité d'une ration, après une légère augmentation de poids, l'équilibre tend à se rétablir avec ce nouveau régime préalablement excessif, *l'organisme apprend à gaspiller les aliments qu'on lui distribue avec générosité :*

*L'abondance alimentaire réduit la puissance d'assimilation et le coefficient d'utilisation de la ration.* Nous verrons plus loin comment l'adjonction de l'exercice dans ces différents cas modifie ces lois générales.

*j*) Le *changement de régime*, même quand il y a équivalence calorique ou même légère augmentation, *produit d'abord une légère perte de poids, de volume, de densité corporels*, suivie au bout d'un temps variable (quelques jours ou quelques semaines) d'une récupération secondaire. Cette loi est générale, on la retrouve dans l'alimentation des animaux domestiques et elle est connue des éleveurs et des zootechniciens ; elle est ignorée en médecine.

Ainsi, la variation dans le régime au point de vue quantitatif et qualitatif, apporte des modifications en plus ou en moins dans l'assimilation et la désassimilation. D'autre part, les régimes de composition qualitative et quantitative uniforme, produisent aussi l'uniformité dans le type nutritif établi. C'est ainsi que chez les maigres dénourris, le fait de conserver le même régime entretient une nutrition orientée dans le sens de la désassimilation maximale. C'est une des raisons pour lesquelles les dénourris qui ont restreint le choix et la préparation des aliments, qui mangent éternellement les mêmes mets sous le même mode de préparation, se fixent définitivement dans un mode nutritif dévié. La même règle reste exacte, mais en sens inverse, pour les gros mangeurs obèses, ou pour les petits mangeurs obèses.

Ces lois expliquent comment les régimes nouvellement employés produisent en général un brusque amaigrissement — d'autant plus marqué que le nouveau régime a une moindre valeur calorique — mais qu'ensuite cet amaigrissement ne se poursuive pas.

Ces quelques notions nous montrent que les régimes normaux ne peuvent être qu'infiniment variés au point de vue qualitatif et quantitatif, car eux seuls sont capables de déterminer dans le système nerveux régulateur, une suite d'excitations ou d'inhibitions dont le total s'équivaut pour maintenir un rendement nutritif optimum et laisser le système nerveux et le métabolisme dans un état de sensibilité régulatrice utile à tous les besoins de l'individu.

Ces lois générales que je suis obligé, faute de place, de schématiser ici, mais dont on trouvera le détail dans mes publications antérieures, permettront au médecin de se diriger pour régler l'alimentation des dénourris maigres atteints d'émotivité ou de syndromes anxieux, ce qui est le cas le plus ordinaire.

Sans entrer dans le détail culinaire de cette diététique, je donnerai simplement les indications générales auxquelles il faut obéir.

**Particularités diététiques chez les anxieux dénourris.** — Chez les purs névrosés qui n'ont pas de contre-indication du fait de leur état organique, on s'occupera d'entretenir par l'action de l'aliment une tonicité nerveuse bien répartie au cours de la journée, et pour cela on ne laissera pas le patient rester plus de 4 heures sans s'alimenter.

De plus, l'expérience a appris que dans toutes les névroses et dans de nombreux syndromes névropathiques, les symptômes sont toujours très marqués aux heures où l'influence tonique de l'alimentation s'éteint, c'est-à-dire aux moments de la journée qui sont les plus éloignés des repas, soit au matin et dans le milieu de la nuit. Il faudra donc avoir soin d'atténuer les fléchissements de la courbe de la tonicité générale, qui sont dus à une mauvaise répartition des heures des repas. Etant donné qu'entre l'absorption des aliments et leur assimilation, c'est-à-dire leur passage dans le sang, puis leur transport à l'état de *nutriments* vers les cellules organiques, un intervalle de plusieurs heures, cinq à six au minimum, est indispensable, il ne faut pas laisser un espace de temps supérieur à cette durée sans aliment, même la nuit.

Dans nos pays, la répartition de la charge dynamogénique du système nerveux par l'aliment, ou tension tonique nutrimentaire, — ou encore potentiel dynamogénique, — est inégale au cours de la journée. Ainsi que l'a fait remarquer justement le professeur Bergonié de Bordeaux, il est fâcheux que deux grands repas, à une heure de l'après-midi et à 8 heures du soir, se succèdent dans le même tiers de la journée, puisqu'un intervalle de 16 heures s'écoule sans prise d'aliments, car pour beaucoup de Français, le petit déjeuner du matin n'est que l'absorption d'un liquide chaud, parfois excitant, mais sans valeur dynamogène foncière. Aussi les névropathes dont les vices nutritifs dus au dérèglement de leur appareil nerveux diminuent le coefficient d'utilisation d'une ration, voient-ils leurs troubles nerveux empirer, à partir de la seconde moitié de la nuit et dans toute la matinée.

Ces troubles sont d'autant plus accentués que les malades sont plus démunis de réserves graisseuses. Il y a donc dans leur sang une grande variation de la teneur nutrimentaire en éléments immédiatement utilisables et dissous dans le sérum : les sels minéraux, le glycose, l'albumine, etc. Leur cénesthésie et leur état nerveux de dépression, d'émotivité et d'anxiété se modèle sur les variations de cette teneur. Mais, de plus, le simple apport des aliments sur la muqueuse digestive et l'excitation produite à différents niveaux sur les nerfs digestifs, depuis ceux de l'olfaction, de la gustation, jusqu'aux filets des nerfs pneumo-gastrique, sympathique, des ganglions solaires, etc., entretiennent aussi une tonicité réflexe qui s'associe à la tonicité dynamique nutrimentaire.

Telles sont les raisons scientifiques qui expliquent la nécessité, souvent constatée dans le traitement de toutes les névroses, d'alimenter fréquemment les névropathes, de corriger la baisse de leur coefficient d'utilisation alimentaire et d'entretenir l'excitation nerveuse réflexe par un choix qualitativement approprié, c'est-à-dire par une préparation culinaire très agréable, très variée, très appétissante, sans tomber pourtant dans un excès qui produirait une hyperexcitation digestive et une dépression fonctionnelle secondaire.

En résumé, pour ces diverses raisons, on prescrira aux névropathes émotifs et anxieux des régimes toniques, généreux, contenant toutes les espèces d'aliments, *mais non pas des régimes de suralimentation.*

Le patient prendra cinq repas dans les 24 heures, qui se succéderont de façon à ce que de deux repas qui se suivent, l'un soit plus riche, l'autre plus faible. L'horaire peut être quelconque, mais dans nos pays sa meilleure distribution correspond à 7 heures, 11 heures ou midi, 5 heures, 8 heures, 11 heures ou, dans la nouvelle dénomination des heures, 7 heures, 12 heures, 17 heures, 20 heures et 23 heures (ou mieux 7, 11, 16, 19, 23 heures).

**Type du régime des dénourris.** — *Le petit déjeuner* du matin qui inaugure la journée d'activité et de fatigue doit être copieux, à la façon de celui qu'utilisent les Anglais : 2 œufs, avec du jambon ou du bacon, du thé très léger, sucré avec du lait condensé — ou une tasse de lait pur et sucré — quelques tartines de pain grillé avec beurre et miel, parfois à la place du thé ou du lait, du café au lait chez ceux qui le supportent bien. Tel est le premier repas que je recommande aux intellectuels.

Pour ceux qui doivent faire un effort physique sans détente nerveuse, je supprime la viande et la remplace par le poridge, ou une bouillie à base de fécule, de farine d'avoine, c'est-à-dire, en somme, par une plus grande quantité d'hydro-carbonés. D'une façon générale, pour quiconque à ce moment doit préparer un effort musculaire soutenu, mais lent, il faut donner un petit déjeuner réconfortant, un hydro-carbone farineux, présenté à l'état de fine division, soluble, chaud, et c'est en quoi un potage au lait avec farine et sucre est recommandable. Les excitants diffusibles, comme le thé et le café sont moins utiles chez eux et doivent être réduits en quantité, mais il faut augmenter les aliments gras et le sucre et c'est pourquoi on ajoutera un peu plus de beurre, de confiture, de miel ou une tranche de plum-pudding beurrée et recouverte de miel, parfois des figues sèches.

*Le repas de midi* se composera d'abord : 1° d'un œuf ou des hors-d'œuvres végétaux ; 2° un plat de viande ou de poisson, dont le poids (cuit) sera tel qu'il représentera à peu près un gramme et quart de viande par kilo du poids du corps du patient (75 grammes pour 60 kilos de poids corporel) ; 3° un plat de légumes assez abondants s'ils sont verts, n'excédant pas 2 à 3 cuillerées à soupe s'ils sont des farineux riches en albumine telles que les légumineuses : lentilles, pois cassés, fèves, haricots blancs, avec lesquels la suralimentation est facile à cause de leur richesse calorique ; 4° un dessert composé : 1° ou d'un plat doux, ou de confiture, ou d'un fromage frais non fermenté (fromage à la crème) ; 2° et toujours de fruits cuits ou crus, mais très mûrs, très abondants (250 à 300 grammes de fruits au minimum).

*Le goûter* comportera une tasse de thé sucré avec deux cuillerées de lait en poudre ou de lait concentré doux, ou encore d'une tasse de lait chaud ou froid et sucré. A ce liquide, on ajoutera soit des biscottes, des biscuits ou des gâteaux (plum-cake), soit des sandwichs au beurre et jambon, au caviar, etc., pour un poids de 50 grammes au maximum.

*Le dîner* sera fait : 1° d'un potage dense et pris en petite quantité (8 à 10 cuillerées à soupe à peu près). Ce potage pourra être aux légumes, avec une crème de farine ou du tapioca pour lui donner quelque consistance ; 2° rarement d'une viande, volaille ou poisson, ou et plutôt de 2 œufs au naturel ou en omelette, et avec tous les assaisonnements possibles ; 3° d'un légume vert ou farineux et alterné comme espèce avec celui qui aura été pris à midi. Le dessert avec entremets sera constitué dans le même esprit que celui du repas de midi et sera copieux en fruits. Le poids de la viande, s'il y en a au repas du soir, sera à peu près de moitié de ce qui a été pris au repas de midi. Dans la journée, on n'excéd: a pas 150 grammes, sauf anémie ou cachexie marquées. Les viandes doivent être souvent rouges, rôties, braisées, grillées, et si on les laisse saignantes, elles gardent leur qualité d'agents opothérapiques musculaires.

Au *coucher*, vers 11 heures, une tasse de lait chaud ou froid, avec quelques biscuits sera une précaution utile à empêcher l'insomnie et les douleurs gastriques qui se produisent souvent chez les névropathes comme signes d'asthénie alimentaire. Gilles de la Tourette employait déjà ce procédé, mais laissait au patient le choix de le prendre ou non, exigeant seulement qu'il y eût sur la table de nuit un en-cas : tasse de chocolat et biscuits en général, à absorber en cas de réveil ou de douleurs gastriques.

**Boissons. Modes de préparation et accessoires.** — Dans ce régime on évitera de donner des boissons abondantes au moment des grands repas. Tout d'abord le danger de la précipitation au niveau du rein des sédiments de l'urine par carence de boissons a été très exagéré. Certes l'eau est indispensable à l'organisme et elle est la base des échanges organiques. Mais la formule : insuffisance de boissons = lithiase rénale n'est vraie que chez les lithiasiques latents et déjà atteints. La lithiase a d'autres raisons plus hautes. Il est inutile de se préoccuper des risques d'une prétendue uricémie par insuffisance de boisson. Avec M. Martinet, j'ai pu montrer des exemples nombreux des dangers que fait courir aux malades de la nutrition l'application du vieux préjugé du lavage systématique du rein (*Presse Médicale* 1913). Un régime analogue à celui que je viens d'indiquer, contient dans les aliments, légumes et fruits, suffisamment d'eau pour ne présenter aucun danger d'hyposécrétion urinaire et d'infiltration uratique du rein. D'autre part, le régime sec est extrêmement favorable à une bonne digestion chez le nerveux, dont les sécrétions glandulaires en ferments gastriques, intestinaux, hépatiques, sont généralement insuffisantes. Il est maladroit, sous prétexte d'un lavage du rein hypothétique et inutile, de produire par les boissons une dilution certaine de ferments digestifs qualitativement et quantitativement insuffisants. En restreignant les boissons aux grands repas, on supprime une grande partie des malaises digestifs : le ballonnement, l'oppression, la lourdeur, la somnolence, mais il est vrai en facilitant la venue de la constipation. On sait, d'autre part, que la majorité des névropathes n'éprouvent pas le sentiment de la soif, et que certains d'entre eux sont restés *des années* sans boire et sans en avoir aucun trouble si ce n'est la rareté des selles, dans le cas où leur régime est pauvre en pain, en sauces, en fruits, salades, légumes verts.

D'une autre côté, beaucoup des malades que nous étudions ici, surtout ceux qui sont atteints de syndromes d'émotivité organique, sont des artério-scléreux dont le rein est impuissant à filtrer l'eau (insuffisance hydrurique) qui reste ainsi dans les tissus (hydrémie), augmente leur hypertension artérielle et épuise rapidement la puissance cardiaque. Soumettre ces patients à la prétendue cure de lavage du rein ou aux cures de Vittel, Contrexéville et Evian, c'est les mener sûrement, et quelquefois d'une façon brutale, à l'urémie cardio-vasculaire, à l'asystolie, à l'angine de poitrine, à l'hémorragie cérébrale. Les dangers des régimes diurétiques sont, aujourd'hui que nous connaissons mieux ces questions, moins hypothétiques que leurs avantages.

Ces réserves faites sur les exagérations de certaines vieilles théories, et les craintes des malades, il faut se souvenir qu'on pare aisément au danger réellement très faible de la précipitation des sédiments urinaires dans le rein, en recommandant aux patients de boire entre les repas. Peu de boisson aux repas facilite la digestion et réduit l'assimilation, ressource utile aux surnourris, pléthoriques, obèses et d'autant plus que cette restriction de liquides au repas abaisse la pression artérielle. L'eau entre les repas favorise la désassimilation et suffit au lavage du rein et des tissus. Un litre par jour chez les normaux est une ration suffisante.

Je recommande parfois *un peu de vin* aux névropathes émotifs et anxieux dénourris et anémiés ; une petite quantité de champagne leur convient parfaitement à la dose d'un verre à bordeaux à la fin du repas. C'est à titre de stimulant qu'il doit être ordonné et non pas à titre d'aliment. Il faut éviter que les patients en abusent car, d'autre part, l'excès de vin, ou même son usage régulier à des doses supérieures à celle-ci, produit des malaises et exagère l'émotivité et l'anxiété. On sait que ces deux derniers symptômes peuvent être une manifestation d'alcoolisme et beaucoup d'Anglais, de Russes, qui passent pour être atteints de névrose d'angoisse ou de spleen, ne sont en réalité, que des buveurs, ou des dipsomanes, dont les syndromes émotifs et anxieux disparaissent par le traitement de l'éthylisme. Les liqueurs doivent être systématiquement repoussées. La bière peut être prescrite à faible dose : un verre ordinaire par grand repas. L'eau est la boisson la plus recommandable et ne doit pas excéder un verre par repas. Je permets assez souvent l'*usage du café* à petites doses, une petite tasse de café parfumé mais faible en caféïne, ou décaféïné.

Il est utile de savoir que le café et la caféïne ne sont pas des excitants équivalents ; bien que le café contienne une quantité assez notable de caféïne, il est plus excitant et donne fréquemment une angoisse cardiaque et respiratoire à beaucoup de névropathes à qui la caféïne aux mêmes doses n'en produit pas. Il faut à ce point de vue distinguer le caféïsme du caféïnisme et il existe une intoxication chronique par le café qui ressemble en tous points à la névrose d'émotivité et d'angoisse. Le café trouble souvent la digestion s'il est trop fort et peut produire de la gastralgie. Le café d'avoine grillée ne présente aucun avantage, le patient n'y trouve pas le parfum qui excite le nerf olfactif et les terminaisons gustatives, car le goût en est franchement désagréable, et il ne possède pas le tonique nerveux qu'est la caféïne, car l'avenine qu'il contient à très faible dose, n'a pas d'action cérébrale.

*Le pain* doit être pris en très faible quantité. Aux dénourris, on doit prescrire la croûte, beaucoup plus nourrissante que la mie ; à faible dose, 40 ou 50 grammes par repas au maximum, car le pain, sauf chez les paysans dont il forme la base alimentaire, et chez qui l'exercice augmente la puissance digestive, est un aliment qui ne convient pas aux dyspeptiques. Il entretient les fermentations acétiques, épuise les ferments digestifs déjà rares, produit des flatulences qui disparaissent avec sa suppression, détermine une soif vive, nécessite un brassage musculaire qui fatigue les parois faibles de l'appareil digestif, allonge considérablement la durée de la digestion gastrique ; mais, cependant, sa suppression a un inconvénient qu'il faut bien reconnaître : c'est qu'elle facilite la constipation.

Tous *les modes de préparation* et d'*assaisonnement* sont acceptables dans le régime qui vient d'être décrit, pourvu qu'ils soient agréables au patient. Il faut introduire une très grande variété dans le régime et s'ingénier à exciter l'appétit par la sapidité et la gourmandise, car le mécanisme psychique est primordial dans la digestion, et les joies gustatives sont incontestablement utiles à la sécrétion des ferments digestifs. Mais cela ne veut pas dire qu'il faut prescrire à tout venant : pickles, moutarde, piments, cary, poivre. Sous le prétexe d'excitation sapide, il faut se garder de mettre en feu l'appareil digestif des nerveux, qui après une phase d'exaltation fonctionnelle, tomberaient fatalement dans une hyposthénie fonctionnelle secondaire.

D'autre part la grande question *de la constipation* qui préoccupe tant de gens touche de près au mode de préparation des aliments. Elle est entretenue ou créée par les régimes secs, sans boisson au repas, par l'absence de pain, de fruits, de légumes verts, de sauces, par l'usage des viandes grillées, rôties, la suppression des graisses et beurres, des légumes féculents, des soupes, et par les régimes peu variés et insipides. Elle est donc souvent le résultat d'erreurs de régime. Mais on peut dire que tout régime laxatif ou rafraîchissant est engraissant. D'où l'emploi si fréquent des eccoprotiques non purgatifs, des lubréfiants, des médicaments qui comme l'agar-agar, le psyllium, la graine de lin, de moutarde, la vaseline, favorisent le bol fécal sans engraisser. Les légumes verts, les salades et les fruits ne suffisent pas à remédier à cette constipation diététique, pas plus que l'usage compensateur des boissons entre les repas. Boire aux repas, varier les aliments, et leur mode de préparation toujours choisi et agréable, manger du pain complet. de la soupe et des viandes en ragoûts et en sauce est plus sûrement efficace mais ne convient qu'aux maigres dénourris.

Pour chaque consultation et pour chaque client, le médecin doit indiquer les quantités de chaque plat en grammes ou en cuillers, il doit enseigner au patient à reconnaître au bout de quelques jours, le poids approximatif des aliments et pour cela il est recommandable de leur faire peser les éléments de leurs rations. Il est inutile de continuer cette vérification plus de quelques jours, car une erreur de quelques grammes n'a pas d'importance. Cette précaution est indispensable, car il n'est pas d'autre moyen de connaître exactement ce qu'absorbe le malade.

C'est sur cette base que dans la suite on peut diminuer ou augmenter la ration sans erreur, et qu'on peut exiger sans crainte, l'application stricte du régime, facile alors à calculer en calories.

La disparition des signes de l'inanition, que j'ai donnée plus haut, l'amélioration de l'état nerveux, l'atténuation de l'émotivité et la disparition de l'angoisse, la nettoyage de la langue, la cessation des signes dyspeptiques, de la constipation, des douleurs, permettront de juger si le régime est suffisant chez les dénourris. Cette action est directement visible chez les patients qui présentent des crises respiratoires et circulatoires pseudo-syncopales avant les repas ou quand les repas sont retardés. Il m'est arrivé souvent de couper net une crise de cette espèce, parfois très violente, en faisant prendre immédiatement quelques aliments solides ou liquides au patient. Le calme réapparaît immédiatement montrant bien ainsi que l'aliment agit par sa présence et par son action cenesthésique sur les terminaisons nerveuses sensitives de l'estomac, car il n'a pas eu le temps d'être assimilé.

On complètera la surveillance du régime par la vérification quotidienne du poids corporel à la balance, et l'on apprendra au patient à établir lui-même sa *courbe barygraphique* qui permettra d'exiger de lui une alimentation suffisante en quantité pour produire une augmentation régulière du poids. Aucun névropathe dénourri ne peut espérer la guérison de ses troubles nerveux, quelle qu'en soit la forme, s'il n'est pas revenu à son poids, à sa densité et à son volume normaux pour sa taille, son âge, sa largeur, son épaisseur et son gabarit. Ceci n'excuse ni les patients ni les médecins qui poussent ce souci jusqu'à l'acquisition d'un embonpoint exagéré et inutile.

Un pareil régime va parfois à l'encontre des idées personnelles du malade ou de celles qui lui ont été inculquées par les médecins qu'il n'a pas manqué de consulter successivement. C'est affaire de tact de la part du médecin de distinguer s'il faut contraindre le patient à l'obéissance sans discussion, ou s'il vaut mieux entrer dans le détail, discuter, expliquer et combattre les préjugés. Un médecin très occupé ne peut toujours consentir à enseigner les lois de la diététique à des profanes. Outre que cela est fatigant, c'est bien souvent une tentative inutile chez les malades obsédés, qui reviennent toujours à leurs doutes, à leurs scrupules ou à leurs craintes. Il vaut mieux leur apprendre à obéir sans discussion et à se décharger du soin de leur guérison entre les mains du médecin sous sa propre responsabilité. Dans certains cas exceptionnels, chez des émotifs non constitutionnels, qui ne sont pas atteints de délire d'interprétation alimentaire, qui sont accidentellement anxieux et par une origine plus organique que psychique, on peut, s'ils sont intelligents, expliquer le pourquoi de chaque indication diététique ou médicamenteuse. Mais on ne doit le faire qu'à titre exceptionnel. Il faudrait que nos malades soient convaincus que la diététique est une science difficile et d'une haute complexité, que très peu d'hommes y sont réellement compétents, qu'elle est semée de pièges et que ses lois générales sont hors de la portée de ceux qui n'ont pas de connaissances physiologiques et cliniques étendues.

Parmi d'autres notions profitables, celle qui est le plus utile à inculquer au patient, c'est que le fait d'accepter sous prétexte d'idées antérieures contraires, un régime nouveau avec répugnance, suffit à le rendre intolérable aux organes digestifs et à en arrêter le fonctionnement. L'expérience seule peut permettre de connaître les singulières réactions produites sur le tube digestif par la représentation mentale consciente ou inconsciente, ou une simple idée qu'un aliment est nocif. Je voyais, il y a peu de temps, une jeune femme névropathe à symptômes pithiatiques, qui présente une intolérance absolue pour les fruits, les compotes et les légumes verts chaque fois que par des émotions ou des surmenages intempestifs, elle met son système nerveux en état de défaillance. Des traces de ces aliments introduits dans son régime, jusque-là bien supporté, suffisent à produire des douleurs, des vomissements, de l'entéro-colite muco-membraneuse, réactions psychiques ou mentales s'il en fût. On sait qu'une idée, une représentation mentale, peuvent produire des sensations et des réactions viscérales d'excitation ou d'inhibition, mais il n'est pas indispensable que ces idées soient conscientes, elles peuvent agir dans la sub-conscience pendant le sommeil, par auto ou hétéro-suggestion, par auto ou hétéro-persuasion.

Aussi la direction de la diététique, chez les nerveux anxieux dénourris n'est-elle pas sans difficulté, et n'est-elle pas une prescription banale.

### 2° Le régime chez les anxieux surnourris

Ainsi que je l'ai dit à l'Etiologie, si l'insuffisance alimentaire mène à des troubles nutritifs, à une auto-intoxication secondaire par défaut et à une dénutrition de la cellule nerveuse, la suralimentation souvent compliquée de sédentarité, peut déterminer d'autres syndromes ou névrose d'émotivité et d'anxiété, des troubles fonctionnels viscéraux, des troubles endocriniques qui, au premier abord, ne se distinguent pas les uns des autres malgré une étiologie contraire. Aussi, le médecin se trouvera-t-il dans la nécessité de corriger les excès alimentaires chez beaucoup d'anxieux arthritiques, obèses, goutteux, diabétiques, asthmatiques, pléthoriques, etc.

En dehors de quelques particularités nécessitées par des manifestations organiques associées, on peut employer indistinctement dans tous ces cas un même régime univoque qui est plus un retour à une alimentation moyenne normale qu'une véritable restriction alimentaire. Je ne donnerai ici que les éléments essentiels de la question dont le lecteur trouvera le détail ailleurs (1).

*Le régime moyen* qui convient aussi bien aux uns ou aux autres des névropathes atteints de pléthore alimentaire, de goutte, d'obésité, de diabète, etc. est constitué de la façon suivante :

*Petit déjeuner* : Thé ou café au lait, très léger en café, avec 2 biscottes ou 30 grammes de pain grillé, 10 grammes de sucre.

*Grands repas* de midi et du soir : 1° 60 à 120 grammes de viande ou poisson suivant taille, poids et travail remplacés le soir par 2 œufs chez les intoxiqués ; 2° un légume vert à discrétion ; ou, 3 fois par semaine, un seul type de féculent, la pomme de terre, limitée à 150 grammes par jour ; 3° une salade au vinaigre ou au citron ; 4° un dessert composé de fruits frais à discré-

(1) Heckel, « Obésités », p. 408 et 17, et « Régime et Myothérapie » du *Traité de Culture Physique* (Masson, éditeur, Paris, 1913) et deux articles du *Journal Médical Français* (15 septembre 1913 et 15 mars 1914, Poinat, éditeur, Paris).

tion sauf les bananes. Un verre à bordeaux de vin véritable et pur (seule boisson pendant le repas).

Tout autre aliment est interdit ; la quantité des légumes verts n'est pas limitée, à la condition qu'ils soient assaisonnés au jus de viande dégraissé et non au beurre. Tous les légumes féculents, farineux, les légumineuses et les pâtes sont éliminés, sauf la pomme de terre, qui ne peut revenir à plus de trois repas par semaine, sans préparation à la graisse ou au beurre, de préférence sous forme de purée au lait, ou en robe de chambre. Je permets la tomate, l'oseille, l'asperge, le choux, frappés par la tradition médicale d'un ostracisme injustifié, étant données les quantités ridiculement faibles d'acide oxalique, asparagine, soufre qu'ils contiennent.

La liste des légumes verts essentiels à prescrire est la suivante : épinards, salades cuites et crues, choux, choux-fleurs, endives, navets, salsifis, aubergines, courgettes, cardons, raves, concombres, crosnes, haricots verts, topinambours, les uns en friture, au beurre, mais bien égouttés, les autres finement passés et au jus. La quantité peut être à discrétion.

Les salades sont de digestion facile, et à part quelques cas d'idiosyncrasie exceptionnels, l'indigestibilité des crudités est un mythe. Les malades qui prétendent ne pas les digérer sont suggestionnés par une tradition sans base. Mastiquées convenablement les prétendues crudités, végétaux, salades ou fruits sont réduits à un peu d'eau sucrée et une faible masse de cellulose.

Les fruits sont essentiels dans ce régime ; je les prescris en abondance et laisse au patient la possibilité de calmer grâce à eux les fringales qu'il peut avoir entre les repas, surtout au début de l'emploi du régime, pendant la période de transition avec son régime antérieur abondant. La poire, la pêche, la pomme, la prune, les cerises, les fraises, les pamplemousses (grappe-fruit), l'orange, les framboises, le melon, le raisin sont recommandables.

Les fruits passeraient toujours pour être de digestion facile si on ne mettait sur leur compte les troubles digestifs qui tiennent aux repas copieux qu'ils accompagnent si souvent. En France on mange peu de fruits qui semblent considérés comme mets de luxe ou d'exception réservés aux repas de cérémonie. Ce sont cependant des aliments délicats, d'un parfum exquis qui excite sans violence le goût et l'odorat, propres à favoriser la diurèse, à saturer l'acidité sanguine des intoxiqués, des arthritiques, incapables de fermentation intestinale, sédatifs pour l'appareil nerveux digestif, et généreusement répandus autour de nous par la nature prévoyante. Avec des œufs, du lait, des fruits, il n'est pas d'homme qui ne puisse vivre en bonne santé.

Toutes les espèces de viandes sont permises, à la condition de n'en pas dépasser le poids prescrit, soit 80 grammes en moyenne par grand repas (poids après cuisson).

Les potages et le pain sont entièrement supprimés aux grands repas.

*Les boissons* sont prises loin des repas, quand l'estomac est vide ; c'est de l'eau le plus souvent (un litre au minimum, 1 litre 1/2 au maximum par 24 heures suivant tension artérielle et viscosité sanguine).

J'accorde souvent un goûter composé de deux tasses de thé très léger, ou parfois de café d'avoine avec des fruits ou deux brackfeasts. A chacun des deux grands repas, je permets, si le patient était habitué à boire du vin, un verre à madère d'un bon vin blanc peu alcoolisé (vin de Touraine ou d'Anjou).

En dehors de ces indications, tous les modes de préparation sont permis pour les viandes qui peuvent être rôties, braisées, grillées, bouillies avec ou sans sauce. La seule contre-indication formelle de l'usage de la viande le soir, est la constatation d'une insuffisance azoturique rénale qu'il faut apprécier par l'azotémie (Fernand Widal), ou par la mesure du coefficient d'Ambard. Il ne faut pas perdre de vue d'autre part, que la restriction carnée excessive chez les cardiaques ou les artério-scléreux, peut déterminer l'asthénie cardio-vasculaire, la défaillance du myocarde.

Ce régime mixte, légèrement carné et généreusement végétarien et fruitarien, est d'une digestion aisée, et permet une certaine activité cérébrale. Il est légèrement insuffisant quantitativement, ce qui permet au malade de perdre son excès de masse graisseuse. D'autre part, comme il est sec aux repas, il facilite la digestion, remédie à presque toutes les dyspepsies, diminue considérablement le surtravail digestif, facilite l'évacuation gastrique, abaisse le maxima et le minima de la tension artérielle, augmente la viscosité sanguine, atténue la pléthore vasculaire, mais ne produit pas l'atonie cardio-vasculaire, grâce à l'usage d'une certaine quantité de viande. Je fais remarquer en passant que cette quantité est très inférieure pour les 24 heures (moins de 200 grammes) à celle qui est considérée comme normale par beaucoup d'auteurs (300 à 500 grammes).

L'inconvénient de ce régime est d'être constipant, malgré l'abondance des fruits et des légumes verts, par l'absence de pain et de boisson aux repas. Il faut y remédier en augmentant le bol alimentaire par des préparations à base d'agar-agar, de psyllium, de graine de lin, huile de vaseline, mais non pas par des purgatifs.

Ce régime est également prescrit aux obèses, aux goutteux, aux diabétiques chez qui la présence de la pomme de terre de temps à autre, suffit à éviter l'acétonémie. Les opinions sur la diététique des goutteux, se sont singulièrement modifiées dans ces dernières années. Je pense que l'uricémie est chez eux, non pas une cause pathogénique mais un effet de la goutte, et sans aller jusqu'à vouloir traiter ces malades par la suralimentation carnée, ainsi que l'ont fait avec succès, Salisbury, Guelpa, et bien d'autres, on peut affirmer que ce régime leur convient parfaitement.

D'un autre côté, son action vasculaire est des plus favorable et les hypertendus fonctionnels qui mesurent à l'oscillomètre 22 ou 25 avec 12 ou 13 de minimum, soumis à ce régime restreint en boisson et en aliments carnés, tombent en quelques semaines à la normale, 16 ou 15, comme maximum, et à 10 comme minimum, à moins qu'on ajoute à la cure l'usage des exercices abdominaux qui régularisant la tension portale et hâtant la décongestion hépatique, ramènent ce minimum à 9 et plus tard à 8. Ces actions sont autrement certaines que l'application systématique et injustifiée de la d'Arsonvalisation, dont j'ai toujours constaté l'inefficacité lorsque j'ai pris la précaution de l'employer seule et sans régime ou sans autre médication.

Or, chez les névropathes pléthoriques par auto-intoxication, la correction de l'hypertension artérielle et de tous les autres troubles circulatoires est un fait d'une importance primordiale, qui suffit souvent à faire disparaître une hyperémotivité et des crises d'angoisse qui résistaient jusque-là à tous les traitements.

Cependant comme tous les régimes systématiques, celui-ci ne doit pas être continué sans limites. Il doit être surveillé et interrompu dès que ses effets sont acquis, et si le malade s'affaiblit ou maigrit à l'excès.

Je ne puis insister davantage ici sur ces différentes actions diététiques que le lecteur pourra compléter par la lecture des documents bibliographiques indiqués plus haut.

## MOYENS PHYSICOTHÉRAPIQUES

Il semblera peut-être au lecteur que si la thérapeutique par le repos paraît indiquée dans toute névrose présentant des signes d'excitation anormale du système nerveux, l'emploi de l'exercice musculaire est moins heureusement justifié. Aussi, quelques notions préalables sur la physiologie du travail neuro-musculaire sont-elles indispensables pour expliquer le choix de ce mode de traitement. Il est d'abord utile d'oublier la conception physiologique classique du fonctionnement musculaire. Tous les ouvrages techniques le résument à peu près dans la contraction où ils n'envisagent que le travail de la fibre musculaire périphérique. Il faut préférer au contraire la conception d'un travail musculaire inséparable de celui de la cellule nerveuse motrice médullaire ou corticale. Il faut considérer l'appareil neuro-musculaire comme composé de la cellule nerveuse motrice génératrice de l'influx qui parcourt le nerf moteur et de la fibre musculaire lisse ou striée qui le reçoit en une détente modifiant son arrangement moléculaire (d'où chaleur) et qui produit son raccourcissement. Cet ensemble anatomique c'est le myoneurone, qui par la contraction règle à la fois le mouvement et les fonctions qui en sont dépendantes : fonctions thermogéniques, glycogéniques, glycolytiques, adipogéniques, adipolytiques, circulatoires, endocriniques et surtout métaboliques. Celles-ci, suivant le mode et la répétition du travail neuro-musculaire et aussi suivant la quantité et la qualité de l'aliment absorbé au moment du travail, déterminent la prédominance des processus d'assimilation ou de ceux de la désassimilation.

Un appareil nerveux presque analogue, c'est-à-dire composé

d'une cellule nerveuse et de ses filaments, soit un neurone, est lié d'autre part, non plus avec la fibre musculaire, mais avec une glande. C'est là le schéma de tout appareil sécrétoire ou crinoneurone. Celui-ci aussi n'est, en définitive, qu'un appareil nerveux spécialisé dans la sécrétion, comme le myoneurone est spécialisé dans la contraction. La sécrétion et la contraction ne sont que deux nouveaux domaines fonctionnels de la cellule nerveuse, et l'une et l'autre pour se produire, empruntent l'énergie au tissu nerveux qui en est le substratum anatomique. Le fonctionnement sécrétoire ou le fonctionnement musculaire sont donc immédiatement dépendants de l'état du dynamisme nerveux, et si celui-ci commande et règle ces deux fonctionnements, inversement l'acte sécrétoire ou l'acte moteur tiennent sous leur dépendance la nutrition fonctionnelle, l'entretien et l'équilibre métaboliques de toutes les cellules nerveuses. Modifier le système nerveux par les différentes modalités du travail musculaire, qui est un travail volontaire produit à l'heure voulue et au commandement, c'est agir sur le processus nutritif du système nerveux tout entier, c'est régler l'assimilation et la désassimilation, l'usure et le remplacement dans le protoplasma nerveux lui-même, car les fonctions neuro-musculaires ne sont pas susceptibles d'être dissociées. De même que privée de l'action trophique du neurone la fibre musculaire s'atrophie, de même aussi, la cellule nerveuse motrice ou sécrétoire rapetisse, perd sa vitalité et disparaît si on suspend par arrêt fonctionnel ou par une section expérimentale, le lien anatomique ou physiologique qui l'unit à la glande ou au muscle.

Au point de vue clinique l'emploi de l'exercice musculaire dans les maladies fonctionnelles de la cellule nerveuse s'explique donc à la fois par une amélioration de la nutrition de cette cellule elle-même et par la régulation de son dynamisme moteur et sécrétoire. Quand les échanges, l'usure et le remplacement se font mieux au niveau de la cellule nerveuse, son potentiel, régulateur de tous les actes qu'elle commande : tonicité musculaire, sécrétion des glandes endocrines et surtout régulation trophique générale, s'élève et tend à rester constant. De plus, l'exercice musculaire détermine comme action secondaire une amélioration de la circulation par la régularisation des tensions artérielles et veineuses, exalte les échanges gazeux, la respiration interne et pulmonaire. Bref, toutes les fonctions organiques qui peuvent être touchées dans les névroses ou les syndromes nerveux complexes, bénéficient de l'emploi d'un exercice rationnel, méthodique et bien réglé. Mais quelques règles d'emploi sont indispensables à connaître pour éviter les erreurs d'application, les contre-indications et les excès de dosage.

## Indications et modes d'emploi de l'exercice physique

Au cours de la névrose d'angoisse et des états anxieux, on réservera l'exercice non pas aux périodes de début où il existe souvent un état de dépression organique, surtout après des surmenages ou des émotions brutales, mais à la période où s'est produite déjà une amélioration sensible.

Cependant, dans certains cas, où les troubles nerveux semblent liés à la suralimentation, à la pléthore, à l'autointoxication et dans l'obésité, la goutte, le diabète, on n'hésitera pas à employer d'emblée l'exercice qui remédiera tout d'abord à la sédentarité, aux troubles circulatoires et qui usera les réserves graisseuses glycosiques, albuminoïdes, accumulées dans l'organisme.

Dans l'émotivité et l'anxiété secondaires à la dépression neurasthénique par épuisement et surmenage, dans les cas d'inanition volontaire ou non, avec ou sans maigreur, le repos, au contraire, sera préférable jusqu'à ce que le patient ait retrouvé les forces nécessaires et repris un peu de poids par l'influence du traitement général.

La maigreur essentielle des neuro-arthritiques, malgré une alimentation suffisante ou même copieuse, ne sera pas, au contraire, une contre-indication à l'exercice, qui produira souvent son action paradoxale et fera engraisser le patient en accélérant le tirage organique, en excitant une assimilation paresseuse par l'excès même de la désassimilation et de l'usure musculaire.

Dans les maladies organiques qui se compliquent d'anxiété et d'émotivité secondaires, telles que l'artério-sclérose, l'insuffisance relative du rein et du foie, la déficience endocrinique, mono ou polyglandulaire, l'exercice, à la condition d'être bien réglé et modéré, peut améliorer la tonicité cardio-vasculaire, brûler les déchets qui embarrassent les organes d'élimination. L'expérience montre qu'il est de la plus grande utilité, si l'appareil circulatoire n'a pas encore atteint aux dernières limites de sa résistance.

Suivant le but qu'on se propose, on aura soin de prescrire dans ces différents cas, une alimentation adéquate à la fois à la modification générale nutritive qu'on veut produire : amaigrissement ou engraissement, et à la pathogénie spéciale de l'espèce d'anxiété considérée. Ainsi la prescription de l'exercice doit être toujours accompagnée de celle du régime convenable aux fins thérapeutiques.

Il existe, pour les névroses et les maladies de la nutrition, des règles qui permettent d'établir leur thérapeutique sur l'accouplement de la diététique et de la cure d'exercice. Ce couple fonctionnel constitue la cure diététo-musculaire, qui est la base pratique d'une méthode thérapeutique générale que j'ai proposée sous le nom de « Myothérapie » (1). Voyons comment on doit l'employer.

**Technique générale des exercices.** — Pour utiliser la thérapeutique par la cure diététo-musculaire, ou cure myothérapique, dans une des névroses qui nous intéressent, le médecin emploiera : 1° les exercices musculaires ; 2° un régime approprié au cas. Il surveillera leurs effets par une technique particulière de vérification : établissement de la courbe du poids quotidien, surveillance des tensions vasculaires à l'oscillomètre, mesure répétée de la diurèse.

Les exercices à employer sont de trois espèces, qu'on emploie successivement : 1° les exercices analytiques ; 2° les exercices synthétiques ; 3° les exercices d'application sportive.

1° Les *exercices analytiques* ou *fasciculaires* ont pour base des mouvements de membres ou des segments de membres, faits d'abord de pied ferme, et plus tard pendant la marche ou la course. Ce sont des flexions, extensions, rotations, circumductions, pronations, supinations, etc., et d'une façon générale, tous mouvements naturels déterminés par le jeu physiologique des

(1) Voyez mon volume *Culture Physique et Cures d'Exercices*. Myothérapie. Manon, 1913 avec planches.

articulations, et distribués anatomiquement successivement sur l'avant-bras, le bras, le tronc, les membres inférieurs, en suivant un ordre rationnel. Chacun de ces mouvements est répété un certain nombre de fois (10 à 30 fois en moyenne) et leur nombre est augmenté progressivement avec l'accoutumance de l'élève. Leur groupement, au nombre d'une vingtaine, constitue une leçon de culture physique qui sera quotidienne et d'une durée moyenne d'une demi-heure. Le critère de la perfection de la leçon est une sudation marquée vers le milieu de la séance. Les exercices peuvent se faire en chambre, comme ceux de la gymnastique suédoise avec laquelle il ne faut pas les confondre, mais doivent, de préférence, être pratiqués en plein air et en plein soleil, le corps étant à l'état de nudité. Cette action de la lumière et de l'air augmente de plus de 50 o/o la valeur des résultats, notamment dans l'obésité, l'asthme, le diabète, la neurasthénie. Au début, ces mouvements sont pratiqués à mains libres, plus tard avec poids légers (haltères de 2 à 3 kilos).

2° Les *exercices synthétiques* sont des gestes plus compliqués adaptés à un mouvement utilitaire (lever, frapper, grimper, jeter, courir, marcher) et peuvent s'entremêler aux gestes analytiques ; ils représentent un degré de plus que ceux de la phase précédente.

3° Les *exercices sportifs* ou sports : natation, petites courses sur distances réglées, sports de défense, boxe ou bicyclette, sont tous recommandables à dose modérée, sauf l'escrime qui doit être rejetée chez les nerveux intellectuels parceque c'est un sport à détente brusque, épuisant le système nerveux par court circuit. C'est la période terminale qu'on aborde seulement lorsqu'on a par les deux premières phases myogéniques, reconstitué l'enveloppe musculaire qui s'atrophie toujours dans toutes les maladies de la nutrition et les divers syndromes nerveux. Cette enveloppe musculaire doit être reformée de toutes pièces pour augmenter dans l'organisme la proportion du tissu musculaire et pour produire l'entraînement fonctionnel neuro-musculaire.

**Détails pratiques de l'emploi des exercices.** — Lorsqu'on aura jugé nécessaire d'utiliser cette cure myothérapique associée aux autres moyens physicothérapiques que nous étudierons plus loin, il faudra régler les détails de son exécution. Le patient peut s'exercer seul ou être dirigé vers un bon établissement de Culture physique, où l'exercice soit pratiqué individuellement et non pas par leçons collectives, ou encore faire ses exercices à domicile, sous la direction d'un instructeur ou d'une instructrice. Les malades ayant peu de résistance physique, doivent être dirigés et non abandonnés à leur fantaisie. S'ils doivent s'exercer seuls, ce qui est un procédé médiocre, il faut leur donner quelque instruction technique, en leur recommandant la lecture d'un ouvrage complet, orné de figures, et y choisir les mouvements qui sont particulièrement appropriés à leur cas. Le médecin trouvera dans mon « Traité de Culture Physique » toutes les indications nécessaires auxquelles je renvoie.

**Horaire des exercices**. — S'il existe parallèlement à l'anxiété et à l'émotivité de la dépression physique, de l'asthénie, de l'impuissance neuro-musculaire, les exercices seront pratiqués, non pas le matin suivant une faute habituelle, mais le soir, de 5 à 7 heures, après une alimentation substantielle, ou mieux, parfois avant le coucher. En aucune circonstance, ils ne seront pratiqués le matin chez les patients amaigris, hypotendus, dénourris et asthéniques. Les exercices pratiqués le matin après le petit déjeuner peu substantiel sont déprimants pour le reste de la journée, amaigrissants, et peuvent compromettre l'appétit. Au contraire, les exercices de la soirée augmentent la puissance de l'assimilation et empruntent les éléments de construction des tissus et des muscles en travail, aux différents aliments pris dans la journée. Le nombre des séances sera de 3 à 6 par semaine.

La durée de la séance d'exercice variera de 10 minutes à une demi-heure. Elle sera progressivement augmentée d'une minute par séance. L'ensemble du traitement, capable de produire un premier résultat appréciable, toujours assez marqué chez les neuro-arthritiques et les neurasthéniques plus que chez les émotifs anxieux constitutionnels, est de 5 à 6 semaines. Il n'est pas exceptionnel de voir disparaître l'anxiété et s'atténuer l'émotivité aux environs du vingtième jour. A partir de ce moment, le progrès et l'amélioration sont très sensibles.

Le rythme des mouvements doit être lent, la respiration profonde pour produire l'euphorie et remédier à la dyspnée et à l'émotivité circulatoire, par une harmonie régulatrice.

La cure myothérapique, associée à un régime judicieux, est certainement un des moyens d'action les plus efficaces qu'on puisse opposer à la névrose d'angoisse ou aux syndromes anxieux secondaires à des troubles primitifs préalables ou associés à eux.

Je ne puis développer ici davantage tout ce qui est indispensable à savoir pour la pratique, sur ces questions et je renvoie le lecteur à la lecture nécessaire des documents bibliographiques indiqués plus haut.

## Hydrothérapie

L'action des moyens hydrothérapiques est plus recommandable encore dans la névrose ou les syndromes nerveux que nous étudions ici que dans tous autres. L'application de l'eau chaude ou froide et surtout l'alternance de l'une et de l'autre, déterminent de remarquables effets vaso-moteurs, et le lecteur a pu remarquer combien les troubles vaso-moteurs étaient marqués dans l'émotivité et l'anxiété. Ils sont même à la base d'une des théories sur le mécanisme de l'émotion et de ses troubles, celle de Lange et de W. James. La constriction vasculaire déterminerait la tristesse et la peur si elle se complique de spasmes musculaires organiques. La dilatation vasculaire, au contraire, produirait la joie ou serait produite par elle. Quoi qu'il en soit de ces théories, il n'est pas douteux que l'application des procédés hydrothérapiques de toutes formes, s'ils sont bien choisis, mais à condition de leur application prolongée pendant plusieurs mois, est un des meilleurs procédés que nous possédions avec le régime et la myothérapie, de rétablir l'équilibre de l'innervation dans toute espèce de troubles fonctionnels nerveux. Mais j'insiste sur ce point : les différents modes hydrothérapiques doivent être employés par cures prolongées, sans interruption d'un seul jour pendant quelques mois, 3 à 6 en moyenne. Leur efficacité est d'autant plus évidente, que les troubles circulatoires et vaso-moteurs sont plus manifestes, c'est-à-dire dans les formes cardio-vasculaires, vaso-motrices, pseudo-angineuses, lipothymiques, syncopales, vertigineuses, des états d'émotivité anxieuse. On peut également en attendre le meilleur rendement dans les formes respiratoires ,oppressives, etc., plus que dans les formes surtout digestives.

**Choix du procédé hydrothérapique**. — Chez tous les névropathes anxieux, il faut éviter les procédés brusques, violents, soit par l'abaissement trop marqué de la température, soit par le passage sans transition du chaud au froid, soit par la durée trop prolongée de l'application qui détermine une perte de calorique épuisante pour les nerveux déjà fatigués, soit enfin, par l'utilisation d'appareils trop puissants (débit d'eau sous une trop grande pression, en trop grande quantité, trop prolongé, etc...) Il ne faut pas perdre de vue que les émotifs sont extrêmement sensibles à tous les procédés thérapeutiques, physiques, médicamentaux, psychiques, et cela par la définition même de leur émotivité, c'est-à-dire de leur sensibilité réflexe. Aussi tous ces moyens thérapeutiques doivent-ils être employés *tout d'abord* avec beaucoup de ménagements et à très faible dose. Mais les émotifs qui supportent mal les hauts dosages d'emblée, s'y adaptent en réalité très vite et voient tous ces moyens perdre de leur action, si on ne les emploie pas en échelle progressivement croissante. Il est exact, comme le prétendent les patients, que tous les moyens curatifs épuisent rapidement chez eux leur effet, y compris l'action suggestive ou psychothérapique, d'où la nécessité de jouer successivement de tous les adjuvants et les succédanés. Cette loi est générale et reste vraie pour tous les procédés susceptibles d'agir chez eux, et la liste en est forcément très longue, puisque aucune action modificatrice, même si faible qu'elle soit, ne leur reste indifférente.

Aussi, d'une façon générale, devra-t-on employer tout d'abord, et surtout dans les périodes d'acuité de la maladie, l'hydrothérapie tiède ou chaude. On sera d'autant plus réservé dans l'usage des applications froides, qu'on se trouve fréquemment en présence d'une émotivité ou d'une anxiété entretenue par des troubles nutritifs dits « neuro-arthritiques », en réalité souvent endocriniques, où l'affolement vaso-moteur, le spasme vaso-constricteur secondaire, tendent à se prolonger.

Sous l'influence de l'eau froide intempestivement appliquée ou d'une façon trop précoce au cours de l'évolution de la maladie, les émotifs et les anxieux voient les symptômes de celle-ci redoubler et d'autres apparaître : vertiges, troubles gastriques et intestinaux, pyrosis, constipation, nervosisme général, irritabilité, insomnie, névralgies, pseudo-rhumatismes, migraines, etc. Si le patient est maigre et dénourri, si l'application froide a été trop longtemps prolongée, comme dans les bains de piscines, de rivières ou de mer, la perte de poids s'accentue, le patient reste glacé durant des heures, sans faire de réaction vasculaire ; son teint reste pâle ou même verdâtre, les lèvres sont violâtres ou cyanosées, bref, l'organisme tout entier proteste contre ces fautes techniques.

L'eau chaude entre 36 et 39° convient presque toujours au début. On peut progressivement en abaisser la température jusqu'à une tiédeur encore agréable, mais l'eau chaude doit être appliquée en durée abrégée, sous peine d'être déprimante, congestionnante, d'amener une sudation parfois contre-indiquée chez les maigres, ou chez les gras hypertendus. On sait que les bains chauds prolongés, à moins d'une température extrêmement élevée, accroissent l'adiposité et sont capables de produire des accidents circulatoires. Ils sont entièrement à rejeter.

Les procédés auxquels je donne la préférence après de nombreux tâtonnements sont les suivants : au début, et dans les cas accentués, si l'anxiété et l'émotivité sont extrêmes, c'est la douche chaude en pluie, à pression modérée, de une à deux minutes, le matin au lever et le soir avant le dîner, qui donne les meilleurs résultats. Bientôt on y adjoint une seconde application d'eau non pas froide, comme dans la véritable douche écossaise, mais tiède. En hiver surtout, je recommande à mes clients de se faire jeter au saut du lit, un seau d'eau chaude à 38° sur les épaules et qui ruisselle sur tout le corps, suivi d'un seau d'eau moins chaude de 10°, soit à 28°. L'écart de ces deux températures suffit à produire chez eux une gymnastique vaso-motrice des capillaires périphériques, qui n'est pas suffisamment brutale pour faire craindre une réaction secondaire de spasme vasculaire prolongé et de dépression nerveuse. Lentement ensuite, et par transition ménagée, on cherche à augmenter l'écart entre la température de l'application chaude et celle de la froide, et l'on peut arriver parfois à la technique de la véritable douche écossaise. On doit procéder avec la même progression si on veut aggraver les procédés de percussion et passer de la douche verticale en pluie à la lance en pluie, puis à la lance pleine. Mais il est inutile d'arriver aux hautes pressions que peuvent atteindre certains appareils hydrothérapiques, qui n'ont du reste, aucune utilité et aucun emploi rationnels en médecine.

Je n'insisterai pas autrement sur les différents procédés de l'hydrothérapie générale. Le tub, les bains de piscine, de mer et de rivière seront appliqués suivant les indications générales sus-indiquées, et l'on restera très prudent dans l'emploi systématique de l'eau froide, qui reste réservée aux dernières périodes de la maladie, avant la guérison, chez les patients peu atteints, et en tout cas, en application brève (de quelques secondes), pour éviter les inconvénients énumérés plus haut.

## Héliothérapie

Les mêmes indications et contre-indications générales, qui viennent d'être exposées pour l'hydrothérapie, sont valables pour les bains d'air et de lumière. Ceux-ci constituent des procédés extrêmement actifs, qui doivent être soigneusement dosés. Ils sont à rejeter au début, dans les périodes d'aggravation chez les malades peu résistants et maigres à plus forte raison chez les tuberculeux en évolution, car ils sont capables alors d'exalter le nervosisme, surtout s'ils sont associés au même moment à d'autres irritations dites « toniques ». La multiplicité des actions toniques chez des malades aussi sensibles amène en effet sûrement des réactions dépressives. On aura donc soin de ne pas accumuler au même moment tous ces procédés d'action puissante. On se rappellera que des cas de névrose émotionnelle et anxieuse ont été signalés à la suite du coup de soleil et du coup de lumière. Et, d'autre part, l'observation m'a montré un retour de crise d'anxiété paroxystique chez des émotifs en période d'amélioration, mais pas assez vigoureux encore, pour pouvoir supporter l'excitation puissante des radiations lumineuses.

On peut reconnaître, par un moyen généralement ignoré, que l'héliothérapie est indiquée lorsque, dès les premières applications, on constate une pigmentation manifeste des téguments. La capacité de la pigmentation cutanée à la lumière, est, en général, proportionnelle à l'état de résistance générale et de tonicité nerveuse sauf, bien entendu, les cas morbides, tels que dans la maladie d'Adisson, chez les malades imprégnés de sels d'argent, d'arsenic, chez les tuberculeux qui souvent sont à la fois de petits adissonniens et des arsenicophages.

Mais si les indications sont bien remplies, l'héliothérapie sera employée sous forme de bains de soleil, d'une durée progressivement augmentée, d'un quart d'heure à une ou deux heures, deux fois par jour, de préférence de 8 à 10 heures du matin, et de 4 à 7 heures durant la belle saison ou dans les pays lumineux ; toute la journée au contraire, mais de préférence dans le milieu du jour, dans les pays septentrionaux, nuageux ou en hiver. Les premières séances produisent souvent de l'excitation générale, de l'insomnie, de l'anorexie et un abaissement de la tension vasculaire par vaso-dilatation ou, quelquefois, par fatigue. Il est bon, dès les premières applications de l'héliothérapie, de supprimer tous les autres moyens toniques du traitement : hydrothérapie, myothérapie, médicaments toniques.

Les bains de soleil produisent, au début, un léger amaigrissement par évaporation d'eau et peut-être aussi par action percutanée directe. Je rappelle qu'aucun voile, ne doit être interposé entre les rayons lumineux et la surface cutanée si ce n'est toutefois sur la tête et les épaules chez les blonds à peau sensible et les anciens tuberculeux guéris ou pseudo-guéris.

L'action de l'héliothérapie est vraisemblablement due surtout aux rayons chimiques plus encore qu'aux rayons caloriques ou lumineux.

En résumé, l'usage de ces différents moyens physicothérapiques, n'est pas, comme se l'imaginent trop souvent les médecins inexpérimentés et les profanes, quelconque et banal. Leur emploi doit être judicieux, leurs indications et leurs contre-indications bien saisies, car comme tous les procédés thérapeutiques puissants, ils sont susceptibles de produire autant de réactions fâcheuses que d'actions bienfaisantes, suivant leur utilisation rationnelle ou non.

### Moyens physicothérapiques accessoires : massage, effleurage, électricité, réflexotérapie.

Le **massage** est généralement un moyen inutile ou nocif. Il est sans action ou d'action inappréciable, parce qu'infinitésimale, sur les troubles nutritifs et circulatoires, surtout si on le compare à l'action puissante de la culture physique. Il n'est de mise que dans certains cas de dépression nerveuse accentuée, où il peut, pendant quelques jours, précéder l'emploi des exercices actifs, chez certains rhumatisants à troubles articulaires, qui bénéficient de la mobilisation passive des articulations. Le massage local dans les névralgies et migraines n'est efficace qu'autant que ces douleurs sont entretenues par des infiltrations toxiques de la peau, comme dans les cellulites nodulaires, récemment décrites. Mais on peut affirmer que le massage n'est susceptible de produire des modifications fonctionnelles nerveuses et nutritives que chez le masseur pour qui il représente souvent un exercice violent. Quant au patient, il a à sa disposition aujourd'hui, d'autres moyens d'action autrement certaine.

**Electricité**. — On n'a rien à attendre de l'emploi de l'électricité sous les différentes formes : statique, francklinisation, souffle, effluves, étincelles qui autrefois passaient pour donner quelques résultats dans les altérations de l'émotivité. Je n'ai rien vu de semblable, non plus que dans l'emploi des courants continus ou interrompus, et pas davantage dans celui des courants de haute fréquence. A propos de ceux-ci, on peut affirmer que si on se place dans des conditions de vérification critique sévère, on doit rejeter leur prétendue efficacité. Dans l'hypertension artérielle, dans l'arthritisme, la neurasthénie, le diabète, la goutte, etc... en s'entourant de procédés de contrôle rigoureux, il est aisé de se rendre compte que toutes ces prétendues actions curatives sont apocryphes ou d'ordre suggestif.

Dans les troubles endocriniques qui accompagnent si souvent les névroses émotives et anxieuses, qu'ils y soient primitifs ou secondaires, ou notamment dans les états thyroïdiens, on a employé avec succès l'électrisation du corps thyroïde par faradisation ou galvanisation et même par radiothérapie. Mais celle-ci, dangereuse, doit être d'autant plus rarement utilisée qu'elle n'a pas à son actif d'action favorable manifeste. Les statistiques démontrent que l'électrisation du corps thyroïde a donné près de 50 o/o d'amélioration ou de prétendues guérisons de la maladie de Basedow. Cette action est-elle réelle ou suggestive, ou due à des traitements associés de la maladie de Basedow ? Le débat n'est pas tranché mais il semble dans la pratique préférable de produire l'excitation des glandes endocrines par l'opothérapie, d'un maniement plus facile et d'une efficacité parfois moins hypothétique. Pour ceux qui pensent que l'action électrique porte ses effets sur le pneumogastrique ou sur le sympathique ou sur la glande thyroïde elle-même, il est utile de rappeler que le régime alimentaire, l'hydrothérapie et la myothérapie, sont des agents modificateurs du sympathique et du pneumo-gastrique, plus puissants moins coûteux et plus maniables que l'électrisation.

**Réflexothérapie superficielle et profonde**. — On a donné le nom de réflexothérapie à différents moyens curatifs qui agiraient en excitant la production de réflexes, généralement superficiels, cutanés et muqueux. Cette manière de solliciter les réflexes périphériques est vieille comme la médecine et c'est elle qui excusait l'emploi des différents procédés de cautérisation immédiate ou à distance, des emplâtres, des cataplasmes, des révulsifs, des cautères, des sétons, aujourd'hui abandonnés. Le tcha-tchin des Chinois, aussi bien que l'hydrothérapie, les vibrations grossières du massage manuel, comme les vibrations fines de la lumière, de l'électricité, de la chaleur, agissent, on le sait, en partie, par action réflexe. Cette action se produit au niveau de la moëlle, du cerveau, mais particulièrement du bulbe, où se trouvent placés tous les centres régulateurs bulbaires, distribués en étages, que traversent d'une part, les racines du vaste et profond nerf trijumeau dont les ramifications s'étalent d'autre part, sur la muqueuse nasale. Toute la surface du corps est susceptible, comme dans le tcha-tchin, de donner naissance à des réflexes qui peuvent se réfléchir dans toutes les zones périphériques ou profondes de l'organisme, de produire des modifications fonctionnelles passagères (comme dans l'épilepsie) ou permanentes (comme dans l'épistasie de Bonnier). Mais on peut agir plus facilement sur l'organe principal de la centralisation et de la distribution des actions réflexes dans l'organisme, c'est-à-dire sur le carrefour bulbaire. C'est ce qu'a pensé Bonnier en instituant sa méthode centrothérapique. Il a eu le mérite d'ouvrir le premier et d'éclairer une voie où il a été malheureusement suivi aussi par des démarqueurs ou des imitateurs superficiels et insuffisamment éclairés. Son procédé consiste à modifier par une excitation très légère une cautérisation ignée de la muqueuse nasale, l'état dynamique des différents noyaux bulbaires, en recherchant sur la pituitaire, différentes zones qui paraissent anatomiquement calquées sur la répartition topographique des noyaux bulbaires.

Ce procédé parfaitement rationnel, et d'accord avec toutes les données actuelles de la physiologie, donne des résultats inconstants, à cause des grandes variétés anatomiques et fonctionnelles qui existent dans la distribution des filets nerveux ou dans l'excitabilité nucléaire chez chacun. Mais les succès incontestables et patents qu'on lui doit deviendront plus régulièrement constants par la perfection de la technique, le relevé systématique des cartes topographiques individuelles, peut-être par la recherche de procédés d'application meilleurs que la cautérisation ignée. En tout cas, la méthode centrothérapique de Bonnier, qui n'est qu'une domestication de cette puissance réflexogène nasobulbaire qui se révèle tous les jours dans l'éternuement par excitation de la pituitaire, dans la syncope ou le traitement de la syncope par l'excitation olfactive, etc..., mérite mieux que l'indifférence ou l'ironie avec lesquels elle a été accueillie chez des profanes ou même des médecins, peu au courant de la physiologie et de l'anatomie bulbaires.

Bonnier a pu déterminer qu'il existe dans la pituitaire, à la tête et à la queue du cornet inférieur, et dans la partie antéro-supérieure des cornets moyens et supérieurs, des zones où l'excitation légère de la muqueuse est capable, chez les émotifs anxieux, de modifier l'anxiété, les affres, les gênes fonctionnelles, l'oppression, l'angoisse, et d'arrêter la projection des sensations bulbaires au cerveau sous formes de peur, d'anxiété, de doute, de scrupule, de phobie, etc.

Bien qu'il soit difficile de faire la part dans ces procédés, de l'action suggestive et de l'action thérapeutique directe, on ne peut contester que Bonnier et quelques médecins qui ont comme moi, fait essayer le procédé, du reste toujours anodin, sinon toujours efficace, n'aient eu à enregistrer des succès incontestables, brillants et rapides. Parfois, la recherche du point spécifique n'est pas aisée et nécessite la répétition de la cautérisation. Il serait donc utile de perfectionner et de tirer au clair ce procédé qui, malgré sa singularité apparente, est basé dans son mode d'action, sur les propriétés les mieux démontées, en physiologie du système nerveux.

**Effleurage.** — Très voisine de la précédente comme mode d'action, l'effleurage est une méthode de sédation euphorique du système nerveux, peu connue et très efficace sur l'émotivité générale ou viscérale. Elle est capable de suspendre l'anxiété, l'angoisse, l'obsession, la phobie au moins passagèrement.

On sait que l'effleurage manuel consiste en un passage très superficiel de la pulpe des doigts du masseur sur les téguments. On l'applique particulièrement dans la région postérieure du thorax, le long de la colonne vertébrale et dans les régions latérales de l'hypocondre, ou enfin à la surface des organes hyperesthésiés ou manifestant des symptômes d'affre et d'angoisse. Il produit bientôt une sensation de détente nerveuse agréable, de sédation béate, et prédispose au sommeil. L'étude détaillée des variétés de réaction réflexo-cutanées produites suivant la région effleurée, est encore fort incomplète. Toutefois, les sensations et les réactions éprouvées sont topographiquement variables. Le sommeil est produit plus particulièrement par de longues passes superficielles allant et venant de la région sacrée à la région cervicale, le long des gouttières vertébrales. L'effleurage des régions scapulaires est euphorique, sédatif, mais non hypnotique. A la région antérieure, l'effleurage pectoral remédie à l'anxiété cardiaque, l'effleurage épigastrique ou ombilical à l'anxiété gastrique et intestinale, et ces faits rappellent les rapports des zones cutanées de Head avec les viscères.

Ce procédé parfaitement connu des médecins orientaux est employé pour combattre l'insomnie en Chine, aux Indes, etc., est très voisin du tcha-tchin comme mode d'action. Il mériterait une étude plus approfondie. Je l'ai fait employer avec succès par des masseurs dans le traitement de quelques-uns de mes clients qui éprouvaient des phénomènes d'ordre sympathique d'angoisse cutanée, de gonflement, d'impatiences cutanées, d'aura tégumentaire précédant les crises d'anxiété paroxystique, dont chaque séance d'effleurage calmait les manifestations ou empêchait la venue.

## TRAITEMENTS MÉDICAMENTEUX

L'usage des médicaments dans la cure des états d'émotivité et d'anxiété est de moindre intérêt que celui des agents physiques. Cependant, quelques-uns d'entre eux, parmi les toniques ou les modificateurs de la nutrition, sont parfois d'un emploi avantageux à titre d'adjuvant de la physiothérapie et de la psychothérapie. Je consacrerai quelques lignes à ces agents pharmaceutiques appartenant aux groupes des modificateurs ou des toniques nervins et des modificateurs métaboliques et je réserverai quelques pages à l'opothérapie.

Tous les médicaments nervins d'action tonique ne doivent pas être classés sur le même plan et certains parmi eux, tels que la strychnine, sont plus particulièrement spécifiques de l'asthénie que de l'émotivité et de l'anxiété. Mais tout médicament capable d'exalter le dynamisme nerveux affaibli est, ne l'oublions pas, un régulateur des fonctions nerveuses.

**Strychnine.** — La strychnine est un puissant modificateur de la réflectivité médullaire et bulbaire, (et non pas cérébrale), dont l'emploi a déjà été recommandé par tous les classiques dans les névroses dépressives et particulièrement dans la neurasthénie. Dans ces dernières années, son mode d'emploi et son dosage ont été remaniés, et l'usage de doses plus élevées que celles qui étaient utilisées antérieurement, a été conseillé par plusieurs auteurs et entre autres dans les névroses par Hartenberg, Troisfontaines, Martinet. Il représente dans l'asthénie nerveuse des neurasthéniques, une médication presque spécifique, à la condition que, comme Hartenberg, on accède par progression croissante à des doses élevées et toujours supérieures à 5 ou 6 milligrammes par jour. Par suite de la non-accumulation de cet alcaloïde dans l'organisme, il est possible d'en faire supporter à certains sujets des quantités relativement considérables, plusieurs centigrammes par jour, par exemple. Mais dans la névrose d'angoisse et les états anxieux, à moins qu'ils ne soient secondaires à une asthénie préalable, comme chez les purs neurasthéniques, il est inutile de dépasser 6 milligrammes par jour par la voie buccale, et 4 en moyenne par la voie hypodermique, car à haute dose et chez certains sujets hyperémotifs et facilement angogènes la strychnine peut exalter l'émotivité et l'anxiété et les spasmes.

Les résultats qu'on peut en espérer sont plus manifestes dans les états émotifs et anxieux secondaires à des troubles organiques, digestifs ou circulatoires, ou à des états nutritifs tels que ceux qu'on rencontre chez les neuro-arthritiques purs, obèses, goutteux et diabétiques. Chez les émotifs constitutionnels, chez les obsédés, phobiques, scrupuleux essentiels, les résultats sont moins heureux, le dosage doit rester plus bas et présente, du reste, moins d'élasticité, par suite des possibilités d'idiosyncrasie et de la sensibilité médicamenteuse des émotifs.

L'action de la strychnine chez les malades atteints d'anxiété primitive ou secondaire est différente suivant qu'elle est introduite dans l'organisme par ingestion ou par injection sous-cutanée. Par ingestion, l'action tonique est plus marquée sur les fonctions digestives : l'appétit, la traversée de l'estomac à l'intestin qui est raccourcie. L'excitation générale du système nerveux et l'insomnie sont aussi plus rares. Par la voie sous-cutanée, l'action névrosthénique est plus immédiate et se traduit parfois par un état d'irritabilité, d'inquiétude ou même d'anxiété, si la dose n'est pas réfractée au cours de la journée ou la solution étendue.

Je conseille son emploi surtout chez les anxieux neurasthéniques où elle fait merveille et où j'utilise de très faibles doses, pour tâter la susceptibilité du patient, en commençant par un milligramme par voie buccale ou, ce qui est préférable, sous-cutanée, et sans interruption pendant une durée de 2 à 3 semaines en suivant la progression suivante : Un milligramme quotidiennement pendant huit jours, deux pendant les huit jours suivants, mais en 2 prises ou 2 piqûres, dont l'une le matin au réveil, l'autre au milieu de la journée. Parfois, il y a avantage à passer à

3 milligrammes pendant la troisième semaine en plaçant une injection de deux milligrammes au lever, une de un milligramme à midi. Je mets ensuite une semaine à suivre une dégradation inverse pour laisser le patient se reposer pendant une quinzaine de jours. S'il a bien supporté la médication, et s'il n'a pas de sensibilité médicamenteuse particulière, je fais ensuite recommencer une seconde série de deux à six milligrammes, et ainsi de suite jusqu'à saturation ou amélioration marquée.

Je préfère la voie buccale si les manifestations digestives sont au premier plan : anorexie, atonie digestive, constipation atonique, malaises digestifs, et dans ce cas, j'utilise le mode pilulaire, en donnant de une à six pilules d'un milligramme par jour et en évitant d'en donner dans la fin de la journée, pour parer à une insomnie que parfois, au contraire, la strychnine corrige chez les asthéniques essentiels.

Il y a avantage à augmenter progressivement ces doses chez certains sujets pour qui la strychnine est véritablement spécifique, et qui peuvent guérir radicalement sous son influence, à la suite d'une cure prolongée pendant deux ou trois mois.

On peut associer à la strychnine, surtout chez les maigres dénourris, l'arsenic sous forme d'arséniate de strychnine ou de cacodylate. On trouve dans le commerce des préparations et des ampoules contenant de la strychnine et un sel arsenical ou de l'arrhénal dissous dans un sérum phosphaté ou chloruré.

Ces associations médicamenteuses sont plus actives et nécessitent une baisse de la dose de strychnine.

Il est bon de savoir que la strychnine favorise l'engraissement en relevant le dynamisme métabolique, et qu'il ne faut pas en prescrire de hautes doses aux neuro-arthritiques gras ou obèses dont elle enrayerait l'amaigrissement, nécessaire parfois pour obtenir la guérison des troubles nerveux entretenus par les troubles nutritifs.

Enfin il faut en surveiller l'action chez les insuffisants du rein, les urémiques, les scléreux chez qui elle peut augmenter l'hypertension.

**Caféine.** — A titre plus exceptionnel et passager, et non pas comme moyen systématique de cure, la caféine est parfois d'un bon emploi dans certaines formes de névrose d'angoisse, avec obnubilation intellectuelle, asthénie motrice, asthénie circulatoire et respiratoire. Son action diurétique bien connue est utilisable aussi chez les hyposphyxiques, les neuro-arthritiques, les goutteux, les diabétiques, les obèses.

Dans les formes pseudo-syncopales paroxystiques, dans le pseudo-asthme anxieux, à faible dose elle fait merveille. C'est ainsi que je l'emploie par la voie buccale, à la dose de 5 centigrammes 2 fois par jour, le matin avec le petit déjeuner et à la fin du repas de midi, pour dissiper l'oppression, l'angoisse respiratoire ou l'affre cardiovasculaire, surtout chez les sujets qui s'en plaignent au lever ou dans la matinée et qui sont plus souvent des neuro-arthritiques que des psycho-névrosés constitutionnels. On peut l'associer heureusement avec de faibles doses de strychnine, dont le mode d'action est essentiellement différent.

Chez les anxieux qui font facilement des crises d'angoisse respiratoire ou pseudo-syncopales, chez les agoraphobes, il suffit d'en faire prendre 5 centigrammes avant le moment où le malade doit se trouver dans les conditions qui déterminent en général sa crise, pour l'éviter, et ainsi en peu de temps, pour le soustraire à l'obsession qu'il en a et qui entretient l'angoisse somatique. Mais il faut se garder d'employer d'une façon continue cet exellent agent thérapeutique, et ne pas oublier qu'à haute dose il élève la tension artérielle, produit de la tachycardie et de l'arythmie, pour déterminer une hypotension secondaire, avec contracture du myocarde. On peut en continuer l'emploi pendant une quinzaine de jours, avec un repos d'égale durée avant la reprise.

Le *café* ne produit pas les mêmes actions favorables que la caféine à faible dose, il est plus toxique et produit, au contraire, l'hyperémotivité et l'anxiété par la présence d'essences aromatiques d'huiles essentielles comme la caféone, et surtout par son dosage trop élevé en caféine, car une tasse de café fort chez les amateurs de café, contient parfois jusqu'à 25 centigrammes de caféine, ainsi que je l'ai fait vérifier parfois par l'analyse. J'ai pu décaféiner des consommateurs excessifs de café, tout en leur laissant l'heureuse influence tonique, psychique, musculaire, circulatoire de la caféine, ainsi que son action diurétique, en remplaçant le café dont ils ne pouvaient se déshabituer par un café d'avoine torréfiée, relevé de 3 à 5 centigrammes de caféine par tasse.

Le *kola* est d'action analogue et semble n'agir qu'à doses assez élevées.

**L'arsenic et les phosphates** sont des médicaments intermédiaires entre les simples toniques et les purs métaboliques, dont l'oxygène est le prototype. Dans tous les cas où la dénutrition est très manifeste, chez les maigres, les dénourris, les anémiques, les cachectiques, les tuberculeux, et associés au fer ou à l'hémoglobine chez les chlorotiques, l'arsenic trouve ses indications comme le phosphore et les phosphates. Il est parfois très utile chez les nerveux émotifs et anxieux qui le sont devenus par suite de troubles nutritifs où le foie a une part prépondérante. Les cholémiques tirent parfois de grands avantages de l'usage de l'arsenic surtout s'ils sont constipés. La disparition des troubles nerveux, en même temps que de la cholémie et de la constipation, est fréquente à la suite de l'emploi de l'arrhénal, que je préfère à tout autre composé arsenical et notamment au cacodylate qui n'est pas sans inconvénient ; 20 gouttes par jour d'une solution d'arrhénal au vingtième pendant 8 jours, sont un moyen excellent de relever la nutrition, produire de l'engraissement, faire disparaître l'essoufflement, augmenter le nombre des globules rouges, combattre l'asthénie digestive, et remédier d'une façon incontestable à l'anorexie par dépression ou cachexie. Cette action favorable de l'arsenic dans les névroses est connue depuis longtemps ; elle est parfois remarquable et doit être toujours essayée chez les déprimés amaigris.

Les préparations *phosphatées* et *l'acide phosphorique* sont fréquemment utilisés avec un succès inégal. L'émotivité et l'anxiété ne se modifient guère sous l'influence de ces préparations que chez les véritables asthéniques, neuro-arthritiques. Malgré une opinion contraire assez répandue, la disparition de certains phénomènes pathologiques montre bien qu'ils s'absorbent. On préfère aujourd'hui les préparations de phosphates organiques sous forme de sels doubles de chaux et de magnésie combinés à l'acide anhydro-oxyméthylène-diphosphorique ou sous forme de lécithine. Certain donnent la préférence aux glycéro-phosphates, d'autres aux nucléïnes. Les névropathes neuro-arthritiques, les diabétiques, les goutteux, les obèses accusent fréquemment une amélioration de la mémoire, de l'association des idées, une augmentation de la puissance digestive, à la suite de l'usage de ces différents produits, qui stimulent certainement la nutrition du système nerveux. Les phosphates et notamment le phosphate de soude, jouissent en même temps d'une propriété diurétique peu connue à faible dose (un à deux grammes par jour). Cette action est parfois supérieure à celle de la caféine et surtout de la théobromine, médicament inégal dans son action, malgré l'opinion traditionnelle.

*L'acide phosphorique* a joui d'une certaine faveur à la suite de la théorie de Joulie qui attribuait les troubles neuro-arthritiques, contrairement à Bouchard, à une hypo-acidité des humeurs. Parfois très utile chez les émotifs ou anxieux entretenus dans leur état morbide par une dyspepsie hyposthénique avec hypoacidité, c'est un médicament infidèle et susceptible de déterminer rapidement des troubles gastriques avec hypersécrétion et hyperchlorydrie. Les conceptions de Joulie semblent du reste controuvées, sans que l'acide phosphorique ait rien perdu de sa valeur pratique (Martinet) (1).

**L'oxygène** introduit récemment en thérapeutique sous forme *d'injections sous-cutanées*, représente un agent thérapeutique extrêmement efficace en tant qu'excitant du métabolisme. A vrai dire, il serait plus justifié de le considérer comme un véritable aliment organique, dont la voie de pénétration ordinaire dans le sang est l'alvéole pulmonaire.

Dans tous les états de déchéance nerveuse, de dépression, d'asthénie, dans la cachexie nerveuse des neurasthéniques, des psycho-névrosés, des hystériques, et dans tous les troubles nutritifs avec dépréciation générale : anémie, chlorose, tuberculose, il joue le rôle d'un tonique, d'un excitant respiratoire, d'un comburant des produits de déchets. C'est un *tonique cardio-vasculaire* de premier ordre qui charge le sang d'oxygène, provoque une multiplication intense des globules rouges, diminue la viscosité sanguine dans tous les états de pléthore veineuse, d'asphyxie, de surcharge carbonique du sang. Enfin son emploi chirurgical

(1) Alf. Martinet. L'acide phosphorique dans la psychasthénie. *Presse médicale*, 1903.

pendant la guerre a montré ses qualités d'*excitant de la phagocytose*. Quoiqu'à peine entré dans la thérapeutique depuis les recherches de Bayeux, qui a fait construire pour les injections sous-cutanées, le premier appareil pratique et précis mais d'un prix élevé, et celles de Martinet, qui a utilisé un appareil de son invention, on peut apercevoir déjà que l'oxygène sous-cutané est un des plus puissants agents de la thérapeutique moderne. Pour vulgariser la méthode, j'ai fait récemment construire un hémoxygénateur (1) de très petit volume, peu coûteux où chaque injection est assurée par une cartouche d'oxygène comprimé. Un autre, plus simple encore, est à l'étude.

Le mode d'emploi est d'une grande simplicité : On se sert d'un des trois appareils auxquels je viens de faire allusion, qui sont essentiellement constitués d'une bombe portative, contenant soit plusieurs litres d'oxygène comprimé à haute tension, soit comme dans le mien la dose d'une injection, et d'un détendeur automatique avec régulateur de pression et de débit, sur lequel on abouche une aiguille à injections sous-cutanées. On injecte sous la peau deux à trois fois par semaine une quantité d'oxygène gazeux variant de 100 à 250 centimètres cubes par piqûre.

L'injection est peu douloureuse, à la condition d'être poussée lentement, avec un débit moyen de un à deux litres par heure. La douleur est d'autant plus réduite qu'il y a moins de pression, que le sujet est plus maigre. Il faut introduire l'aiguille à la limite du pannicule sous-cutané et de l'aponévrose du membre. L'injection se fait à la face externe de la racine de la cuisse, de la fesse ou du flanc. Il est bon, au moins pendant les premières heures, de limiter la diffusion de l'oxygène par un lien circulaire en caoutchouc qu'on place à la racine de la cuisse ou autour de l'abdomen, au niveau de la taille.

Ce procédé d'injection ne comporte aucun aléa, aucun accident. Les incidents se limitent à l'injection interstitielle dans le pannicule graisseux chez les patients adipeux. Dans ce cas, l'oxy-

(1) Cet appareil est composé d'une boite discoïde métallique de 7 centimètres de diamètre sur 2 de haut qui renferme un détendeur automatique. Sous le disque se loge la cartouche d'oxygène comprimé qu'on perfore par la manœuvre d'une vis. Sur le disque se trouve la vis régulatrice du débit. On le trouve à l'usine, 61, route de Villejuif à Arcueil (Seine).

gène se diffuse dans la superficie des téguments, dans des plans ou des canaux de clivage artificiels et donne l'impression de la pénétration de fines aiguilles, ou un fourmillement désagréable. Il existe toujours de la crépitation gazeuse, qui est moins marquée, si on a réussi à conglomérer l'oxygène en une boule gazeuse bien limitée.

Dans les cas d'urgence, notamment dans les asphyxies graves par le gaz d'éclairage, l'oxyde de carbone, etc., on peut injecter d'emblée des quantités considérables d'oxygène. J'ai pu ainsi, dans un cas d'asphyxie volontaire à l'aide du gaz d'éclairage, injecter 6 litres d'oxygène d'un seul coup et voir la malade revenir immédiatement de l'agonie où elle était entrée. Après Ramond, Maisonnet et Sacquepée, Pouy, Rapin, Beraudy et surtout Bayeux, qui s'est spécialement attaché à l'étude de la méthode, Martinet et moi-même, avons pratiqué sans le moindre inconvénient et sans le moindre accident des centaines d'injections, avec les indications les plus variées. Il n'y a pas d'agent thérapeutique d'indications plus fréquentes ni d'emploi moins dangereux. Il faut éviter cependant que l'oxygène ne se diffuse dans les régions antérieures du tronc, dans le cou, au risque de produire des phénomènes d'anxiété, des malaises, de la gêne respiratoire par compression thoracique chez les névropathes émotifs et anxieux.

On doit employer les injections d'oxygène comme tous les moyens que j'ai énumérés jusqu'ici, avec une sage progression, car il y a au début des réactions d'adaptation au traitement, qui ont quelque analogie avec celles qu'on trouve dans l'emploi des injections d'eau de mer. Ces réactions sont : de la fatigue, de la courbature, parfois un peu d'agitation et même de la fièvre. On les évite en atteignant la dose moyenne de 150 à 200 centimètres cubes par une série de 4 à 5 injections préalables et successivement dosées à 50, 75, 100, 125, 150 centimètres cubes. Il est inutile de faire au début plus de deux injections par semaine. On atteint trois piqûres après l'adaptation qui demande 8 à 10 jours. Dans les cas d'anémie intense, de perte de sang, d'intoxication par les gaz, elle peut être quotidienne.

Les résultats qu'on tire de l'emploi des injections d'oxygène sont très rapides et portent à la fois sur l'état de la nutrition, l'état nerveux et psychique. Les patients accusent rapidement une augmentation des forces, du poids, de l'engraissement, la coloration du visage qui devient rose et frais, tandis que les muqueuses sont d'un rouge vif dès la troisième ou la quatrième injection. Le sommeil devient profond et réparateur et les injections d'oxygène ont toujours été à ma connaissance le traitement héroïque et constamment efficace de toutes les variétés d'insomnies. On peut, en quelques injections d'oxygène, déshabituer du chloral, du trional, du véronal, les insomniques qui ne pouvaient se passer de ces hypnotiques. L'appétit est parfois exalté au point qu'il faut songer à le réfréner, la respiration se régularise et se ralentit, la tension artérielle des hypotendus remonte rapidement à la normale, une diurèse active s'établit, bref, la régulation nerveuse et nutritive se produit dans tous les territoires organiques. Ces phénomènes rappellent assez ceux qui se produisent par une cure d'air prolongée en montagne et au-dessus de 1.000 mètres, mais ils sont d'évolution plus rapide.

Aussi, la multiplicité de ces différentes actions physiologiques explique-t-elle aisément l'efficacité des injections d'oxygène dans toutes les variétés de névroses émotives et anxieuses. Les états d'auto-intoxication, les insuffisances organiques, les troubles circulatoires fonctionnels, les troubles nutritifs essentiels, la glycosurie, l'uricémie, la maigreur, l'insuffisance respiratoire, sont rapidement modifiés par les injections d'oxygène.

On connaît les résultats remarquables que Bayeux en a tirés dans la tuberculose pulmonaire où elle agit à la fois par plusieurs mécanismes, en relevant les forces, l'appétit, favorisant l'engraissement, en luttant contre l'anoxémie et l'asphyxie chroniques. Il n'est donc pas surprenant que toutes les variétés de syndromes émotifs et anxieux, associés à la tuberculose, puissent trouver à son emploi un égal bénéfice.

L'emploi de l'*oxygène sous-cutané* ne s'est pas encore vulgarisé, pour deux raisons essentielles : la première, c'est qu'on croit pouvoir juger de son efficacité par celle de l'oxygène employé par les voies respiratoires, en aspiration, par ballons, bombes, etc. Cette voie d'introduction est mauvaise. L'oxygène ne peut pénétrer dans le sang que sous une haute tension qui n'existe pas par l'aspiration d'oxygène dont la valeur thérapeutique est presque nulle. La seconde raison a été le prix élevé et prohibitif du seul appareil répondant à tous les autres besoins, celui de Bayeux. C'est pour remédier à cette situation et favoriser la diffusion de cette excellente méthode que j'ai fait construire un appareil nouveau qui réponde aux nécessités de l'emploi usuel par les médecins et les profanes.

## MÉDICATION OPOTHÉRAPIQUE

L'importance des modifications fonctionnelles des glandes à sécrétion interne, soit comme effets soit comme causes de bien des troubles nerveux, ressort nettement de la pathogénie que nous avons acceptée dans la naissance de la névrose d'émotion et d'angoisse et des formes syndromatiques. Nous savons bien aujourd'hui que tout trouble fonctionnel ou toute altération de la thyroïde, de l'ovaire, du testicule, des capsules surrénales, du pancréas, de l'hypophyse, du foie, du thymus et d'une façon générale, de tout appareil glandulaire quelconque externe ou interne, est susceptible de déterminer des troubles nutritifs, restreints ou généralisés à tout l'organisme, portant aussi bien sur les deux constituants du métabolisme tout entier : l'anabolisme et la catabolisme, l'assimilation et la désassimilation, le remplacement et l'usure cellulaires.

D'autre part, ainsi que je me suis attaché à le faire ressortir, aucun trouble fonctionnel nerveux de quelque étage de l'appareil cérébro-spinal ou végétatif qu'il soit originel, n'est sans conséquences sur la nutrition, soit directement par les fonctions trophiques et vaso-motrices propres au système nerveux, soit indirectement par les modifications qu'elles apportent dans les sécrétions externes ou dans les sécrétions internes.

Les glandes à sécrétion interne jouent certainement dans la nutrition un rôle plus important encore que les glandes à sécrétion externe du tube digestif, du foie, du pancréas, car les hormones qu'elles sécrètent sont des excitants fonctionnels spécifiques et ainsi, elles commandent à tous les viscères et entre autres au système nerveux, à toutes les grandes fonctions et entre autres à la fonction circulatoire. Nos connaissances sur la physiologie générale des glandes sont aujourd'hui suffisamment répandues pour qu'il ne soit pas besoin de rappeler au lecteur pour chaque glande, les preuves de cette influence nutritive localisée et généralisée. Mais ce qu'il est important de ne pas perdre de vue, c'est que toutes les névroses sont précédées, accompagnées ou suivies d'une « *phase endocrinique* », qui se confond en même temps avec la phase des troubles nutritifs. Ainsi, la pathologie nerveuse psychopathique se trouve intimement mélangée, et dans une intrication difficile à démêler pour l'ordinaire, à la pathologie nutritive et à la pathologie sécrétoire et plus particulièrement à la pathologie endocrinique, telle que des recherches récentes viennent de nous la révéler.

Au point de vue clinique, les névroses d'émotivité et d'angoisse ou plus simplement les syndromes ou les symptômes de la même série, étant l'expression d'une souffrance organique latente ou évoluée, d'une imminence morbide en quelque sorte, portant sur les différentes fonctions sans qu'il soit possible de déceler laquelle a été primordiale dans une pathogénie complexe, le praticien devra systématiquement chercher à faire la part de la participation polyglandulaire, et à déterminer sur quelle glande elle semble avoir agi davantage.

L'épluchage soigneux de la symptomatologie permettra au médecin documenté sur les travaux endocrinologiques récents, de retrouver tout d'abord les symptômes qui appartiennent plus particulièrement à des troubles fonctionnels thyroïdiens, et dont Léopold Lévi a eu le mérite de nous donner une liste complète.

Toutefois, il est nécessaire de rappeler ici quelques notions pratiques qui pour être peu connues, n'en sont pas moins utiles. A la vérité, la conception assez simpliste du trouble endocrinique par excès ou par défaut, c'est-à-dire l'hyper ou l'hypo-sécrétion, tend aujourd'hui à être abandonnée. Il semble bien que l'altération fonctionnelle d'une glande ne se présente pas comme un processus d'excitation ou de dépression et d'un seul bloc et aussi qu'il n'y ait pas de processus glandulaire isolé. Toutes les glandes sont altérées à la fois, peu ou prou, et il est presque impossible d'affirmer les symptômes spécifiques à chacune par suite de la réciprocité d'action de leurs sécrétions les unes sur les autres. Le dérèglement fonctionnel nerveux de la glande produit au même moment des anomalies de fonctionnement relevant à la fois de l'insuffisance de sécrétion, de l'excès de sécrétion, mais surtout et avant tout, d'une *altération qualitative* de la sécrétion. C'est donc plutôt à la *paracrinie* qu'il faudrait rattacher la nature des troubles sécrétoires polyglandulaires qu'on trouve parallèlement aux troubles nerveux primitifs ou secondaires des maladies des glandes à sécrétion interne, ou aux rententissements qu'y produisent les maladies essentielles de la nutrition, ou enfin, à ceux que déterminent les altérations anatomiques de ces glandes. C'est ce qu'a exprimé d'autre part l'idée clinique de *l'instabilité sécrétoire*. Pour la partie qui nous intéresse spécialement ici, c'est-à-dire chez les névropathes émotifs ou anxieux, nous pouvons nous représenter schématiquement la nature des troubles à sécrétion interne comme du même ordre que celle des sécrétions externes digestives, chez les dyspeptiques gastriques, intestinaux ou hépatiques, par troubles nerveux ou par troubles nutritifs. Il n'y a pas de raison de penser que les modifications endocriniques au cours des névroses quelconques et de celles que nous étudions plus spécialement ici, ou au cours de la goutte, du diabète, de l'obésité, des lithiases, se conduisent autrement que les troubles des sécrétions chlorhydriques, pepsiques, biliaires, pancréatiques, entériques, etc. au cours de ces mêmes maladies. Jusqu'à présent, on n'y a guère étudié que les troubles des sécrétions externes qui ont permis de classer toutes les espèces chimiques de ces dyspepsies. Mais l'organisme ne connaît pas de variétés dans ses types de sécrétions, il se soucie peu de notre classement en sécrétions internes et externes ; celles-ci sont toutes à la fois et en un seul processus, réglées par le système nerveux tout d'abord, et c'est toutes à la fois aussi, qu'elles sont déréglées. Il n'y a qu'une seule vie neuro-glandulaire, qu'une seule vie neuro-trophique. Le Dynamisme nerveux, la Sécrétion, le Métabolisme forment une trinité fonctionnelle inséparable.

**Indications cliniques de l'Opothérapie.** — Il y a indication d'employer l'opothérapie *partout où l'on rencontre l'association des troubles nerveux et des troubles nutritifs*. Mais il faut perdre l'espérance de déterminer avec exactitude le rôle spécifique de chaque altération endocrinique parce qu'il n'est pas de cas où une glande soit seule fonctionnellement déficiente ou plutôt paracrinique. Tout au plus, une certaine prépondérance peut-elle se produire en faveur de l'une d'elles. Il semble probable, du reste, que des symptômes tels que la frilosité, l'anorexie, les modifications de la pression artérielle, la vaso-constriction et la vaso-dilatation, les troubles pilaires, l'adiposité et la maigreur, n'aient rien de spécifique et soient communs à diverses glandes. Il est à peu près certain que les premiers tableaux d'insuffisance ou d'excès secrétoires de la thyroïde, par exemple, qui sont jusqu'à présent les mieux établis, devront être démembrés au profit des autres glandes qui participent toujours plus ou moins des altérations fonctionnelles mises sur le compte de la thyroïde. Mais nous ne pouvons pas ignorer que les éléments de l'opothérapie sont à peine établis, que pour le moment elle est essentiellement thyroïdienne, tandis que les résultats fournis par l'ingestion des autres glandes sont beaucoup moins certains. Enfin, l'expérience clinique tend à montrer qu'en utilisant tout d'abord les extraits de la glande thyroïde, on remédie au fonctionnement troublé ou insuffisant de cette glande, et de plus, à celui de toutes les autres glandes ou organes qui lui sont physiologiquement synergiques.

Ceci établi, je résumerai les résultats de mon expérience personnelle ayant trait à l'emploi de l'opothérapie chez les hyperémotifs et les anxieux, en m'attachant surtout à montrer ce qu'un usage répété m'en a appris d'utilisable dans la pratique quotidienne.

**Thyroïde.** — Il est indiqué d'employer la thyroïde dans deux conditions différentes : 1° à petites doses, c'est-à-dire de 5 milligrammes de poudre desséchée à froid dans le vide, jusqu'à 0,05 centigrammes par jour, lorsqu'il n'existe que des manifestations paroxystiques ou subaiguës d'émotivité et d'anxiété ; 2° à doses plus élevées ou plus basses lors qu'on veut agir sur des troubles nutritifs primitifs ou secondaires déjà associés à ces troubles nerveux. Les doses les plus élevées seront réservées au cas où on voudrait produire l'amaigrissement, qui ne se montre guère qu'à partir d'un dosage quotidien minimum de 5 à 10 centigrammes, mais plus souvent de 0,20 à 0,40, la dose amaigrissante constante étant atteinte en moyenne à 0,25 cent. par jour, du moins pour les préparations auxquelles je donne la préférence.

On ne se contentera donc pas d'employer cette glande dans les seuls cas où l'on trouverait des signes dits « d'insuffisance thyroïdienne » ou de myxœdème, car suivant les doses, l'extrait thyroïdien ou la thyroïdine sont des modificateurs actifs de l'assimilation ou de la désassimilation. C'est ainsi que, comme Léopold Lévi, j'ai pu, avec de très faibles doses, 5 à 10 milligrammes par jour pendant de longs mois, favoriser l'engraissement des maigres et, d'autre part, on sait que les hautes doses favorisent la dénutrition chez les obèses, surtout s'ils sont parallèlement atteints de myxœdème fruste, ce qui est plus fréquent que le dogme classique ne le laisse prévoir.

Pour les cas où l'on veut surtout lutter contre des troubles nerveux du domaine émotif et contre l'anxiété, il faut savoir que la thyroïdine est capable d'exalter les symptômes nerveux à elle seule, mais plus souvent, m'a-t-il semblé, avec des doses faibles ou moyennes longtemps continuées qu'avec des doses élevées mais passagères.

*Inocuïté de la thyroïdine.* — Un premier point doit être accepté c'est que la glande thyroïde sous toutes ses formes constitue un des médicaments à la fois *les plus puissants* et, cependant, *les mieux tolérés aux doses convenables*. Bien que j'aie employé beaucoup cet agent thérapeutique, j'affirme non seulement que je n'ai pas eu d'accident grave, mais que je n'en connais que des exemples apocryphes. Des profanes m'en ont cité de nombreux cas que j'ai trouvé inexistants, vérification faite. Il circule dans le monde sur la thyroïdine les histoires les plus fantaisistes sur les accidents sérieux ou les cas de mort qu'elle aurait causés. Les *simples incidents* dont je vais dire un mot sont dûs à des fautes de dosage chez les profanes qui l'emploient spontanément au petit bonheur, sans indications médicales et surtout sous la forme de mauvaises préparations recommandées par la publicité ou vulgarisées par la mode et cependant, à tort, estimées.

La thyroïdine est un médicament où l'accoutumance se fait rapidement, surtout si elle répond à un besoin, comme chez les myxœdémateux ce qui nécessite une augmentation progressive des doses. Il existe cependant quelques cas d'idiosyncrasies, assez rares à la vérité en dehors des basedowiens, et où il faut constamment rester à de faibles dosages. D'autre part, l'accoutumance semble se conserver et l'efficacité du médicament s'amoindrir assez rapidement, mais cela n'est vrai que pour les doses élevées et continues et lorsqu'on recherche surtout l'action désassimilante chez les obèses ou les gras. Tel patient qui a maigri dès l'emploi de la thyroïdine dans une première cure, y trouve plus tard moins d'avantage s'il en a abusé. Au contraire, l'usage habituel de petites doses, capables de modifier la nutrition à la longue, empêche l'épuisement des effets à longue distance.

Chez beaucoup de patients on trouve sous l'influence de l'emploi de la thyroïdine, une première phase de réaction ou d'adaptation et une seconde d'accoutumance. Ces réactions sont d'autant plus marquées que les doses sont d'emblée plus élevées. Elles se traduisent par des symptômes généraux qui peuvent se grouper de façon à donner naissance à des types réactionnels, digestifs, nerveux, circulatoires, etc., suivant les patients.

*Signes d'intolérance ou de saturation.* — Ces symptômes qui, lorsqu'ils sont très marqués sont de véritables signes d'intoxication thyroïdienne, ou thyroïdisme, sont les suivants : courbature générale, fatigue, picotement des yeux, somnolence, sommeil profond, plus tard insomnies et cauchemars, douleur intermédiaire entre la courbature et la névralgie au niveau des lombes, de la racine des cuisses, des chevilles, des mollets et quelquefois aux épaules et se propageant à la face interne des membres supérieurs. Puis apparaît une céphalée peu caractéristique, mais rappelant celle des neurasthéniques. Ces maux de tête s'accompagnent fréquemment de *vertiges*. A ces signes nerveux s'ajoutent souvent de l'irritabilité, de l'émotivité et même de l'anxiété.

Les signes digestifs de la saturation sont une diminution manifeste de l'appétit, parfois, mais plus rarement qu'on l'a dit, de la diarrhée sans coliques, d'autre fois, et plus souvent, de la constipation et des hémorroïdes. La langue peut être extrêmement blanche et dans un cas j'ai constaté la présence d'un dépôt pulvérulent gris noirâtre simulant la langue pileuse, sur la langue, les dents et les gencives.

A faibles doses la thyroïdine au contraire est un apéritif et un excitant euphorique de l'appareil digestif dont elle rétablit le fonctionnement. Elle est aussi un *remarquable diurétique* au-dessus de 0,15 c.

Du côté de l'appareil circulatoire on trouve d'abord de l'instabilité du pouls, qui est agité au moindre mouvement et exagérément ralenti dans le repos et l'immobilité. De la position couchée à la position debout, il peut ainsi passer de 65 à 110. Il est tout à fait exceptionnel, même avec les hautes doses atteignant un gramme ou un gramme 25, que la rapidité du pouls dépasse 110 à la minute. Cette rapidité n'est pas contante au cours de la journée, elle s'exalte après le repas, diminue dans le repos et le sommeil et peut s'accompagner ou non de palpitations et d'anxiété cardiaque qui sont infiniment plus rares qu'on le dit.

La thyroïdine possède chez certains individus qui ont déjà de l'éréthisme circulatoire, notamment chez les goutteux ou chez les pléthoriques, une action vasculaire à type nerveux et éréthique chez les uns, ou au contraire, à type veineux et surtout congestif chez d'autres. C'est ainsi que la thyroïdine peut faire réapparaître les hémorroïdes, ou les exalter si elles existent, qu'elle accentue la congestion du petit bassin, facilite les règles et remédie à la dysménorrhée, mais prolonge la durée des règles, d'où sa contre-indication chez les ménorragiques. L'activation de la circulation périphérique se remarque aux pieds qui cessent d'être froids par son emploi, à la face qui se colore chez les pâles ou se congestionne chez les pléthoriques et souligne ou exagère tous les troubles vasculaires, la couperose, l'acné, etc.

A faibles et à moyennes doses, jusqu'à 15 centigrammes, la thyroïdine se conduit, contrairement à ce qui est admis comme *un excellent tonique cardiaque*, élevant légèrement la pression maxima, abaissant la minima et déterminant l'euphorie circulatoire. *La thyroïdine est un médicament cardiaque et diurétique méconnu.*

Suivant différents dosages, elle agit toujours et d'une façon remarquable, sur la nutrition de la peau et des phanères, ongles, dents, cheveux, épiderme et peut-être par son influence sur la circulation cutanée. Les cheveux poussent d'une façon visible et même sur les crânes qui semblaient les plus irrémédiablement chauves. Il est aisé de vérifier ainsi quelle est la puissance d'action de la thyroïdine sur la nutrition cellulaire.

Son action générale sur l'organisme, à petites et moyennes doses, se traduit par une euphorie, un sentiment de force et de bonne humeur, qui est remarquable chez les neuro-arthritiques.

*Indications. Dosages.* — Dans la majorité des cas, les différentes actions produites au début de son emploi par la thyroïdine se dissipent si l'on maintient ou si l'on augmente les doses. Chez beaucoup de patients des phénomènes de fatigue, de courbature, de somnolence (pseudo-grippe thyroïdienne) ou, au contraire d'agitation, d'insomnie, de chaleur, n'existent que pendant un ou deux jours et disparaissent rapidement pour reprendre parfois quelques jours plus tard et disparaître de nouveau.

Les contre-indications à l'emploi sont la persistance ou l'aggravation de ces différents sypmtômes, leur accroissement, l'intensité des douleurs de tête et névralgiques, la tachycardie persistante, et supérieure à 110, ou l'apparition de crises paroxystiques d'irritabilité, d'impatience, d'émotivité et d'anxiété. Mais il faut bien dire que dans plus de 75 o/o des cas d'emploi, il ne se produit rien de manifeste, et qu'il est des individus qui supportent la thyroïdine à doses considérables. Pour Léopold Lévi ce seraient ceux qui en ont besoin et chez qui elle est déficiente.

Il n'est pas nécessaire d'insister longuement pour faire comprendre au lecteur, que ce qui fait la valeur thérapeutique de la thyroïdine, c'est justement l'intensité et la variété de ses actions organiques. Beaucoup des troubles que produit son absorption, se retrouvent comme symptômes du neuro-arthritisme et des diverses névroses. La glande agit donc, mais quelquefois avec exagération sur un grand nombre de fonctions et c'est par un dosage minutieux que l'on doit discipliner sa puissance modificatrice. Aucune surprise non plus à constater que, suivant le dosage, la thyroïdine puisse produire des actions aussi opposées que la constipation ou la diarrhée, l'insomnie ou la somnolence, l'engraissement ou l'amaigrissement ; n'en est-il pas ainsi de tout agent thérapeutique et la morphine n'est-elle pas excitante à faible dose, hypnotique et paralysante à dose élevée. Cette variation d'action exprime surtout la diversité des modes de réaction des fonctions nerveuses à des excitations d'intensité variée suivant la dose du médicament. Ce n'est pas celui-ci qui est excitant à faibles doses et paralysant à doses élevées mais c'est le système nerveux, et pour la thyroïdine c'est le vago-sympathique, qui répond par l'excitation ou la paralysie fonctionnelle, et d'une façon inégalement répartie suivant le degré d'excitation posologique. Le mode d'emploi et le dosage seront donc variés chez les émotifs et les anxieux, comme les pathogénies susceptibles de donner naissance à leurs réactions nerveuses. Si le patient est amaigri, déprimé, le teint pâle, les cheveux secs et dénourris, sans panicule adipeux, on donnera des doses très faibles, 5 à 10 milligrammes de poudre de glande thyroïde desséchée dans le vide et à froid, d'une préparation éprouvée et d'effet régulier, pendant de longues semaines ; on constatera bientôt l'engraissement, l'exaltation de l'appétit, un meilleur sommeil, la diminution de l'émotivité et de l'anxiété. Au contraire, s'il y a indication à diminuer l'assimilation et à exagérer la désassimilation, comme chez les obèses, les goutteux, les pléthoriques auto-intoxiqués, on débutera par une faible dose de 25 à 50 milligrammes pour atteindre en une dizaine de jours 0,10 centigrammes. On maintiendra cette dose si les signes de la désassimilation, la fonte graisseuse, la perte de poids, la diurèse se manifestent, et on ne l'augmentera que quand elle sera bien supportée et qu'il sera nécessaire d'en soutenir les effets. On peut monter ainsi, sans inconvénient, à des doses extrêmement élevées ; j'ai pu arriver jusqu'à 1 gr. 50, chiffre que l'on n'est obligé d'atteindre que dans des cas exceptionnels. Il vaut mieux se limiter entre 0,10 et 0,30 centigrammes et chercher à retrouver les effets qui s'épuisent à la longue en introduisant une semaine de repos alternée avec une semaine de médication.

Certains nerveux émotifs ne supportent à aucun dosage la thyroïdine qui détermine chez eux de l'arythmie, de l'oppression, de l'anxiété ; ce sont des idiosyncrasiques. Inversement, j'ai vu dans un cas un patient arythmique dont l'arythmie a définitivement disparu après l'usage de doses élevées de thyroïdine.

**Action et emploi des autres glandes endocrines**. — Malgré la difficulté de son maniement, l'emploi de la thyroïdine ne peut pas être comparé à celui des autres glandes à sécrétion interne dont l'action est autrement inconstante. Après des tentatives répétées, je n'ai plus conservé dans ma pratique, associés ou non à la thyroïdine, que la surrénale, l'hypophyse, et l'ovaire. Il me semble du reste que l'excitation de ces diverses glandes s'obtient par l'absorption de la thyroïdine et qu'on peut escompter une certaine excitation fonctionnelle de la thyroïde par l'emploi des autres glandes.

*Surrénale*. — L'extrait surrénal est indiqué chez tous les nerveux émotifs et anxieux hypotendus et présentant des formes paroxystiques, circulatoires ou vaso-motrices.

J'emploie les préparations de poudre de glandes surrénales desséchées dans le vide et à froid à dose 0,05 à 0,10 centigrammes dont l'action est moins efficace que les injections d'adrénaline en ampoules préparées à l'avance et dont l'effet toni-vasculaire et l'influence sur le grand sympathique et le pneumo-gastrique n'est pas douteuse, ainsi qu'on peut l'observer par la disparition, au bout d'une dizaine d'injections, avec repos intercalaire d'un jour sur deux, des signes suivants : hypotension artérielle, anxiété respiratoire, pseudo-angine de poitrine, dyspnée asthmatiforme, accompagnées d'anxiété marquée. On sait, du reste, que l'adrénaline en injections sous-cutanées, est un remarquable médicament abortif des crises d'asthme essentiel.

L'action vasculaire de la surrénale se manifeste encore par la suppression des troubles ovariens, le retour des règles chez les femmes non réglées ou chez les femmes récemment ménopausées, surtout en association avec la thyroïdine. Elle est contre-indiquée chez les hypertendus, les ménorragiques, les hémorroïdaires, etc.

*Hypophyse*. — L'hypophyse donne quelques bons résultats chez les femmes hypotendues, variqueuses hyposphyxiques, qui ont une adiposité très marquée aux membres inférieurs, infiltrations séreuses et urines rares. L'association de la surrénale et de l'hypophyse avec la thyroïdine et l'extrait rénal est recommandable, d'après Martinet, dans la névropathie de *l'hyposphyxie*, syndrome qu'il a rattaché à une insuffisance polyglandulaire. Elle agit contre la constipation et l'insomnie.

*Ovaire*. — Je n'insisterais pas longuement sur l'emploi bien connu de l'opothérapie ovarienne, si l'on ne savait que les troubles de la ménopause, naturelle ou opératoire, l'aménorrhée, la dysménorrhée des chlorotiques, la dystrophie par insuffisance ovarienne, sont capables de déterminer des syndromes parallèles d'émotivité très marquée et d'anxiété.

On emploiera de préférence de la poudre d'ovaire, chaque fois que l'on voudra agir sur la nutrition générale et l'hématopoïese des émotives. L'emploi du corps jaune, sous forme d'ocréine, sera réservé surtout à la névrose d'angoisse ou aux syndromes anxieux qui évoluent parallèlement à la ménopause. On peut donner des doses élevées de ces produits dont la toxicité est faible comme l'efficacité peu marquée.

**Médication adjuvante de l'opothérapie.** — On se trouvera bien d'associer à l'emploi de ces différents produits opothérapiques et notamment de la thyroïdine, l'usage de certains médicaments qui jouent le rôle d'adjuvants et permettent de diminuer le dosage des glandes endocrines ou, au contraire, qui font office d'antagonistes physiologiques. C'est ainsi qu'on évite les troubles de la circulation produits par des doses élevées de thyroïde, par l'emploi simultané des toniques cardiaques : adrénaline, spartéine, strophantine, convallarine, caféine à faible dose (5 à 10 centigrammes par jour en 2 prises) ; celle-ci fait disparaître la céphalée thyroïdienne. La strychnine diminue les symptômes d'ordre nerveux : l'asthénie, les douleurs pseudo-névralgiques qu'on constate dans l'emploi de la thyroïdine et permet d'en donner une moins grande quantité avec une meilleure efficacité, ou d'en faire supporter des hautes doses plus aisément. J'associe habituellement avec d'heureux résultats la thyroïdine et la surrénale, et j'évite ainsi l'excitation circulatoire de la première. L'arsenic, l'acide phosphorique ont été associés à la thyroïdine.

*Résultats de l'opothérapie.* — Le rendement des méthodes opothérapiques dans les névroses du type émotif et anxieux, est inégal, mais incontestable. Pour en retirer tous les effets sans les inconvénients qui ont été signalés, un certain doigté qu'on ne peut posséder qu'après des applications répétées est indispensable. Je souhaite que le médecin tire de l'exposé précédent, le désir d'apprendre par lui-même les moyens d'application de cette thérapeutique moderne, incontestablement efficace, mais dont la mise au point n'est pas encore définitive.

## CURES D'AIR ET D'EAUX. MER. MONTAGNE

Intermédiaires entre les moyens thérapeutiques médicamenteux et les agents physicothérapiques les cures d'air ou d'eau sont dans les états anxieux d'un emploi délicat. Il n'y a ni station d'air ni cure d'eaux qui soient spécifiques dans des syndromes d'origines si variées, et dans la névrose même ils constituent une arme à deux tranchants. Si, d'une façon générale, les voyages, les changements de milieu et d'habitudes, la distraction, l'air pur de la mer ou de la montagne peuvent être utiles en modifiant la mentalité du patient, en le détournant de son obsession et en agissant sur l'état général, d'autre part ils peuvent être une cause de fatigue, d'émotions nouvelles, ou produire soit un excès d'excitation, ou au contraire une tendance à l'auto-observation par inoccupation. Quand l'anxiété est aiguë et marquée, tout lui est sujet d'accroissement, tout l'atténue au contraire dans les phases de déclin et de guérison. Les climats trop excitants par le soleil, le vent, la luminosité peuvent produire une dépression et une angoisse secondaires ; les climats mous sont insuffisamment reconstituants. Aussi, la mer ou la montagne peuvent-ils suivant les espèces et les périodes être utiles ou néfastes aux émotifs anxieux.

Parmi les stations d'eaux celles qui permettent les applications hydrothérapiques sont recommandables mais en suivant les indications générales données plus haut pour l'hydrothérapie. L'évolution de la névrose guidera le médecin dans sa préférence pour les stations toniques ou sédatives. D'autres indications relèvent en même temps des causes pathogéniques de l'anxiété, et son association à l'artério-sclérose, au diabète, à une affection pulmonaire commandent d'autres indications que celles de la simple névrose juvénile par exemple. D'une façon générale la mer douce de la Bretagne abritée et tiède convient mieux que la mer excitante de la côte d'Azur. Les anxieux redoutent le plus souvent la montagne qui leur donne parfois de la claustrophobie ou de l'agoraphobie. Mais elle réussit à certains d'entre eux.

## PSYCHOTHÉRAPIE

En vertu de cette loi qui est à la base de l'idéo-dynamique moderne, que toute cellule cérébrale, actionnée par une idée, actionne à son tour les fibres nerveuses qui doivent réaliser cette idée ; en vertu de ce fait que l'idée peut se transformer en une sensation générale ou une image visuelle, qu'elle peut devenir une sensation viscérale, un mouvement ou une sécrétion, par contre l'*idée contraire* née par auto-suggestion ou introduite par hétéro-suggestion, peut neutraliser un mouvement, une sensation viscérale, une sensation générale, une image visuelle, une sécrétion. Brown-Séquard avait montré que le cerveau fait de l'inhibition ou de la dynamogénie sur les diverses fonctions sensitives, sensorielles, motrices, sécrétoires, qu'il les exalte ou les atténue conformément à l'idée suggérée dans un but curateur.

Mais la condition essentielle de la pénétration d'une idée suggérée c'est l'état de réceptivité du cerveau que l'on peut désigner par la *suggestibilité*. Celle-ci est liée elle-même à l'émotivité dont elle n'est qu'une spécialisation. Aussi, par définition même, les émotifs sont-ils généralement suggestibles non seulement par leurs idées propres (auto-suggestion) mais par celles que les autres peuvent introduire dans leur cerveau (hétéro-suggestion). Beaucoup d'entre eux sont donc hétéro-suggestibles et d'autant plus que l'anxiété leur fait souhaiter de trouver dans l'idée suggérée par autrui, quelque moyen curatif ou apaisant, quelque recours contre leur mal-être.

C'est à l'aide des différents moyens que sont la *suggestion* étrangère, la *persuasion*, par la parole, par le geste, par la *rééducation* volontaire mentale et morale et aussi par l'incitation à une *auto-suggestion* favorable que peut agir la psychothérapie. Je laisserai de côté ici la suggestion hypnotique par fixation, par suggestion, et celle qu'on a tenté de faire récemment dans le sommeil naturel et dans le sommeil anesthésique, parce qu'elle est contre-indiquée chez les émotifs et anxieux chez qui elle exalte dans la plus mauvaise direction la suggestibilité déjà si marquée. Elle peut encore diminuer leur contrôle mental, leur censure, leur jugement, leur personnalité, et exagérer le clivage entre le psychisme supérieur et la sub-conscience qui tend déjà à se faire naturellement chez eux.

La *suggestion à l'état de veille*, par la conversation, l'*affirmation*, la *persuasion rationnelle*, par la contagion de l'exemple, sont, au contraire, des procédés recommandables car ils ne sauraient que contribuer à la perfection psychique, mentale et morale du patient.

Ces méthodes de psychothérapie nécessitent du jugement, du

tact, dans le choix des moyens, puisque le médecin reste l'agent thérapeutique essentiel. Il faut parfois une certaine habileté, beaucoup de mesure et de psychologie, pour déterminer dans chaque cas ce qu'il faut dire, car une parole maladroite peut suffire à tout gâter et à bouleverser le patient ou lui faire perdre confiance, ce qui est facile aux émotifs et aux anxieux.

Pour pouvoir agir d'une façon efficace, le médecin doit d'abord s'attacher à établir entre le patient et lui-même, un courant de confiance par une sympathie parfois un peu réservée, d'autres fois, au contraire, plus abandonnée, suivant le caractère et l'intelligence du malade.

Ceci fait, il faut distinguer si le patient est sensible surtout au *raisonnement*, ou plutôt à l'*affirmation autoritaire*. Bien des émotifs sont satisfaits par une démonstration rationnelle, alors que les anxieux sont plus souvent calmés par une affirmation tranchante. Mais, d'une façon générale, la réserve, l'hésitation et le doute scientifiques, si naturels aux véritables hommes de science, ne doivent pas transparaître dans les réponses aux questions faites par le patient. Pour calmer leurs appréhensions si souvent injustifiées, le raisonnement est utile, certes, mais moins nécessaire si l'affirmation est autorisée et apparemment basée sur une grande expérience. C'est surtout sur le pronostic qu'il ne faut pas laisser le patient flotter dans le doute. Il faut d'abord, et avant tout, poser comme base de la thérapeutique, la notion certaine de la curabilité et de la non gravité des paroxysmes émotifs et anxieux, ou des malaises chroniques intercalaires. Il faut esquisser au patient l'évolution problable de sa maladie, lui en dévoiler les véritables causes et celles des rechutes, lui apprendre que ces dernières sont favorables, puisqu'on ne guérit que par rechutes suivies d'améliorations progressives. Bref, il faut constamment relever le moral du patient, lui rendre l'espérance quand la sienne défaille, le conduire par la main jusqu'à la guérison, avec ténacité, confiance et une énergie toujours renouvelée.

L'état de santé du médecin joue donc un rôle important dans l'emploi de ce moyen de cure qui ne pourrait pas convenir au médecin débilité, déprimé, et lui-même en état de faiblesse nerveuse par surmenage professionnel ou état organique défailfaut. S'il est bon parfois, comme M. de Fleury l'a dit avec juste raison, que le médecin connaisse par expérience personnelle certaines maladies nerveuses, psychiques, qu'on ne peut bien juger que si on en a souffert, il est indispensable d'autre part, qu'il émane de lui une grande énergie de persuasion, de suggestion, qui ne peut venir que de l'équilibre de sa santé, de son potentiel nerveux actuel, de sa confiance, de son euphorie, de sa puissance d'attention, et de son désir de guérir le malade. Il faut pouvoir, dirais-je volontiers, porter en quelque sorte le malade vers la guérison. Or l'énergie est communicative, de même que la dépression, l'hésitation et le doute. Aussi, chez les névropathes émotifs et anxieux, la consultation ne doit-elle pas comporter que les moyens d'usage dans les maladies purement organiques; elle doit se compléter d'une psychothérapie continuelle, qui s'exerce à la fois par l'intérêt que le médecin prend à son patient, par l'impression qu'il lui donne d'être son allié dans la lutte, par l'efficacité des différents modes de thérapeutiques employés, et disons-le aussi, par la provision d'énergie, de potentiel nerveux, que le médecin prélevant dans son propre psychisme, introduit dans celui de son client.

Le médecin n'oubliera pas, à la fin de chaque consultation, de résumer en quelques mots l'état de la situation actuelle, de montrer les progrès acquis, de rappeler les symptômes disparus et déjà oubliés, de faire bien constater le peu de progrès encore nécessaires pour arriver à la guérison absolue. Il aura soin d'amoindrir la gravité des symptômes encore existants, de montrer leur disparition prochaine et d'exalter, au contraire, l'importance des conquêtes déjà faites.

D'autre part, il devra connaître le milieu habituel du patient, et il aura soin de ne pas le maintenir dans une ambiance néfaste, qui combat ou déprécie les moyens de traitement, qui décourage le malade et entretient par une suggestion inconsciente des craintes morbides. C'est ainsi que parfois, un parent bien intentionné, un ami, s'apitoie à tort sur la mauvaise mine d'un anxieux, ce qui détermine immédiatement chez lui un paroxysme. Il faut avoir soin d'éliminer soigneusement ces fâcheux dont l'action néfaste est aussi souvent insoupçonnée que considérable.

Au cours de l'interrogatoire, le médecin devra faire preuve

d'une grande patience pour écouter les doléances parfois si longues du patient. Pour en éviter l'excès, car le consultant se perd dans les détails oiseux de ses sensations, il fera mieux d'interroger lui-même, et devra demander avant la première consultation une notice de deux pages sur l'histoire clinique du malade condensée en un résumé chronologique. Le malade a lui aussi intérêt à ne pas fatiguer l'attention du médecin, et à mettre de l'ordre dans son exposé. Pour les raisons que j'ai dites plus haut la consultation qui use l'énergie du médecin est défavorable au patient. Elle doit être limitée dans sa durée qui ne doit pas excéder une demi-heure.

La bienveillance, l'indulgence sont aussi nécessaires que la sincérité, car tout en restant désireux de produire l'euphorie, il ne faut pas tromper le malade si souvent méfiant et qui, maladivement, tend fréquemment des pièges à son médecin et cherche à le surprendre en flagrant délit de contradiction.

Dans les conversations psychothérapiques qui sont parfois le principal de la consultation, le médecin utilisera à la fois et suivant les circonstances et l'intelligence du malade, le rationnalisme chez les esprits géométriques et épris de raisonnement, le sentiment chez les sensitifs affectifs, la moralité, la conscience chez les scrupuleux à religiosité marquée, les développements philosophiques ou esthétiques chez les spéculatifs et les artistes. Bref, il devra faire preuve d'une grande adaptivité psychologique pour rendre efficace sa suggestion verbale.

Dans d'autres circonstances, il pourra avoir une action plus directe et être amené à donner des indications pour le genre de vie, à conseiller aux inoccupés une activité dont il pourra orienter la direction ; c'est ainsi qu'il pourra conseiller des lectures, des voyages, la reprise d'occupations absorbantes ou captivantes, et qu'il pourra inciter les patients trop isolés à reprendre un autre mode de vie sociale, etc...

C'est essentiellement chez les malades atteints d'émotivité morbide et d'anxiété que le médecin doit être le confesseur auprès de qui le patient éprouve parfois un grand soulagement à raconter ses misères, qui lui semblent moindres si on les écoute et si on l'en console après qu'il les a confiées dans un instant de détresse. Le médecin qui voudrait se soustraire à ce rôle moral aurait la certitude de diminuer considérablement la valeur curatrice de l'ensemble de sa thérapeutique. Celle-ci sera complétée par l'indication au patient d'une ligne de conduite psychique et morale, qui aura pour but la rééducation souvent défaillante de sa volonté. Nous trouverons plus loin, au traitement prophylactique, les éléments de cette éducation volontaire à propos de l'éducation de l'enfant.

## TRAITEMENT DES PSEUDO-ORGANOPATHIES ET DES SYMPTOMES

Il ne peut pas être question d'exposer dans le détail la thérapeutique applicable à toutes les pseudo-organopathies. Un volume ne suffirait pas tout d'abord à la séparation des espèces, aux diagnostics différentiels avec les véritables organopathies, et à opposer à la longue liste des symptômes qui peuvent se produire dans toutes les manifestations fonctionnelles les moyens médicamenteux, physicothérapiques et hygiéniques. Ce serait vouloir discuter ici dans leur ensemble toutes les indications symptomatiques des affections organiques elles-mêmes. Il ne faut pas perdre de vue, en effet, que tout trouble fonctionnel s'exprimant par des symptômes pseudo-organopathiques peut toujours avoir deux origines bien différentes : ou bien ce trouble fonctionnel est créé par une altération de l'organe lui-même qui semble en jeu ou des centres nerveux qui commandent à cet organe. Ou bien, c'est un simple trouble du dynamisme des cellules de cet organe et par conséquent, des cellules nerveuses centrales qui au demeurant actionnent celles de l'organe. Mais s'il est intéressant au point de vue du pronostic, de l'évolution et surtout de la curabilité, de distinguer les troubles fonctionnels purement dynamiques, créés entre autres causes par des représentations mentales (d'auto-suggestion ou d'hétéro-suggestion), des troubles fonctionnels secondaires à des lésions nerveuses ou viscérales, il n'y a pas grande différence dans les moyens thérapeutiques à opposer aux uns et aux autres. Il ne faut pas négliger non plus cette notion du mélange si banal des modifications fonctionnelles purement dynamiques avec celles qui sont consécutives à des lésions, car rien n'empêche le même patient d'être à la fois un lésionnaire et un émotif suggestible. La véritable difficulté gît en réalité dans le diagnostic pathogénique qui permet d'affirmer dans chaque cas si les troubles fonctionnels sont entièrement d'ordre psychique, s'il n'y a que pseudo-organopathie, ou bien au contraire, association d'une pseudo-organopathie avec une véritable organopathie, si étrange que paraisse ce contraste d'épithètes. Et ces réserves sembleront d'autant plus justifiées que les troubles fonctionnels d'abord purement dynamiques, peuvent à la longue déterminer des lésions ou faciliter la venue de lésions secondaires d'une autre origine. Il n'est donc pas possible d'étudier ici dans le détail et pour chaque organe, cette série d'espèces; il suffit d'en posséder une vue synthétique capable d'éclairer tous les cas particuliers.

Toutes les névroses sont susceptibles d'imiter les maladies organiques mais aucune autant que la névrose d'angoisse, parce qu'elle repose entièrement sur une altération de l'émotivité, parce qu'elle est accompagnée de variations rapides et intenses de l'excitation et de l'inhibition, parce que la réflectivité est altérée et que les troubles vaso-moteurs et sécrétoires y sont primordiaux. Ces caractéristiques font le champ de l'hésitation plus varié que celui qu'on peut trouver dans les névroses asthéniques, où l'impuissance, la diminution, la réduction fonctionnelles se retrouvent partout et restent l'essentiel de la symptomatologie. Tous les symptômes, et par conséquent toutes les organopathies peuvent être imités par les états émotionnels, même et y compris ceux qui passent pour signes pathognomoniques de lésions, tels que les hémorragies par exemple.

Aussi, y a-t-il pour le médecin un très grand intérêt à établir chez chaque malade atteint en apparence d'une véritable organopathie, l'ensemble des signes qui caractérisent les états émotionnels et l'anxiété, car les manifestations symptomatiques de cet ordre se séparent de celles qui sont véritablement organopathiques, par leur disparition ou leur atténuation à l'aide des méthodes psychothérapiques. Ainsi, lorsque le médecin aura pu retrouver chez le patient tous les signes et stigmates de l'état d'émotivité ou d'anxiété, il sera en droit d'espérer une action très efficace de la psychothérapie pour aider les autres agents énumérés jusqu'ici. Mais ce n'est là qu'une présomption générale car sur le tard, à la fin de l'âge adulte, au moment de la transition entre les troubles fonctionnels et les premières lésions, il est difficile de faire le bilan de la répartition pathogénique.

En règle générale, on pèche en médecine plutôt par excès que par défaut dans le jugement de ces cas, et les jeunes médecins surtout, se laissent tromper par la similitude qui existe entre les pseudo-organopathies et les véritables organopathies. Plus tard, au contraire, et sous le prétexte que le patient qu'ils ont suivi est depuis longtemps névropathe, leur diagnostic reste favorable et ils ne saisissent pas la transition avec la phase lésionnaire.

**Règles de direction.** — Le traitement doit donc s'inspirer des règles suivantes : on ne doit pas se laisser prendre à l'apparence organopathique des symptômes présentés par le malade, et surtout on doit éviter de suivre le patient atteint de névrose d'angoisse fruste ou masquée dans sa conviction d'être atteint d'une maladie de l'estomac, de l'intestin, du foie, du cœur ou du poumon. Le médecin doit donc prendre l'habitude, en présence d'un cas analogue, de discuter toujours les trois hypothèses suivantes : le malade est-il un faux organopathique, un véritable, ou un mixte ? C'est surtout devant le diagnostic de maladie d'estomac, maladie d'intestin ou maladie du cœur, que ces trois hypothèses doivent systématiquement être examinées.

*Traitement de l'état dynamique.* — S'il peut retrouver par l'interrogatoire ou par l'examen la presque totalité des symptômes caractéristiques et des stigmates de l'émotivité, il doit accepter la première hypothèse tout d'abord, et établir un traitement d'ensemble où l'hygiène, la physicothérapie et la psychothérapie auront la plus grande part. L'amélioration et la guérison dans un temps plus ou moins long, lui montreront si son hypothèse était fondée. Si la guérison se fait attendre, alors seulement, il reviendra à la deuxième hypothèse, celle que les troubles émotionnels sont entretenus par un trouble organopathique primitif, ou que la transition entre les troubles fonctionnels dynamiques et les lésions secondaires déterminées par la pérennité de ces troubles fonctionnels, est en voie de s'établir. La thérapeutique devra s'inspirer à ce moment du traitement de la véritable organopathie.

*Traitement de l'état organique.* — D'autre part, ce serait faire une faute grave que de négliger systématiquement chez tout individu notoirement émotif, le traitement organopathique. Il est de toute évidence que si une émotion, une suggestion, a pu déterminer par simple modification fonctionnelle, des troubles sécrétoires de l'estomac à type hyperchlorydrique ou anachlorydrique, vouloir limiter le traitement à la seule psychothérapie serait ne pas comprendre qu'un symptôme garde toujours sa valeur quelle que soit son origine. Et dans ce cas, il y a indication à parer à ce symptôme et prescrire un médicament acide ou anti-acide, car, négliger d'atteindre tous les éléments pathogènes, c'est faire une thérapeutique peu efficace parce qu'incomplète.

*Traitement mixte.* — Aussi, dans les cas de ce genre, le traitement doit-il être toujours mixte, pour éviter la formation des cercles vicieux. Et c'est pourquoi on m'a vu attacher quelque importance à l'emploi par les purs névropathes pseudo-cardiaques, de certains médicaments toniques tels que la caféine à faible dose, parfois même la digitale, qu'avec notre ancienne éducation classique, nous avions pris à tort l'habitude de réserver uniquement pour les véritables cardiopathies par lésion organique, par lésion orificielle.

*Traitement de l'élément spasmodique.* — Le spasme si fréquent chez les émotifs anxieux et qui se manifeste au niveau des artères aussi bien que des conduits des organes glandulaires ou des parois digestives est un élément symptomatique si banal chez les émotifs anxieux qu'il doit nous arrêter un instant (voy. page 41).

Il est d'abord une cause de douleurs, qui inquiètent les malades et sont des plus pénibles. Ces douleurs simulent celles des lésions ulcéreuses ou cancéreuses de l'œsophage, de l'estomac, du duodénum, de l'intestin, du foie, de la vessie, etc., et sont ainsi une cause d'hypocondrie secondaire.

De plus sur les conduits excréteurs ce spasme crée des phénomènes de rétention, passagers le plus souvent, qui ne sont pas sans favoriser des erreurs de diagnostic.

Les spasmes de l'œsophage déterminent des douleurs thoraciques transfixantes rappelant l'angine de poitrine, ou l'ulcère, suivant leur hauteur. Au niveau du cardia, du pylore, ils produisent des gastralgies anxieuses très pénibles, et peuvent gêner l'évacuation gastrique. Le spasme du cholédoque, de l'uretère créent une pseudo-cholécystite, et une pseudo-hydronéphrose transitoire dont j'ai vu quelques cas embarrassants. Les spasmes vésicaux peuvent s'accompagner d'une rétention passagère. Bref les désordres psychiques produits par ce phénomène sont plus redoutables que les troubles physiques organiques bien que ceux-ci ne soient pas négligeables à cause de l'élément douloureux.

La belladone, la jusquiame, les bromures, la valériane, les applications locales chaudes, à la rigueur dans certains cas invétérés, la morphine sont les agents utiles de la médication. On peut associer les quatre premiers dans une même préparation et suivant la méthode de Sicard ajouter à leur action celle de la thyroïdine, antagoniste de la dépression cérébrale des bromures.

En somme, on le voit, le traitement des manifestations pseudo-organiques ou organopathiques, nécessite de la part du médecin une discussion très serrée de tous les éléments pathogéniques et le souci de répondre avec une grande précision à chacun d'entre eux.

*Influence péjorative des erreurs.* — Il ne faut pas oublier, en effet, que chez les pseudo-organopathiques, les négligences, la légèreté et l'insouciance médicales se traduisent rapidement par la perte de confiance, l'insuccès et, à la longue, l'incurabilité de la maladie, s'il n'y a pas nouvelle orientation médicale. J'ai longuement insisté sur les dangers des paroles et des affirmations imprudentes, des diagnostics superficiels, des régimes sévères restrictifs si souvent injustifiés, car c'est à l'aide de ces « à peu près » scientifiques que le malade ébauche ses premiers systèmes d'interprétation, qui deviendront plus tard, lorsqu'il aura vieilli, de véritables délires thérapeutiques, dont il sera alors presque impossible de le guérir. Je tiens à redire encore que l'incurabilité de certains névropathes, que la conviction où ils sont de leur prétendue maladie du cœur, de l'intestin, du foie, etc., est due à la légèreté, à la maladresse, à l'imprudence ou simplement à l'erreur du premier médecin à qui ils se sont confiés. Celui-ci par son affirmation d'une véritable maladie lésionnaire, par l'excès même d'une thérapeutique polypharmaque, s'adressant particulièrement aux symptômes que le malade présente d'abord, a déterminé la cristallisation de l'idée fixe, parfois difficile à déraciner. On peut affirmer que la majorité des prétendues maladies de l'estomac ou de l'intestin, ou des cardiopathies, chez des malades qui se soignent constamment, mais qui n'en ont aucune raison réelle, sont des produits tout d'abord de l'auto-suggestion du malade, puis de l'hétéro-suggestion médicale continuée par l'emploi de médicaments intempestifs, de cures d'eaux inutiles. Il est parfois trop tard, après quelques années, pour qu'un médecin qui dit simplement la vérité, en affirmant que le malade est atteint d'une fausse maladie d'ordre émotionnel, puisse annihiler des habitudes psychiques ou mentales déjà invétérées.

Aussi faut-il restreindre dans la mesure du possible l'usage des médications pharmaceutiques, ne les montrer au patient que comme purement accessoires, et s'occuper avant tout de redresser son hygiène générale, de lui enseigner l'alimentation normale, l'activité régulière, bref, de le soustraire par tous les moyens à la préoccupation hypocondriaque, à l'obsession, et de combattre par une rééducation progressive son émotivité morbide et toutes les causes organiques dont elle peut dériver. Parmi celles-ci, les principales tiennent aux modifications de l'état nutritif. Nous allons donc rapidement les examiner :

## TRAITEMENT DES TROUBLES NUTRITIFS PRIMITIFS ET SECONDAIRES

**Intérêt primordial du traitement des troubles nutritifs.** — Cette question qui est une des plus importantes dans la thérapeutique des nerveux, des émotifs et des anxieux, a jusqu'ici été laissée complètement dans l'ombre par mes prédécesseurs. Le praticien ne doit pas ignorer, ce que je crois lui avoir montré nettement dans les chapitres antérieurs de ce livre, c'est-à-dire le lien étroit qui unit le trouble nerveux et le trouble nutritif.

En clinique, on ne peut venir à bout de ces névroses indéterminées où l'émotivité et l'anxiété jouent un rôle essentiel ou secondaire, qu'à la condition de traiter en même temps les troubles métaboliques qui existent dans chaque cas, mais qui sont parfois évidents et d'autres fois masqués.

Ils sont évidents lorsque le patient s'accuse lui-même d'être goutteux, gras, diabétique, lithiasique, albuminurique, etc. surtout s'il présente des signes objectifs connus de pléthore, de maigreur, d'obésité. Encore faut-il que cette dernière soit généralement bien marquée pour ne pas être contestée, puisque la connaissance de la petite obésité est loin d'être répandue en médecine.

Ils sont masqués si le malade est maigre, de corps et non de visage, s'il est dénourri, si les troubles nerveux prédominent et intéressent davantage le médecin, qui ne songe pas à rechercher les troubles métaboliques et tend à mettre tout sur le compte du nervosisme, de la gastropathie ou de l'entéropathie qu'il croit primitive. Du reste, pour beaucoup de médecins et, disons-le aussi, pour beaucoup de malades, l'idée de maladie de la nutrition va toujours avec celle de pléthore, de congestion, d'obésité, d'hypertrophie, de surabondance en un mot, des tissus ou des fonctions. Et cela, parce que les travaux de Bouchard leur ont surtout fait connaître les maladies de la nutrition par suralimentation et sédentarité. On perd trop de vue que la sous-alimentation volontaire ou non, détermine parfois les mêmes symptômes que la suralimentation car une fonction ou un organe peuvent être également défaillants devant un excès de travail ou par un défaut de puissance fonctionnelle.

Ainsi, les troubles du métabolisme, à eux seuls, peuvent être l'origine des névroses émotionnelles et c'est ce qui se produit chez les diabétiques, les goutteux, les obèses ; ou bien ils sont un aboutissant des troubles neuro-psychiques et c'est le cas des névropathes primitifs, des émotionnels, par choc, par fatigue, par surmenage. Enfin, nés par l'un de ces deux mécanismes ils déterminent le second et produisent le cercle vicieux, habituel et terminal.

De toute façon, la thérapeutique des troubles de la nutrition devient donc un élément essentiel de la cure des états émotionnels et anxieux.

**Indications principales.** — Tout d'abord, le traitement de la goutte, du diabète, de l'obésité, devra être mis au premier plan chez les malades qui en présentent les symptômes évidents. Il est impossible d'obtenir la guérison des crises paroxystiques d'angoisse, d'obsession, de phobies, de scrupule, ni d'améliorer l'état émotionnel de ces malades, sans attaquer avec vigueur leur obésité leur asthme, leur diabète, leurs manifestations goutteuses, calculeuses, etc... L'anxiété et l'émotivité s'exaltent ou diminuent chez ces malades parallèlement à leur état nutritif, mais l'inverse est également vrai.

La cure de ces divers états nutritifs ne peut pas être traitée ici dans le détail. Je me contenterai de rappeler aux médecins qu'en dehors des moyens curatifs particuliers à chacune, toutes doivent comprendre comme base la *myothérapie*, c'est-à-dire l'emploi simultané des moyens d'exercice, d'entraînement musculaire, et d'un *régime* alimentaire approprié. On ne doit pas séparer ces deux éléments de la *cure diététo-musculaire*. Aucun exercice ne doit être prescrit sans un régime qui le corrobore et qui soit adapté aux fins thérapeutiques communes.

Dans cette cure, l'exercice des muscles a pour but l'éducation et le développement du myoneurone, rééducation nécessaire à toutes les maladies générales où le métabolisme est altéré, et où l'équilibre fonctionnel de toutes cellules est rétabli peu à peu par le dynamisme nerveux lié lui-même à l'activité et au trophisme de chaque cellule.

En effet, dans toute cellule, le fonctionnement est lié aux actes nutritifs et morphologiques. *Fonctionnement*, *nutrition* et *forme*, sont les membres indissolubles de toute équation physiologique.

Le *régime* alimentaire qui convient aux principales maladies de la nutrition est généralement *mixte*, à la fois légèrement carné, et fortement végétarien et fruitarien. Le régime sec est souvent utile, tandis que le régime hyper-hydrique est d'emploi très restreint tout comme le régime végétarien pur, très rarement indiqué dans les maladies de la nutrition, si ce n'est pendant une très courte durée.

L'*exercice* produit des effets différents, suivant le régime avec lequel il est employé : si le régime est généreux et l'exercice lent et sans résistance excessive (haltères légers), l'hyperassimilation prédomine et cette formule convient aux états nerveux avec dénutrition (maigreur, par exemple).

Au contraire, si le régime est plus strict en quantité, et si l'exercice est rapide ou prolongé ou utilisé avec des résistances lourdes (haltères lourds) il devient désassimilateur et convient davantage aux pléthores, à l'obésité, à la goutte, aux lithiases. On trouvera dans la troisième partie de mon livre sur la « Culture Physique » (Maladies de la nutrition et leur thérapeutique) des détails circonstanciés sur les divers modes de la cure d'exercice associée aux différents régimes, et sur la variation des effets qu'on peut en tirer.

**Résultats**. — Les traitements classiques, par les régimes *qualitatifs* sans exercice, par les médications dites « anti-arthritiques », les cures d'eaux, etc... sont sans efficacité, ainsi que le prouve la nécessité où sont les patients de les répéter durant toute leur vie. Il n'en est pas de même de l'application de la cure myothérapique, qui peut être définitive, si elle est appliquée suivant les règles que j'ai établies, et en poursuivant les causes pathogéniques essentielles.

Il faut savoir que ces procédés thérapeutiques donnent des résultats brillants, rapides et surtout solides, si on a le soin de pousser assez loin le traitement, surtout chez les obèses, les diabétiques, les goutteux. Pour obtenir la guérison des troubles nerveux en passant par le trouble nutritif, il faut ramener les patients à leur taille, à leur poids et à leur constitution musculaire. Les « à peu près » et les traitements incomplets sont un non-sens pathogénique.

Dans les maladies de la nutrition, le retour à l'état normal doit être complet et absolu. Il doit porter à la fois sur l'état fonctionnel, et sur l'état morphologique du patient. Un malade goutteux et obèse, ou bien obèse et diabétique, diabétique et hypertendu, ne peut être guéri qu'à la condition d'être revenu à son poids normal, d'avoir retrouvé une pression artérielle normale, de voir son sucre réduit à zéro. Ce sont en même temps les seules conditions dans lesquelles on verra disparaître entièrement sa névrose et ses symptômes d'angoisse et d'émotivité, de phobie, d'obsession, et l'état mental habituel à ces malades. Baisser le sucre de quelques grammes, le poids du corps de quelques kilos, la tension de un ou deux centimètres de mercure, n'a aucune signification pathogénique et aucun rendement pratique. Le malade retourne à ses maux en quelques jours, tout au plus en quelques semaines, une fois ce début de traitement suspendu.

Chez les malades qui se présentent surtout au médecin comme de simples névropathes émotifs et anxieux, il faut savoir rechercher les premiers signes des troubles de la nutrition par l'analyse d'urine, par l'interrogatoire, par l'examen somatique, qui permet parfois de déceler les premiers amas de graisse, l'adiposité débutante, la rougeur péri-articulaire du gros orteil, etc... Ici, le trouble de la nutrition débute en quelque sorte par des manifestations nerveuses. Mais l'application systématique de la cure diététo-musculaire, de la myothérapie, interrompt à la fois l'évolution métabolique et l'évolution névropathique.

**Importance du diagnostic et du traitement précoces.** — Nous touchons là à une question qui va nous servir de transition avec le chapitre terminal sur la prophylaxie. On sait qu'il est plus aisé de prévenir une maladie que de la guérir. Or, l'apparition des premiers symptômes d'émotivité et d'anxiété est du plus haut intérêt en clinique, car elle décèle l'évolution neurotrophique prochaine du patient et permet au médecin d'annoncer à longue distance l'arrivée des grandes ou des petites maladies de la nutrition. J'ai bien montré, dans l'étude pronostique, combien la névrose d'angoisse, l'émotivité et les syndromes anxieux étaient capables de gêner la vie professionnelle et l'évolution sociale de l'individu. Pour cette seule raison le médecin doit pouvoir dépister les premiers symptômes émotionnels, les ébauches paroxystiques, de façon à intervenir par un traitement d'autant plus efficace qu'il est plus précoce. La connaissance détaillée des symptômes, des stigmates, des formes frustes et des équivalents, que j'ai intentionnellement longuement développés au début de ce livre, lui mettra en main tous les éléments nécessaires à ce diagnostic précoce, qui rendra au malade les plus grands services et les plus insoupçonnés. Le patient, en effet, au début de son évolution émotionnelle, s'il pouvait prévoir jusqu'où elle peut atteindre, n'hésiterait pas à accepter les moyens thérapeutiques qu'on lui propose et qui sont parfois dans son esprit hors de proportion avec un mal qui lui semble hypothétique ou léger. Le médecin aura trouvé ici, je l'espère, tous les éléments nécessaires à établir en connaissance de cause, une justification de sa thérapeutique. Mais son rôle ne se termine pas là car il doit chercher à enrayer par une prophylaxie bien comprise, l'évolution individuelle et sociale de l'émotivité morbide. Cette œuvre doit se faire dans la famille même, sous sa direction éclairée, auprès des enfants névropathes dont l'éducation psychique et physique lui incombe.

## TRAITEMENT PROPHYLACTIQUE

Eviter la venue de l'émotivité et de l'anxiété, ce n'est pas recommander, suivant une formule naïve et dénuée de sens, de se soustraire aux causes d'émotion qui font la vie quotidienne de chacun de nous. On ne peut raisonnablement avoir l'espérance d'échapper aux chocs, aux ennuis, aux préoccupations, aux fatigues, qui sont le lot de tout être vivant en société. Mais on peut efficacement atténuer leurs effets en dotant par une éducation appropriée le système nerveux de l'enfant et par suite de l'adulte, d'une moindre sensibilité réflexe, c'est-à-dire, en somme, en atténuant l'émotivité originelle.

S'il est, parmi les adultes, des émotifs et des anxieux qui le sont devenus contre leur gré, et malgré une éducation première normale, parce qu'ils ont été soumis à une succession ininterrompue de chocs, de surmenage, de maladies, la majorité d'entre eux et tous les émotifs constitutionnels, sont créés de toutes pièces par les vices d'une éducation psychique et physique défaillante. Comme les maladies de la volonté, les maladies émotionnelles, surtout celles qui passent pour être constitutionnelles et héréditaires, sont des maladies de l'éducation. Leur origine réelle est donc dans la prime jeunesse. Et, dans notre pays particulièrement, où les connaissances pédagogiques sont si arriérées, la part du vice éducatif dans l'étiologie des névroses émotives et anxieuses, est aussi grande que celle des maladies infectieuses, de la tuberculose, de l'alcoolisme, du surmenage et de l'hérédité.

Les fautes éducatives qui sont propres à favoriser le développement des anomalies émotionnelles agissent en dissociant les deux psychismes : le supérieur et l'inférieur, par l'intermédiaire de la diminution de la volonté et de la censure.

Tous les enfants mal élevés, et par ce terme il faut entendre, non pas ceux qui manquent aux règles des convenances, du savoir-vivre ou de l'urbanité, mais simplement ceux chez qui on n'a pas développé la puissance volontaire, sont des candidats aux névroses asthéniques et émotionnelles. Les parents qui gâtent leurs enfants ne les rendent pas qu'odieux aux autres, mais encore et surtout à eux-mêmes. C'est parmi les enfants gâtés, ceux dont on dit trivialement qu'ils sont habitués à faire à leur tête, que se recrutent plus tard les hystériques, les neurasthéniques, les émotifs, les anxieux, les instables cyclothymiques, et souvent, malheureusement, les anormaux, les dévoyés, les inutiles.

L'enfant à qui on n'apprend pas dès sa jeunesse que le plaisir n'est pas un droit mais une récompense, que le travail est une loi de la vie et que l'activité féconde est la source réelle de la satisfaction interne et de la santé, entre dans l'existence avec le germe de la dépression, de la névrose et de l'inutilité. Celui à qui on n'apprend pas à obéir, pour savoir un jour commander, à se soumettre aux disciplines individuelles et aux hiérarchies sociales, à être le propre censeur sévère de chacun de ses actes, à modérer l'expression de sa douleur ou de sa joie, à obéir plus souvent aux suggestions de sa raison qu'aux impulsions de ses sensations et de ses sentiments, est lancé dans la vie comme un navire sans gouvernail, et comme celui-ci, est entraîné par tous les courants et ballotté par toutes les tempêtes. L'enfant sans éducation volontaire devient la proie de toutes les suggestions parasites, et reste désormais impropre à fournir une carrière individuelle ou sociale normale et surtout heureuse.

Aussi, dans les familles où la névropathie semble héréditaire, le médecin doit-il conseiller un mode d'éducation de l'enfant qui aura pour but de le soustraire tout d'abord aux influences de la contagion émotionnelle dont j'ai décrit à l'Etiologie la fâcheuse influence, et de déterminer les règles d'une hygiène complète portant sur le développement physique, le développement moral, psychique et intellectuel, et les règles d'alimentation.

*L'hygiène physique et alimentaire* à laquelle manquent tant de familles de notre pays, doit s'occuper de déterminer pour chaque enfant le mode alimentaire adequat à sa constitution, à son activité physique. C'est chez l'enfant même qu'on doit établir, afin de les conserver toute la vie, l'habitude de la modération dans l'alimentation et les boissons, celle des repas non précipités et de la mastication lente, qu'on doit combattre la gourmandise exagérée, qu'on doit apprendre à ne pas se laisser aller à la gloutonnerie, à l'ingestion exagérée des liquides par les temps chauds, etc. Les mauvaises habitudes prises sur ce point dans la jeunesse ne se corrigent plus à l'âge adulte. L'alimentation des grands enfants doit être mixte, végétarienne et fruitarienne, carnée à l'un des repas. Elle doit être suffisante en quantité pour permettre une augmentation régulière et normale de la taille et du poids. On ne laissera pas les parents diriger l'alimentation au hasard de leurs conceptions fantaisistes, et si la suralimentation leur est néfaste, la sous-alimentation et le végétarisme absolu les mènent aussi bien au rachitisme, au nervosisme toxique et à la prédisposition bacillaire.

Cette éducation alimentaire empêchera la venue des troubles nerveux et des troubles nutritifs qui sont si souvent la suite des erreurs de régime.

Le médecin apprendra aux parents que les enfants trouvent un grand bénéfice à faire loin des villes leur première éducation et à ne commencer que relativement tard, après la puberté quand cela est possible, la vie intellectuelle intensive qu'on ne devrait permettre qu'après avoir établi les assises du développement physique. Le surmenage intellectuel dès l'âge de 6 ou 7 ans est de toute banalité dans les villes. Il serait préférable qu'élevés à la campagne, les enfants fussent, jusqu'à l'âge de dix ou douze ans, entièrement libres de vivre au plein air, de jouer, courir, nager, et développer leur être physique en limitant le travail intellectuel à la seule acquisition de la lecture et de l'écriture. Le gain en puissance physique et en santé permettrait dans les années suivantes plus de rendement dans un travail plus utile, parce que plus aisément supporté. Dès l'âge de six ans les enfants doivent être soumis à un développement physique régulier dont j'ai donné les éléments dans mon livre de « Culture physique », auquel je renvoie le lecteur, et cette éducation physique est des plus efficaces pour le développement moral et intellectuel. Dans les luttes et les compétitions, dans les jeux, les enfants développent leur volonté, leur énergie, leur personnalité. L'hydrothérapie, les sports agissent de même. Leur pratique retentit jusque sur les fonctions nutritives, sur celles de la digestion et de la circulation, et celles-ci, à leur tour, règlent l'équilibre nerveux.

Plus tard, *la réglementation du travail,* pour éviter qu'il soit excessif ou insuffisant, la *discipline*, non pas par le maître, mais par l'acceptation et le désir de l'enfant, devront être à la base de la *pédagogie scolaire.* Pas de punition imbécile, pas de pensum abrutissant, pas de discipline réflexe, mais au contraire, le souci que chaque acte de l'élève soit compris, voulu et désiré : telles sont les règles qui devront inspirer les maîtres.

Il faut donc s'ingénier à développer au plus tôt la *personnalité de l'enfant*, lui apprendre de bonne heure à être son propre gouverneur, à ne point se reposer sur la direction ou le contrôle d'un précepteur, à ne pas accepter de prendre une décision qui n'ait été discutée et choisie par soi-même.

*Enfin s'il est bien de donner à l'homme une instruction théorique, il serait mieux de lui donner l'habitude de l'action, de la réalisation. Le monde est plein de spéculatifs inutiles, et vide de réalisateurs féconds.*

C'est par cette *éducation volontaire* de tous les instants qu'on peut donner à l'enfant l'orgueil de son contrôle, qu'on peut en faire un fort, un lutteur, un individuel, un chef et non point un passif grégaire. Par cette véritable gymnastique de la volonté, le psychisme inférieur apprend à rester discipliné devant le psychisme supérieur, et jamais la sub-conscience ne peut envahir le domaine de la conscience volontaire.

Le *développement moral* doit suivre une évolution parallèle, et s'il est bon durant la première enfance que la religion puisse aider la tâche de l'éducateur, plus tard, à cette direction morale basée sur la foi, il serait recommandable d'ajouter la volonté déterminée et la conception abstraite de la vertu et du devoir. Toutes ces qualités ne s'acquièrent pas sans luttes et il ne faut pas craindre d'en favoriser la venue en donnant aux enfants l'orgueil de la victoire sur soi-même, la coquetterie d'une véritable élégance morale.

Ce développement de la volonté et de la moralité est d'autant plus aisé que la santé physique de l'enfant est meilleure, et c'est ainsi qu'une fois de plus nous retrouvons la vérité du mot de Juvénal : « Mens sana in corpore sano », formule automatique à force d'être banale, et dont le sens profond mériterait plus de méditation.

Enfin, dans le développement intellectuel, il faut chercher à équilibrer la part de la raison et du sentiment, et s'il est permis plus tard d'orienter les études secondaires vers des connaissances spéciales, les études primaires, au contraire, doivent comporter une part égale d'éléments scientifiques et littéraires, car la science c'est la raison, la littérature le sentiment.

En résumé, ce programme pédagogique a pour but de permettre le développement normal de tous les appareils et fonctions organiques de l'enfant pendant sa période de croissance, et surtout des fonctions de l'appareil nerveux, de soustraire celui-ci aux causes de surmenage et d'intoxication, et d'entraîner plus particulièrement par un exercice fonctionnel approprié, toutes les cellules cérébrales qui sont affectées à l'appareil d'excitation et d'inhibition réflexe et à celui de la volition. Cette réflectivité extrême existe chez l'enfant dès sa naissance. Il est comme tous les autres animaux, essentiellement un être médullaire et bulbaire. Il dépend de son éducateur, de ses parents, qu'il le reste toute sa vie et que la domination du cerveau sur la moëlle et le bulbe, qui ne s'établit que plus lentement au cours de l'adolescence et des premières années de l'âge adulte, reste incomplète ou aisément dissociable après les premiers chocs émotifs.

L'éducation de la volonté et plus tard sa rééducation sont donc à la base de la prophylaxie des névroses émotionnelles de l'adulte. La défaillance des procédés pédagogiques actuellement employés dans nos pays explique donc la fréquence de la névrose d'angoisse et d'émotion dans l'origine de laquelle la famille et le maître ont une égale part de responsabilité. Le médecin ne peut sans leur assistance, qu'espérer des améliorations, mais non des cures définitives, ni la disparition de la pathologie émotionnelle et de ses manifestations dans la famille ou dans la société.

Il est d'usage à la fin d'un livre d'en résumer les idées principales. Dans celui-ci, j'ai voulu atteindre deux buts essentiels : d'abord décrire les états d'anxiété si méconnus et si fréquents cependant, et donner au médecin l'indispensable de leurs caractères, cliniques, diagnostiques et thérapeutiques. Ensuite j'ai voulu montrer la genèse des troubles nutritifs sous l'influence du choc émotionnel et inversement, faire voir aussi que tout trouble nutritif d'une autre origine se complique bientôt de troubles neuro-psychiques de type émotif. Par ce double mécanisme se crée toute une pathologie pseudo-organopathique, cause d'erreurs d'interprétation et de traitement sur lesquelles il fallait appeler l'attention.

Ces notions de pathologie générale auront gagné, je l'espère, à être exposées avec la description de la psychonévrose d'angoisse ; je pense que c'est une bonne manière de soutenir des idées neuves que de les faire éclore à travers la vie clinique, et qu'alors un sujet naturellement aride s'éclaire et s'illustre lumineusement. Ainsi le terrain d'évolution de ces idées directrices était à la limite de deux spécialités distinctes, la neurologie et la trophologie. Je serai récompensé de mon effort, si j'ai pu soutenir sans faiblesse le double rôle que l'espèce un peu exceptionnelle et si attachante du sujet m'avait engagé à assumer.

---

## TABLE DES MATIÈRES

LAVAL. — IMPRIMERIE L. BARNÉOUD ET Cie.

Prix : 9 francs

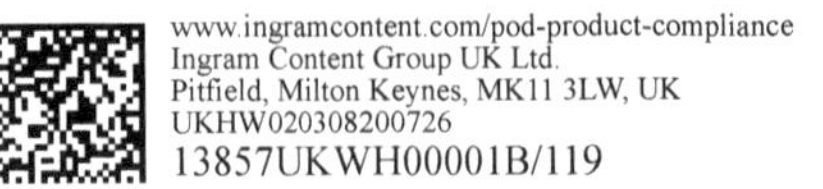
www.ingramcontent.com/pod-product-compliance
Ingram Content Group UK Ltd.
Pitfield, Milton Keynes, MK11 3LW, UK
UKHW020308200726
13857UKWH00001B/119

9 782012 891838